U0324736

Ami E. Iskandrian，Ernest V. Garcia

Atlas of Nuclear Cardiology

Imaging Companion to Braunwald's Heart Disease

核心脏病学图谱

——《Braunwald 心脏病学》影像姊妹篇

主　编　〔美〕 艾米·E.伊斯卡卓尔

欧内斯特·V.加西亚

主　译　王跃涛　杨敏福

主　审　李思进　何作祥

天津出版传媒集团

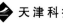

天津科技翻译出版有限公司

著作权合同登记号:图字:02-2015-105

图书在版编目(CIP)数据

核心脏病学图谱:《Braunwald 心脏病学》影像姊妹篇/(美)艾米·E.伊斯卡卓尔(Ami E. Iskandrian),(美)欧内斯特·V.加西亚(Ernest V. Garcia)主编;王跃涛,杨敏福主译.—天津:天津科技翻译出版有限公司,2018.8

书名原文:Atlas of Nuclear Cardiology:Imaging Companion to Braunwald's Heart Disease

ISBN 978-7-5433-3870-8

I.①核… II.①艾… ②欧… ③王… ④杨… III.①心脏病学-图谱 IV.①R541-64

中国版本图书馆 CIP 数据核字(2018)第 162828 号

ELSEVIER

Elsevier(Singapore)Pte Ltd.
3 Killiney Road,#08-01 Winsland House I,Singapore 239519
Tel:(65) 6349-0200;Fax:(65) 6733-1817

Atlas of Nuclear Cardiology:Imaging Companion to Braunwald's Heart Disease
Ami E. Iskandrian,Ernest V. Garcia
Copyright © 2012 by Saunders,an imprint of Elsevier Inc.
ISBN-13:9781416061342

This translation of Atlas of Nuclear Cardiology:Imaging Companion to Braunwald's Heart Disease by Ami E. Iskandrian,Ernest V. Garcia was undertaken by Tianjin Science & Technology Translation & Publishing Co.,Ltd. and is published by arrangement with Elsevier(Singapore)Pte Ltd.

Atlas of Nuclear Cardiology:Imaging Companion to Braunwald's Heart Disease by Ami E. Iskandrian,Ernest V. Garcia 由天津科技翻译出版有限公司进行翻译,并根据天津科技翻译出版有限公司与爱思唯尔(新加坡)私人有限公司的协议约定出版。

《核心脏病学图谱——Braunwald 心脏病学影像姊妹篇》(王跃涛,杨敏福主译)
ISBN:9787543338708

注　意

本译本由 Elsevier (Singapore) Pte Ltd. 和天津科技翻译出版有限公司完成。相关从业及研究人员必须凭借其自身经验和知识对文中描述的信息、数据、方法策略、搭配组合、实验操作进行评估和使用。由于医学科学发展迅速,临床诊断和给药剂量尤其需要经过独立验证。在法律允许的最大范围内,爱思唯尔、译文的原文作者、原文编辑及原文内容提供者均不对译文或因产品责任、疏忽或其他操作造成的人身及/或财产伤害及/或损失承担责任,亦不对由于使用文中提到的方法、产品、说明或思想而导致的人身及/或财产伤害及/或损失承担责任。

授权单位:Elsevier (Singapore) Pte Ltd.
出　　版:天津科技翻译出版有限公司
出 版 人:刘 庆
地　　址:天津市南开区白堤路 244 号
邮政编码:300192
电　　话:(022)87894896
传　　真:(022)87895650
网　　址:www.tsttpc.com
印　　刷:北京市雅迪彩色印刷有限公司
发　　行:全国新华书店
版本记录:889×1194　16 开本　29.5 印张　600 千字
　　　　　2018 年 8 月第 1 版　2018 年 8 月第 1 次印刷
　　　　　定价:258.00 元

(如发现印装问题,可与出版社调换)

主审简介

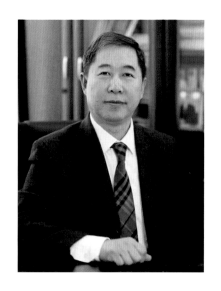

　　李思进,医学博士,二级教授,主任医师,博士研究生导师,国务院政府特殊津贴专家,全国优秀科技工作者。现任山西医科大学校长、山西医科大学第一医院核医学科主任。兼任中华医学会核医学分会主任委员、中国医师协会核医学医师分会副会长。先后承担国家自然科学基金及卫生部、国际原子能机构、国家"十五"科技攻关等课题 10 多项。发表论文 100 多篇。主编专著 1 部,主译专著 1 部,副主编全国统编教材 3 部,主导编写多个临床应用指南。

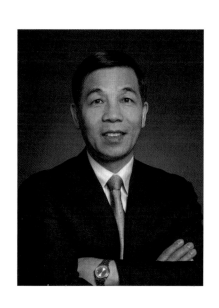

　　何作祥,医学博士,清华大学教授、博士研究生导师,北京清华长庚医院主任医师、核医学科主任。百千万人才工程国家级人选、国务院政府特殊津贴专家。荣获"首届全国中青年医学科技之星""卫生部有突出贡献中青年专家"称号。主持了"十一五"国家科技支撑计划项目、国家自然科学基金重大国际合作项目、重大科研仪器项目等课题。在 *Circulation* 等国内外学术刊物发表论文 200 余篇, 其中 SCI 收录 100 多篇,SCI 他引 3500 多次。主编《实用临床核医学》等专著。兼任中国核学会核医学分会理事长、美国 *Journal of Nuclear Medicine* 等 20 余种杂志的编委。

主译简介

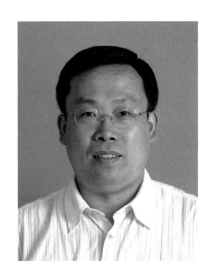

王跃涛,苏州大学附属第三医院核医学科主任,主任医师、教授、博士研究生导师,国务院政府特殊津贴专家。有十年心内科工作经历,从事核医学后主要研究方向为核心脏病学。先后入选首批江苏省"333工程"培养对象、江苏省"六大高峰人才"培养对象、中国共产党江苏省第十一届党代表。先后担任中华医学会核医学分会常委、心脏学组组长、秘书长,中国医师协会核医学医师分会常委,江苏省医学会核医学分会主任委员、前任主任委员,江苏省医师协会核医学分会主任委员,《中华核医学与分子影像杂志》编委。主持心血管核医学领域的国家自然科学基金、江苏省重大科技计划等科研项目10余项。

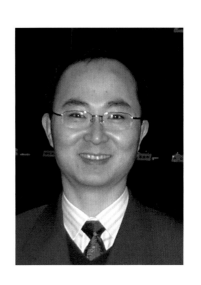

杨敏福,医学博士,首都医科大学附属北京朝阳医院主任医师、教授、博士研究生导师,首都医科大学核医学系副主任。先后就职于中国医学科学院阜外医院和北京朝阳医院。兼任中华医学会核医学分会委员兼心脏学组副组长、中国医师协会核医学医师分会委员兼副总干事、北京医学会核医学分会常委兼技术学组组长、中华医学会心血管病分会影像学组委员。承担国家自然科学基金、北京市自然科学基金等课题多项,发表论文80篇,其中第一作者(或通讯作者)SCI论文15篇。荣获中华医学科技奖和北京市科学技术奖4项。

译者名单

主　　译　王跃涛　杨敏福

主　　审　李思进　何作祥

主译助理　王　丽　王建锋

译　　者　(按照姓氏汉语拼音排序)

邵晓梁　苏州大学附属第三医院(常州市第一人民医院)

王　丽　中国医学科学院肿瘤医院

王大伟　北京协和医学院

王建锋　苏州大学附属第三医院(常州市第一人民医院)

王跃涛　苏州大学附属第三医院(常州市第一人民医院)

信文冲　苏州大学附属第三医院(常州市第一人民医院)

杨　微　苏州大学附属第三医院(常州市第一人民医院)

杨敏福　首都医科大学附属北京朝阳医院

姚　勇　北京协和医学院

张飞飞　苏州大学附属第三医院(常州市第一人民医院)

编者名单

Wael AlJaroudi, MD, MS, FACC
Assistant Professor of Cardiovascular Medicine
Associate Staff, Cardiovascular Medicine
Section of Cardiac Imaging
Heart and Vascular Institute
Cleveland Clinic
Cleveland, Ohio

Ji Chen, PhD
Associate Professor of Radiology
Department of Radiology and Imaging Sciences
Emory University
Atlanta, Georgia

E. Gordon DePuey, MD
Professor of Radiology
Columbia University College of Physicians and Surgeons
Director of Nuclear Medicine
St. Luke's-Roosevelt Hospital
New York, New York

Eva V. Dubovsky, MD, PhD
Professor of Radiology
Division of Nuclear Medicine
University of Alabama at Birmingham
Birmingham, Alabama

Fabio P. Esteves, MD
Associate Professor, Radiology
Clinical Director, Nuclear Cardiology
Emory University
Atlanta, Georgia

Tracy L. Faber, PhD
Professor of Radiology
Emory University
Atlanta, Georgia

Ernest V. Garcia, PhD, FASNC, FAHA
Endowed Professor in Cardiac Imaging
Director, Nuclear Cardiology R&D Laboratory
Department of Radiology and Imaging Sciences
Emory University Hospital
Atlanta, Georgia

Fadi G. Hage, MD, FACC
Assistant Professor of Medicine
Division of Cardiovascular Diseases
University of Alabama at Birmingham
Cardiac Care Unit Director
Birmingham VA Medical Center
Birmingham, Alabama

Jaekyeong Heo, MD, FACC
Professor of Medicine
Division of Cardiovascular Diseases
Associate Director, Nuclear Cardiology
University of Alabama at Birmingham
Birmingham, Alabama

Fahad M. Iqbal, MD
Research Fellow
Nuclear Cardiology
University of Alabama at Birmingham
Birmingham, Alabama

Ami E. Iskandrian, MD, MACC, FASNC, FAHA
Distinguished Professor of Medicine and Radiology
Section Chief, Non-Invasive Cardiac Imaging
and Nuclear Cardiology
University of Alabama at Birmingham
Birmingham, Alabama

Rafael W. Lopes, MD
Section Director, Nuclear Cardiology
Hospital do Coração
HCOR
São Paulo, Brazil

Javier L. Pou Ucha, MD
Nuclear Cardiology Research Fellow
Nuclear Medicine Trainee
University Hospital Complex of Vigo
Vigo, PO, Spain

Paolo Raggi, MD, FACP, FASNC, FACC
Professor of Medicine and Radiology
Director, Emory Cardiac Imaging Center
Emory University
Atlanta, Georgia

Cesar A. Santana, MD, PhD
Director of Research and Clinical Applications
Supervising and Interpreting Physician
Doral Imaging Institute
Doral, Florida

E. Lindsey Tauxe, CNMT, FASNC
Director, Cardiology Informatics
Division of Cardiovascular Diseases
Associate Director, Nuclear Cardiology
University of Alabama at Birmingham
Birmingham, Alabama

Gilbert J. Zoghbi, MD, FACC, FSCAI
Assistant Professor of Medicine
Division of Cardiovascular Diseases
Director, Interventional Cardiology Fellowship Program
Director, Cardiac Catheterization Laboratory
Birmingham VA Medical Center
Birmingham, Alabama

中文版序言

核心脏病学的临床应用在中国已有近40年的历史,核素心肌灌注显像、核素心肌代谢显像等核心脏病学的关键技术已得到推广和应用,在心血管疾病的诊疗中发挥了重要作用。我国冠心病发病率和死亡率呈上升趋势,冠心病诊疗对功能评价的需求不断增加,这对以功能显像为特色的核心脏病学来说是难得的发展机遇,同时也是巨大的挑战。一方面,我国核心脏病学开展总量较低,据统计年完成核素心肌显像量约10万例,远低于冠状动脉CT血管造影和有创冠状动脉造影。与美国年完成约700万例核素心肌显像差距巨大。其次,心血管等临床医师对核心脏病学的认识和应用不足,目前在冠心病诊疗中仍存在"重有创、轻无创""重狭窄、轻功能"的现象,核素心肌显像的作用远未发挥。另一方面,核心脏病学的技术和临床应用尚有不规范之处,如有的医院不开展负荷心肌灌注显像,仅凭静息心肌灌注显像就诊断心肌缺血,有的医院不常规进行门控心肌灌注显像,还有的医院不进行调糖就进行FDG心肌存活性评价。因此,核心脏病学在中国需要"双提高",既要提高核医学医师对核心脏病学的规范化应用,也要提高心血管等临床医师对核心脏病学的认识和应用。

《核心脏病学图谱》一书由美国著名心脏病专家Ami E. Iskandrian教授和Ernest V. Garcia教授主编,该书具有以下特点:一是以病例为主线,将核素显像与临床及其他检查有机结合,阐明核素显像的优势和临床应用价值。二是以解决临床问题为抓手,彰显核素显像解决临床问题的能力,如核素显像在急性冠状动脉综合征中的作用、核素显像在心力衰竭患者和心肌病患者中的作用等。三是立足临床,以临床视角阐述核素显像内涵及其与临床症状、其他相关检查的关系。四是将病例图像与点评相结合,突出实战和实用,易学易懂。本书对尚处于发展中的中国核心脏病学尤为适用,与核心脏病学在中国需要"双提高"相契合,是一本值得推荐的佳作。

本书翻译工作由有丰富核心脏病学临床应用经验的王跃涛教授、杨敏福教授领衔,带领一批核心脏病学的新生力量精心组织、高质量完成。希望能成为核医学医师和心血管临床医师喜爱的参考书,同时期待本书对推动我国核心脏病学的发展和普及发挥重要作用。

中文版前言

　　《核心脏病学图谱》是心血管领域权威专著《Braunwald 心脏病学》的影像姊妹篇,由美国著名心脏病专家 Ami E. Iskandrian 教授和 Ernest V. Garcia 教授主编。能够翻译此书,我们深感荣幸。在此对原著作者表示最诚挚的敬意!

　　促使我们满怀激情地翻译此书的动力来自于几个方面。首先,国内并不缺少核心脏病学参考书籍,但多以理论传授为主,而鲜见以临床病例为主线的应用专著。坐而论道久了,我们需要一本起而行之的实战宝典!其次,国外的同类专著并非独此一本,选择此书是由于该书编者权威,编排体例独特,实用性很强。如果您在读完此书之后能够有所受益,那将是对我们最大的褒奖。我们对此有信心!第三,这样一本实践专著,我们原本可以组织国内的同道进行编写,但我们深知您更希望看到国际顶级专家对日常病例以临床视角高屋建瓴地解读。这不是妄自菲薄,而是我们和您一样追求完美,"他山之石,可以攻玉"!最后,我们希望本书能够助力国内心脏核医学的发展,配合学会的指南和专家共识等纲领性文件,为您的临床实践提供全方位的支持。我国核心脏病学的发展任重道远,相信本书将成为核医学和心血管医师都喜欢翻阅的案头书!

　　本书有幸邀请到我国核心脏病学领域有突出造诣的李思进教授和何作祥教授担任主审,在此致以诚挚的感谢!

　　我们愿将此书献给我国核心脏病学的奠基人刘秀杰教授,我们共同的师长!

　　囿于我们的知识、能力和语言,书中难免有不当之处,恳请同道批评指正。

序 言

"20 世纪上半叶心脏病学的迅速发展取决于新技术的引入。"

Paul Wood, 1951

《心脏和循环疾病》

20 世纪 50 年代伦敦最杰出的心脏病专家 Paul Wood 博士的上述预言,在 21 世纪上半叶得到了印证。Paul Wood 博士在 55 岁时因冠心病过早去世,此时他的教科书《心脏和循环疾病》已出版了 11 年,因此他没有见证上个世纪下半叶医疗技术的巨大进步。在同一时期,冠心病死亡人数减少了一半。

尚不清楚影像技术在其中扮演了什么角色。但很明显,核心脏病学在过去 40 年中已经成熟,并成为了心脏病学临床实践的主流技术,直接或间接地为提高冠心病诊疗水平做出了贡献,这些进步改善了全球大量冠心病患者的预后。

《Braunwald 心脏病学》有 4 本配套影像专著(该书排在第 3 位),每本书都介绍了一种关键的心脏成像技术。由 Ami Iskandrian 和 Ernest Garcia 博士主编的这本《核心脏病学图谱》涵盖了这一重要领域的所有关键技术和临床知识,并用独特的案例视角探讨核心脏病学在提高患者诊断和治疗方面的巨大潜力。

该书通过简洁实用的章节介绍了核心脏病学的图像解读、报告书写以及伪影的识别,心肌灌注显像在冠心病诊断及危险分层中的应用以及在急性和慢性冠心病患者诊疗决策中的应用,包括已行血运重建术后患者的评价。该书还介绍了核心脏病学在心力衰竭(包括新型显像剂)、心肌病和结构性心脏病中的应用。鉴于目前对辐射暴露的担忧,书中还对提高效率和降低辐射剂量进行了特别介绍。在 SPECT/CT 和 PET/CT 章节介绍了目前最受关注的解剖和功能显像这一杂交影像技术。

近年来,美国影像诊断检查的增长速度比任何其他诊疗技术更快,核心脏病学的合理使用备受关注。我们未来的挑战是合理选择患者、临床培训、资源利用和成本效益等问题。《核心脏病学图谱》将对所有这些重点关注内容进行深入分析。

我们相信该书将成为临床医师、影像医师和心血管病医师的宝典,并有助于提高对心血管疾病患者的诊疗服务水平。

Robert O. Bonow

Douglas L. Mann

Douglas P. Zipes

Peter Libby

Eugene Braunwald

前 言

核心脏病学一直是疑诊或确诊心脏病患者最广泛应用的影像学技术。

编写这部《核心脏病学图谱》对我们来说是一项挑战,它是最著名和最广泛使用的心脏病学教科书之一《Braunwald 心脏病学:心血管内科学教科书》(*Braunwald's Heart Disease: A Textbook of Cardiovascular Medicine*)的系列配套丛书。这个机会是在完成我们自己编写的《核心脏病学》第4 版之后出现的,因此我们面临诸多挑战:在相对较短的时间内编写一本与 Braunwald 教材同步的高质量、实用性强的图谱;避免与我们之前编写的《核心脏病学》重复;采用具有高质量、代表性突出的临床病例增加本书的实用性,能够同时满足年轻医师和资深专家的需要;反映本领域的新进展。

非常感谢我们的编者,他们在核心脏病学领域都具有一定的专长。我们深知编写一部高质量的图谱需要付出时间和努力。

本书体现了"整体协作大于部分之和"的概念。虽然为了特定问题,您可以选择性阅读本书的某个章节,但是我们仍建议您通读本书。希望读者乐于阅读此书,正如我们乐于编写此书一样。与其他章节较多的图书一样,本书各章之间也存在一定程度的重复和争议。这些重复和争议被我们刻意保留,希望能带给读者不同的视角和观点。

如果没有那些具有奉献精神的人们的帮助以确保图像的质量、准确性和一致性,本书无法成文。感谢 Alabama 大学 Mary Beth Schaaf 的帮助,Christalyn Cooper 的秘书工作, 以及 Lindsey Tauxe 的技术支持。

感谢 Emory 大学的 Leah Verdes 博士和 Russell Folks 的帮助,前者是研究协调员,后者是实验室的技术主管。感谢 Timothy M. Bateman 博士,他是美国中部心脏病研究所心血管放射影像的共同主任,同时担任 Missouri 大学 Kansas 医学院的教授,他提供了病例 13-5。

感谢 Elsevier 出版社,特别感谢高级发行编辑 Marla Sussman,感谢她精益求精和无可挑剔的工作。感谢 Sarah Wunderly 在图书出版阶段提供的帮助。

最后,但同样重要的,感谢 *Braunwald's Heart Disease: A Textbook of Cardiovascular Medicine* 的编辑对我们的信任,委托我们完成这本配套图谱。希望我们的图谱能达到编辑和读者的期望。

Ami E. Iskandrian

Ernest V. Garcia

献给我们的妻子：

Greta P. Iskandrian

Terri Spiegel

献给我们的孩子：

Basil, Susan 和 Kristen Iskandrian

Meredith 和 Evan Garcia

专业词缩略语

2D　二维
2DE　二维超声心动图
3D　三维
ACS　急性冠状动脉综合征
BMI　体质量指数
BMIPP　^{123}I-β-甲基-p-碘苯基十五烷酸
CABG　冠状动脉旁路移植术
CAD　冠状动脉疾病
CI　心脏指数
CKD　慢性肾脏疾病
CO　心输出量
CRT　心脏再同步化治疗
CSI　碘化铯
CT　计算机断层扫描
CZT　镉锌碲
DCM　扩张型心肌病
DSP　铅栅穿透效应反卷积处理
EBCT　电子束计算机断层扫描
ECG　心电图
EDV　舒张末期容积
EF　射血分数
ESV　收缩末期容积
FBP　滤波反投影
FDG　氟代脱氧葡萄糖
FFR　血流储备分数
Gd　钆
GERD　胃食管反流疾病
HCM　肥厚型心肌病
HLA　水平长轴
H/M　心脏/纵隔比值
HR　心率
ICD　埋藏式心律转复除颤器
ICM　缺血性心肌病

IHD　缺血性心脏病
IMA　内乳动脉
LAD　冠状动脉左前降支
LAO　左前斜位
LBBB　左束支传导阻滞
LCX　冠状动脉左回旋支
LIMA　左内乳动脉
LM　冠状动脉左主干
LPO　左后斜位
LV　左心室
LVEF　左心室射血分数
LVH　左心室肥厚
MBF　心肌血流量
mCi　毫居里
MET　代谢当量
MI　心肌梗死
MIBG　间碘苄胍
MPI　心肌灌注显像
MUGA　多门控采集
NSTEMI　非ST段抬高型心肌梗死
NYHA　纽约心功能分级
OM　钝缘支
OSEM　有序子集最大期望值
PCI　经皮冠状动脉介入治疗
PDA　冠状动脉后降支
PET　正电子发射型断层显像
PMT　光电倍增管
RAO　右前斜位
RCA　右冠状动脉
RNA　放射性核素心室造影
ROI　感兴趣区
RRNR　分辨率恢复-降噪
RV　右心室

SA　短轴

SCD　心脏性猝死

SD　标准差

SDS　差值总评分

SPECT　单光子发射型计算机断层扫描

SRS　静息总评分

SSS　负荷总评分

STEMI　ST 段抬高型心肌梗死

SV　每搏输出量

SVG　大隐静脉桥

^{99m}Tc　锝–99m

TET　平板运动试验

TID　一过性缺血性扩张

TIMI　心肌梗死溶栓血流分级

^{201}Tl　铊–201

UA　不稳定型心绞痛

VLA　垂直长轴

VOI　感兴趣容积

WMA　室壁运动/增厚率异常

WPW　预激

目 录

第 1 章

SPECT 心肌灌注显像的正常表现

Ernest V. Garcia, Fabio P. Esteves, Javier L. Pou Ucha, Rafael W. Lopes

要点

- SPECT 心肌灌注显像(MPI)基本原理是心肌示踪剂的分布与注射示踪剂时心肌血流量成正比。
- SPECT MPI 成像基于单位心肌像素(体素)内的计数值与相应心肌内示踪剂的浓度成正比。
- 心肌像素间计数值的相对差值在图像中表示为亮度(黑-白图像)或颜色(彩色图像)的变化,通过转换公式(转换表)将计数转换为图像中的亮度或颜色实现。计数越高,像素越亮。
- 如上所述,像素越亮表示示踪剂浓度越高,局部心肌血流量越多。正常人群SPECT显像表现为心肌像素一致均匀的亮度或颜色。
- 如果一个心肌节段的亮度为另一个节段的一半,就可以认为该心肌节段血流灌注量是另一心肌节段的一半。
- 心电图(ECG)门控断层图像代表心动周期内不同的时间间隔,这是用于评价左心室(LV)整体和局部功能的基本原理。另一更重要的机制是视觉和计算机技术可通过识别心动周期内强度(或颜色)的变化检测并追踪LV边界。
- 临床实践中, 通过心动周期检测并追踪LV边界的能力受限于散射及成像系统固有的空间分辨率和对比度。因此,我们利用部分容积效应的概念检测心肌厚度的变化(如,心肌厚度的变化与亮度或颜色的变化直接成正比)。不同软件不同程度地应用上述原理评估左心室射血分数(LVEF)、室壁运动/增厚情况。
- 临床实践中,通过追踪黑-白图像中明确的心内膜边界评估室壁运动,而室壁增厚通过彩色图像中颜色的变化进行评估。视觉或定量分析测得的LVEF正常范围为≥50%,不同的软件存在一些差异。
- 虽然上述要点构成心肌SPECT MPI 图像展示及分析的基本原理,但是这些仅是成像的理论基础。临床实践中,由于不同的示踪剂、成像设备、采集程序、重建算法和滤波、患者的体型和性别、负荷试验类型、移动伪影、显示器、医生视野及很多其他因素,产生显著的差异。
- 上述差异或"例外"将在本书中阐述,尤其在本章中关于图像解读、图像伪影的阐述。专家和新手的不同之处就在于识别正常变异与伪影的能力不同。

背景

识别心肌计数分布的正常模式、室壁运动、室壁增厚情况,是正确理解 ECG 门控 MPI SPECT 的关键。心肌灌注的正常表现取决于显像方案不同,如不同的示踪剂、成像设备、计数密度、重建算法和过滤、应激、移动伪影、患者体型和性别、显示器和其他因素。同样的,当应用定量软件分析图像时,阅片者应清楚定量标准才能判断具有特异性的参数异常。阅片者越清楚图像生成及预期内正常变异的科学原理,就越能做出正确的诊断。本章将着重阐述 SPECT MPI 的正常表现。

病例 1-1　^{99m}Tc 心肌灌注显像(MPI)的正常表现(非肥胖男性)(图 1-1)

患者男,84 岁,体重 163 磅(约 74kg),身高 6 英尺 1 英寸(约 1.85m),患高血压、主动脉瓣关闭不全、心力衰竭,因不典型胸痛 2 周就诊。行一日法 ^{99m}Tc-替曲膦 SPECT 静息/负荷(12mCi/39mCi)显像。患者行改良的 Bruce 方案平板试验。静息 ECG 正常,运动 4min 28s,达预期最大心率的 88%,因乏力停止运动。运动过程中 ECG 无变化。SPECT 图像由垂直角度的双探头从右前斜位(RAO)45°至左后斜位(LPO)45°旋转 180°采集。静息和负荷 ECG 门控显像均采用每个心动周期 8 帧模式。

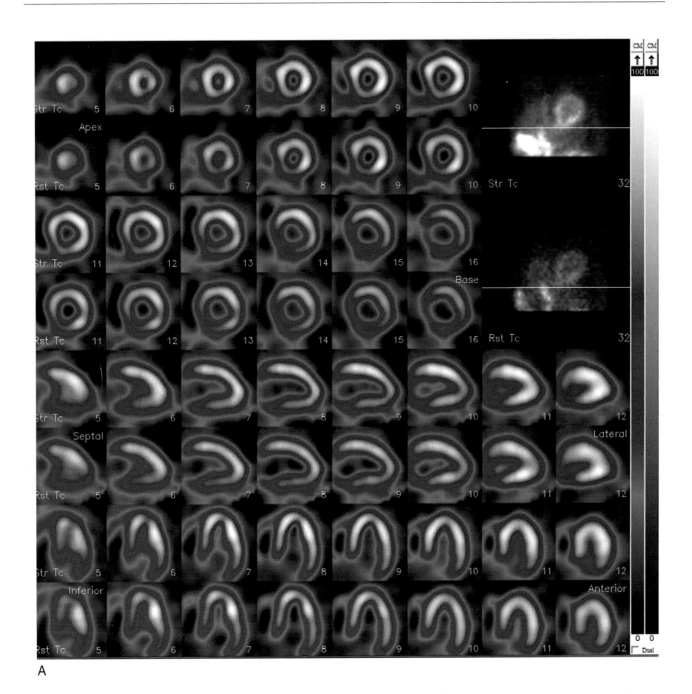

A

图 1-1 ⁹⁹ᵐTc 灌注显像的正常表现（非肥胖男性）。(A)顶排右侧，黑–白图示负荷和静息平面投影，图像质量极佳。彩色图像为对应层面的静息图像与负荷图像交替排列。前四排展示心尖部(顶排左侧)至基底部(第四排右侧)LV SA 图像。第五、六排示负荷、静息由间隔至侧壁 VLA 层面，最后两排示负荷、静息由下壁至前壁 HLA 层面。图像质量极佳，LV 示踪剂摄取非常均匀。(待续)

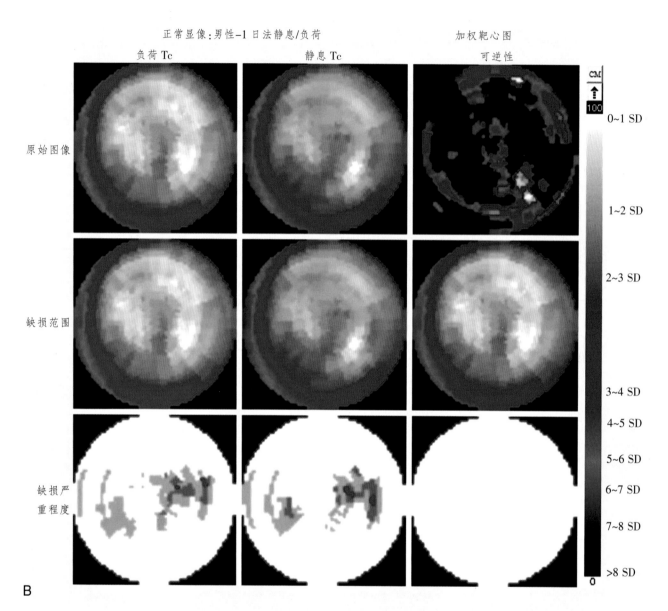

图 1-1(续) (B)该患者 LV 示踪剂摄取表示为靶心图及其定量分析。顶排三幅图分别表示负荷、静息及可逆性(标准化静息-负荷)LV 分布。颜色越亮表示计数越高(灌注),颜色越暗计数越低,由最右列转换表所示。负荷和静息靶心图均为相对均匀。中间一排表示缺损范围靶心图,对比正常数据库后以黑色突出显示异常。如果未出现变黑区域,定量分析显示为正常。第三排表示缺损程度靶心图,将单位像素(体素)进行颜色编码为低于正态分布均值的标准差数量,如转换表所示范围。(待续)

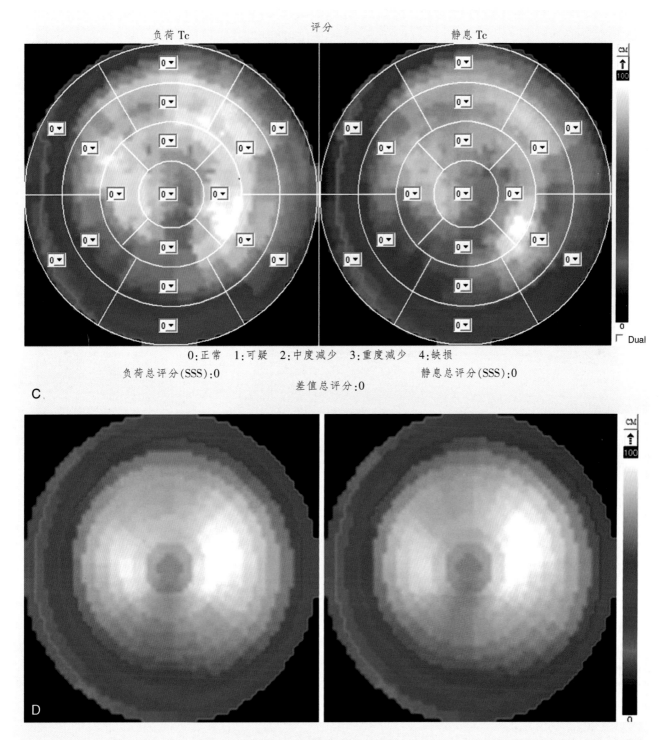

图 1-1(续)　(C)负荷、静息 LV 心肌灌注靶心图示 17 节段每节段 0~4 分评分系统(0=正常,1=轻度减低,2=中度减低,3=重度减低,4=无摄取)。该患者所示 17 节段负荷总评分(SSS)及静息总评分(SRS)均为 0。节段评分越低,患者灌注正常的可能性越大。当评分和>4 时,未衰减校正图像通常为异常。(D)男性 LV 负荷和静息心肌灌注分布正常平均值来自于 CAD 验前概率<5%的 30 例男性受试者。灌注分布相对均匀,但是对比间隔远端和侧壁,下壁示踪剂摄取稍减低。虽然较难识别,但是应用 180°采集在 11 点钟方向前壁可见典型的计数减低。该正常变异源于 180°采集轨道中深度分辨率的变化,而 360°采集时无上述现象。(待续)

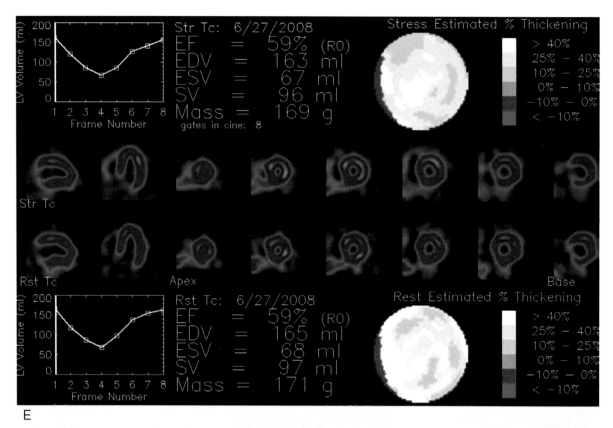

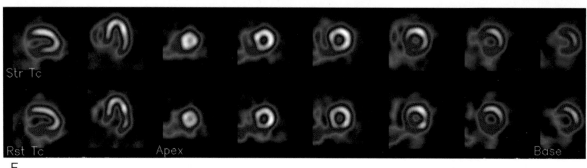

图 1-1(续) 这四排彩色图像分别表示舒张末期(E)和收缩末期(F)该患者 LV 负荷(顶排)和静息(底排)ECG 门控(底排)VLA、HLA 及 SA 断层图像。心内膜和心外膜从舒张末期至收缩末期均匀一致的向内运动。LV 室壁增厚正常表现为 LV 心肌颜色从舒张末期至收缩末期均匀一致的变化。彩色靶心图表示负荷(顶排)、静息(底排)局部室壁增厚的定量分析。靶心图右侧为室壁增厚范围的标尺。负荷(左上)和静息(左下)示该患者每个心动周期平均 LV 容积曲线、LVEF、EDV、ESV、SV 及 LV 质量。静息和负荷 LVEF 均为 59%,大于正常界值(50%)。

点评

本例展示一名男性患者的正常 MPI 且图像质量极佳。负荷平面投影图像质量高于静息图像。负荷时示踪剂注射剂量高,单位像素计数值高。尽管静息和负荷计数密度存在差异,由于重建和过滤得当,静息和负荷断层图像质量均良好。它们具有良好的空间分辨率和对比度,表现为心内膜和心外膜边界以及 LV 心腔勾画准确。SA 和 HLA 图像可见右心室(RV)显影。LV 心肌呈均匀一致的计数分布。由于膈肌衰减,下壁计数轻度减低(尤其是下壁基底部)。门控图像示节段和整体 LV 室壁运动正常,LVEF 正常。舒张末期容积(EDV)和收缩末期容积(ESV)轻度增加,进一步增加了 LV 心肌/心腔对比。定量分析软件测得 EDV<171mL、ESV<70mL 为正常。

⁹⁹ᵐTc MPI 的正常表现(非肥胖女性)(图 1-2)

　　患者女,52 岁,体重 117 磅(约 53kg),身高 5 英尺 1 英寸(约 1.55m),患高血压病,有冠状动脉疾病(CAD)家族史,因不典型胸痛复发就诊。行一日法静息/负荷(12mCi/35mCi)⁹⁹ᵐTc-替曲膦心肌灌注 SPECT 显像。患者行标准腺苷负荷试验。静息 ECG 正常,输注腺苷的过程中患者无胸痛,ECG 无变化。SPECT 图像由垂直角度的双探头从 RAO 45°至 LPO 45°旋转 180°采集。静息和负荷 ECG 门控显像均采用每个心动周期 8 帧模式。

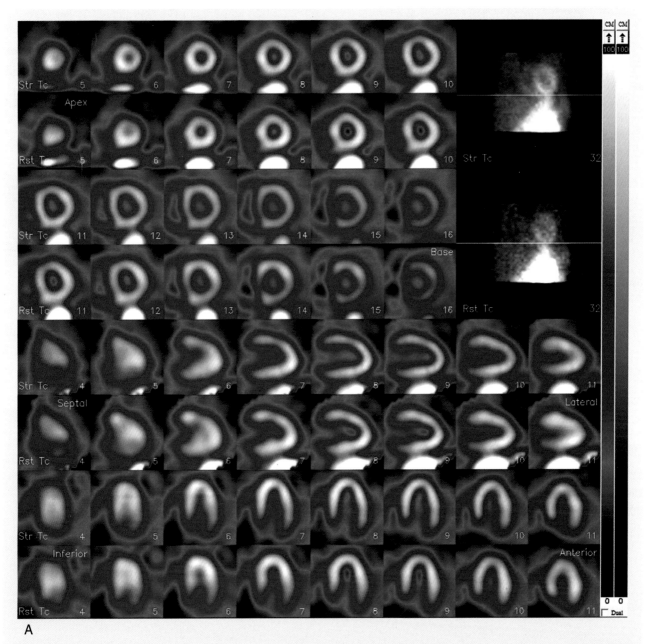

A

图 1-2　⁹⁹ᵐTc 正常 MPI(非肥胖女性)。**(A)**顶排右,黑-白图像示平面投影图且图像质量极佳,并可见心外摄取。彩色图像对应断层图像,静息和负荷交替排列。前四排展示从心尖部(顶排左)至基底部(底排右)的 SA 层面。第五、六排展示从间隔至侧壁的负荷和静息的 VLA 图像。最后两排表示从下壁至前壁的负荷和静息 HLA 图像。LV 对示踪剂摄取均匀一致,图像质量良好。(待续)

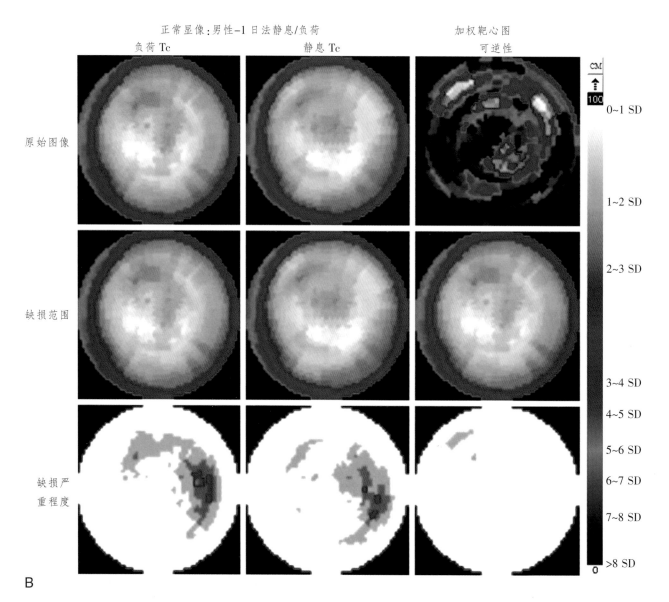

B

图 1-2(续)　(B)与图 1-1 相同格式示该患者 LV 摄取示踪剂靶心图及定量分析。(B)负荷和静息靶心图相对均匀一致，中间一排示缺损范围靶心图，与正常数据库对比异常区域以黑色突出显示。无变黑区域表示定量分析结果正常。底排示缺损程度靶心图。(待续)

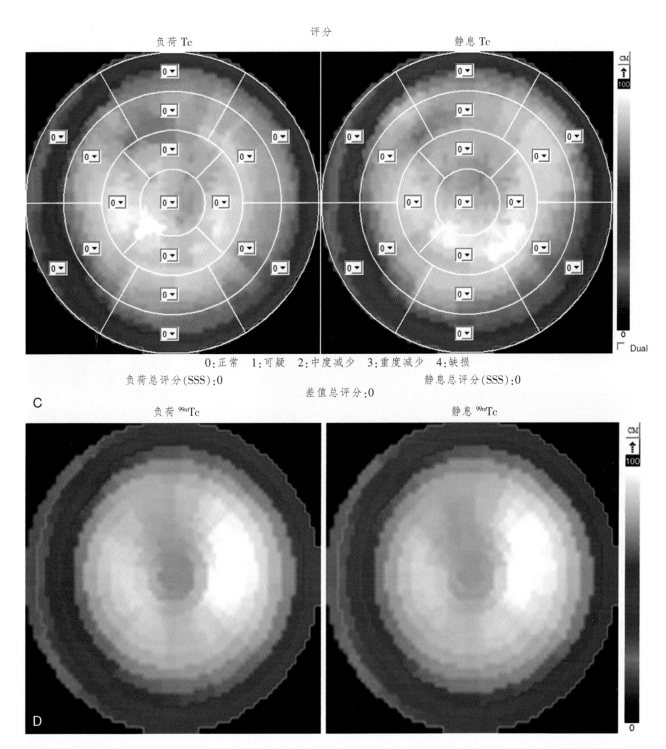

评分

负荷 Tc　　　　　　　　　　　　　　　　　静息 Tc

0:正常　1:可疑　2:中度减少　3:重度减少　4:缺损

负荷总评分(SSS):0　　　　　　　　　　　　　　　静息总评分(SSS):0

差值总评分:0

C

负荷 ^{99m}Tc　　　　　　　　　　　　　　　静息 ^{99m}Tc

D

图 1-2(续)　(C)负荷、静息 LV 心肌灌注靶心图示 17 节段每节段 0~4 分评分系统。该患者所示 17 节段负荷总评分(SSS)及静息总评分(SRS)均为 0。(D)女性 LV 负荷和静息心肌灌注分布正常平均值来自于 CAD 验前概率<5%的 30 例女性受试者。灌注分布相对均匀,但是对比男性正常分布(见图 1-1D)下壁膈肌衰减少见。虽然较难识别,但是应用 180°采集在 11 点钟方向前壁可见典型的计数减低。该正常变异源于 180°采集轨道中深度分辨率的变化,而 360°采集时无上述现象。(待续)

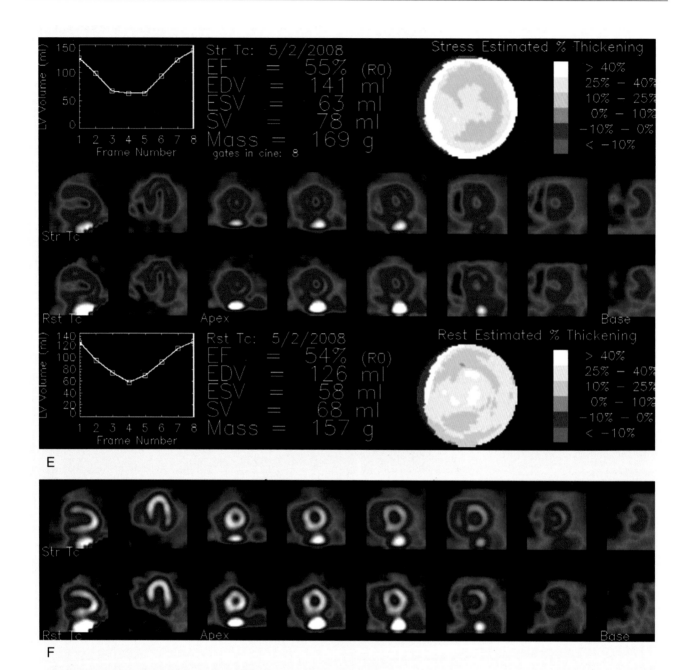

图 1-2（续）　这四排彩色图像分别表示舒张末期**(E)**和收缩末期**(F)**该患者 LV 负荷（顶排）和静息（底排）ECG 门控 VLA、HLA 及 SA 断层图像。心内膜和心外膜从舒张末期至收缩末期均匀一致的向内运动。LV 室壁增厚正常表现为 LV 心肌颜色从舒张末期至收缩末期均匀一致的变化。彩色靶心图**(E)**表示负荷、静息局部室壁增厚的定量分析。靶心图右侧为室壁增厚范围的标尺。负荷（左上）和静息（左下）示该患者每个心动周期平均 LV 容积曲线、LVEF、EDV、ESV、SV 及 LV 质量。静息和负荷 LVEF 均大于正常界值（50%）。

点评

　　本例展示一例女性患者的正常 MPI 且图像质量极佳。与病例 1-1 相似，负荷时示踪剂注射剂量高，单位像素计数值高，因此负荷平面投影图像质量高于静息。而由于重建和过滤得当，静息和负荷断层图像质量均良好，具有良好的空间分辨率和对比度，表现为心内膜和心外膜边界以及 LV 心腔勾画准确。与病例 1-1 对比，静息、负荷均可见膈肌下方胃肠道摄取示踪剂均增加。这是正常的。实际上,行血管扩张药物负荷试验的患者较运动试验膈肌下活性更多见。LV 心肌呈均匀一致的计数分布。由于乳腺组织衰减,静息和负荷图前壁中段可见轻度计数减低。

门控图像示节段性和整体 LV 室壁运动正常,LVEF 正常。EDV 和 ESV 正常。本例图像质量高的另一个原因是该患者软组织造成的衰减小(乳房小且体重轻)。

病例 1-3　衰减校正补偿膈肌衰减(图 1-3)

患者男,54 岁,体重 161 磅(约 73kg),身高 5 英尺 9 英寸(约 1.75m),吸烟史,CAD 家族史。因不典型胸痛就诊。行一日法静息/负荷(13mCi/38mCi)^{99m}Tc SPECT MPI。行改良 Bruce 平板运动试验。静息 ECG 示正常。运动 8min 48s 达目标心率,因乏力停止运动,未出现胸痛症状和 ECG 异常改变。SPECT 图像由垂直角度的双探头从 RAO 45° 至 LPO 45° 旋转 180° 采集。同时使用 ^{153} 钆(^{153}Gd)放射线作为透射源扫描行 SPECT 透射成像。

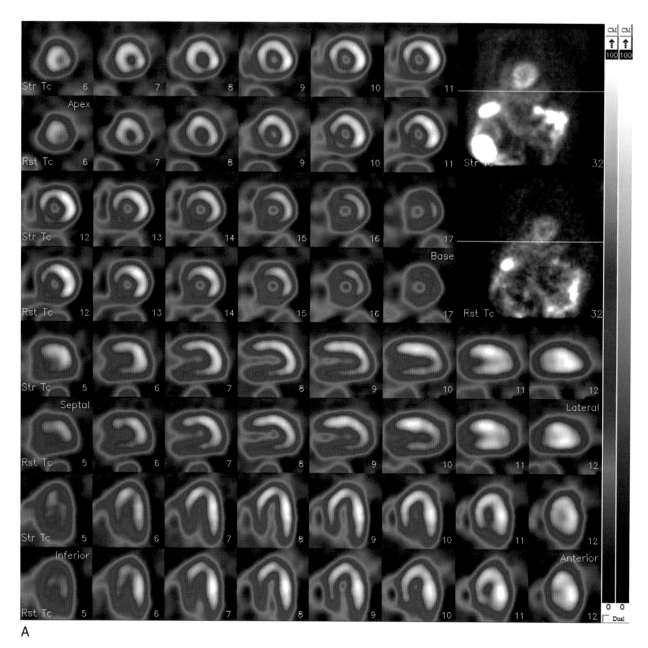

A

图 1-3　通过衰减校正补偿膈肌衰减。(**A**)非衰减校正断层图像。前四排图像示从心尖部(左上)至基底部(右下)SA 图像。第五、六排示负荷和静息从间隔至侧壁的 VLA 图像,最后两排示负荷和静息从下壁至前壁的 HLA 图像。图中 SA 和 VLA 均可见下壁固定性计数减低。(待续)

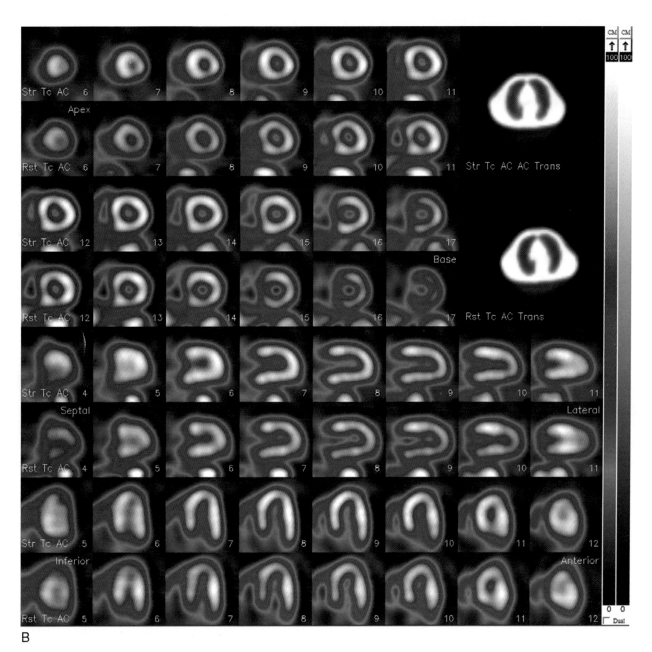

B

图 1-3(续)　(B)衰减校正图像。右上,黑-白图像示 ^{153}Gd 线源产生的轴位断层透射图像,用于衰减校正。衰减校正图像可见膈肌下活性。彩色图像示与图(A)对应的衰减校正断层图像。图像对比度高,LV 示踪剂均匀性摄取改善,静息和负荷图像下壁及下间隔计数均相对增加。(待续)

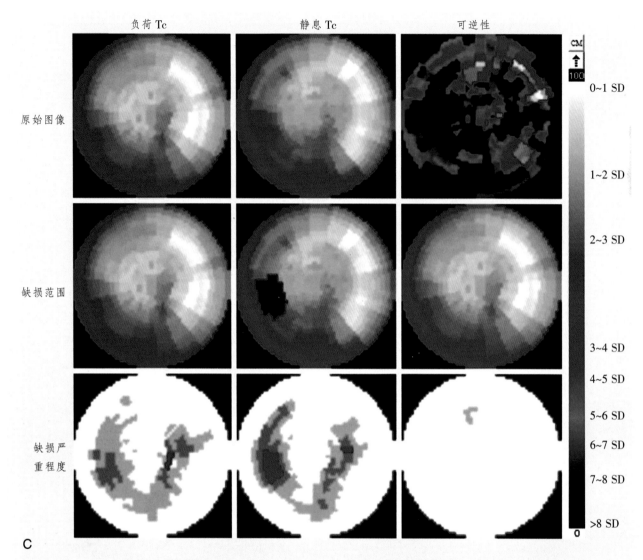

C

图 1-3(续) (C)与正常数据库的对比分析(非衰减校正)。下壁及下间隔均可见计数减低。中间一排示缺损范围靶心图,对比正常数据库的异常区域以黑色突出显示。负荷靶心图未见变黑区域,表示男性患者膈肌衰减为正常表现。(待续)

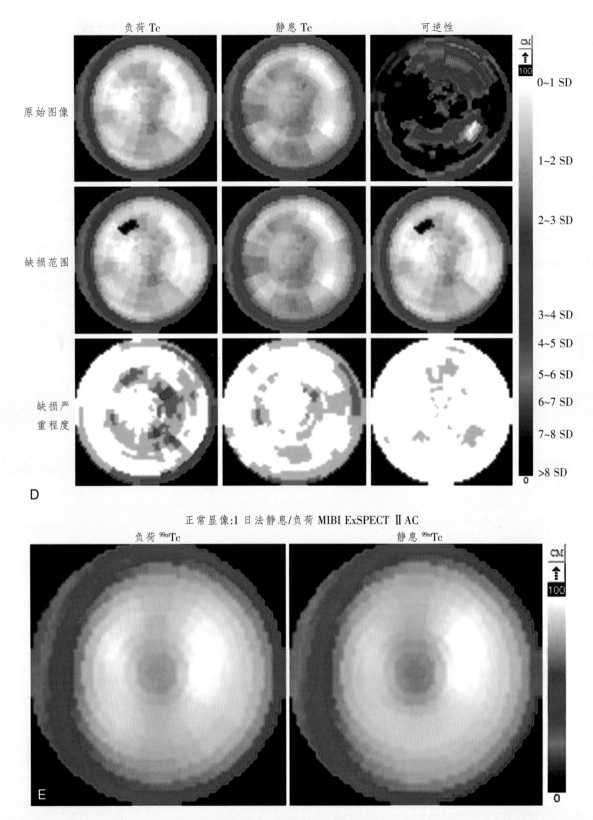

图 1-3(续)　(D)与正常数据库的对比分析(衰减校正)。下壁及下间隔计数减低已得到衰减补偿。负荷缺损范围靶心图示前间隔小范围轻度变黑区域,占 LV 心肌 1%。当缺损范围定量分析累及 3%以上 LV 心肌时考虑为异常。(E) CAD 验前概率<5%的患者 LV 负荷和静息与性别无关的衰减校正 ⁹⁹ᵐTc 心肌灌注平均分布。灌注分布均匀一致。对比男性正常数据库(见图 1-1D)未见下壁膈肌衰减。虽难以识别,但是 11 点钟方向前壁见计数轻度减低。(待续)

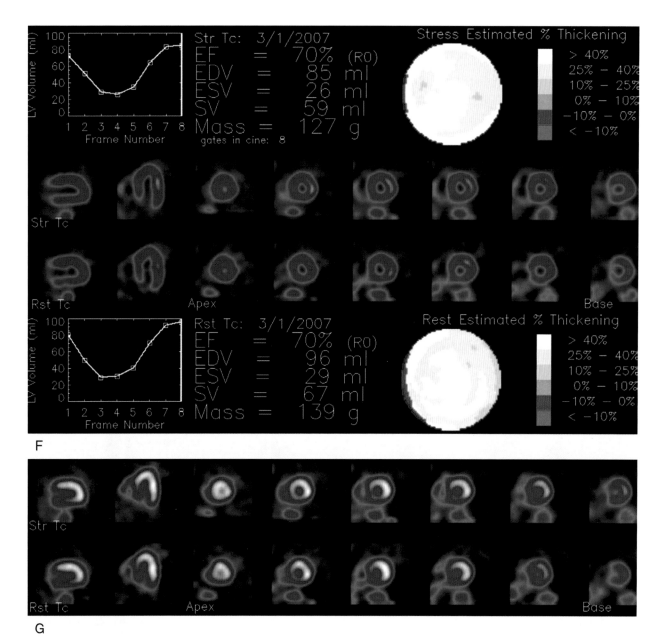

图 1-3(续) 这四排彩色图像示 LV 舒张末期(F)和收缩末期(G)负荷(顶排)和静息(底排)VLA、HLA 及 SA ECG 门控断层图像。典型的未衰减校正的 ECG 门控断层图像。该患者 LV 室壁运动及增厚情况均正常,静息和负荷 LVEF 均正常(>50%)。

点评

本例男性患者的 MPI 示负荷和静息下壁计数轻度减低,由膈肌衰减所致。与正常男性数据库对比,该患者的下壁示踪剂分布在正常范围内。经过衰减校正后,断层图像和靶心图均显示下壁示踪剂摄取均匀,计数得到补偿。

病例 1-4　俯卧位成像校正膈肌衰减（图 1-4）

　　患者男，55 岁，体重 170 磅（约 77kg），身高 5 英尺 8 英寸（约 1.72m），患有高血压、高胆固醇血症。因间歇性不典型胸痛就诊。行两日法负荷/静息（27mCi/25mCi）^{99m}Tc MIBI SPECT MPI。行改良后 Bruce 平板运动试验。静息 ECG 示正常。患者运动 9min 30s 达目标心率，因乏力停止。过程中无胸痛，ECG 无变化。负荷和静息 SPECT 由垂直角度的双探头从 RAO 45°至 LPO 45°旋转采集 180°。后患者呈俯卧位重复采集。负荷和静息 ECG 门控显像均采用每个心动周期 8 帧模式。

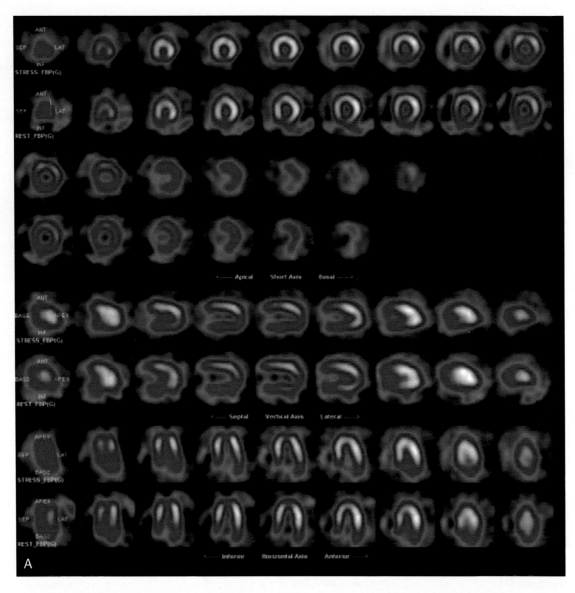

图 1-4　俯卧位采集校正膈肌衰减。**(A)** 仰卧位断层图像。SA 和 VLA 图像可见下壁固定性计数减低。（待续）

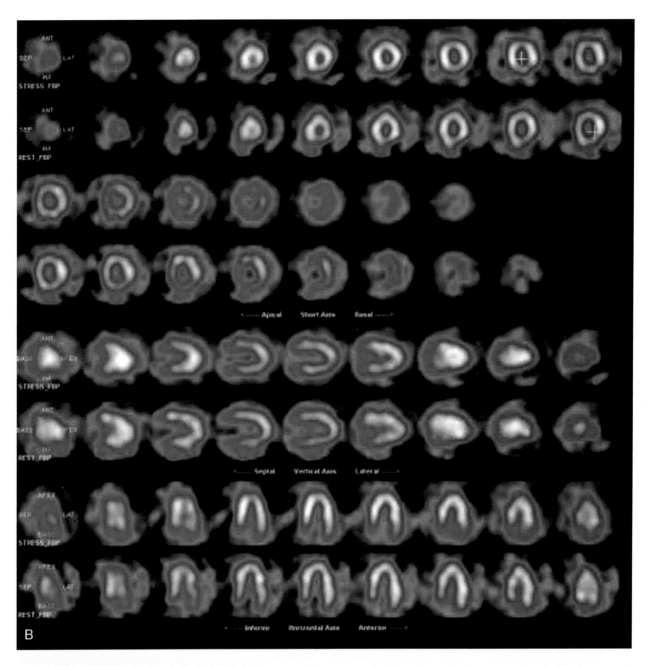

图 1-4(续)　(B)俯卧位断层图像。俯卧位显像改善了该患者 LV 示踪剂摄取的均匀一致性,静息和负荷下壁计数均得以补偿。
(待续)

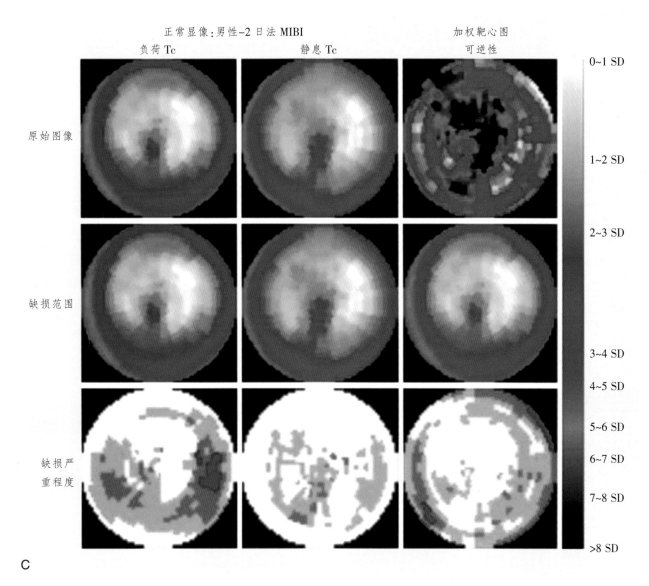

C

图 1-4(续)　(C)对比性别匹配正常数据库,该患者仰卧位 LV 示踪剂摄取靶心图及定量分析。从心尖部至基底部下壁均可见计数减低。中间一排示缺损范围靶心图,对比正常数据库后异常区域显示为黑色。未见变黑区域表明男性中度膈肌衰减为正常表现。(待续)

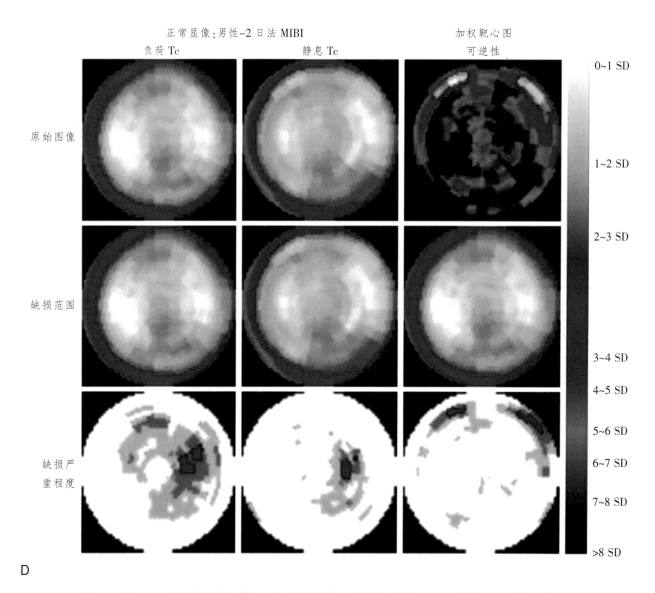

D

图 1-4(续)　(D)患者俯卧位显像 LV 示踪剂摄取靶心图及定量分析。下壁计数得以补偿。(待续)

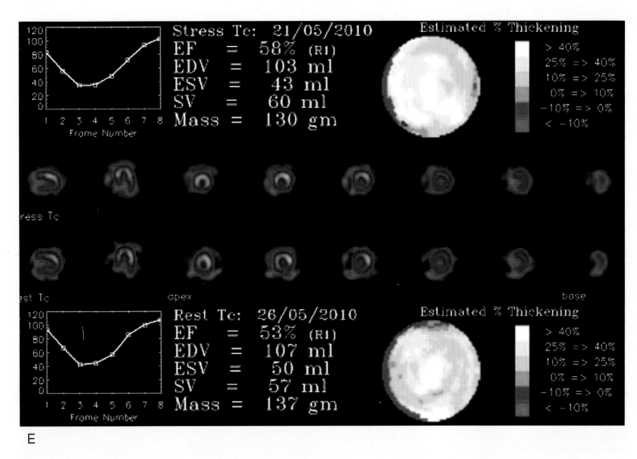

E

图 1-4(续)　这两排彩色图像示该患者仰卧位 ECG 门控采集 LV 负荷(顶排)和静息(底排)收缩末期,VLA、HLA、SA 断层图像。ECG 门控断层图未行衰减校正。静息和负荷 LVEF 均大于 50%。

点评

本例展示一例男性患者灌注显像因膈肌衰减致下壁计数固定性减低。经与性别匹配的正常数据库定量分析并未判定该计数减低区为异常区域,缺损范围靶心图为黑色区域突出显示。俯卧位显像示断层图像和靶心图计数较前均匀,下壁计数得以补偿。因胸骨衰减前间隔计数减低可行俯卧位采集。因此不推荐单行俯卧位采集。

病例 1-5　衰减校正补偿乳腺和膈肌衰减(图 1-5)

患者女,59 岁,体重 202 磅(约 91.6kg),身高 5 英尺 5 英寸(约 1.65m)。患有高血压、糖尿病及终末期肾病。拟行 SPECT MPI 评估肾脏移植术前心脏风险。行一日法静息/负荷(10mCi/32mCi)SPECT MPI。患者行标准腺苷负荷试验,静息 ECG 示正常。负荷试验中无胸痛,ECG 无改变。SPECT 图像由垂直角度的双探头从 RAO 45°至 LPO 45°旋转 180°采集。同时使用 ^{153}Gd 放射线作为透射源扫描行 SPECT 透射成像。负荷和静息 ECG 门控显像均采用每个心动周期 8 帧模式。

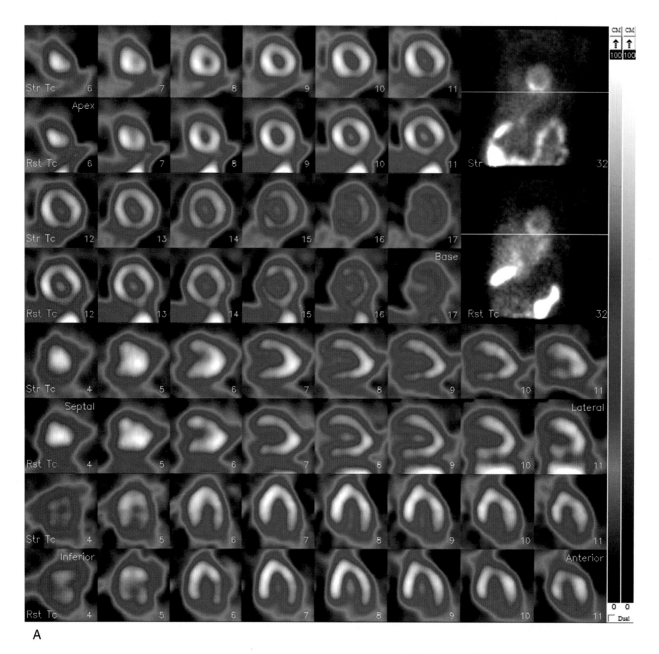

A

图 1-5　衰减校正乳腺和膈肌衰减。**(A)** 未校正平面投影和断层图像(格式同图 1-3A)。前壁、侧壁、下壁均可见计数减低,表明软组织衰减源于乳房、膈肌。负荷图像可见患者沿垂直方向(y 轴)轻度移位。断层图像示前间隔、侧壁和下壁计数固定性减低。(待续)

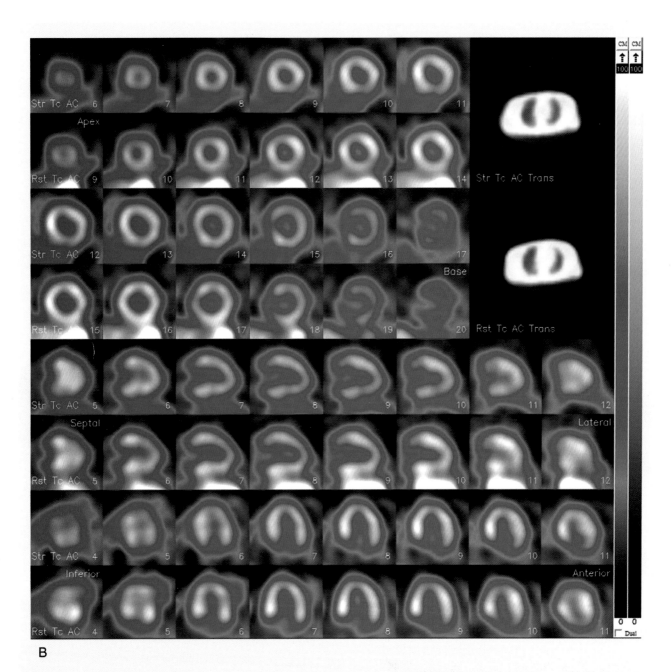

B

图 1-5(续)　(B)衰减校正断层图像。右上,黑-白图示 ^{153}Gd 线源产生的轴位断层透射图像,用于衰减校正。衰减校正示膈肌下方活性。彩色图像示对应图(A)的衰减校正断层图像。图像对比度高,LV 示踪剂摄取均匀性较前改善,图(A)所示计数减低区均得以增加。静息和负荷断层图像可见明显改善。(待续)

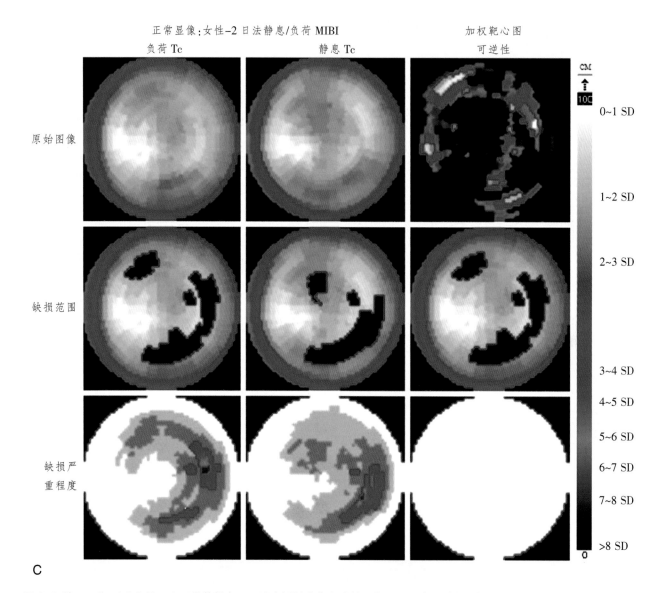

图 1-5(续)　(C)对比女性匹配正常数据库,LV 示踪剂摄取非衰减校正靶心图及定量分析。负荷(左上)和静息(中间一排上)前间隔、下壁、侧壁计数均减低。中间一排对应为负荷和静息缺损范围靶心图,对比正常数据库异常区域突出显示为黑色。变黑区域表明软组织衰减程度已超过正常女性范围。(待续)

正常显像:女性-2 日法静息/负荷 MIBI ExSPECT Ⅱ AC

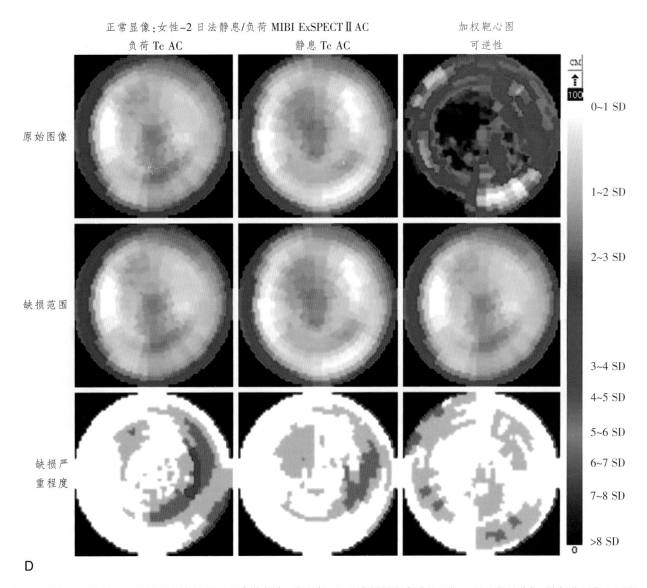

D

图 1-5(续)　(D)对比与性别无关衰减校正正常数据库,该患者 LV 示踪剂摄取衰减校正靶心图及定量分析。缺损范围靶心图所示变黑区域已恢复。(待续)

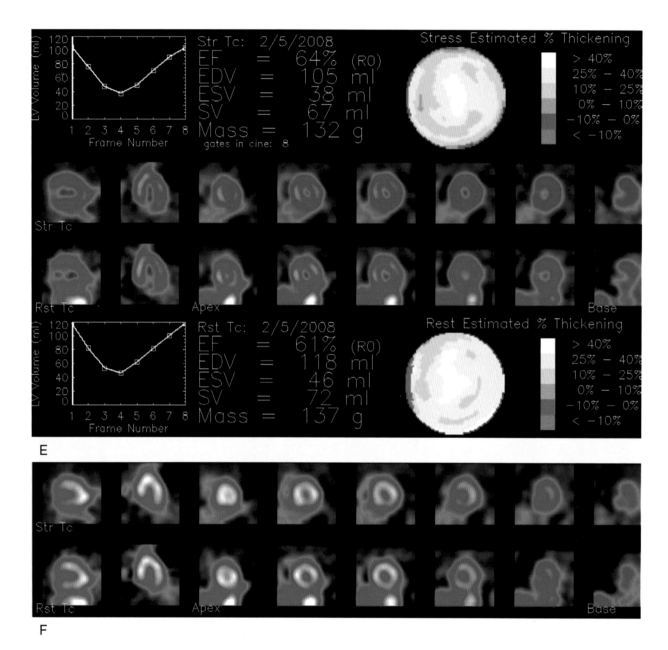

图 1-5(续) 这四排彩色图像示该患者 LV ECG 门控负荷(顶排)和静息(底排)收缩末期(E)VLA、HLA、SA 断层图像。ECG 门控图像未衰减校正。该患者 LV 室壁运动和室壁增厚情况均正常。静息和负荷定量分析示 LVEF 均大于 50%。

点评

本例女性患者灌注显像示软组织衰减(乳房和膈肌)所致负荷和静息图像中前壁、侧壁及下壁中度计数减低。尽管乳房衰减常致前壁、前侧壁计数减低,但是随着乳房大小、形状、位置及密度的不同可累及不同范围的心肌壁。而且,静息和负荷显像(如乳房置于胸上部/胸两侧)中乳房的位置不同,可致类似心肌缺血的表现。从黑-白平面投影图可见乳房投影覆盖该患者 LV 大部分区域。负荷缺损范围靶心图示性别匹配正常数据库定量分析并未导致软组织衰减所致计数中度减低,在负荷和静息靶心图中也均未判定前间隔、下壁及侧壁为异常区域。ECG 门控图像示室壁运动、室壁增厚均匀一致，因而灌注图像中所示固定性计数减低考虑为乳房和膈肌衰减所致，而非心肌梗死（MI）。

当应用衰减校正时，局部心肌示踪剂的摄取在断层图像和靶心图上均更加一致。前间隔、下壁及侧壁所示计数减低会显著减低，而且与衰减校正正常数据对比后缺损范围靶心图所示变黑区域会消失。

病例 1-6　双核素显像的正常表现（LV 小、假性高 LVEF 的女性）（图 1-6）

患者女，49 岁，体重 150 磅（约 68kg），身高 5 英尺 5 英寸（约 1.65m），吸烟史，既往无 MI 病史，因不典型胸痛就诊。行 3mCi ^{201}Tl 静息、22mCi ^{99m}Tc 负荷双核素 SPECT MPI。患者行改良 Bruce 平板运动试验。静息 ECG 示正常。患者运动 6min 25s 达预期最大心率，因乏力终止运动。患者运动过程中无胸痛，ECG 无变化。SPECT 图像由垂直角度的双探头从 RAO 45° 至 LPO 45° 旋转 180° 采集。负荷和静息 ECG 门控显像均采用每个心动周期 8 帧模式。

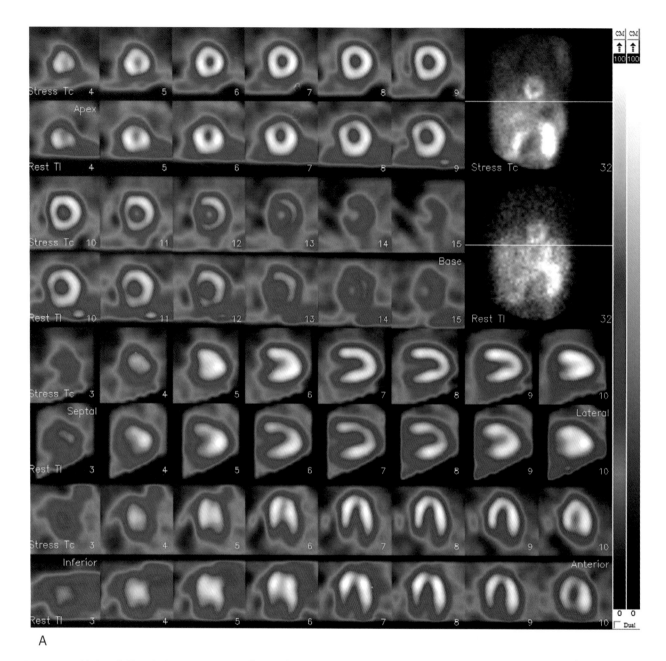

A

图 1-6 双核素显像的正常表现。(A)彩色图像示交替排列的静息和负荷断层图像。前四排示从心尖部(上左)至基底部(下右) LV 短轴图像。第五、六排示从间隔至侧壁负荷和静息 VLA 断层图像,最后两排示从下壁至前壁负荷和静息 HLA 图像。图像质量 极佳,LV 示踪剂摄取均匀。静息 SA 和 VLA ^{201}Tl 图像均可见前壁计数减低,这是由 ^{201}Tl(对比 ^{99m}Tc)发射的低能光子衰减更多所 致,LV 心腔小,导致更多散射进入 LV 心腔,ESV 假性减小,因而导致假性 LVEF 增高。(待续)

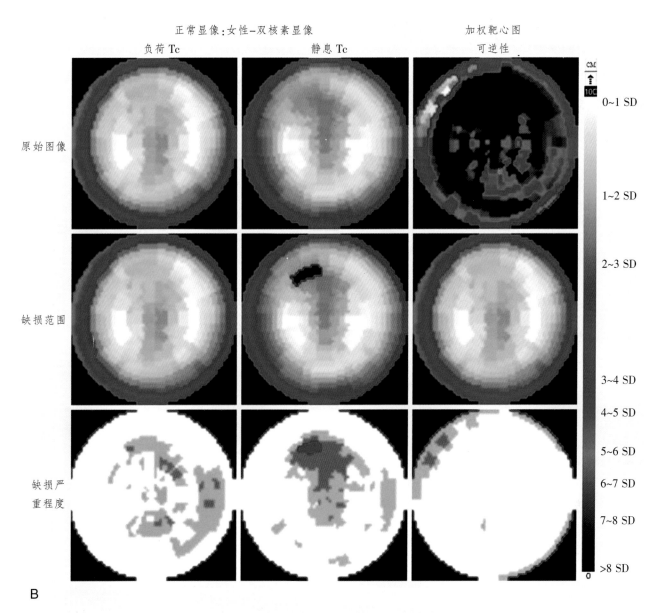

图 1-6(续)　(B)LV 示踪剂摄取靶心图及定量分析。负荷靶心图示相对均匀性摄取,由轻度乳房衰减所致前间隔计数轻度减低。中间一排为缺损范围靶心图示前间隔计数轻度减低,与数据库对比以静息变黑区域显示为显著差异。负荷灌注分布为正常,所有结果均为正常。(待续)

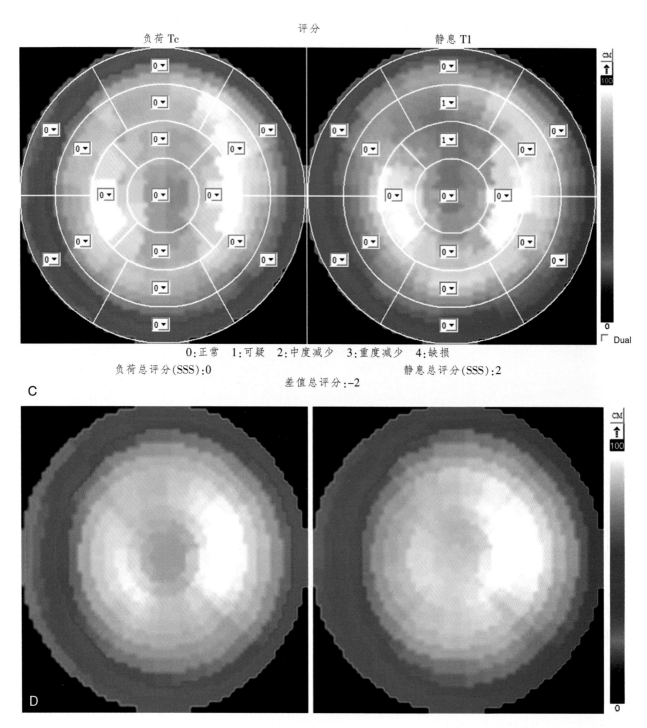

评分

图 1-6(续)　(C)LV 静息和负荷心肌灌注 17 节段每节段 0~4 分评分。该患者 17 节段负荷总评分为 0,由于乳房衰减所致 ^{201}Tl 静息总评分(SRS)为 2。(D)来自 CAD 验前概率<5%的 30 名女性的 LV 双核素 MPI。心肌灌注分布非常均匀。(待续)

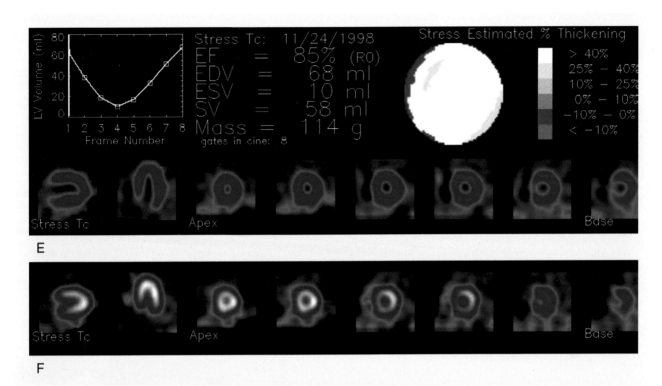

图 1-6(续)　这两排彩色图像示 LV 负荷 ECG 门控舒张末期(E)和收缩末期(F) VLA、HLA、SA 断层图像。从舒张末期至收缩末期心内膜和心外膜向内一致运动。LV 室壁增厚正常，表现为从舒张期至收缩期心肌颜色显著一致的改变。LV 心腔小，部分原因为光子散射。该现象导致假性 ESV 减低，从而使得负荷 LVEF 假性增高至 85%。

点评

　　本例显示一例女性患者双核素显像为正常表现，图像质量极佳。负荷平面投影图像质量高于静息平面投影，这是因为负荷示踪剂剂量高，衰减少且 ^{99m}Tc 散射少(对比 ^{201}Tl)。因此，^{99m}Tc 负荷断层图像质量一定程度高于静息 ^{201}Tl 显像。负荷显像 LV 心肌计数分布均匀一致，对应为相对均匀的心肌灌注。静息 SA 和 VLA ^{201}Tl 前壁心尖部和前间隔中部均可见计数减低，由于 ^{201}Tl 低能(对比 ^{99m}Tc)光子衰减程度高。静息缺损范围靶心图示该区域更显著。门控图像示 LV 小，致进入 LV 的散射增多，尤其是收缩末期，导致假性 LVEF 增高。

病例 1-7　负荷/静息再次注射 ^{201}Tl 正常显像(图 1-7)

　　患者男,49 岁,体重 154 磅(约 70kg),身高 5 英尺 8 英寸(约 1.72m),因 3 周内发生两次无明显诱因昏厥就诊。CAD 危险因素包括高血压、高胆固醇血症。行 3mCi ^{201}Tl 负荷显像。3h 后,再次注射 1mCi ^{201}Tl 行静息显像。患者行标准腺苷负荷试验。静息 ECG 示正常。药物负荷显像过程中无胸痛,ECG 无变化。SPECT 图像由垂直角度的双探头从 RAO 45°至 LPO 45°旋转 180°采集。负荷和静息 ECG 门控显像均采用每个心动周期 8 帧模式。

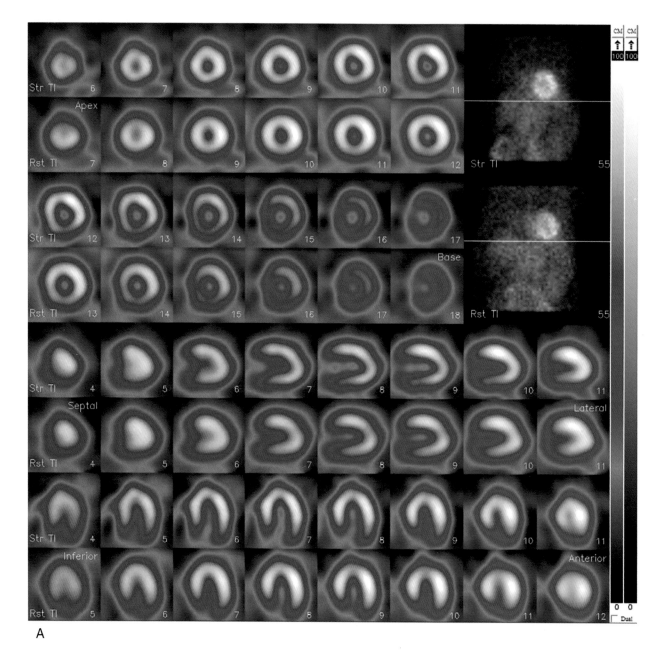

A

图 1-7 负荷/静息再次注射 ^{201}Tl 正常显像。(**A**)右上,黑-白图像为负荷(顶排)和再分布(底排)^{201}Tl 平面投影图,图像质量好。彩色图像示静息/再分布图像与负荷图像交替排列的断层图像。负荷和再分布图像均示心肌示踪剂分布均匀一致。下壁基底部计数轻度减低,为膈肌衰减所致。(待续)

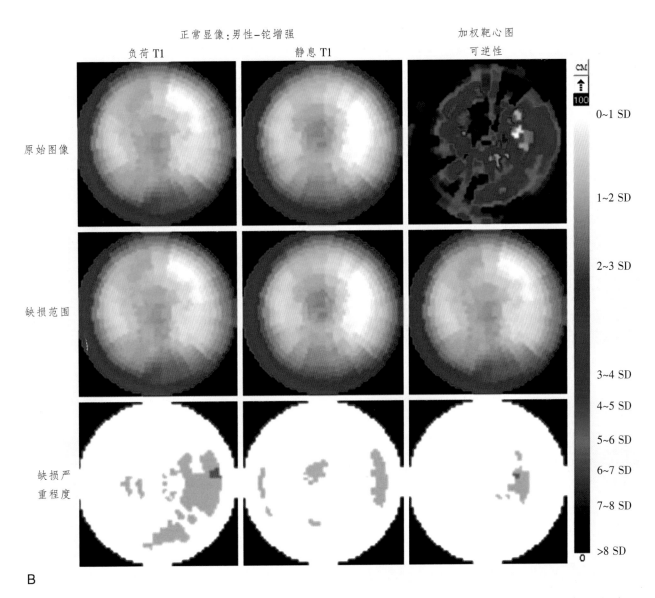

图 1-7(续)　(B) LV 示踪剂摄取靶心图和定量分析。负荷和再分布靶心图示相对均匀性。中间一排示缺损范围靶心图,对比正常数据库显示为黑色异常区域,无变黑区域示下壁计数正常范围内轻度减低。(待续)

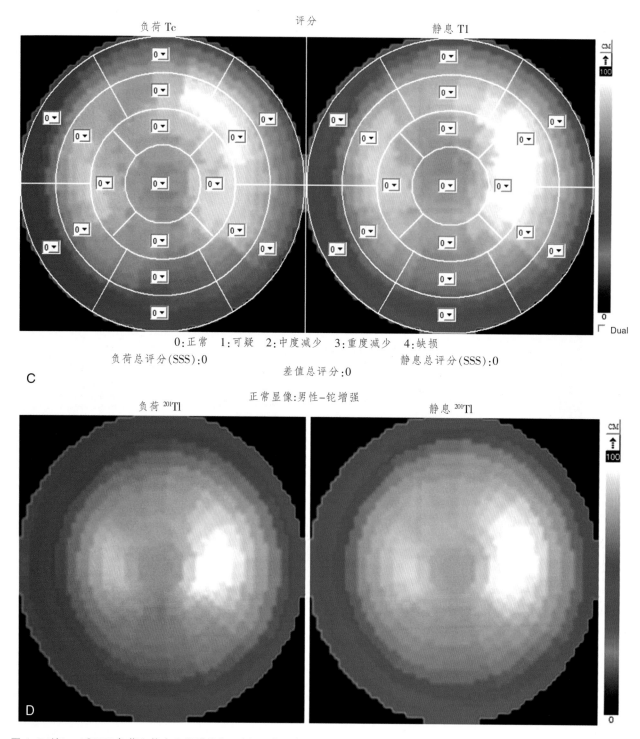

图 1-7(续) (C)LV 负荷和静息心肌灌注靶心图 17 节段每节段 0~4 分评分。该患者 17 节段负荷总评分(SSS)和静息总评分(SRS)为 0。(D)来自 CAD 验前概率<5% 的 30 例男性患者 LV 负荷和静息 ²⁰¹Tl 心肌灌注图像。心肌灌注分布相对均匀,侧壁摄取相对增加,是由于该部位衰减较少所致。虽然较难识别,前壁仍可见轻度计数减低。

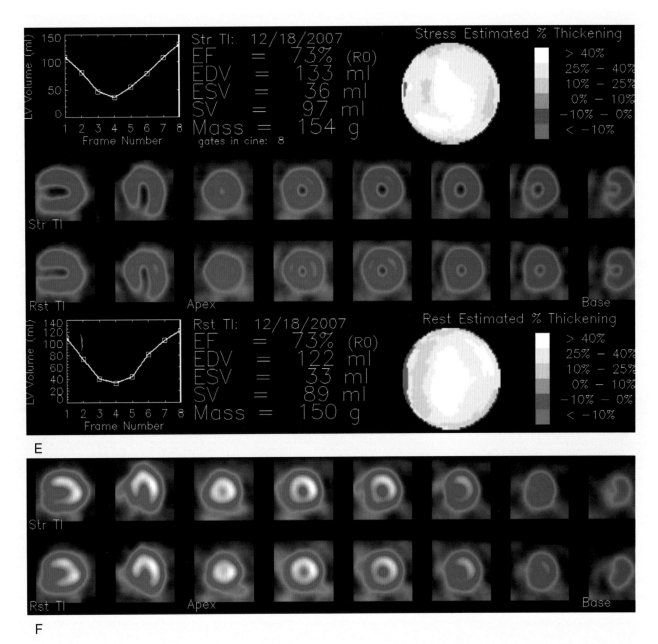

图 1-7(续)　这四排彩色图像示 LV ECG 门控舒张末期(**E**)和收缩末期(**F**)负荷(顶排)和静息(底排)VLA、HLA、SA 断层图像。从舒张末期至收缩末期心内膜和心外膜向内均匀一致的运动,以及彩色图像所示室壁增厚正常致心肌颜色均匀一致的变化。彩色靶心图示负荷(顶排)和静息(底排)局部室壁增厚情况,靶心图最右侧为室壁增厚范围的标尺。负荷(左上)和静息(左下)图像示该患者每个心动周期 LV 平均容积曲线、LVEF、EDV、ESV、SV 及 LV 质量。静息和负荷 LVEF 均为 73%,高于正常限值(50%)。

点评

　　本例为一心肌灌注正常且图像质量极佳的男性患者。^{201}Tl 平面投影及断层图像质量较其他病例所示 ^{99m}Tc 图像欠佳。对比 ^{99m}Tc 图像,由于光子散射增多,LV 心腔更小。静息和负荷 LV 心肌计数分布均匀。静息和负荷 LVEF 均为 73%。^{201}Tl 测得 LVEF 常高于 ^{99m}Tc,这是由于光子散射增加致假性 ESV 减小所致。

(王丽　王大伟　译　杨敏福　审校)

推荐读物

DePuey EG: Artifacts in SPECT myocardial perfusion imaging. In DePuey EG, Garcia EV, Berman DS, et al: editors: *Cardiac SPECT*, Philadelphia, 2001, Lippincott Williams and Wilkins, pp 231–262.

Garcia EV, Galt JR, Faber TL, et al: Principles of nuclear cardiology. In Dilsizian V, Narula J, editors: *Atlas of Nuclear Cardiology*, ed 3, Philadelphia, 2009, Current Medicine Group LLC, pp 1–36.

Garcia EV, Santana C, Grossman G, et al: Pitfalls and artifacts in cardiac imaging. In Vitola JV, Delbeke D, editors: *Nuclear Cardiology & Correlative Imaging: A Teaching File*, New York, 2004, Springer-Verlag LLC, pp 345–377.

Iskandrian AE, Garcia EV: Practical issues: Ask the experts. In Iskandrian AE, Garcia EV, editors: *Nuclear Cardiac Imaging: Principles and Applications*, ed 4, New York, 2008, Oxford University Press, pp 703–718.

Wackers F.J.Th., Bruni W, Zaret BL: Display and analysis of SPECT myocardial perfusion images. In *Nuclear Cardiology: The Basics—How to Set Up and Maintain a Laboratory*, Totowa, NJ, 2004, Humana Press, pp 97–125.

第 2 章

MPI 的图像分析、报告和相关指南

Ami E. Iskandrian, Jaekyeong Heo, E. Lindsey Tauxe

要点

- 图像分析并不局限于图像本身,更需要示踪剂动力学、仪器设备、显像方案及心脏生理等相关知识以及多年的经验和投入。同其他学科一样,核心脏病学从业人员的资格认证仅为最低能力考评,我们应该努力做到更好、坚持到底!

- 阅片者应辨别正常变异,这些变异可以由患者本身、性别和示踪剂所致。

- 阅片者应熟知第 1 章所示各种软件的功能。

- 质量控制措施的每一步都应谨慎,包括显像的适应证、图像采集程序、图像分析、报告和显像结果的沟通。最完美的结果有利于患者管理。这也是为什么在我们机构 40 多年来核心脏病显像仍在临床应用的主要原因。

- 所有的图像均应在患者离开检查室之前进行初步审阅。如果因移动或膈肌下方活性而致图像质量欠佳,必要时应重复显像。显像结果不确定和图像质量差两者之间是存在很大差异的,前者是在获得良好图像的基础上仍不能明确诊断。必须让整个团队明白,如果图像质量欠佳,再次显像是唯一方法,除此再无捷径。

- 图像分析应按步骤进行,并包含对原始图像、定量分析软件和衰减校正的审阅。

- 当审阅多次检查的图像时,报告应简明,避免技术用语,而且应回答主要临床问题而不是仅从影像学专业角度出发。

- 阅片者应熟知相关指南、标准以及领域的新进展。

- 阅片者应熟知 MPI 的一些少见征象,这些可能会对患者诊疗具有重要影响。

- 诊断时不能仅看以往的检查报告,应直接对比当前的和既往的检查图像。

图像分析

高质量的图像至关重要。但是高质量不仅仅是指漂亮的图像,还包括合理的适应证、图像采集、分析以及报告。我们将一一阐述。

图像旋转:做正确的事情不只有一条途径。三十多年的经验帮助我们积累了自己的方法。美好的开端始于观察旋转图像,包括负荷及静息图像(如果行静息 MPI)。我们发现灰阶图像是最有用的。将亮度调整到最佳。这些图像本身就可以帮助诊断部分患者的一些疾病,如食管裂孔疝、肺部肿瘤(见第 16 章)。需要注意的最常见的征象包括心脏运动、乳腺阴影、上臂位置以及图像上的热区。

患者**移动**可见于三个轴向(x, y, z)的任一轴向。如果不是过分移动的话,y 轴运动(上、下)最易识别并校正。z 轴(向前-向后)运动不常见,但是运动明显且无 x 轴或 y 轴方向移动时可对图像造成干扰(与心肌室壁重叠或飓风征,见第 3 章)。一些程序可对移动进行自动校正,但是对原始图像的目测观察不能被替代。患者离开检查室前审阅图像非常重要,因为校正对于部分患者不可行,最好的方法是重新采集。有一点要申明,如果有移动的图像仍示正常,则结果很可能就是正常的。但如果图像异常,那么该异常为真正的异常还是源于患者移动值得注意。患者移动也可影响 LVEF 的测量。

乳房阴影变异较大,因其可覆盖整个心脏轮廓、前壁、间隔、侧壁或上述任一组合。负荷和静息图像所示乳房阴影存在差异,导致固定性和可逆性缺损区。当乳房阴影覆盖整个心脏轮廓时,下壁异常是由膈肌衰减叠加乳房均匀一致的衰减所致。虽然我们没用过俯卧位显像区分真实的缺损区与膈肌衰减所致缺损区,但该方法已经被证明是有用的。但是,俯卧位显像本身可导致前壁伪影,因此需同时行仰卧位和俯卧位显像。

左臂通常位于头顶部,但是部分患者无法实现。左臂置于身侧,可能会导致侧壁衰减。这些患者在所有显像中(静息和负荷)胳膊应置于相同的位置(图 2-1)。

心内(主要为乳头肌)或心外(如肝脏或肠祥)的"热区"可导致邻近区域放射性活度下调。另外,由于热区的活度反投影入心脏 ROI 而影响定量分析。

轴位断层图:在 SA、HLA 及 VLA 投影图上观察非门控灌注图像,我们同时采用"冷"彩色和灰度。彩色更易识别轻度异常,而灰度更易识别可逆性。对比彩色图像,灰色图像可发现更多的活性区!这也是定量分析非常重要的原因(图 2-2)。

当观察图像时,关键步骤在于确认图像匹配和色阶一致。调整色阶是正确分析图像的要点。这需要知识和经验,因为它可被心脏本身或心外活性影响。如果图像太亮,灌注缺损区会被漏诊;相反,则会人为产生缺损区,或缺损范围较前增大,或由固定性缺损变为可逆性缺损或相反(图 2-3)。应用双重控制按钮,调整每组图像负荷最亮区域强度与静息大约一致。如

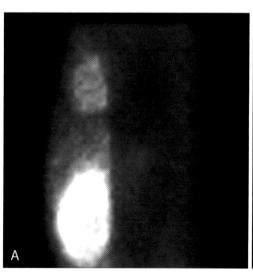
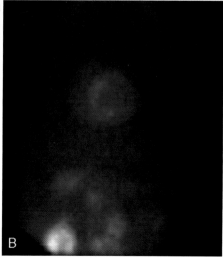

图 2-1 旋转图像的平面投影图像示左臂位于身侧(A)、头部(常规)(B)。身侧的左臂可致侧壁衰减伪影。

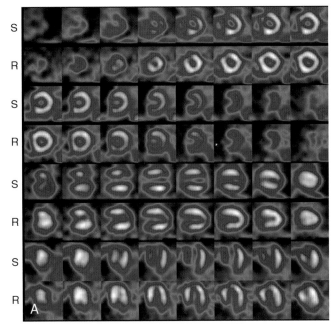

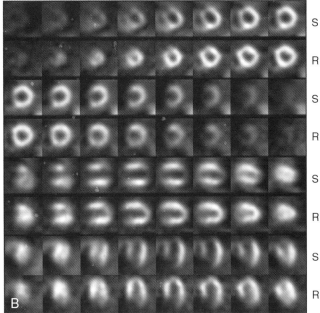

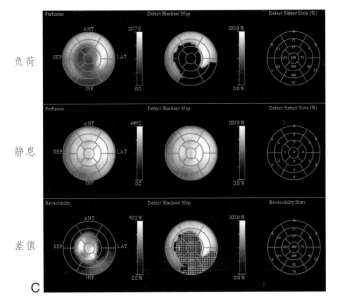

图 2-2　负荷(S)和静息(R)门控 SPECT MIBI 彩色图像(A)及灰阶图像(B)示灌注异常(冷区)。灰阶图像较彩色图像局部活性高,该活性减低区在蓝色范围内,如果未经训练,肉眼难以鉴别。灰阶灌注图像靶心图示缺损区可见部分活性(C)。

果图像太亮,在一组或双组图像可应用"扩展模式"。调整上排颜色范围,保持下排范围处于"0"。

　　审阅图像包括四步:

　　1.图像为正常或异常?

　　2.如果图像异常,定位(单支、双支或三支病变)?

　　3.异常范围的大小(小范围、中度或大范围)?

　　4.异常的性质(可逆性、固定性或混合性)?

　　*定位、大小、程度及可逆性:*左前降支(LAD)支配区包括前壁、间隔和心尖部(17 节段模型中的 9 个节段)(图 2-4)。

　　RCA 支配区包括 3 个节段(±心尖段),左回旋支

(LCX)支配区包括 5 个节段(±心尖段)。注意事项如下:

　　1.心尖段由三支血管共同支配。如右冠状动脉(RCA)病变导致下壁灌注缺损并累及心尖段时,不能仅因此而判断为 RCA 及 LAD 双支病变。

　　2.心尖段同其他节段一样,是一个节段,而不是一个点。由于心尖部心肌较薄,当仅仅是心尖部计数较低时,不应将其视为异常。这也是假阳性结果的常见原因。

　　3.血管支配区存在重叠。因此,LAD 支配的缺损区可扩大至前侧壁,LCX 支配的缺损区可以延伸至前

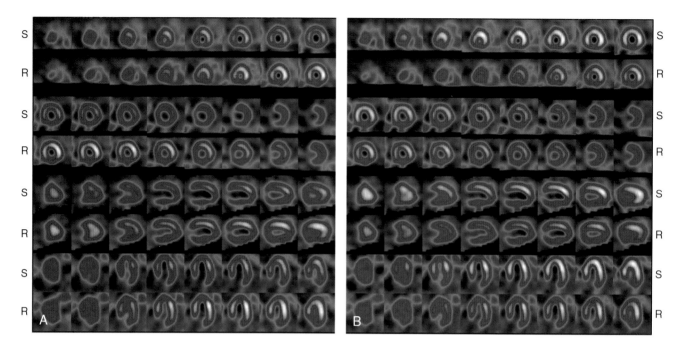

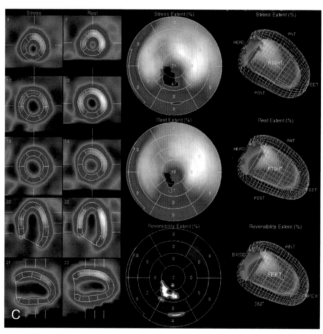

图 2-3 门控 SPECT MIBI 负荷示(S)和静息(R)图像示灌注异常。(A)缺损区为可逆性。(B)同一灌注缺损区为固定性。靶心图则不受不同的彩色色阶影响。

壁基底段。同样的,LAD 和 RCA(下壁和下间隔)、LCX 和 RCA(下壁和下侧壁)所支配心肌节段也可有重叠。一般来说,如果重叠支配的心肌范围大于该血管支配区的一半时,可称之为双支病变;否则可为罪犯血管支配区的延展。

4.对于 LAD 病变,心尖部缺损较基底部更严重(有 CABG 病史的患者除外,见第 8 章)。这也是 LCX 病变

患者合并前壁基底部异常时,判断是否有 LAD 受累的一条线索。

5.患者仅为对角支(LAD 分支)病变(尤其 LAD 支架术后常见,分支堵塞,见第 8 章)时,缺损区位于前侧壁远端和中部(12 点钟和 2 点钟方向间)。该缺损区有时仅在 SA 断层图像可见,而通常缺损区需在至少两个方向的轴位图像上可见。

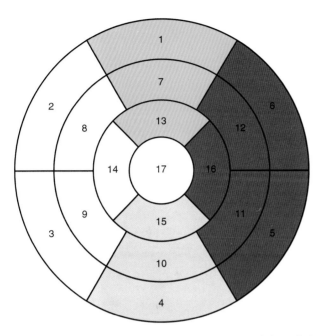

图 2-4 LV 17 节段模型：基底部 6 节段（1~6），中部 6 节段（7~12），远端 4 节段（13~16）及心尖段（17）。进一步划分如下：前壁 3 节段（1,7,13）；前间隔 2 节段（2,8）；下间隔 2 节段（3,9）；下壁 3 节段（4,10,15）；下侧壁 2 节段（5,11）；前侧壁 2 节段（6,12）；侧壁远端（16 节段），间隔远端（14），心尖段（17）。如图所示，基底部节段较远端心肌节段范围大。

6.孤立的间隔小范围缺损区少见，但可由 LAD 支架术后间隔支堵塞或心肌桥所致。但是，如果缺损范围累及间隔大部，需注意下壁。当病变同时累及 LAD 和 RCA 时可导致下壁和间隔的灌注异常（即，前壁未受累）（图 2-5），这是因为间隔具有来自 LAD 和 RCA 的双重血供，较前壁受影响更大。同样，LAD 和 LCX 病变会导致前壁和侧壁异常，而不含间隔（图 2-6）。该表现可能提示左主干病变。冠状动脉（简称冠脉）造影常会漏掉 LM 开口处病变，这应引起注意。

7.MPI 灌注异常的变异非常之大，这些异常并不能全部用冠脉解剖变异来解释（图 2-7）。这很可能是 MPI 具有如此强烈的预后价值的最重要的一个原因。对接受冠脉介入治疗患者，于球囊扩张一过性阻塞冠脉期间注射示踪剂，也证实了上述的变异（图 2-8）。虽然心导管的相关方法可用于评价冠脉生理（狭窄是否有意义），但无法提供关于危险区心肌或灌注缺损范围的相关信息。

8.衰减校正图像与非衰减校正图像应对照观察。显而易见，无论是否使用 CT 线源校正，透射图像质量需保障，不推荐该阶段仅审阅校正后的图像。

9.灌注异常的范围和程度可通过视觉评估。范围分为小、中度及大范围。程度分为轻度、中度和重度。相同节段需考虑衰减伪影进一步校正其缺损程度。如因真正的异常灌注叠加衰减伪影导致男性下壁缺损程度较女性严重。定量方法的重复性优于视觉评估范围及程度。

10.灌注异常的性质可分为可逆性（缺血）、固定性（瘢痕）或混合性（心内膜下瘢痕）。上述问题将在第 15 章讨论，这里"瘢痕"的定义不准确。有或无可逆性评估更难，通常会低估可逆性。注意事项如下：

A.检测轻度可逆性异常，彩色色阶不如灰阶可靠，这需要更多的实践训练。至少初学阶段应使用灰阶。

B.可疑衰减伪影区域的灌注缺损在静息图像上不会完全显示为正常。因此，需标记相应节段为"部分再分布"，表示包含瘢痕成分。如果门控图像所示运动正常，则称之为可逆性的。

C.固定性或可逆性缺损的心肌节段并不一定是病变节段，而是与病变区交界的心肌。因此，当比较同一患者多次显像结果时，需注意负荷试验的类型，尤其是一次显像判定可逆性缺损，而第二次显像显示为固定性缺损时。再次强调，合适的色阶、图像匹配、注意有无心外活性均是正确解读图像的必要条件。

定量分析：目前，SPECT 最好的解读方法是半定量分析。PET 可做到真正的定量分析，因而可测量 MBF 绝对值[mL/(g·min)]。配备衰减校正并可快速采集的 SPECT，采用新系统和新软件也将实现定量分析（见第 18 章）。目前，我们可以通过如下两种方法之一进行定量分析：

1.视觉评分：对负荷和静息显像的 17 节段中的每个节段进行评分（0=正常，1=轻度减低，2=中度减低，3=重度减低，4=无活性）。负荷显像所有节段评分之和为负荷总评分（SSS），反映灌注异常的范围及程度（与位置无关）。静息显像所有节段评分之和为静息总评分（SRS），反映固定性缺损区的范围。SSS 与 SRS 的差值为差值总评分（SDS），反映可逆性灌注缺损。SSS、SRS 以及 SDS 越大，表示整体异常、心肌瘢痕及心肌缺血越显著。

2.自动分析：计算机软件获得，包括如下三种

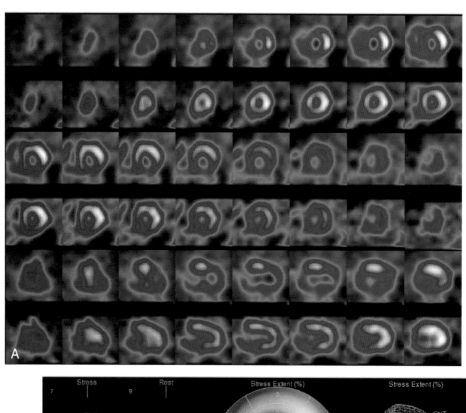

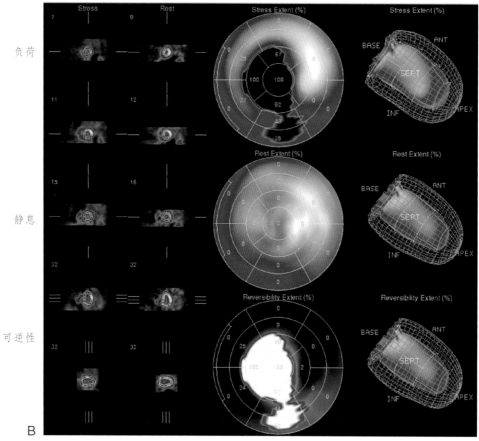

图 2-5　LAD 和 RCA 病变患者的灌注异常。(A)灌注异常累及间隔及下壁;间隔灌注异常较前壁明显。间隔具有 LAD 和 RCA 的双重血供,其受影响程度大于前壁。TID 为 1.3 表示负荷时 LV 总体积比静息时大 30%。(B)靶心图。

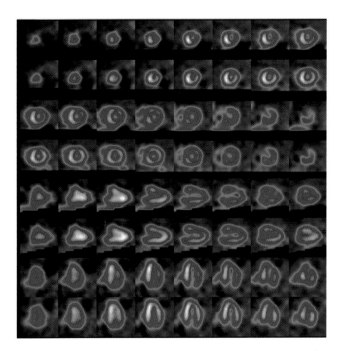

图 2-6　LAD 和 LCX 病变患者示灌注异常。累及前壁、侧壁，但间隔受累轻，后者由于间隔穿支发自 RCA 的后降支供应后间隔。

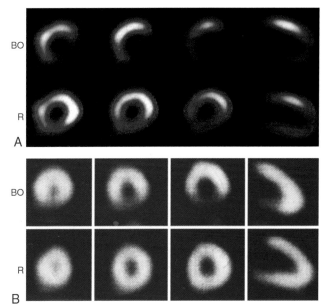

图 2-8　两例 LCX 病变患者(A,B)不同的灌注缺损面积。患者因冠脉重度狭窄在心脏导管室拟行血管成形术，于一过性球囊阻塞(BO)期间注射示踪剂。两例患者静息图像(R)均示正常，尽管两例患者冠脉造影结果相似，但是危险区心肌灌注缺损面积却显著不同。

方式：

A. SSS、SRS、SDS 评分由计算机软件根据每个节段的活度范围得出，如 0=>80%，1=70%~80%，2=60%~70%，3=50%~60%，4=<50%。

B.靶心图：包含整个 LV ROI 的圆形层面图像。每个节段表示活性及血管定位。靶心图与正常数据库比较，超出所定义范围的任何像素（或体素更准确）都视为异常。异常像素的数量以占 ROI 内像素总量的比值表示。如，如果像素总量为 600，其中 200 个像素异常，则表示异常像素为 33%。该指标与位置异常无关。标准差值(SDs)也可用于评价异常像素的程度。最终，判断有无可逆性通过评估负荷和静息每个像素的活度变化，并对比正常对照组或变化幅度（如加重或改善）（图 2-9）。如上例所示，半数缺损区为重度缺损，半数为轻至中度异常，完全可逆占 25%，部分可逆占 50%，无可逆性占 25%。

C.三种商业软件包可用于靶心图分析：Cedar Sinai's Autoquant，Michigan/Baylor's 4DM，以及 E-mory tool box。这些软件的数据库、图像数量及选择、

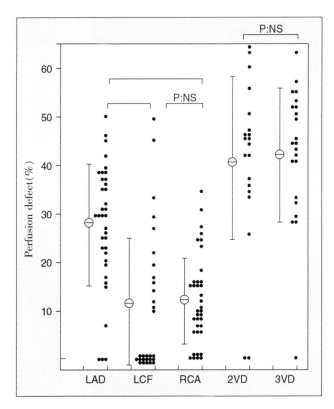

图 2-7　Variation in the size of the perfusion abnormality during exercise in patients with isolated one-, two-, or three-vessel disease. The defect size was measured by planimetry of planar images. (modified from *Circulation* 1983;67:983.)*

* 应版权方要求，此图须为英文原文。译文如下：单支、双支或三支病变患者运动期间所示不同范围的异常灌注。缺损面积经平面投影测量面积所得。Perfusion defect:灌注缺损。

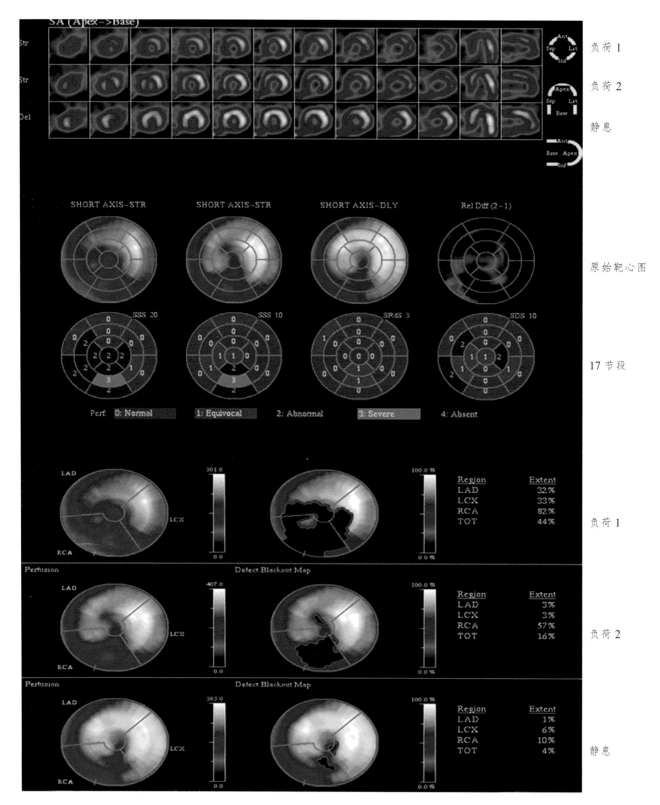

图 2-9 自动分析方法通过靶心图 17 节段模型测量患者两次不同显像的缺损面积、程度。第 2 次负荷显像测得缺损面积明显减小,静息显像示该缺损区几乎完全可逆。

判断异常的界值、显示血管支配区异常所需像素的数量都不尽相同。评估患者系列显像的动态变化时最好不要混用这些软件。靶心图可显示为未与正常数据库对比的状态（称为"原始靶心图"），或对比正常数据库状态（"标准化"靶心图）。标准化后靶心图用于评估异常面积、程度及可逆性。

　　D.Yale 程序使用相同的准则进行分析，但为选择一定的层面图像：心尖部一个节段、中部一个节段、基底部一个节段。靶心图位于图像旁（图 2-10）。

　　E.表 2-1 示常规用于评估缺损面积的界值。

　　F.除提供定量分析数据外，靶心图和 Yale 程序就像第二个阅片者一样，提醒阅片者一些微小的（或不微小）异常，而这些异常有可能漏掉或误诊为其他原因所致。

表 2-1　缺损面积定义

	缺损面积		
	小面积	中等面积	大面积
SSS	<4%	4~8	>8
异常节段	1~2	3~5	6
累及血管	1	1~2	2~3
靶心图			
%LV(4DM)	10%	10%~20%	>20%
%LV（自动定量分析）	<5%	5%~10%	>10%

　　G.软件不适用于图像质量差的显像、热区或其他伪影，而用于为阅片者查漏补缺。总之，靶心图对于临床工作和科学研究是非常有价值的。

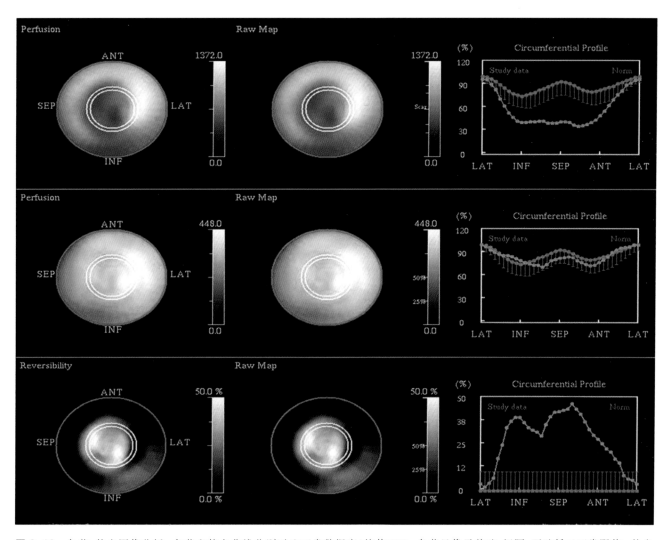

图 2-10　负荷、静息图像分析。负荷和静息曲线分别对比正常数据库（均值 SD）。负荷显像示前壁、间隔、下壁低于正常限值。静息均在正常范围内。底排图像示可逆性范围。

SSS 和靶心图的比较

二者均具有各自的优势和不足:

1.对诊断及危险分层具有应用价值,但是基于视觉分析的 SSS 具有主观因素,如累及节段范围多大可判定为异常?区分节段间的明确界限在哪?判定该节段为可逆性时需多大程度的改善?很显然,当两次采集的图像时间不同时,这些问题很多。因为两次显像的图像质量也可能不同。

2.如果利用靶心图,这些则不是大问题,因其以像素为基础而不是节段。但是靶心图有其他问题,如 ROI 的定义,尤其在心尖部和基底部。同样,如果使用一个指标(假设为正常平均值的 SD,通常为 2.5)评估所有区域会漏掉部分缺损区。很容易观察到不同 SD

对缺损面积的影响(图 2-11)。对不同的节段使用不同的 SD,这是可行的,但是难度较大、重复性差。对室间隔显著肥厚的患者,如高血压透析患者或肥厚型心肌病患者,该程序可能判断侧壁为异常,因为正常者侧壁活度最高。最后一点,如前所述,自动分析靶心图无法识别或校正移动伪影或心外活性。

门控图像评估:首先需要清楚图像采集是根据 ECG R 波门控将每个 R 波周期分为 8 帧或 16 帧。采集后,门控图像合并产生非门控灌注图像,用于分析有无灌注缺损区,其原因为门控图像(舒张末期和收缩末期)计数低、噪声大无法用于图像分析。门控图像可评估 LV 局部和整体的功能。

建议不仅观察三维图像,也包括断层图像。三维图像可用于正常心脏或均匀一致异常的心脏,但是用

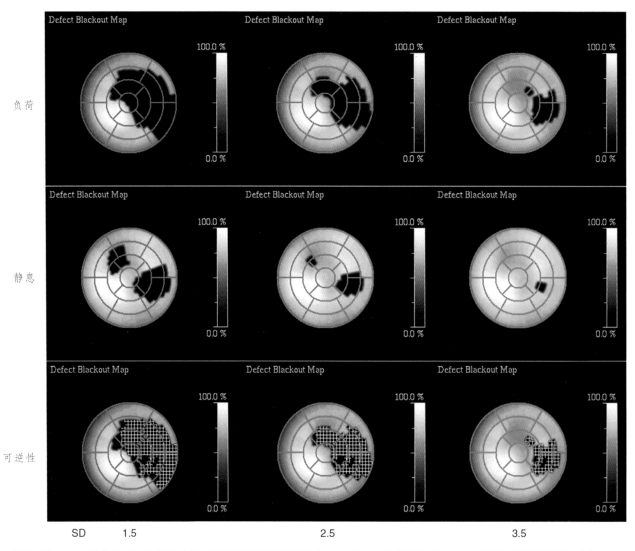

图 2-11 4DM 软件中 SD 的变化对靶心图评估缺损面积的影响。SD 从 1.5 分别增加至 2.5、3.5 导致缺损面积逐渐减小。

于评估局部功能障碍不可靠。观察心肌图像可包含或不含心脏轮廓,可为彩色或灰色。灰度利于观察室壁运动,而彩色更有利于观察室壁增厚情况。评分系统可用于评估室壁运动和室壁增厚情况:0=正常,1=室壁运动功能轻度减低或室壁增厚率下降,2=中度,3=中度,4=无运动或不能运动,无室壁增厚。重度肥厚型心肌病患者软件测得的 EF 较低,这是因为软件对心内膜边界的错误追踪而定位至肌壁中层,使得室壁增厚下降。很容易观察到心腔闭合,EF 计算出异常值。对这样的病例只需忽略具体数值,仅需在报告中描述:心腔闭合!时间–活度曲线以及室壁运动/室壁增厚更有助于诊断。我们检查室已建立 LV 容积(根据体表面积计算的指标)的正常参考值范围,根据 SD(轻、中、重)判断心腔扩大的程度。LV 容积存在性别差异。男性 LV 舒张末期容积轻、中、重度扩大对应的容积指标分别为 74~87mL/m²,88~100mL/m²,>100mL/m²,女性为 56~65mL/m²,66~75mL/m² 以及 >75mL/m²。

　　灌注与功能融合图像:门控 SPECT 图像可同时评估心肌灌注和心室功能。结果可为正常或异常(程度不同,该异常也不同)。功能为容量依赖性评估,可被心肌瘢痕、缺血以外的其他因素影响。扩张型心肌病患者是最好的例子,心肌灌注示正常而功能为异常。对于 CAD 患者,有必要考虑如下因素:

　　1.彩色图像有利于观察室壁增厚情况,灰阶有利于观察室壁运动。判断局部功能异常,室壁增厚较室壁运动更敏感,这已经被二维超声心动图(2DE)证实。

　　2. LV 扩张、LVEF 下降的患者,部分容积效应会导致其心肌灌注更加恶化。因此,衰减区域如心尖部、男性下壁、女性前壁会变得更加明显。

　　3.示踪剂注射时间与显像时间具有间隔。灌注图像为注射示踪剂时的图像状态,而室壁运动/增厚表示采集图像时的状态(大部分检查室为 1h)。

　　4.负荷图像所示可逆性异常灌注区常的功能常常是正常的。出现功能异常可以理解为负荷所致的心肌顿抑。因此,负荷显像室壁运动/增厚正常无法区分衰减与缺血,虽然其有助于区分心肌瘢痕组织与缺血组织。

　　5.小面积(轻度)固定性灌注异常区的局部功能可为正常。

　　6. EF 和灌注缺损面积存在不一致(图 2–12),因为心肌灌注至多是正常,而局部功能可以高于正常值。因此,EF 和心肌灌注可互补提供预后信息。

其他评估

　　1.三维图像无法评估 RV 大小和功能,但是门控图像可以。目前仅为定性评估,但也有助于诊断。出现气短症状的患者显示 RV 功能障碍可能是肺血栓栓塞症的征象。肺动脉高压患者 RV 活性可以等同甚至超过 LV。负荷显像 RV 活性一过性增加是 LM 病变的征象,可能是由于 LV 弥漫性心肌缺血所致,但是我们并未发现该征象有助于诊断。

　　2.²⁰¹Tl 显像常可见肺活性,而未见于 Tc 标记的示踪剂(MIBI 或替曲膦)显像。通常来说,Tc 标记的示踪剂肺活性低(肺/心比值低)。但是,负荷显像比静息显像更多见肺活性增高,提示一过性 LV 充盈压增高而类似于 ²⁰¹Tl 显像所见。

　　3.肺示踪剂活性增高反映 LV 充盈压增高,因此并不是 CAD 或心肌缺血的标志,可见于任何导致 LV 充盈压升高的情况。然而,我们也见到非心源性肺水肿患者肺 ²⁰¹Tl 活性增高。无论肺水肿是否与 LV 充盈压增高有关,只要在注射示踪剂时存在漏出液即可导致肺活性增高。

　　4.一过性缺血扩张(TID)示负荷 LV 心腔大于静

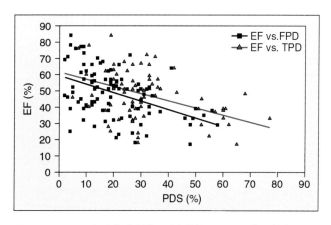

图 2–12　4DM 自动化分析靶心图所得 LVEF 和灌注缺损面积的关系 (总灌注缺损面积:TPD;固定性灌注缺损面积:FPD)。CAD 患者两者具有中度相关性 (modified from *Q J Nucl Med Mol Imaging* [in press].)。

息 LV,见于非门控灌注图像。负荷显像时心内膜下区域计数低是其原因,而静息显像无上述改变。运动或药物负荷试验均可见。静息 4h 再分布 Tl 显像也同样观察到该征象。通过测量非门控图像 LV 容积可进行定量分析。虽然部分患者容量可增加,但是负荷和静息 LV 舒张末期容积无变化也可见。Tl 静息显像和 Tc 标记示踪剂的负荷显像的 TID 界值更高(1.2 对比 1.1)。视觉分析将其分为三类:轻度、中度和重度。我们也见到灌注缺损区明确的局部 TID(常为心尖部),但是 LV 整体 TID 比值正常。TID 更易见于灰阶图像。当灌注缺损区呈现 TID 时,表明严重心肌缺血,需更谨慎审阅图像。仅出现 TID 而无灌注缺损(EF 正常)并不能作为预后不良的指标。上述机制不明,但可能与负荷、静息图像采集时使用不同的相机、探头位置或水化状态有关。

5.负荷顿抑定义为负荷显像出现一过性室壁运动/增厚异常(可为轻度),而静息显像未出现,提示重度心肌缺血,并见于灌注缺损区(血管扩张药物负荷试验所示大部灌注缺损区,表明非均匀性血流灌注,而不是心肌缺血)。如果严重且范围广泛可导致 LVEF 下降。因此,静息和负荷显像均需门控采集,也可避免两次显像其中因技术问题而不准确。

结果不符:图像分析需同时结合患者的临床表现、ECG 结果。若不相符应谨慎观察图像,而不是改变自己的理解"迎合"其他结论。有人建议阅读图像时无需结合其他信息,然后结合临床表现及 ECG 结果。可能性诊断(正常、可疑异常、可能异常、异常)在临床信息的基础上进行修正。我们未使用可能性诊断,显像结果仅分为正常或异常。

报告:报告应准确、实用、避免过度技术用语。报告并不是心肌灌注、心室功能的节段评分。美国核心脏病学会同样建议,报告应尽可能提供有用的、必要的信息,但需考虑到临床医生并不喜欢阅读冗长的报告!报告应包括主要发现的简短总结。相关例子见附件 2-1 至 2-4。对于部分病例,直接与临床医生进行沟通是最好的办法。

指南和适当性

ANSC 网站提供许多指南。首次发表后,核素显像的适当性标准已经更新。这些标准将显像的适应证分为恰当性(评分为 7、8、9)、不确定性(评分为 4、5、6)以及不恰当(评分为 1、2、3)。66 条适应证中,33 条认定为恰当,25 条为不恰当,8 条为不确定。在一项多中心研究中,13% 的显像被认为不合理,14% 为不确定,7% 无法分类,而仅有 66% 符合适当的适应证。上述标准对于提供报销的第三方也具有显著的意义。我们认为,任何指南或标准应简单合理,人们可能会对其适应证或实施方案持不同意见。任何影像科医生很难像开申请单的临床医生一样了解该患者。一些症状的微小变化仅可被经验丰富的临床医生发现。这并不是说不存在非合理的应用,但是这种区别不是非黑即白。

病例 2-1 MPI 的正常表现

患者男,53 岁,因不典型胸痛持续 6 个月行负荷 MPI。危险因素包括糖尿病、高血压、吸烟史。除肥胖、血压高外,体格检查未见显著异常,体重 254 磅(约 115kg)。患者因重度关节炎行血管扩张药物(热加腺苷)负荷试验。基线及负荷试验中 ECG 示 T 波改变(无缺血)。SPECT 图像示图像质量良好(图 2-13)。

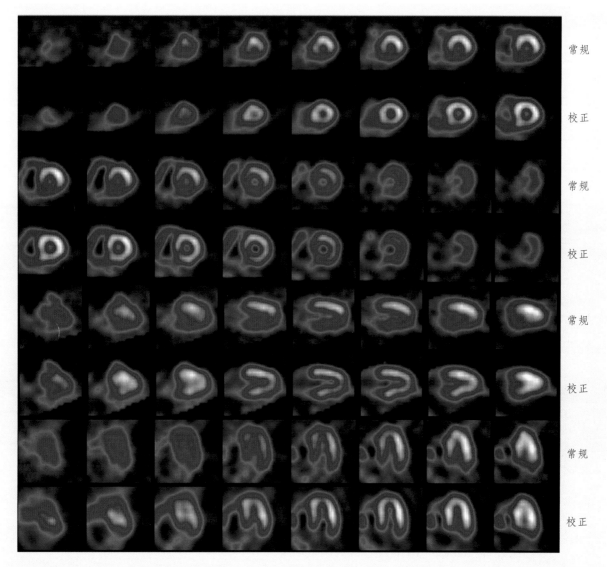

常规

校正

常规

校正

常规

校正

常规

校正

图 2-13　不典型心绞痛患者未进行衰减校正(第一排)的负荷图像及衰减校正后的负荷图像(底排)。下壁可见轻度衰减,校正后恢复为正常区域。

点评

视觉分析和定量分析均判断该显像结果正常,LV 局部和整体功能均正常。阅片者需谨记两组显像,即静息(门控与非门控)显像与负荷(门控与非门控)显像。这两组显像不应混淆,否则会因发现灌注缺损区导致错误的结论。同样,间隔膜部导致间隔基底部异常,这也是正常表现。常可见到膈肌衰减导致负荷和静息显像示下壁轻度异常。结合下壁室壁运动/增厚正常可判断为膈肌衰减所致。

病例 2-2 MPI 的异常表现

患者女,59 岁,因急性 MI 1 年后出现劳累性呼吸困难就诊。因就诊延误未行溶栓或冠脉介入治疗。患者无心绞痛症状,但既往急性 MI 前也未出现心绞痛症状。

患者接受合理的药物治疗。体格检查示心脏增大,但无容量负荷增加的相关证据。ECG 示前壁陈旧性 MI、$V_1 \sim V_4$ 导联病理性 Q 波。患者运动 5min 时因气短终止运动。未出现缺血性 ST 改变。SPECT MPI 如图 2-14 所示。

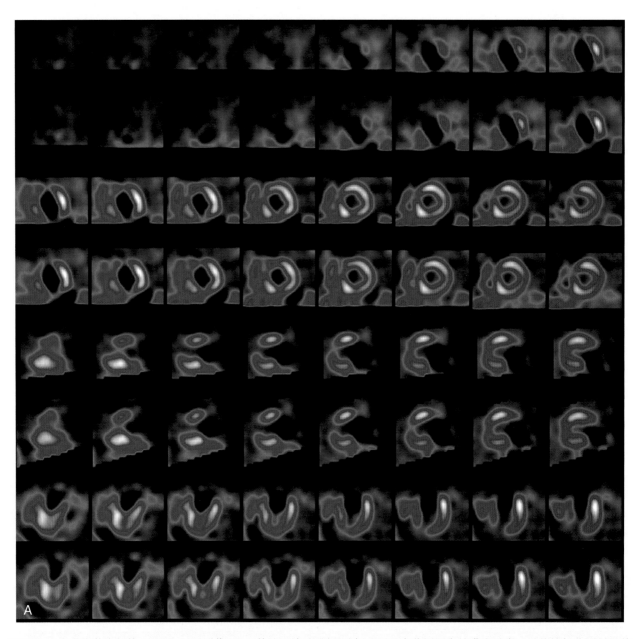

图 2-14 负荷和静息门控 SPECT MIBI 图像 (A)。前壁远端、间隔以及侧壁可见大范围固定性灌注异常。虽然缺损范围累及前壁、间隔、心尖、侧壁,但是这仅由 LAD 单支病变所致。分离征象及黑洞征证实存在 LV 室壁瘤,LV 心腔扩张。缺损区占 LV 心肌的 56%,图 (B) 示舒张末期和收缩末期 3D 图像。重度 LV 功能不全。(待续)

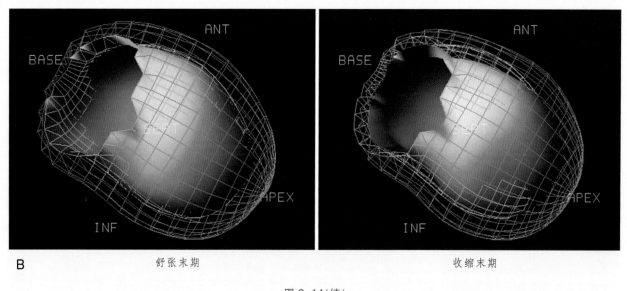

B　　　　　舒张末期　　　　　　　　　　　　收缩末期

图 2-14(续)

点评

本例展示大量瘢痕组织及室壁瘤形成。门控技术应用前，两个征象用于检测室壁瘤：①VLA 或 HLA 投影图示 LV 失去正常形态，心肌室壁呈平行或分离走行；②黑洞征，即心尖部无活性。正常心肌节段活性散射，尤在收缩期计数增高时发生，而无室壁增厚运动时，无散射发生，因而没有任何活性。应用门控技术后，较易识别运动障碍。室壁瘤具有三维特征，可影响邻近所有室壁，因此类似三支血管病变所致，其实仅为单支 LAD 病变所致。

病例 2-3　单次负荷显像

患者男，39 岁，因乏力、疲惫、气短症状行负荷试验。1 年前行 RCA 药物支架置入，目前仍在服用氯吡格雷治疗。患者行改良 Bruce 运动平板试验，运动 8min 出现气短症状停止，达预期最大心率。ECG 无 ST 段改变。给予 12mCi ^{99m}Tc MIBI 运动 1h 后行 SEPCT 显像(图 2-15)。

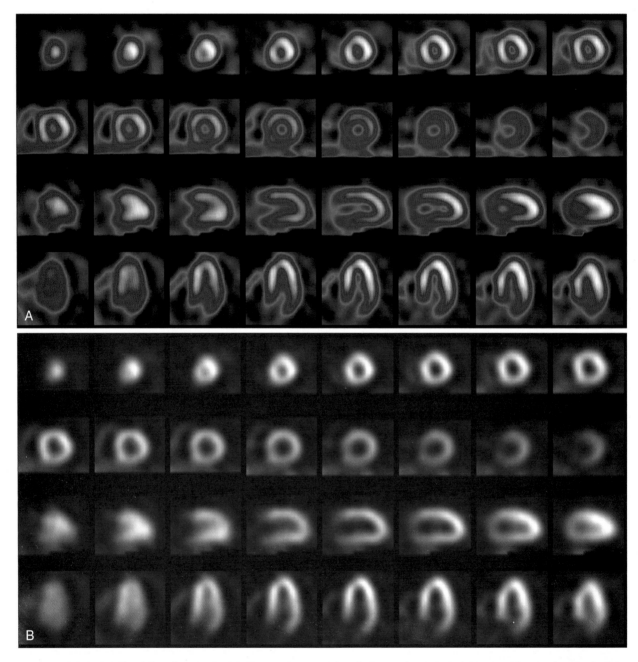

图 2-15　单次负荷显像，彩色图像(A)及灰阶图像(B)。靶心图和容量曲线示正常。未行衰减校正的图像示正常,因此衰减校正并非单次负荷显像的前提条件。

点评

负荷图像结果为正常,因此无需行静息显像。单次负荷显像为患者提供便利、减少辐射剂量、提高检查效率。我们选择单次负荷显像 10 多年,与均行负荷、静息显像结果正常的患者相比,单次负荷显像正常的患者具有相同的预后。未行衰减校正的图像显示结果正常,表明衰减校正并非单次负荷显像的前提条件。此外,该患者已知患有 CAD,表明单次负荷显像不仅仅限于低危患者人群。

附录 1

负荷试验 ECG 报告

ECG 示缺血阴性改变,或

ECG 示缺血阳性改变,或

因基线 ECG 为异常,该结果无法诊断心肌缺血,或

因仅达次级心率,ECG 无法诊断心肌缺血(仅见于运动负荷或多巴胺负荷试验)

附录 2

门控 SPECT MPI 的异常表现

前壁、间隔、心尖部示大范围灌注异常,占 LV 心肌的 30%。该异常灌注区域大部为可逆性(25%为缺血心肌,5%为瘢痕心肌)。

负荷显像示前壁局部室壁运动/增厚异常,静息显像未见上述异常征象,表明该异常对应负荷后顿抑心肌节段。

静息显像 LVEF 为 69%,负荷后为 55%。一过性 LV 扩张对应缺血负荷过大。

对比 2009 年 2 月 2 日显像所见,心肌灌注较前明显恶化。

右心室大小及功能均正常。

附录 3

门控 SPECT MPI 的正常表现

负荷/静息(或单次负荷)显像正常。LV 大小及功能均正常,LVEF 为 65%。

右心室大小及功能均正常。

附录 4

静息/延迟 TI 显像及负荷 MIBI 显像判断心肌活力

首次 TI 显像示前壁远端、间隔、下壁大部、下侧壁及心尖部大范围异常灌注,占 LV 心肌 60%,大部分呈中度异常改变。

4h 延迟显像示前壁和间隔再分布。

负荷 MIBI 显像示更多、更严重的异常灌注区域。

LV 中度扩大,LVEF 为 25%,室壁运动/增厚异常,尤其见于灌注缺损区。

肺 TI 活性增加,与 LV 充盈压升高一致。

右心室大小及功能均正常。

这些征象符合三支病变、大量存活心肌、冬眠心肌改变,提示如果罪犯血管充分恢复,患者很可能受益于冠脉血运重建。

(王丽 姚勇 译 杨敏福 审校)

推荐读物

DePace NL, Iskandrian AS, Nadell R, et al: Variation in the size of jeopardized myocardium in patients with isolated left anterior descending coronary artery disease, *Circulation* 67:988–994, 1983.

Hendel RC, Berman DS, Di Carli MF, et al: ACCF/ASNC/ACR/AHA/ASE/SCCT/SCMR/SNM 2009 Appropriate Use Criteria for Cardiac Radionuclide Imaging: A Report of the American College of Cardiology Foundation Appropriate Use Criteria Task Force, the American Society of Nuclear Cardiology, the American College of Radiology, the American Heart Association, the American Society of Echocardiography, the Society of Cardiovascular Computed Tomography, the Society for Cardiovascular Magnetic Resonance, and the Society of Nuclear Medicine, *J Am Coll Cardiol* 53: 2201–2229, 2009.

Henzlova MJ, Cerqueira MD, Mahmarian JJ, et al: Stress protocols and tracers, *J Nucl Cardiol* 13:e80–e90, 2006.

Iskandrian AE: Stress-only myocardial perfusion imaging: a new paradigm, *J Am Coll Cardiol* 55:231–233, 2010.

Iskandrian AE, Garcia EV, editors: *Nuclear Cardiac Imaging: Principles and Applications*, ed 4, New York, 2008, Oxford University Press.

Iskandrian AE, Garcia EV, Faber T, et al: Automated assessment of serial SPECT myocardial perfusion images, *J Nucl Cardiol* 16:6–9, 2009.

Iskandrian AS, Lichtenberg R, Segal BL, et al: Assessment of jeopardized myocardium in patients with one-vessel disease, *Circulation* 65:242–247, 1982.

Ogilby JD, Iskandrian AS, Untereker WJ, et al: Effect of intravenous adenosine infusion on myocardial perfusion and function. Hemodynamic/angiographic and scintigraphic study, *Circulation* 86:887–895, 1992.

Shaw LJ, Iskandrian AE: Prognostic value of gated myocardial perfusion SPECT, *J Nucl Cardiol* 11:171–185, 2004.

Tilkemeier PL, Cooke CD, Ficaro EP, et al: American Society of Nuclear Cardiology information statement: standardized reporting matrix for radionuclide myocardial perfusion imaging, *J Nucl Cardiol* 13:e157–e171, 2006.

Zaret BL, Beller GA, editors: *Clinical nuclear cardiology: state of the art and future directions*, ed 4, Philadelphia, 2010, Mosby.

第**3**章

图像伪影

E. Gordon DePuey

要点

- SPECT 图像采集前,必须正确设定每个探测器的能窗。

- 通常以心肌最大放射性计数为正常,并以此为基准形成标化后的心肌图像。为了避免标化错误,合理的图像采集时间应该是示踪剂从肝脏排泄以后。为了避免示踪剂从十二指肠胃反流,示踪剂注射后患者需饮水至少 8 盎司(约 234mL)。

- 滤波反投影(FBP)断层重建通常会产生斜坡滤波伪影,而迭代重建[有序子集最大期望值法(OSEM)]有助于减少斜坡滤波伪影。为了避免滤波伪影,合理的图像采集时间应该是示踪剂从肝脏排泄以后,这在药物负荷试验过程中尤为重要。

- 膈肌衰减主要有以下几个征象:平面投影图像中左侧膈肌抬高,LV 下壁中部至基底段可见逐渐减低的固定放射性缺损区,但 LV 室壁运动和室壁增厚均正常。

- 乳腺衰减主要有以下几个征象:平面投影图像中心脏前侧方可见致密的乳腺影;LV 前侧壁可见放射性缺损,有时静息显像更严重,但 LV 室壁运动和室壁增厚均正常。乳腺衰减伪影可因乳房大小和形状不同对图像产生不同的影响。

- 乳房假体植入的女性患者,因假体密度比软组织高,其衰减伪影的范围较小且弥散,但较实际乳房产生的伪影明显。

- 衰减校正、门控显像、俯卧位显像均有助于纠正乳房和膈肌衰减所致伪影。

- 左心室肥厚(LVH)的患者尽管 LV 心肌弥漫性增厚,但室间隔增厚可能更明显。因此,SPECT 显像可见室间隔示踪剂摄取相对增高。由于断层显像以计数最高的心肌为正常,此时室间隔摄取相对正常,但其他区域的心肌示踪剂摄取相对减少。在透析的终末期肾病患者中常见。

- 示踪剂渗漏是心肌示踪剂计数不佳的原因之一。为了避免因计数过低造成模棱两可的诊断,应该再次注射示踪剂重复显像。

- ECG 门控采集失败的原因包括:ECG 导联松动、心律不齐以及采集过程中 R-R 间期变异性较大。

伪影和正常变异是造成 SPECT 心肌灌注显像发生假阳性的主要原因。经验丰富的专业医师和技术员通过对伪影和正常变异的识别，可提高 CAD 诊断的特异性，从而避免不必要的有创冠状动脉造影。

病例 3-1 探头能峰偏移 (图 3-1)

患者男, 60 岁, 不典型胸痛, 无心脏病史。行一日法低剂量(9mCi)/高剂量(32mCi) ^{99m}Tc-MIBI SPECT 显像。静息 ECG 正常。平板运动负荷试验过程中无胸痛症状, ECG 无异常改变。SPECT 显像时双探头呈 90°夹角, 旋转 180°采集(从 LPO 45°至 RAO 45°)。探头 1 采集范围为 LPO 45°至 LAO 45°, 图像空间分辨率高; 而探头 2 采集图像的空间分辨率很差(采集范围为 LAO 45°至 RAO 45°)。

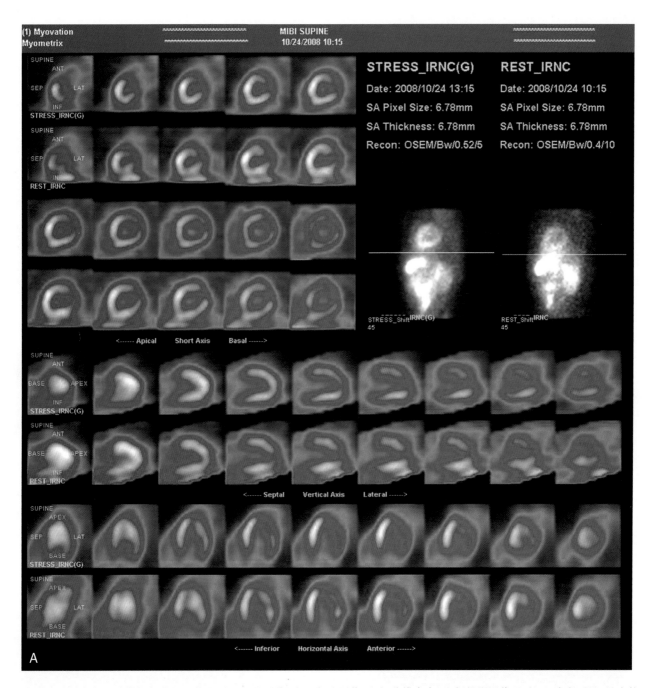

图 3-1 (A)探头 1 采集的负荷后和静息平面投影图像(右上灰阶图像)空间分辨率高。左侧投影图像显示 LV 清晰可见,具有较高的靶/本比。(待续)

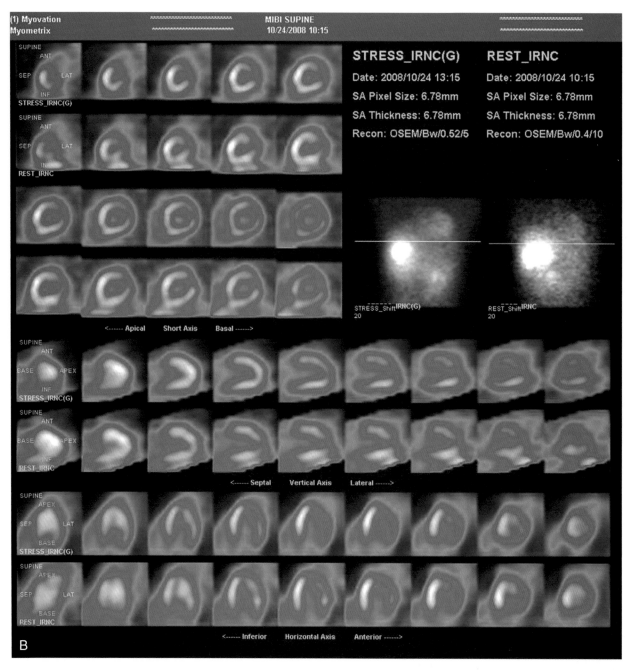

图 3-1(续)　(B)探头 2 采集的负荷后和静息平面投影图像(右上灰阶图像)空间分辨率很差。前位投影图像 LV 显影差,心外结构轮廓不清。上述表现是探头能峰错误的特征,其能峰太低,只能探测低能、散射的光子。(待续)

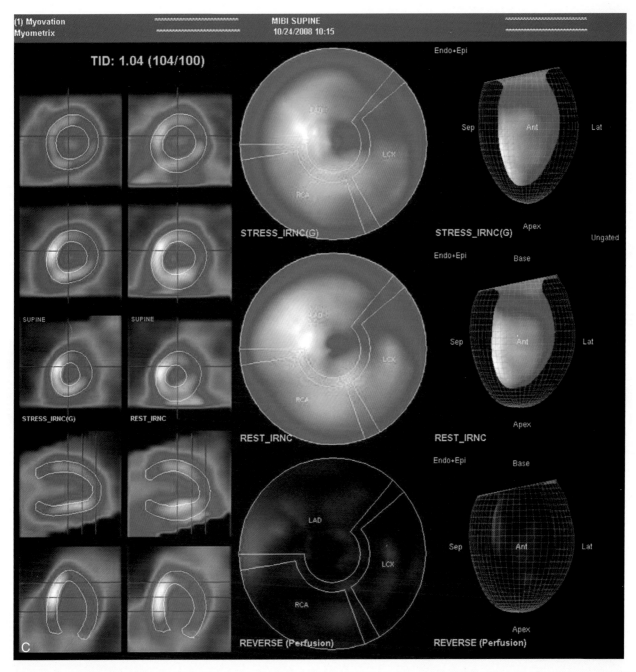

图 3-1(续)　(C)重建后的断层图像和靶心图。LV 侧壁可见一中等范围、中等程度的固定缺损。而负荷后门控显像示整体和局部室壁运动正常(包括侧壁)。

点评

　　SPECT 采集的平面投影图像中,当一个探头所采集的图像空间分辨率很差,其进行 SPECT 重建时可导致侧壁出现固定性灌注缺损。结合患者无症状以及 LV 局部室壁功能正常,其发生侧壁 MI 的可能性很小。在 SPECT 采集之前,每个探测器上的脉冲幅度分析仪都必须设置好正确的能窗。通常选择以 ^{99m}Tc 的 140KeV 光子峰为中心,设置 10%~15%的能窗范围。SPECT 的两个探测器均可同时自动设置采集能峰。然而,本病例由于 SPECT 采集软件出现问题导致探头 2 未能设置正确的采集能峰。

病例 3-2 标化错误(图 3-2)

患者女,56 岁,有 CAD 高危因素和不典型胸痛。行一日法低剂量(9mCi)/高剂量(32mCi) ^{99m}Tc-MIBI SPECT 显像。平板运动过程中无胸痛症状,ECG 无异常改变。

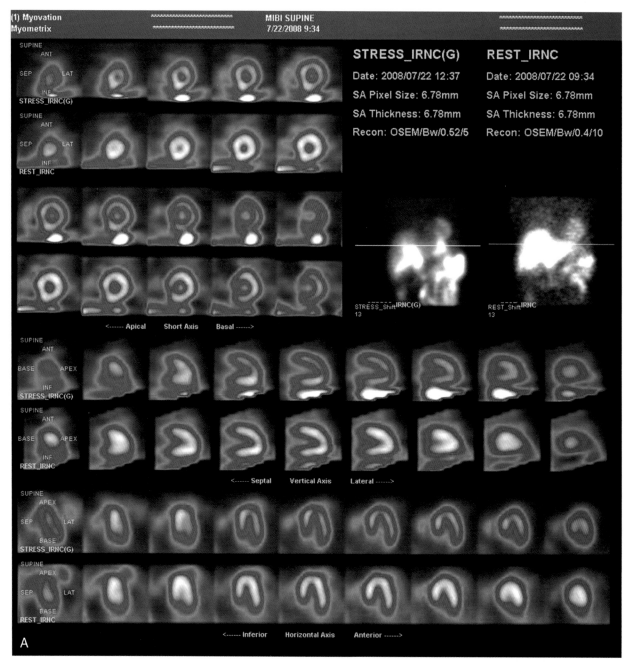

图 3-2 (A)负荷平面投影图像显示胃部示踪剂显著浓聚。静息平面投影图像显示肝脏有中度的浓聚,但胃部未见明显浓聚。平面投影图像和断层图均可见负荷状态下的 LV 腔比静息时增大(TID)。然而,这些伪影主要是由于负荷图像的胃部显著异常浓聚(示踪剂经胆道系统由肝脏排泄至十二指肠并反流至胃)导致图像标化出现错误,表现为负荷状态下 LV 心肌摄取相对减低,LV 腔相对较大。(待续)

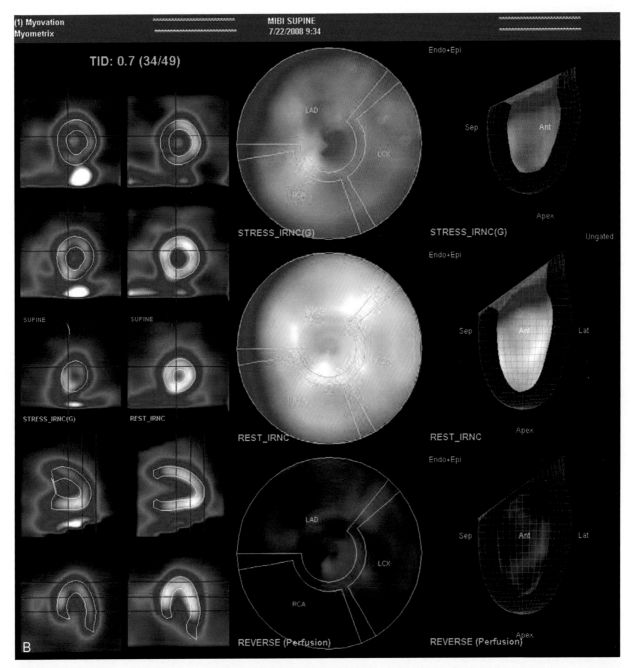

图 3-2(续) (B)重建后的靶心图也可见上述伪影。重建后的断层图像和靶心图所示相对于静息显像,负荷显像 LV 心肌放射性摄取弥漫性减低,类似于"负荷导致的心肌缺血"。

点评

目前多种商业软件采用不同的方法对 SPECT 心肌灌注断层显像进行标准化重建。通常以心肌最大放射性计数为正常,并以此为基准形成标化后的心肌图像。如果标准化重建涉及整个图像视野,软件将选择视野中最大的放射性计数进行标化。倘若最大放射性计数位于心肌外(例如胃、肠道或肝脏),如本病例所示,标化后心肌的摄取相对弥漫性减低, 此时报告医师为了正确查看和解读重建后的断层图像,必须反复将标化有误的图像色阶调高,但这种操作必须谨慎,避免掩盖(过度强化)真实的灌注异常。为了避免标化错误,合理的图像采集时间应该是示踪剂从肝脏排泄以后,同时示踪剂注射后嘱患者饮水至少 8 盎司(约 234mL)以避免发生十二指肠胃反流。

病例 3-3　康普顿散射导致图像质量不佳(图 3-3)

　　患者女,60 岁,有多个 CAD 高危因素和不典型胸痛。行双核素心肌灌注 SPECT 显像,静息注射 3.5mCi ^{201}Tl,潘生丁(双嘧达莫)负荷注射 30mCi ^{99m}Tc-MIBI。负荷图像由于下壁近心尖的康普顿散射,图像判读受轻微干扰,而静息图像由于下壁明显的康普顿散射导致无法判读。

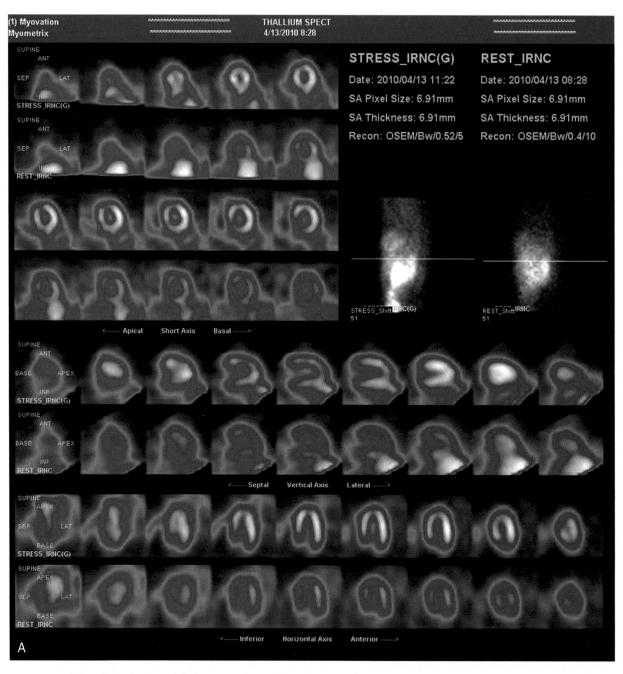

图 3-3　(A)负荷和静息平面投影图像所示膈下有明显放射性浓聚。重建后的 ^{99m}Tc-MIBI 负荷断层图像可见膈下有中度放射性浓聚,可能是胃显影。重建后的 ^{201}Tl 静息断层图像可见膈下显著而广泛的放射性浓聚,也可能是胃显影。膈下放射性浓聚与 LV 下壁相"重叠",导致下壁放射性摄取相对增加。(待续)

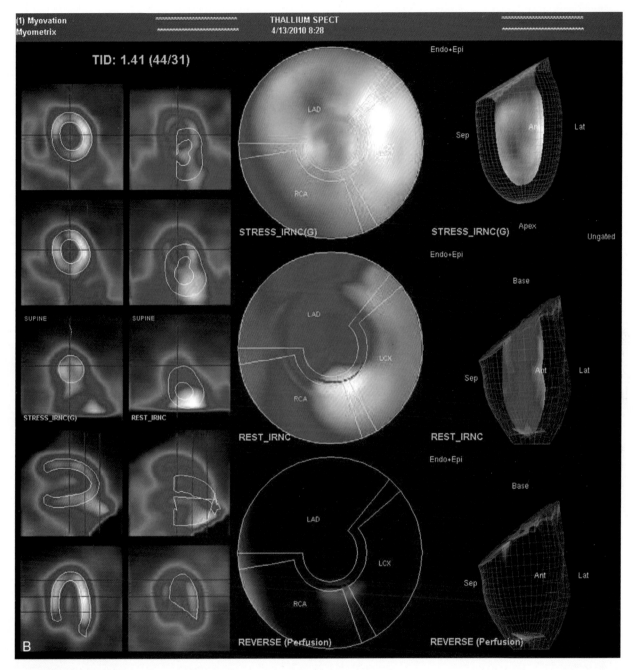

图 3-3(续)　(B)静息靶心图将"重叠"的膈下显著放射性浓聚进行错误的标化,导致心内膜轮廓勾画不准,将"膈下浓聚"误判为 LV 下壁。

点评

图 3-3 所示的伪影是由于膈下异常浓聚产生的康普顿散射导致。康普顿散射过程中,散射光子没有因为能量耗损而被能窗屏蔽,采集能窗设置为 ^{201}Tl 的 68~80 keV 或 ^{99m}Tc 的 140 keV。因此,当散射光子穿过平行孔准直器时被脉冲幅度分析器接收并叠加在 LV 下壁。

由于重建的心肌断层图像以最大计数区域进行标化,本病例是以下壁(伪影造成放射性摄取异常增高)进行标化,导致前壁的放射性计数相对降低。本病例静息 ^{201}Tl 断层显像受伪影影响更显著。

为了避免正常标化错误以及心内膜轮廓勾画错

误,合理的图像采集时间应该是示踪剂从肝脏排泄以后,同时示踪剂注射后瞩患者饮水至少 8 盎司 (约 234mL)以避免发生十二指肠胃反流。

病例 3-4 斜坡滤波伪影(图 3-4)

患者男,62 岁,有多个 CAD 高危因素和非心绞痛样胸痛,既往无 MI 史,静息 ECG 正常。行一日法低剂量 (9mCi)/高剂量(32mCi)^{99m}Tc-MIBI 显像。潘生丁药物负荷过程中,患者未出现胸痛和 ECG 异常改变。

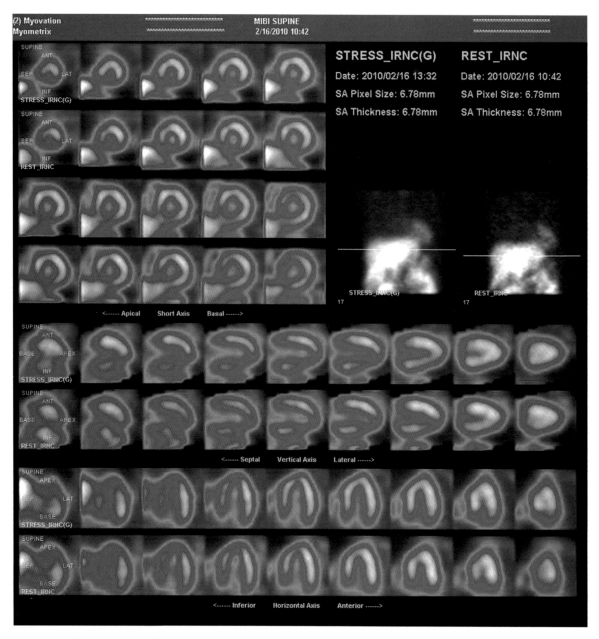

图 3-4 负荷和静息平面投影图像,肝脏放射性摄取显著增高。右侧膈肌轻度抬高,肝右叶上部与 LV 下壁在同一水平面。LV 下壁近心尖部可见一固定灌注缺损区。门控断层显像示 LV 各壁室壁运动和室壁增厚率均正常,包括固定灌注缺损的 LV 下壁近心尖部。

点评

　　该病例显示的 LV 下壁近心尖部固定灌注缺损可能是由于斜坡滤波伪影所致。滤波反投影是将系列平面投影图像重建成断层图像,在此过程中,斜坡滤波器通常用来消除"星芒状"伪影,这些伪影是在一定数量的投影图像重建过程中造成的。斜坡滤波器是通过直接抑制紧邻"热区"的计数来完成重建。通过这种方式,斜坡滤波器主要是在 x 轴方向运行,因此,本例中,由于 LV 下壁近心尖部与高摄取的肝右叶上部处于相同 x 轴方向,其放射性计数受斜坡滤波器抑制。

　　滤波反投影重建过程中常出现斜坡滤波伪影。迭代重建[有序子集最大期望值法(OSEM)]有助于减少斜坡滤波伪影。然而,本病例即使使用 OSEM 重建,仍存在斜坡滤波伪影。

　　为了避免斜坡滤波伪影,合理的图像采集时间应该是从示踪剂从肝脏排泄以后,这在药物负荷试验过程中尤为重要,因为药物负荷后肝脏的示踪剂摄取明显高于运动负荷。同时示踪剂注射后嘱患者饮水至少 8 盎司(约 234mL)以避免发生十二指肠胃反流,因为反流所致的胃放射性摄取与 LV 下壁可能处于同一 x 水平轴向,因此可产生斜坡滤波伪影。

病例 3-5　膈肌衰减(图 3-5)

患者男,45 岁,因出现不典型心绞痛进行一日法低剂量(9mCi)/高剂量(32mCi)^{99m}Tc-MIBI 显像。平板运动高峰时,患者未出现胸痛和 ECG 异常改变。

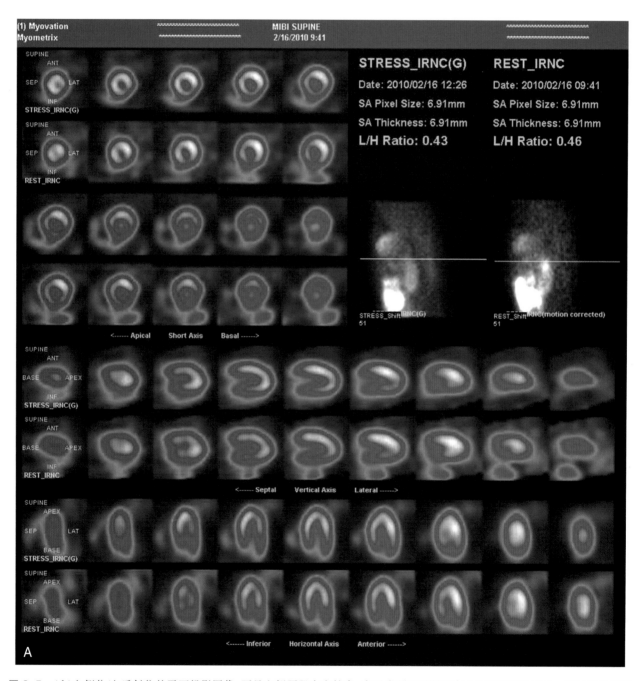

图 3-5　(A)左侧位/左后斜位的平面投影图像,可见左侧膈肌中度抬高,表现为膈肌"阴影"与 LV 下壁部分重叠。断层图像显示 LV 下壁近基底部 1/3~1/2 处可见一中等程度的固定放射性摄取减低区。LV 下壁中部至基底部放射性摄取逐渐减低。负荷和静息投影图像和靶心图均一致。(待续)

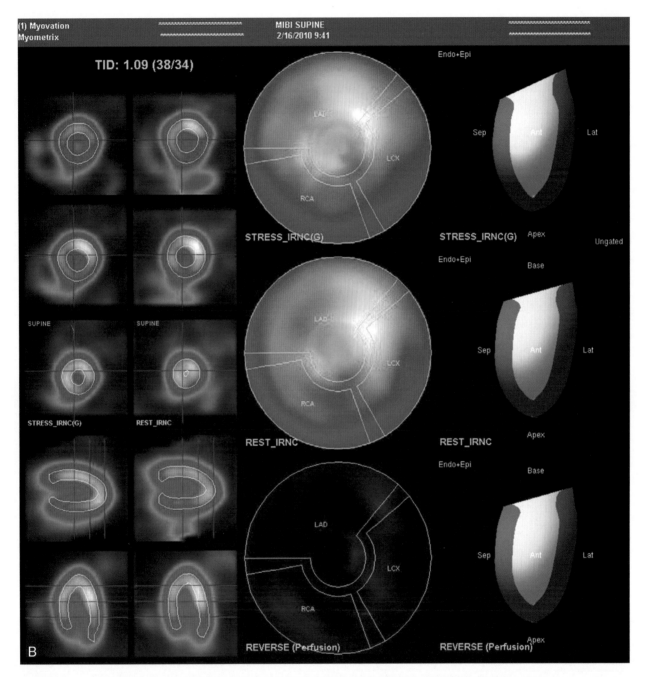

图 3-5(续) (B)负荷和静息靶心图显示 LV 下壁中部至基底部放射性摄取逐渐减低。(待续)

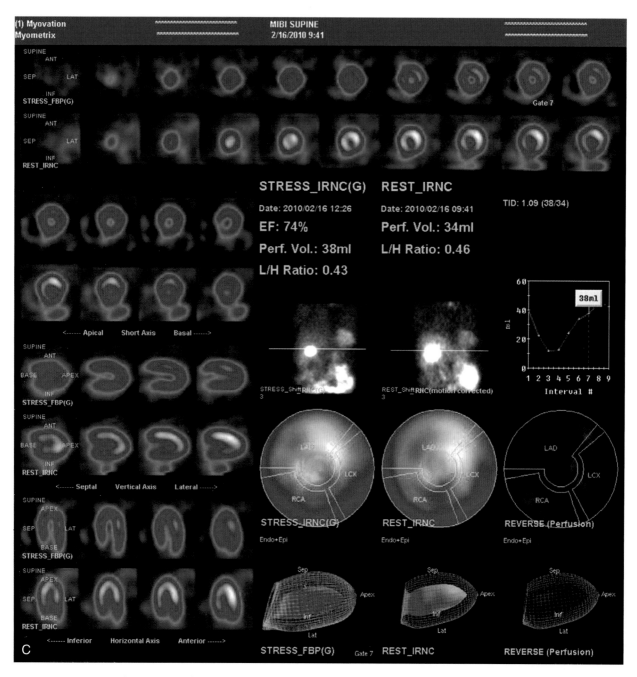

图 3-5(续) (C)门控断层图像显示 LV 下壁固定性放射性减低区的室壁运动和室壁增厚均正常。

点评

膈肌衰减主要有以下几个征象:平面投影图像中左侧膈肌抬高,LV 下壁中段至基底段可见逐渐减低的固定性放射性减低区,但 LV 室壁运动和室壁增厚均正常(图 3-5)。衰减校正、直立位显像、俯卧位显像均有助于鉴别膈肌衰减与心肌瘢痕(均显示为固定性放射性减低区)。

病例 3-6　乳房衰减（图 3-6）

　　患者女,67 岁,有多个 CAD 危险因素,但无胸痛或 MI 病史。行一日法低剂量(9mCi)/高剂量(32mCi)^{99m}Tc-MIBI 显像。平板运动高峰时,患者未出现胸痛和 ECG 异常改变。

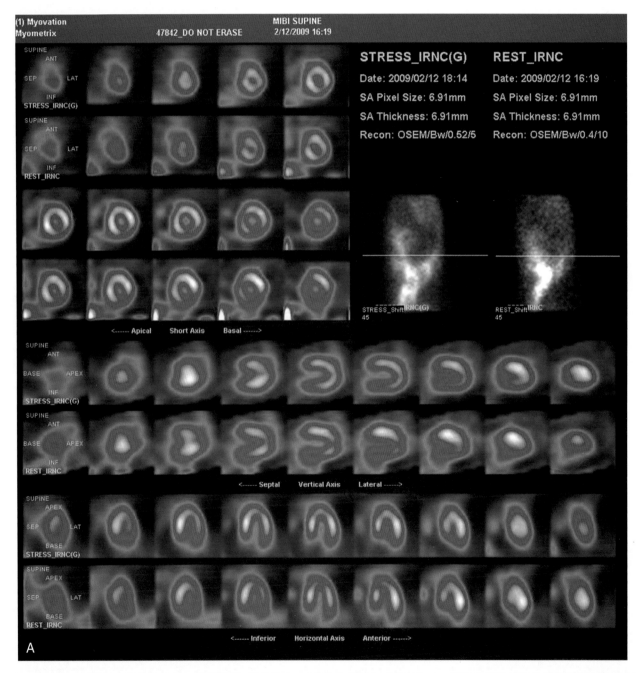

图 3-6　(A)左侧位/左后斜位的平面投影图像,患者致密、下垂的左侧乳房"阴影"与 LV 的下壁/下后壁以及腹部的相邻脏器相重叠。负荷和静息的投影图像一致。断层图像显示 LV 下侧壁见一中等程度的固定放射性摄取减低区,这一现象在女性尤为少见。通常女性患者由于乳房位于前部,LV 前壁的放射性摄取通常低于下壁/下侧壁,或者与下壁/下侧壁相同。(待续)

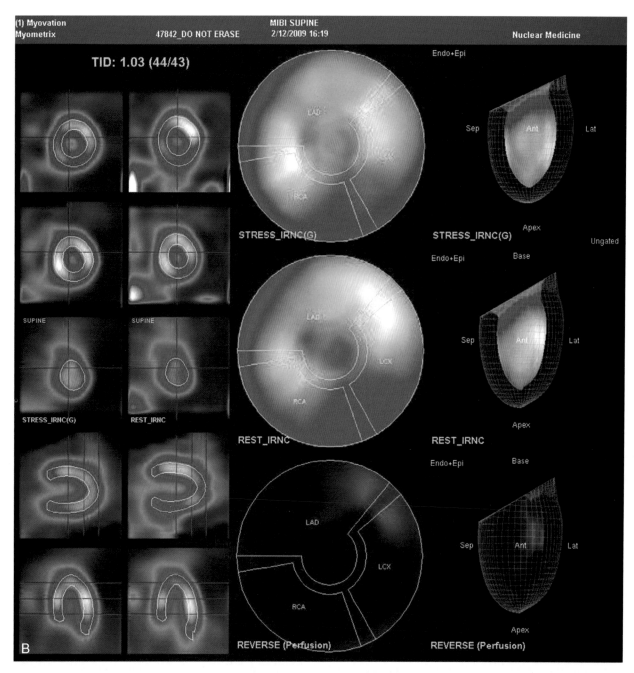

图 3-6(续)　(B)靶心图显示 LV 下侧壁见一中等程度的固定放射性摄取减低区。静息显像下侧壁摄取减低比负荷图像略为显著。在低剂量静息/高剂量负荷 ^{99m}Tc-MIBI SPECT 显像中,这种"伪反向分布"是衰减伪影的特征。(待续)

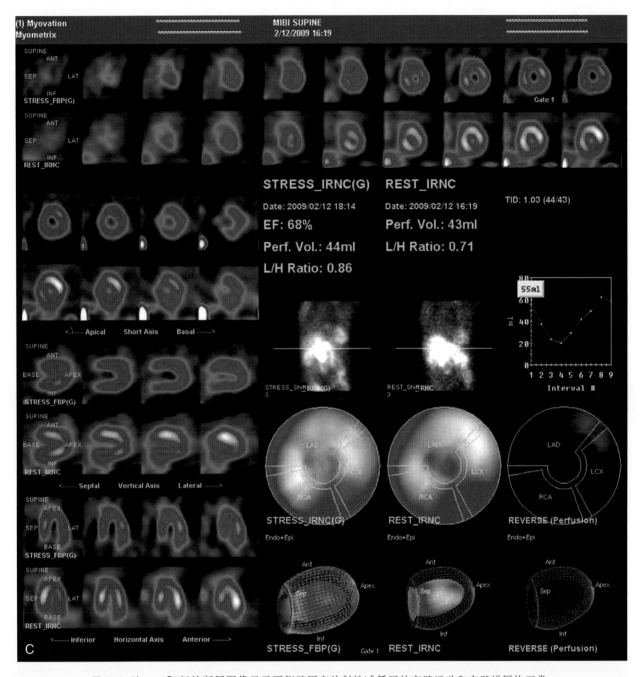

图 3-6(续) （C)门控断层图像显示下侧壁固定放射性减低区的室壁运动和室壁增厚均正常。

点评

本例患者乳房衰减主要有以下几个征象：平面投影图像中下外侧可见致密的乳腺影，静息图像上可见下侧壁有更为严重的放射性减低区，但 LV 室壁运动和室壁增厚均正常(图 3-6)。乳房衰减伪影多发于 LV 前壁/前侧壁。本病例中女性患者的乳房大而下垂,常造成下侧壁衰减伪影。当患者半坐位或者直立位显像时,乳房下垂更明显,亦更容易造成下壁/下侧壁的衰减伪影。

平面投影图像是以循环动态电影的形式展现,常以此确定左侧乳房的位置，负荷和静息显像中乳房的位置以及乳腺衰减的程度均保持一致。

衰减校正有助于最大限度地减少/消除乳房衰减。门控成像亦有助于鉴别乳房衰减与心肌瘢痕（均显示为固定性放射性缺减低区）。

病例 3-7　乳房假体 (图 3-7)

患者女,56 岁,有多个 CAD 危险因素,无胸痛或先前 MI 病史。患者 5 年前行双侧乳房假体植入术。行一日法低剂量(9mCi)/高剂量(32mCi)^{99m}Tc-MIBI SPECT 显像。平板运动高峰时,患者未出现胸痛和 ECG 异常改变。

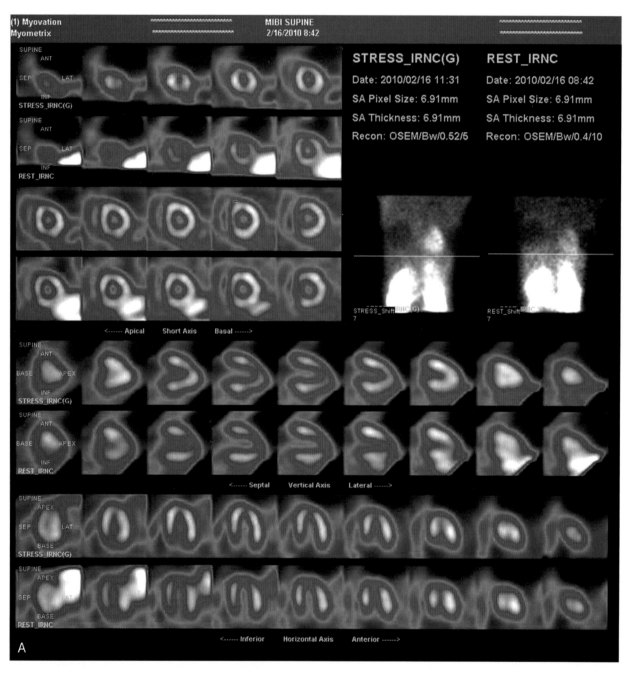

图 3-7　(A)左侧位/左后斜位的平面投影图像,可见患者左侧乳房区一个独立圆形的假体"阴影"与 LV 前壁相重叠。此外,右侧胸壁也有类似的假体"阴影"。负荷和静息投影图像所示一致。断层图像显示 LV 前壁见一中等程度的固定放射性摄取减低区。(待续)

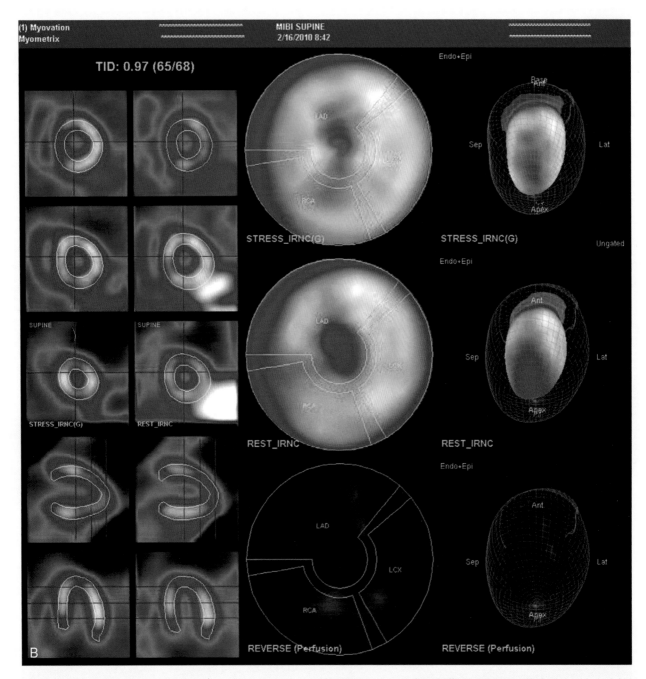

图 3-7(续)　(B)靶心图显示 LV 前壁见一局灶性中度放射性摄取减低区。门控断层图像显示包括 LV 前壁局灶性中度放射性减低区在内的 LV 室壁运动和室壁增厚均正常。

点评

乳房假体产生的衰减伪影其征象主要有:平面投影图像可见致密、圆形、位于胸前的假体"阴影",LV 前壁存在固定性灌注缺损,但室壁运动和室壁增厚均正常(见图 3-7)。乳房衰减伪影最常见于 LV 前壁/前侧壁。然而,由于假体密度比软组织更致密,其产生的衰减伪影往往比实际乳房产生的伪影更小、更弥散且更为显著。显像前应询问患者是否有乳腺假体植入史。

衰减校正和门控成像均有助于鉴别乳房衰减与心肌瘢痕(均显示为固定性放射性减低区)。

病例 3-8 小乳房（图 3-8）

患者女，73 岁，有不典型胸痛和多个 CAD 危险因素。患者身高 5 英尺 6 英寸（约 1.68m），体重 116 磅（约 53kg），胸罩罩杯尺寸为 36A。行一日法低剂量（9mCi）/高剂量（32mCi）^{99m}Tc-MIBI SPECT 显像。根据 Bruce 方案患者行平板运动试验，并达到年龄预测最大心率的 90%，患者未出现胸痛和 ECG 异常改变。

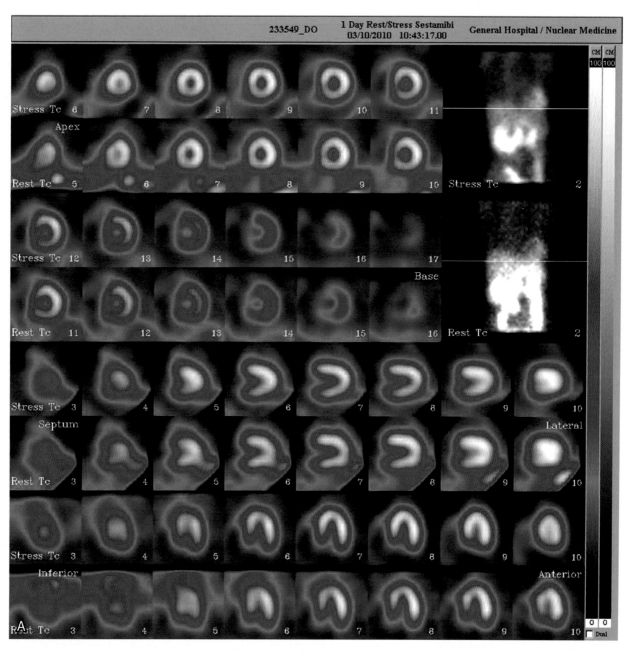

图 3-8 （A）负荷和静息重建断层图像目测完全正常。（待续）

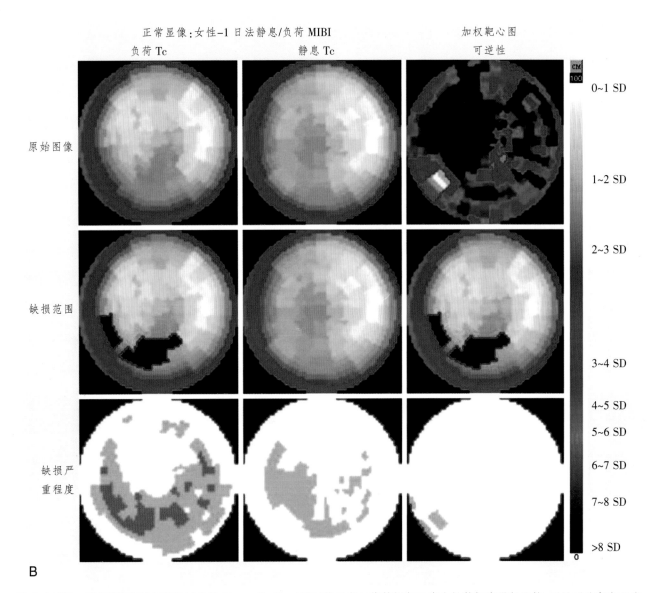

图 3-8(续)　(B)重建后靶心图定量分析(Emory Toolbox)通过将患者显像数据与正常女性数据库进行比较,可见下壁存在血流灌注异常。(待续)

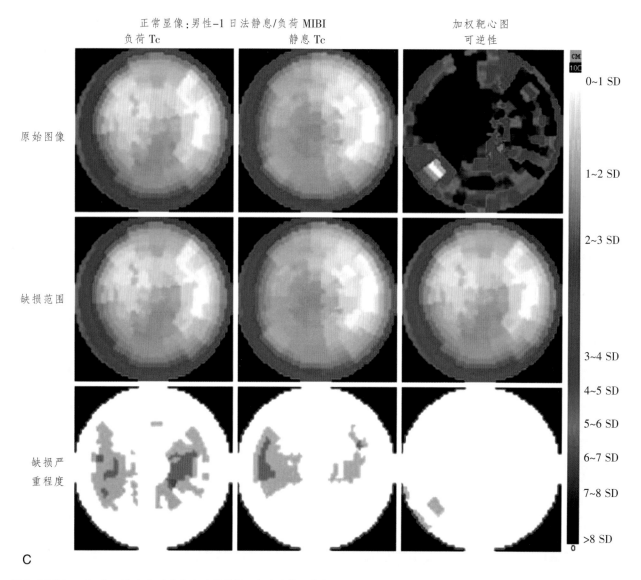

正常显像:男性-1日法静息/负荷 MIBI

负荷 Tc　　　　　　　　静息 Tc　　　　　加权靶心图
　　　　　　　　　　　　　　　　　　　　　　可逆性

原始图像

缺损范围

缺损严
重程度

C

图3-8(续)　(C)由于该患者无乳房衰减的前提,随后将其显像数据与正常男性数据库进行了比较,定量分析结果正常,原下壁灌注减低区消失。负荷门控显像(图中未展示)示 LV 室壁运动及 LV 收缩功能均正常。

点评

若存在小范围的下壁固定性灌注缺损但室壁运动和室壁增厚均正常,其显像结果则判断为正常。定量分析软件将患者显像数据与性别相匹配的正常数据库进行比较。各种商业性定量分析软件中的正常女性数据库均多来自"平均"大小乳房(胸罩罩杯尺寸B~C)的女性。由于正常受试者存在生理性乳房衰减,左侧乳房对 LV 前壁的衰减与左侧膈肌对下壁的衰减可相互抵消。因此,在正常女性数据库中,前壁和下壁的放射性计数近似相等,或者前壁放射性计数稍低于下壁。

然而,对于本病例中非常小的乳房或者已行左侧乳房切除术的女性,其前壁放射性计数的衰减可降至最低限度。因此,前壁放射性计数高于下壁(受左侧膈肌生理性衰减)。由于这些患者的下壁放射性摄取相对降低,所以定量分析结果提示下壁"异常"。

因此,对于已行左侧乳房切除术的女性患者,其定量数据不应该再与正常女性数据库比较,而应该与正常男性数据库比较。对于小乳房的女性患者,仍可应用正常女性数据库进行定量分析,但是报告医师应注意此类患者 LV 下壁可能存在"假阳性"的定量分析结果。

病例 3-9　左臂未上举(图 3-9)

　　患者男,78 岁,有多个 CAD 危险因素,但无 MI。行一日法低剂量(9mCi)/高剂量(32mCi)^{99m}Tc-MIBI SPECT 显像。潘生丁药物负荷过程中,患者未出现胸痛和 ECG 异常改变。由于患者有左肩关节炎,左臂无法抬高至头部上方进行 SPECT 图像采集。

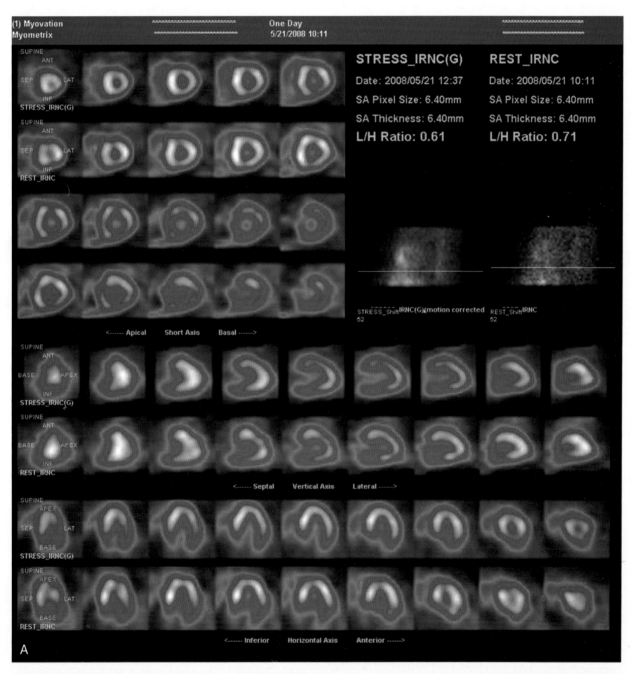

图 3-9　(**A**)负荷和静息平面投影图像,可见一垂直的左臂"阴影",与 LV 侧壁基底段和下壁相重叠。负荷和静息图像中左臂的位置是一致的。断层 SA 和 VLA 图像中可见下壁基底段有一中至重度的固定放射性缺损区。(待续)

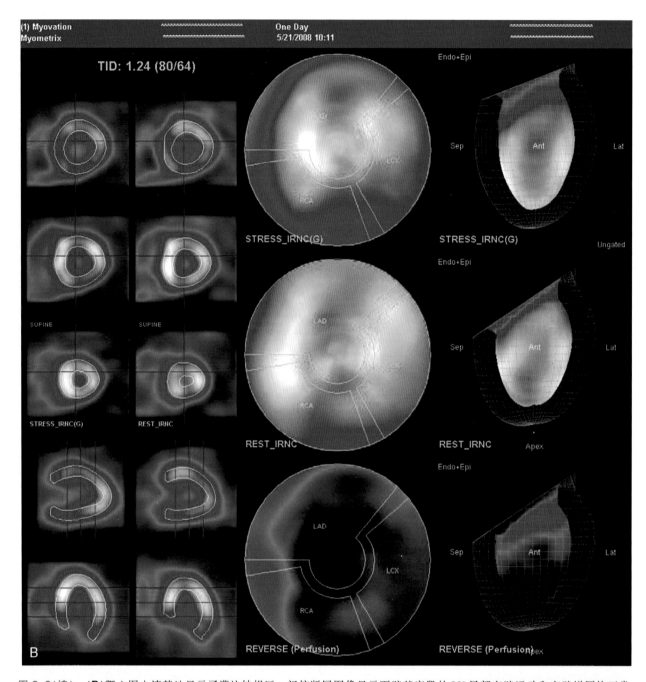

图 3-9(续)　(B)靶心图也清楚地显示了灌注缺损区。门控断层图像显示下壁基底段的 LV 局部室壁运动和室壁增厚均正常。

点评

　　由于下壁基底段固定性放射性缺损区与未抬高的左臂位置相重叠，且结合下壁基底段的局部室壁运动和室壁增厚均正常，因此该显像结果应判断为正常。

　　正如本病例所示，由于衰减伪影，左臂未上举这一侧的 SPECT 显像不尽如人意。若患者确实不能抬高左臂，应尽可能地将左臂固定在身体后方以减少对 LV 的衰减。此外，负荷和静息 SPECT 显像时左臂的位置应保持一致。而且左臂不能放置在左前胸壁上。如果患者左臂不能抬高或放置在身体后方，或者无法进行衰减校正，则推荐平面显像替代 SPECT 断层显像。

病例 3-10　RV 前壁和下壁游离壁与间壁连接处 MPI 正常变异(图 3-10)

　　患者女,55 岁,有多个 CAD 危险因素,无 MI,行一日法低剂量(9mCi)/高剂量(32mCi)^{99m}Tc-MIBI SPECT 显像。潘生丁血管扩张药物负荷过程中,患者未出现胸痛和 ECG 异常改变。

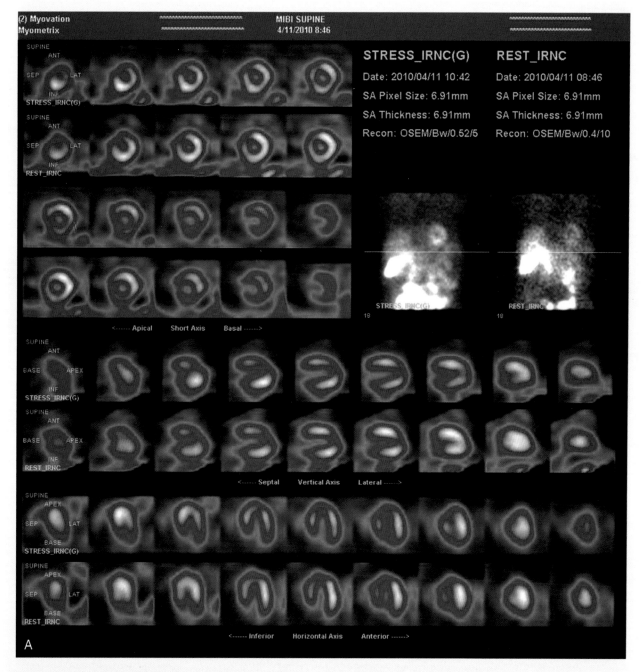

图 3-10　(A)负荷和静息断层显像,于 LV 前间壁远端可见一小范围、局灶性、中度放射性摄取减低区。断层显像垂直长轴亦可见相应部位存在灌注异常,LV 其余节段放射性分布正常。循环电影动态观察平面投影图像,可见患者左侧乳房覆盖于 LV 的前壁和前外侧壁,因此,该前间壁的固定性放射性减低区不能归因于乳房衰减。(待续)

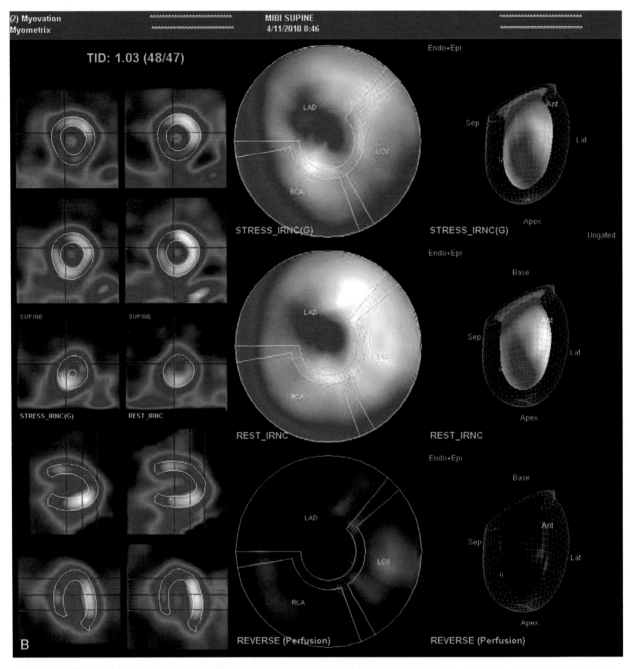

图 3-10(续)　(B)靶心图和三维重建断层图像可清晰显示固定性灌注缺损。门控断层显像示 LV 各壁(包括前间壁)室壁运动和室壁增厚均正常。

点评

该显像结果应判断为正常，其前间壁局灶性、固定性灌注减低归因于右心室游离前壁的正常变异。这一现象通常被称为"十一点钟缺损"，代表一种常见的正常变异。然而其发生灌注缺损的原因尚不清楚。断层显像短轴相上 LV 十一点钟方向和七点钟方向经常观察到"裂缝样"灌注缺损区，而这两个位置分别对应了右心室前壁和下壁游离壁嵌入（与间壁连接）的部位。虽然不能完全排除灌注缺损是由心肌瘢痕造成的，但由于局部室壁运动正常，心肌瘢痕的可能性非常小。此外，"十一点钟缺损"也不太可能是由于乳房衰减伪影所致，因为女性处于仰卧位时其乳房位于前外侧部。

病例 3-11 LV 肥厚伴室间隔高摄取(图 3-11)

患者男,52 岁,有长期高血压和肾功能不全病史。既往无 MI。行一日法低剂量(9mCi)/高剂量(32mCi)^{99m}Tc-MIBI SPECT 显像。平板运动高峰时,患者未出现胸痛。静息 ECG 显示 LV 肥大和非特异性 S-T 波异常。运动过程中无明显 S-T 段压低。

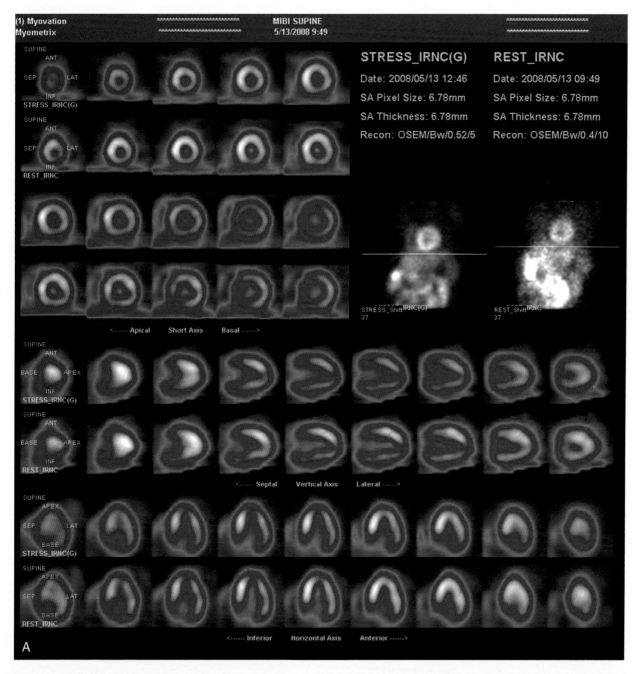

图 3-11 (A)负荷和静息断层图像,可见室间隔示踪剂摄取相对增加,余 LV 各壁示踪剂摄取相对减低,侧壁尤为显著。循环电影动态观察平面投影图像,左侧胸壁软组织未见明显衰减。因此,侧壁明显的固定灌注减低与胸壁软组织衰减无关。

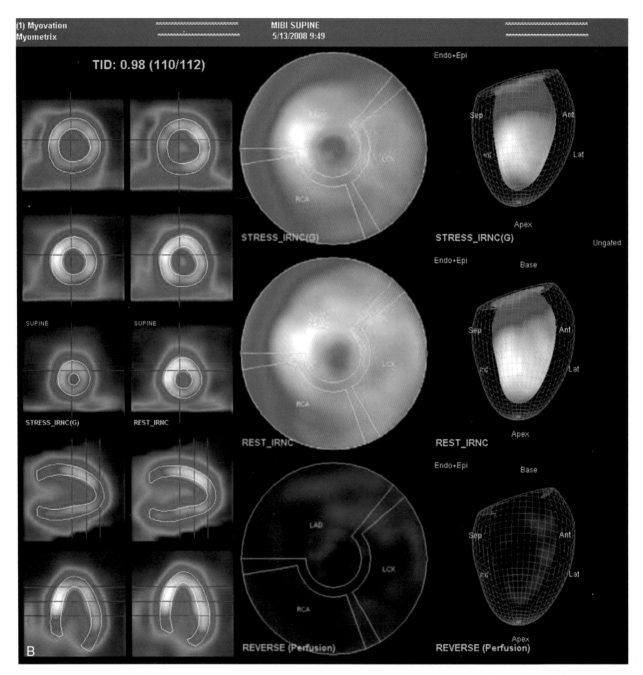

图 3-11(续) (B)靶心图和三维重建断层图像可见室间隔示踪剂摄取明显增高(间隔表现为"热区"),而侧壁可见固定性灌注减低。(待续)

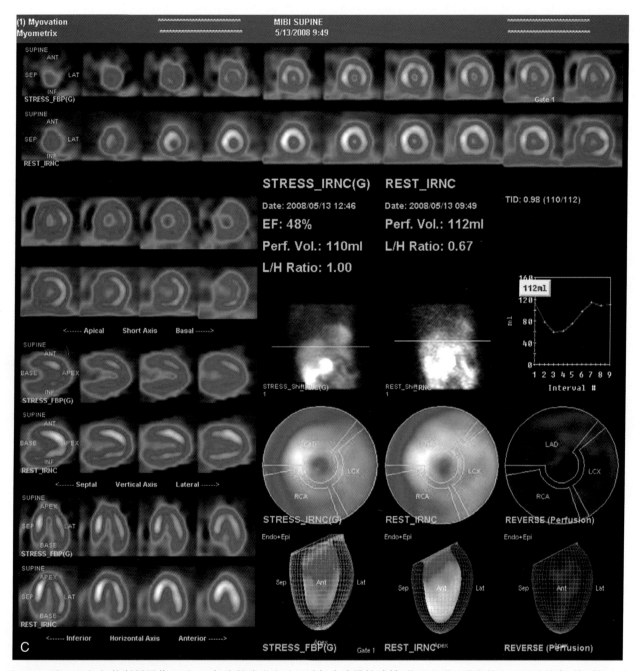

图 3-11(续) (C)门控断层图像显示 LV 轻度扩张和室壁运动轻度弥漫性减低,然而无明显节段性室壁运动异常,特别是示踪剂摄取相对较低的前壁、侧壁和下壁。LVEF 为 48%。

点评

该病例符合 LVH 和轻度非缺血性心肌病表现。LVH 患者的 LV 心肌通常表现为弥漫性肥厚,但室间隔肥厚可能更为明显。因此,SPECT 显像可见室间隔示踪剂摄取相对增加。由于重建的断层图像是以具有最高放射性计数的心肌区域进行标化,所以室间隔显示

相对正常,而 LV 心肌的其余部位示踪剂摄取相对减少。上述表现可能与除室间隔以外的整个心肌瘢痕形成类似。如果是心肌瘢痕,相对应的病变部位往往会出现 LV 扩张和局部室壁运动异常。而该患者仅有轻度 LV 扩张而无局部室壁运动异常,这更符合是由室间隔心肌肥厚造成的示踪剂摄取相对增加,而不是 LV 其余室壁示踪剂摄取减少。LV 肥大的其他检查结果表现为 LV 乳头肌突出以及 LV 心肌各壁弥漫性增厚。

病例 3-12 注射渗漏(图 3-12)

患者女,45 岁, 有多个 CAD 危险因素和不典型胸痛史, 行运动平板负荷试验 ⁹⁹ᵐTc-MIBI SPECT 显像 (25mCi)。在运动过程中,患者未出现胸痛和 ECG 异常改变。由于首次负荷显像失败(见图例),第二天重新进行了运动负荷试验。在运动过程中,患者未出现胸痛和 ECG 异常改变。

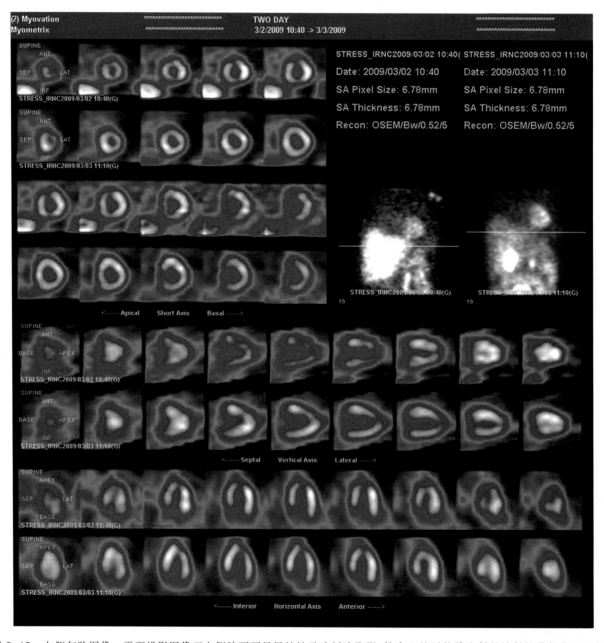

图 3-12 左侧灰阶图像。平面投影图像于左侧腋下可见局灶性示踪剂浓聚影,符合左前肘静脉注射的放射性药物发生局部渗漏并通过淋巴管迁移至腋窝淋巴结。负荷平面投影图像可见放射性计数不足。断层显像,顶排。重建后的 SA、VLA 和 HLA 断层显像放射性计数低、图像质量差。由于采集的图像质量不达标,前壁和心尖部的可逆性灌注缺损被质疑。负荷门控断层图像由于放射性计数低,其结果亦无法解读。右侧灰阶图像。平面投影图像与前述示踪剂渗漏时的图像不一样,心肌具有足够放射性计数。断层显像,底排。重建后断层图像放射性计数足够、显像结果正常。负荷门控断层图像放射性计数足够、图像质量达标,定量分析结果正常。

图 3-12 中平面投影图像所示左侧腋下示踪剂异常浓聚影,符合示踪剂局部渗漏的表现。负荷后平面和门控断层图像的放射性计数不足,属于操作不当。因此,该患者第二天重新进行平板负荷 ⁹⁹ᵐTc-MIBI SPECT 显像(25mCi)。在运动过程中,患者未出现胸痛和 ECG 异常改变。

点评

由于图 3-12 中负荷断层显像图像质量差、所示异常结果受质疑,图像所见负荷诱发的心肌缺血表现不能准确判读。第二日重新进行的负荷显像未发生示踪剂渗漏,显像结果正常(见图 3-12)。局部示踪剂渗漏是心肌放射性计数不足的原因之一。为了避免由于放射性计数不足造成"模棱两可"的显像结果,如果条件允许,需重新进行显像。

病例 3-13 ECG 门控有误:导联松动(图 3-13)

患者男,75 岁,有多个 CAD 危险因素和不典型心绞痛。行一日法低剂量(9mCi)/高剂量(32mCi)⁹⁹ᵐTc-MIBI SPECT 显像。潘生丁血管扩张药物负荷期间,患者未出现胸痛。基线 ECG 正常,窦性心律。潘生丁注射期间及注射后,ECG 未见异常改变,无心律失常。图 3-13 中负荷后正弦图显示在多个平面投影图像中出现许多心动周期内放射性计数缺失。本病例心动周期被拒绝不是因为心律失常,而是由于 ECG 导联松动。同样,动态循环电影可见"闪烁"的负荷后平面投影图像,主要是由于部分平面投影放射性计数相对减低。该病例的平面投影图像"闪烁"现象并不是由于心律失常造成,而是由于松动的 ECG 导联。

由于该患者静息显像未采用门控计数,动态循环电影显示的静息正弦图和平面投影图像均未见此类表现。

随后,该患者 ECG 导联被固定后重新获得负荷图像。相应的正弦图均匀,未见明显计数丢失,平面投影的动态电影已无"闪烁"现象。

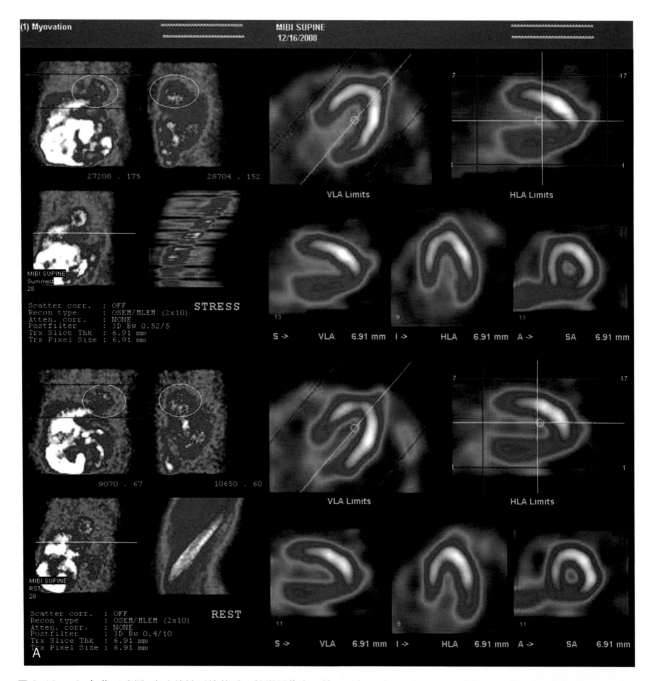

图 3-13 **(A)**负荷正弦图(由连续被压缩的平面投影图像在 y 轴上叠加而成)可见 64 个平面投影图像中许多数据缺失。当心动周期的 R-R 间隔处于 ECG 门控预定间隔的阈值之外时(通常是平均 R-R 区间±50%)将被拒绝,从而降低了该平面投影的放射性计数。

---

* 双探头探测器中,一个探头采集的 32 帧图像组成正弦图的上半部分,另一个探头同时采集的 32 帧图像组成正弦图的下半部分。门控显像质量控制(QC)曲线的第一部分和第二部分是分别从探测器的每一个探头数据中获得。

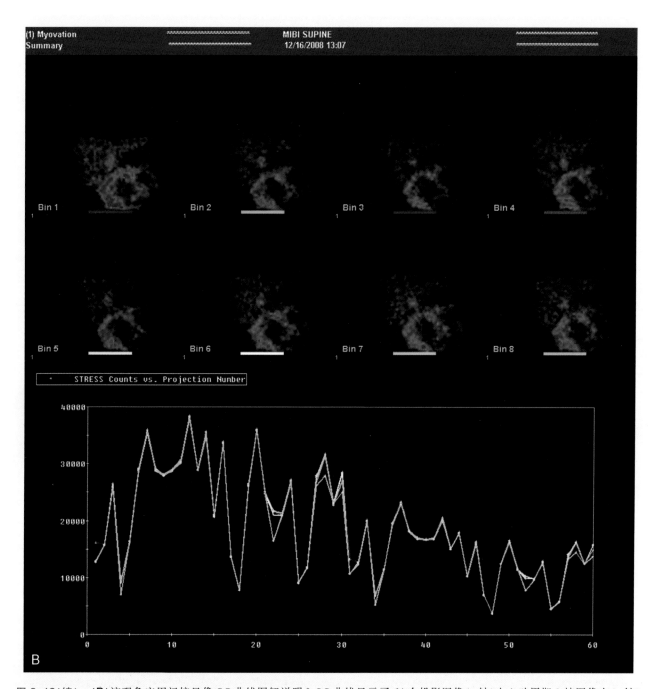

图 3-13(续) **(B)**该现象应用门控显像 QC 曲线图解说明 *,QC 曲线显示了 64 个投影图像(x 轴)中心动周期 8 帧图像中(y 轴)每一帧的放射性计数(每个均用不同颜色显示)。与正常 QC 曲线(见图 E)相比,64 帧中有很多帧图像放射性计数减低,QC 曲线呈"锯齿状"表现。(待续)

---

* 参见前一页的脚注。

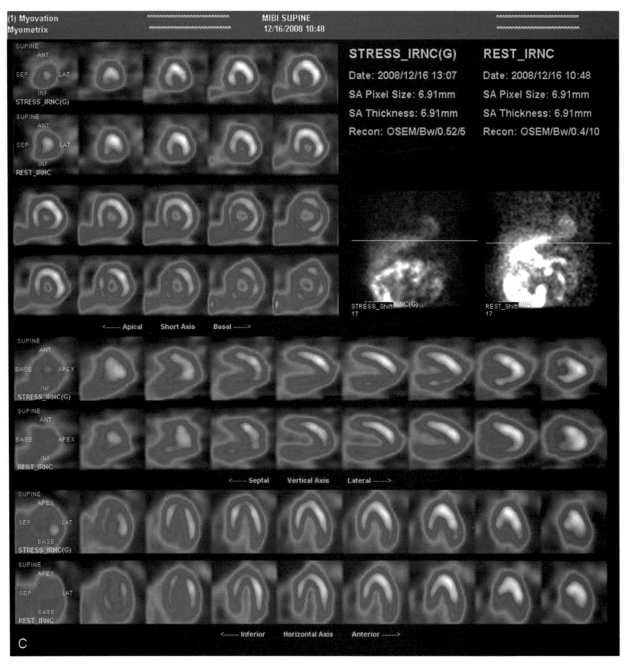

图 3-13(续) (C)重建的断层图像,由于数据缺失,负荷显像放射性计数降低,导致这些图像质量欠佳。负荷和静息断层图像显示下壁轻微的固定示踪剂缺损,很可能归因于膈肌衰减。(待续)

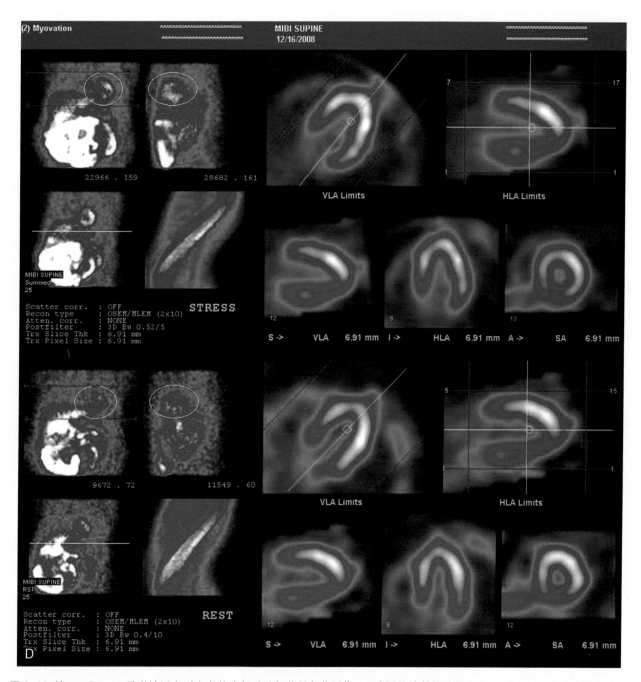

图 3-13(续)　(D)ECG 导联被固定到患者的胸部后重新获得负荷图像。正弦图的放射性计数均匀,无数据缺失。平面投影图像不再因心率被拒绝而产生"闪烁"现象。(待续)

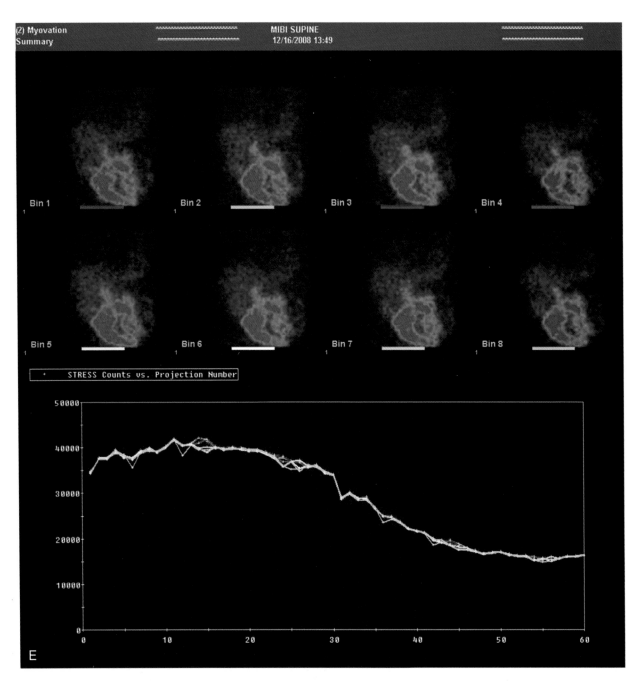

图 3-13(续)　(E)门控显像 QC 曲线正常。(待续)

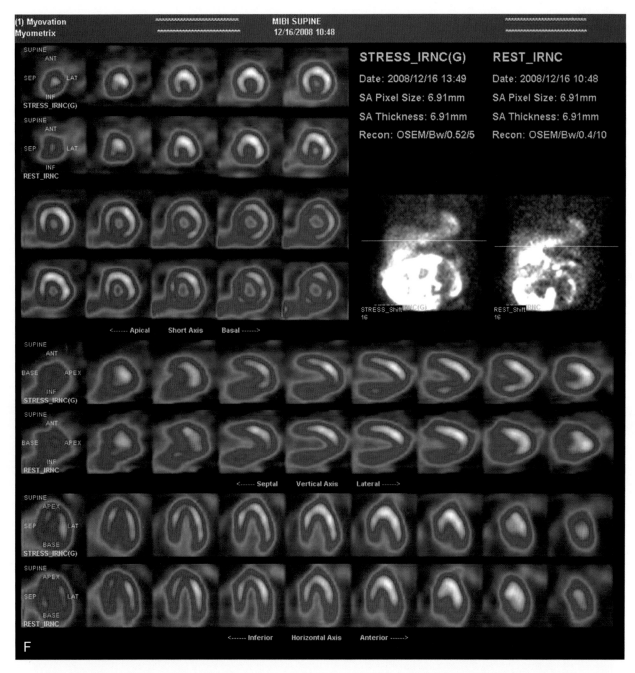

图 3-13(续) (F)相对于心率被拒绝的 SPECT 显像,该图中负荷断层图像的放射性计数明显增高且更均匀。

点评

本病例当 ECG 导联固定连接后,显像可见心肌灌注和 LV 收缩功能均正常。心律失常患者由于其过长和过短的心动周期落在 ECG 门控预定阈值之外而被拒绝。如果断层图像放射性计数过低而影响图像正确解读,则推荐采用非门控采集。目前许多 SPECT 可同时获得门控和非门控 SPECT MPI 图像。如果不能同时完成,则需要重新进行非门控采集。

病例 3-14　心率变异性对 ECG 门控的影响(图 3-14)

　　患者女,76 岁,有多个 CAD 危险因素,出现餐后不典型胸痛。静息 ECG 提示非特异性 ST-T 波异常。行一日法低剂量(9mCi)/高剂量(32mCi)^{99m}Tc-MIBI SPECT 显像。潘生丁血管扩张药物负荷期间,患者未出现胸痛和 ECG 异常改变。

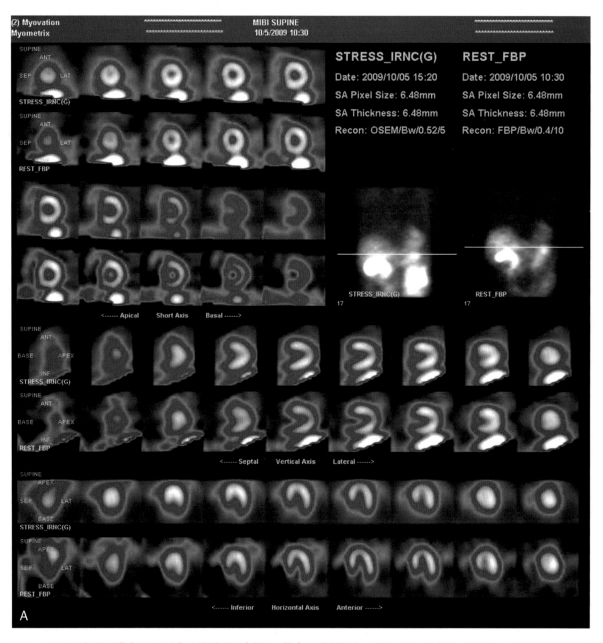

图 3-14　(A)平面投影图像仅可见胃内示踪剂明显高摄取,符合示踪剂的十二指肠胃反流表现,示踪剂由肝脏排泄至胆道和十二指肠。这一现象解释了患者出现不典型胸痛的原因。重建后断层图像显示正常的负荷和静息图像中 LV 心肌示踪剂正常摄取。该病例 LV 下壁示踪剂摄取正常,未受康普顿散射的影响,也未受斜坡滤波伪影(邻近胃底示踪剂浓聚)的影响。门控断层显像中每个心动周期采集 8 帧图像,动态电影显示 LV 室壁运动和室壁增厚均正常,LVEF>70%。然而,门控动态电影最后两帧存在数据丢失(即第 7 帧和第 8 帧门控图像的放射性计数明显减低)。(待续)

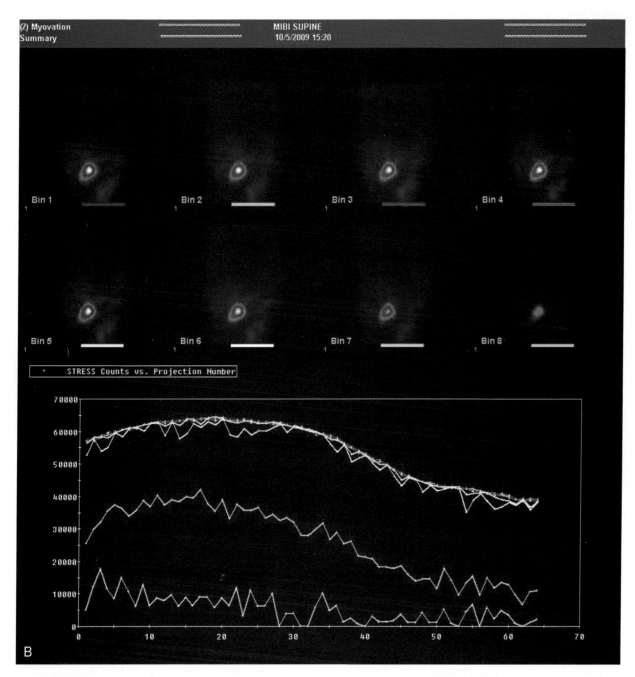

图 3-14(续)　(B)门控电影的最后一帧(s)数据丢失,是由于 ECG 门控所接受的心动周期 R-R 间期发生变异(通常是平均 R-R 区间±50%以内的心率被接受)。该现象可通过门控显像 QC 曲线予以展示,曲线显示了 64 帧投影图像(x 轴)中心动周期 8 帧图像中(y 轴)每一帧的放射性计数(每个均用不同颜色显示)。与正常曲线(见图 3-13E)相比,第 7 帧(蓝色)放射性计数见中等程度降低,第 8 帧(灰色)的放射性计数显著降低。

点评

图 3-14 所示 R-R 间期变异的患者心肌灌注和 LV 收缩功能均正常。一般情况下,R-R 间期变异并不影响 LV 容积的量化或射血分数,因为两者主要由心动周期的第 1 帧(或具有 LV 最大容积的帧)和收缩末期帧(通常是第 3、第 4 或第 5 帧)。本病例中 LV 容积曲线的收缩部分结果准确。

(王建锋　王大伟　译　　王跃涛　审校)

推荐读物

DePuey EG: A stepwise approach to myocardial perfusion SPECT interpretation. In Gerson MC, editor: *Cardiac Nuclear Medicine*, ed 3, New York, 1987, McGraw-Hill, pp 81–142.

DePuey EG: Artifacts clarified by and caused by gated myocardial perfusion SPECT. In Germano G, Berman D, editors: *Clinical Gated Cardiac SPECT*, Armonk, NY, 1999, Futura, pp 183–238.

DePuey EG: Artifacts in SPECT myocardial perfusion imaging. In DePuey EG, Garcia EV, Berman DS, et al, editors: *Cardiac SPECT*, Philadelphia, 2001, Lippincott Williams and Wilkins, pp 231–262.

DePuey EG: Image artifacts. In Iskandrian AE, Garcia EV, editors: *Nuclear Cardiac Imaging*, ed 4, New York, 2008, Oxford University Press, pp 117–146.

DePuey EG: Single-photon emission computed tomography artifacts. In Zaret B, Beller G, editors: *Nuclear Cardiology: State of the Art and Future Directions*, ed 4, Philadelphia, 2010, Elsevier, pp 72–95.

第 4 章

核素心室造影

Jaekyeong Heo, Ami E. Iskandrian

要点

- 核素心室造影(RNA)是一种用于评估 LVEF 和 RVEF 的经典方法。
- RNA 所得的 EF 是基于放射性计数变化而不是几何假设。
- RNA 可采用首次通过法和门控平衡法进行。
- 门控 RNA 可以采用平面或断层显像。
- RNA 可在静息、运动或其他多种介入方式下进行。
- RNA 既可在窦性心律患者中进行,也可在房颤患者中进行。
- 平面 RNA 可以进行任何体位的采集,但门控平面 RNA 应采用 LAO 位以便于 EF 测量。
- RNA 可提供关于室壁运动、LV / RV 容积、肺通过时间、舒张功能、肺血容量、心腔内分流量以及反流量的信息。
- 门控 RNA 可用于评估心脏不同步。
- 采用不同的硬件、不同示踪剂及非显像设备的其他 RNA 方法正在研究测试中。

背景

随着超声心动图的临床普及和发展，目前 RNA 的使用已大幅下降。事实上，大多数运动 RNA 的应用已有 20 多年的历史。当时 RNA 在以下领域获得了令人振奋的研究数据：心脏运动耐量评估、CAD 患者的诊断及危险分层、瓣膜及先天性心脏病评价、包括 HCM 在内的多种心血管疾病的 LV 舒张功能的评价、通过对 ROI 内每个像素的时间-放射性曲线进行傅立叶分析获得相位图和振幅图以评估心脏激动顺序。对于一些实体瘤化疗患者，RNA 系列 LVEF 测定是评价实体瘤化疗所致心脏毒性的常用方法。在日常工作中，若二维超声心动图结果不佳或与临床诊断不符时，仍可选择 RNA，其特别适用于有器械治疗（心内除颤器或双心室起搏器）潜在适应证的患者。

导致 RNA 临床应用减少的另一个因素是门控 SPECT MPI 也可准确测量 LVEF，同时该技术也可以用来评估心脏不同步。新的进展是门控 RNA 断层显像已能常规应用于临床，而一些相关技术逐步被淘汰，如基于心跳的放射性计数变化动态测量 LVEF（称之为 VEST）的非显像探测方法、多通道 γ 相机和利用发生器获得的短半衰期示踪剂（[178] 钽）。

目前最常用的 RNA 方式是门控 RNA，也称为多门控采集（MUGA），采用多平面投影。门控 RNA 用标准的 γ 相机即可完成。MUGA 也可以进行断层显像（SPECT MUGA），断层显像在勾画 LV 轮廓特别是 RV 轮廓、形状和容积测量方面优于平面采集。由于断层显像可以在较短的时间内完成，目前 SPECT MUGA 比传统 MUGA 的临床应用更广泛。

另一种方法是首次通过法 RNA，该技术的应用已积累了丰富的经验。与 MUGA 不同，首次通过法 RNA 需要使用高计数效能的专用 γ 相机以获得最佳结果。此外，首次通过法需要更高的操作技能及选择较大的静脉血管弹丸式注射示踪剂。基于以上原因和其他因素限制了这一技术的使用。

本章将通过以下图像和图例重温这些技术的应用和发展。

病例 4-1 静息 MUGA（图 4-1）

患者女，64 岁，因乳腺癌正在接受化疗。患者行静息 MUGA 检查。图像显示 LAO 舒张末期和收缩末期图像（图 4-1A），LV 功能正常。

图 4-1B，患者男，59 岁，患有严重的 LV 功能不全，拟行埋藏式心律转复除颤器（ICD）治疗。图像显示前位、LAO 30°、LAO 70° 的舒张末期（第一排）和收缩末期（中间一排）图像以及时间-放射性曲线及其衍生的拟合曲线（底排）。获得 EF 多采用 LAO，其可更好地区分 LV 与 RV。为了更好地从左心房中区分 LV，可调整探头的角度向尾部倾斜。

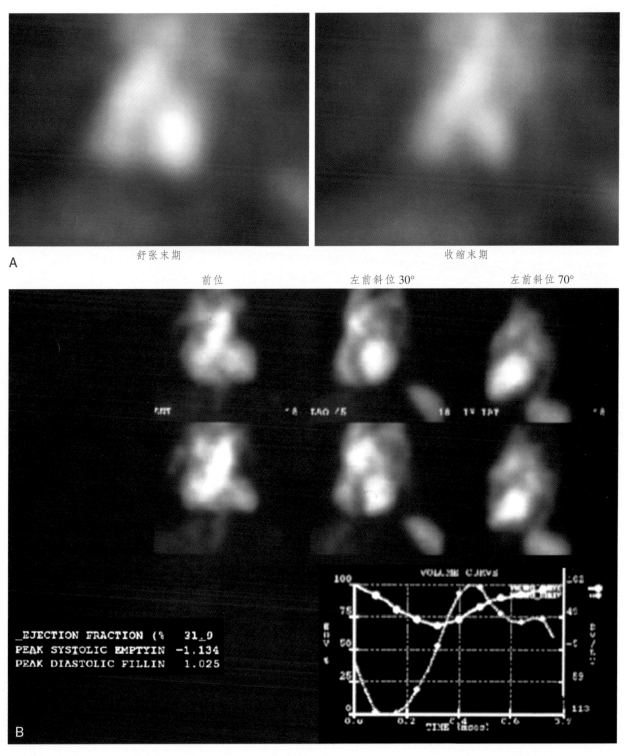

舒张末期　　　　　　　　　　　　收缩末期

A

前位　　　　　　　左前斜位 30°　　　　　　　左前斜位 70°

EJECTION FRACTION (% 31.9
PEAK SYSTOLIC EMPTYIN -1.134
PEAK DIASTOLIC FILLIN 1.025

B

图 4-1　正常人(A)和严重 LV 功能不全患者(B)的门控平衡法 RNA(通过调整的 LAO 获得)。

研究,以及拟行心脏再同步化治疗(CRT)/ICD 且 2DE 图像质量欠佳的患者。

点评

静息 MUGA 可用于实体瘤接受化疗患者的系列

病例 4-2　静息首次通过法 RNA(图 4-2)

患者女,43 岁,有心脏杂音和晕厥史。图像所示团注示踪剂通过中央循环以及舒张末期和收缩末期 LV 轮廓。EF 正常。

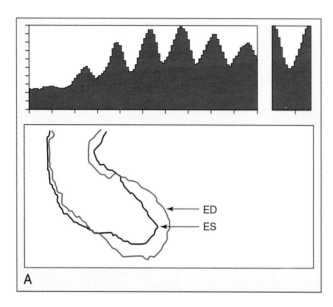

EF (%)	50
EDV (mL)	165
ESV(mL)	82
SV(mL)	83
CO (L/min)	6.4
CI [L/(min·m²)]	2.9
HR (bpm)	78
PTT (s)	5.9
PBV (L)	1.22

图 4-2　首次通过法 RNA(前位)显示团注示踪剂正常通过(A),所得舒张末期容积(EDV)、收缩末期容积(ESV)、射血分数(EF)、每搏输出量(SV)、心输出量(CO)、心脏指数(CI)、心率(HR)、肺通过时间(PTT)和肺血容量(PBV)(B)。ED,舒张末期;ES,收缩末期。

点评

如前所述,该患者的 2DE 图像质量欠佳。该患者存在主动脉反流,准确评估 EF 对于外科手术时机的选择至关重要。

病例 4-3　SPECT MUGA(图 4-3)

患者女,66 岁,因卵巢肿瘤接受化疗。SPECT MUGA 显示 LV/RV 功能正常。图 4-3A 所示为短轴舒张末期图像以及容积-时间曲线和 LV 容积。

图 4-3B,患者男,36 岁,患有 DCM,SPECT MUGA 图像显示方式和指标同上。图 4-3C 所示这两例患者舒张末期和收缩末期的 3D 图像。

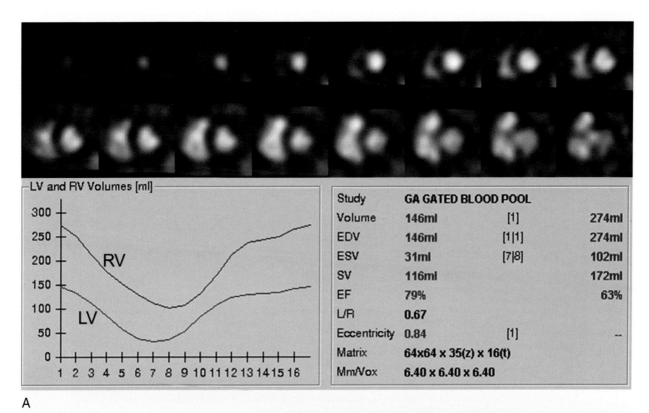

A

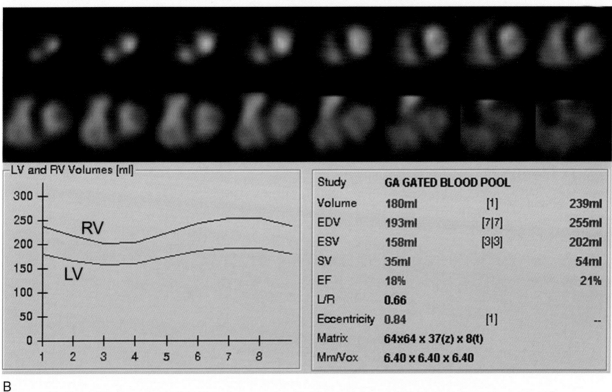

B

图 4-3　门控平衡法 RNA 断层显像（短轴图像）显示心功能正常受试者的时间-放射性曲线和 LV 容积（A），以及心力衰竭和心功能异常患者的时间-放射性曲线和 LV 容积（B）。（待续）

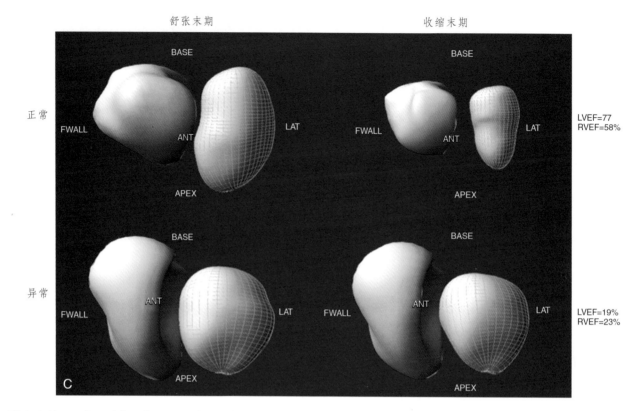

图 4-3(续)　(C)心功能正常(A)和心功能异常患者(B)左、右心室的 3D 图像。LVEF,左心室射血分数;RVEF,右心室射血分数。

点评

在评估 LV 形态、容积以及 RV 功能方面，断层
MUGA 优于平面 MUGA。

病例 4-4　**正常受试者的静息和运动首次通过法 RNA(图 4-4)**

患者男,52 岁,因出现不典型心绞痛进行静息和运动首次通过法 RNA。静息和运动高峰图像以调整后的前位投影采集(舒张末期和收缩末期轮廓叠加图)。图像所示运动高峰 EF、EDV、SV、CO 和 HR 均增加,ESV 减少。运动高峰室壁运动增强。

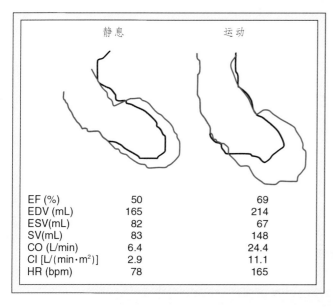

	静息	运动
EF (%)	50	69
EDV (mL)	165	214
ESV(mL)	82	67
SV(mL)	83	148
CO (L/min)	6.4	24.4
CI [L/(min·m²)]	2.9	11.1
HR (bpm)	78	165

图 4-4　正常受试者静息和运动首次通过法 RNA,图像所示舒张末期和收缩末期轮廓叠加图。运动高峰 EF、EDV、SV 和 CO 增加,ESV 减少。

点评

首次通过法 RNA 可获得运动高峰时的心功能数据(而 MUGA 通过 2min 以上的采集只获得平均心功能数据),有助于了解患者运动状态下 LV 功能增加时心脏运动耐量、Starling 机制和收缩力增加的作用。

心功能正常受试者运动高峰时通过增加 EDV 和减小 ESV 来增加每搏输出量。这两个参数受年龄、运动强度、性别和身体状态等因素的影响。CO 增加是由于每搏输出量增加和心率的增加。

病例 4-5 CAD 患者的静息和运动首次通过法 RNA(图 4-5)

患者男,72 岁,因伴有 CAD 危险因素而进行静息和运动首次通过法 RNA。该患者在蹬车负荷试验过程中出现心绞痛,同时伴有 $V_4 \sim V_6$ 导联 ST 段压低 2mm。下图中的图像显示方式与图 4-4A 相同。与心功能正常受试者不同,CAD 患者在运动状态下出现 EF 下降、ESV 增加、明显的 LV 扩张伴新发的严重室壁运动异常。

首次通过法 RNA 可以与 SPECT 灌注显像结合使用(通常使用两种不同的 γ 相机)。图 4-5B 所示为 1 例已知 CAD 患者的 MPI 和 RNA 结合的图像。图像显示负荷(上排)和静息(下排)的灌注图像以及 RNA 图像。CAD 患者 CABG 术前及术后的 RNA 图像见图 4-5C,患者 CABG 术后心脏运动耐量明显改善。

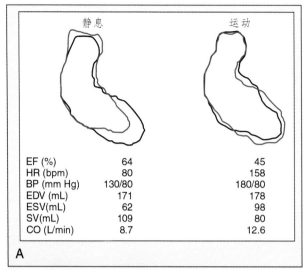

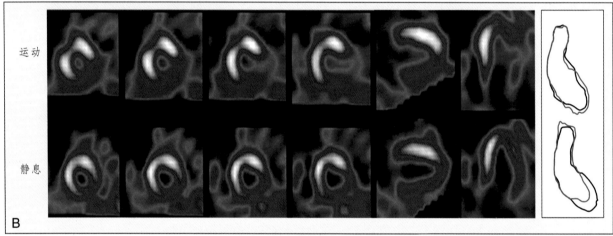

图 4-5 CAD 患者的静息和运动首次通过法 RNA 图像(与图 4-4 中的显示方式相同)。(**A**)此图显示运动状态下 EF 减少,ESV 增加,并伴有新发的室壁运动异常。(**B**)在此图中,通过多晶体 γ 相机采集的静息和运动首次通过法 RNA 与双探头 γ 相机采集的 SPECT MPI 灌注图像相结合。(**C**)在此图中,患者 CABG 术后(术后与术前比较)运动状态下的 LV 功能明显改善。

点评

通过首次通过法 RNA 可有效评估 CAD 患者对运动的反应。与门控 SPECT MPI 不同,RNA 获得的是真正的运动高峰时的数据而不是运动后的数据。该 CAD 患者运动时出现 ESV 增加、EF 减少以及新发的室壁运动异常。

病例 4-6　应用 RNA 所得的运动 LVEF 评估 CAD 患者预后的价值(图 4-6)

基于运动 EF 的 Kaplan-Meier 生存曲线(无死亡和非致死性 MI)显示:运动 EF 值越高,其无心脏不良事件的生存率也越高,该结论已被多项研究证实。

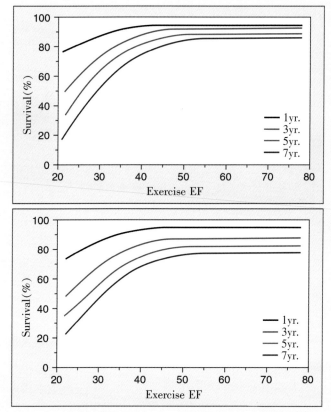

图 4-6　Kaplan-Meier survival curves (freedom from death [top panel] or from death and myocardial infarction [bottom panel]) based on exercise EF. Patients with higher EF have a much better event-free survival. (From *Circulation* 82: 1705-1717, 1990.)*

点评

运动 EF(反映静息 EF 以及从静息到运动 EF 的变化)是预测预后的强有力指标,运动 EF 每降低 1%,心脏不良事件风险就会增加 2%。运动 EF 与灌注显像所得到的 SSS 预测预后价值相近,SSS 包含了静息灌注显像数据以及从静息到负荷的灌注变化。

---

* 应版权方要求,此图须为英文原文。译文如下:基于运动 EF 的 Kaplan-Meier 生存曲线[无死亡(上图);死亡和 MI(下图)]。运动 EF 值越高,其无心脏不良事件的生存率也越高。Survival:生存率;Exercise EF:运动 EF。

病例 4-7 主动脉反流患者的静息和运动首次通过法 RNA(图 4-7)

患者男,45 岁,因患有严重的主动脉反流和不典型症状而进行静息和运动(踏车)首次通过法 RNA,图 4-4 和图 4-5 中的图像显示格式相同。与 CAD 患者不同,由于舒张期充盈时间减少和每搏反流量减少,EDV 在运动状态下(直立位)出现下降。

一些研究表明,静息至运动的 EF 变化有助于无症状患者随访过程中手术时机的选择。然而,目前使用最广泛的仍然是静息 EF。

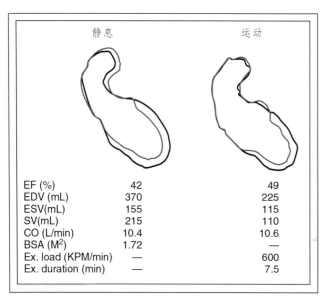

	静息	运动
EF (%)	42	49
EDV (mL)	370	225
ESV(mL)	155	115
SV(mL)	215	110
CO (L/min)	10.4	10.6
BSA (M²)	1.72	—
Ex. load (KPM/min)	—	600
Ex. duration (min)	—	7.5

图 4-7 主动脉反流患者的静息和运动首次通过法 RNA(图像显示格式与图 4-4 相同)。与 CAD 患者不同,由于舒张期充盈时间减少和每搏反流量减少,EDV 在运动状态下(直立位)出现下降。

点评

静息和运动 RNA 目前已很少用于评估主动脉反流患者,但其仍然能提供以下有用的信息:评估心脏对每搏反流量变化的适应情况、总心输出量和净心输出量以及 EF。EF 是一个负荷依赖性指标,运动时血压和 EDV 的变化可通过 EF 得以体现。尽管运动 EF 和静息至运动时 EF 的变化有助于预测无症状人群的手术时机的选择,但研究结果显示与单独 EF 值相比并没有更优的预测价值,美国心脏病学会/美国心脏协会(ACC/AHA)指南中仍推荐静息 EF。

病例 4-8 静息和心房起搏下首次通过法 RNA(图 4-8)

患者男,42 岁,因有不典型胸痛而行冠状动脉造影,结果正常,排除 CAD(图 4-8A)。随后该患者进行了起搏状态下的血流动力学评估和 RNA。在快速心房起搏下,EDV 降低但 EF 无明显变化。

患者女,66 岁,CAD,心室造影见图 4-8B。在快速起搏状态下,其室壁运动减低,EF 逐步减低。随后该患者出现了 ST 段压低(图 4-8C)并伴有心绞痛,随着起搏终止上述现象迅速缓解。与运动一样,心房起搏可导致 LV 功能恶化和 ST 段压低。而与运动不同的是,由于起搏状态下 R-R 间期缩短,会出现 EDV 减少。

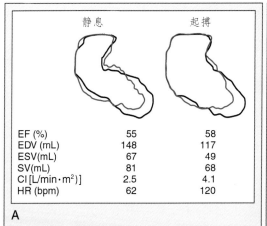
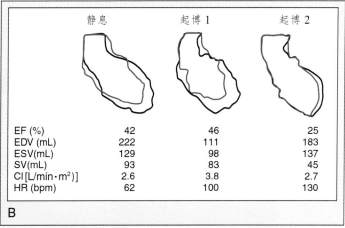

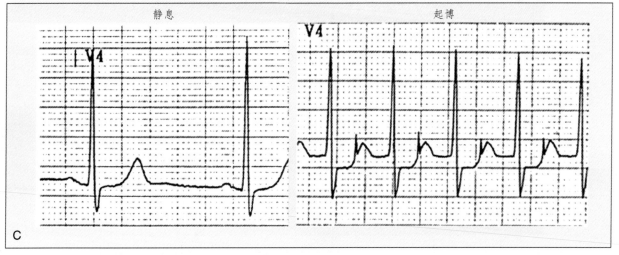

图 4-8　正常受试者(A)和 CAD 患者(B)的基础状态下和快速心房起搏时的静息首次通过法 RNA(与图 4-4 中的显示方式相同)。起搏状态下出现了 EF 降低、ST 段压低(C)以及 LV 充盈压升高(图中未展示)。与运动不同的是,由于起搏状态下 R-R 间期缩短,出现了 EDV 减少。

点评

在药物负荷出现之前,起搏也是一种可选择的负荷方案,当时有胸痛患者进行冠状动脉造影时,通常会进行右心导管术。对于运动受限或者有腺苷、多巴酚丁胺禁忌证的患者而言,起搏负荷试验仍然有一定的价值。该技术可以与 RNA 或灌注显像相结合。通常将受检者从导管室移至核医学科进行起搏负荷试验。以前,移动的 γ 相机可以在导管室完成这些工作。

病例 4-9　MUGA 相位分析(图 4-9)

正常受试者(上图)和 LV 室壁瘤患者(下图)的平面 MUGA 图像以及相位图和振幅图。正常人的相位直方图表现为均匀一致,而室壁瘤患者为宽大的相位直方图,并且心尖部相位与基底部相位相差 180°,表明存在反向运动(心尖部相位与心房的相位相同)。

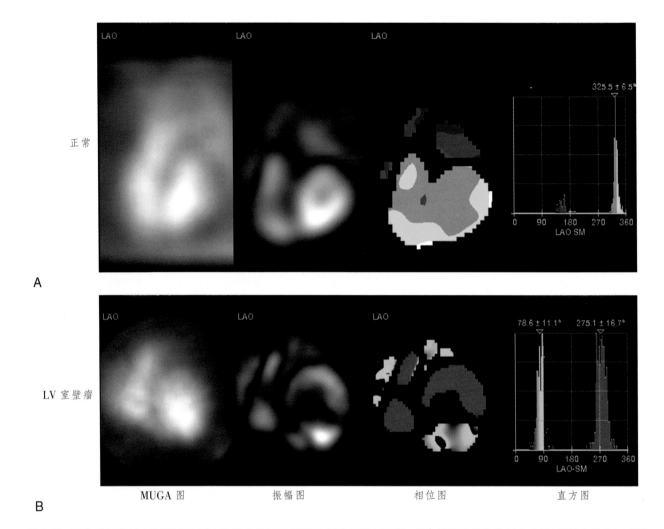

图 4-9　正常受试者(A)和 LV 室壁瘤(B)患者的平面 MUGA 相位图和振幅图。正常受试者的收缩同步性好(相似的相位),而室壁瘤患者的心尖部相位差为 180°,表明存在反向运动。

点评

在 CRT 出现很久之前,MUGA 相位分析主要是为了探测激动传导旁路,如预激(WPW)综合征。目前,门控 SPECT MPI 相位分析在拟行 CRT 的患者中的应用比 MUGA 更广泛,其将在其他章节讨论。

病例 4-10　多通道 γ 相机采集的首次通过法 RNA(图 4-10)

患者女,55 岁,因不典型心绞痛和运动时气短而行心导管检查。患者还进行了以下检查:弹丸式注射 ^{178} 钽并动态记录其通过中央循环,并通过热稀释导管法测量肺动脉压(图 4-10A)。图 4-10B 所示硝酸甘油给药前后的 RV ROI 和 LV ROI。LV 和 RV 的轮廓如图 4-10C 所示,图 4-10D 为 RV 压力容积环。这些研究是在心导管室完成,由于 γ 相机很小且可移动,便于床边测量。如图所示,当服用硝酸甘油后基础状态的压力容积环向左偏移。

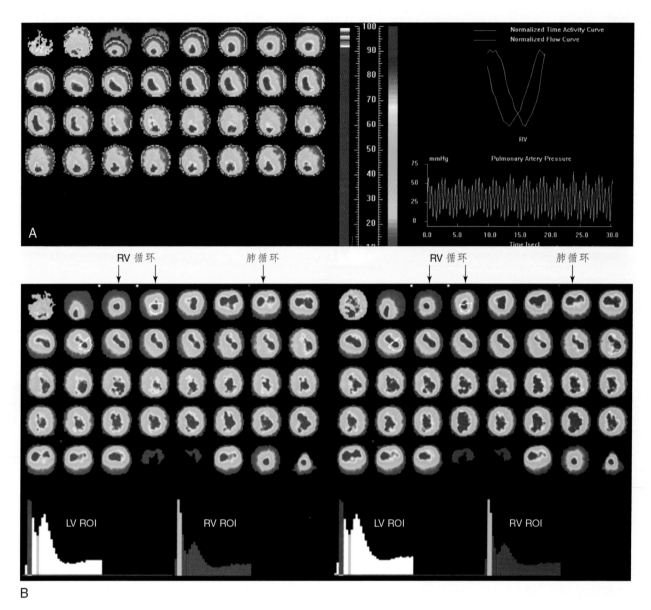

图 4-10 (A)弹丸式注射 ^{178}Ta 的首次通过法 RNA,还显示了应用热稀释导管法测量的肺动脉压力和 RV 时间–放射性曲线。(B)服用硝酸甘油前后两项连续检查的 RV ROI 和 LV ROI。(待续)

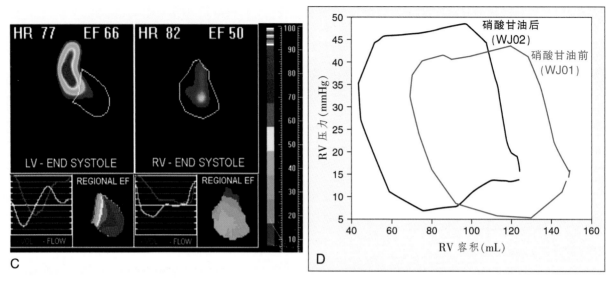

图 4-10(续) (C)图示 LV 和 RV 的轮廓。(D)l 图示 RV 压力容积环(由服用硝酸甘油前后同时进行 RNA 和热稀释导管法测量获得)。

点评

上述讨论的 γ 相机/示踪剂目前尚不能应用于临床,但它可用于多个参数的研究,其优势在于高计数率、高分辨率、运动伪影校正以及利用发生器所获得的短半衰期示踪剂。

病例 4-11 可移动的核监测仪(VEST)(图 4-11)

患者男,69 岁,进行了 VEST 研究。患者在跑步机上进行运动,VEST 置于 LV 的心尖部(图 4-11A)。图 4-11B 所示基线状态、运动和恢复期的心动直方图以及显示相应的 ECG、HR、EF、EDV、ESV 和 CO。

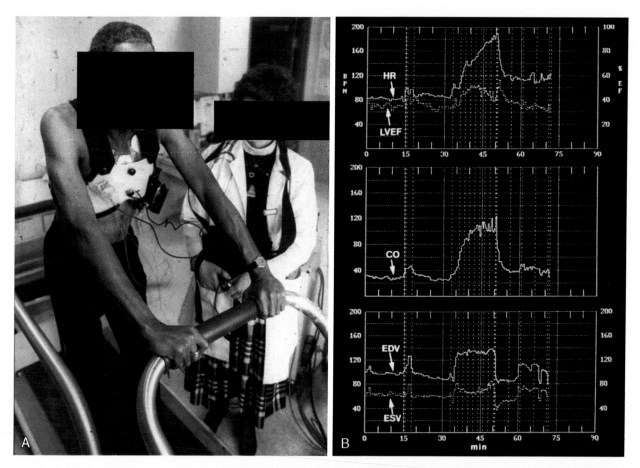

图 4-11 (A)运动过程中 VEST 置于 LV 上方。(B)心动时间-放射性曲线以及相应的 ECG。HR,心率(bpm);LVEF,LV 射血分数(%);CO,心输出量(%变化);EDV,舒张末期容积;ESV,收缩末期容积(均为相对于基线的%变化)。

点评

目前 VEST 已不再被临床使用,但它能数小时连续监测 LV 功能并评估各种干预措施的效果。VEST 是与动态心电监护相似的核医学检查设备。

病例 4-12 多巴酚丁胺负荷 MUGA(图 4-12)

患者男,44 岁,因近期发生心力衰竭和胸痛而进行了左心导管检查,造影显示左主干狭窄 50%。2DE 显示 LV 功能不全,LVEF 为 22%。基于造影检查的左主干狭窄并不考虑为有血流动力学意义的严重狭窄。

该患者进行了多巴酚丁胺负荷 MUGA。从基础到药物负荷试验高峰心率达到 150bpm 期间,按照改良 LAO 位采集并连续测量 EF(每 3min 调整一次多巴酚丁胺剂量,每个剂量阶段持续 2min),静息状态下 ECG 正常,负荷过程中未出现缺血性改变。基线状态下 EF 正常,随着负荷的增加,EF 增加(图 4-12)。伴随室壁运动的增加, EF 增加。

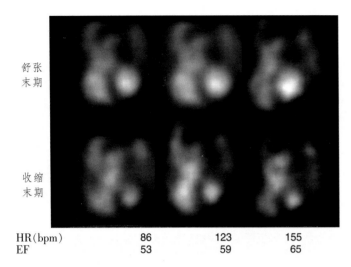

舒张
末期

收缩
末期

| HR(bpm) | | 86 | 123 | 155 |
| EF | | 53 | 59 | 65 |

图 4-12　连续的 MUGA 采集（LAO 位），多巴酚丁胺负荷试验基础状态、中期以及药物剂量高峰时的图像，并显示心率和 LVEF。随着负荷的增加，EF 增高。

点评

　　进行多巴酚丁胺负荷 MUGA 是由于冠状动脉造影仅显示孤立性左主干狭窄。即使左主干狭窄病变严重，负荷 MPI 也可能并不显示灌注缺损。这种孤立性左主干病变并不常见。进行负荷试验的目的是明确左主干病变是否造成 LV 功能不全以及是否需要进行 CABG。MUGA 结果显示基线 EF 正常，多巴酚丁胺负荷期间未出现明显异常，表明该左主干病变并无血流动力学意义。

（王建锋 译　王跃涛 审校）

推荐读物

ASNC: Updated imaging guidelines for nuclear cardiology procedures, part 1, *J Nucl Cardiol* 8:G5–G58, 2001.

Botvinick E, Dunn R, Frais M, et al: The phase image: its relationship to patterns of contraction and conduction, *Circulation* 65:551–560, 1982.

Brindis RG, Douglas PS, Hendel RC, et al: ACCF/ASNC Appropriateness Criteria for Single-Photon Emission Computed Tomography Myocardial Perfusion Imaging (SPECT MPI) A Report of the American College of Cardiology Foundation Quality Strategic Directions Committee Appropriateness Criteria Working Group and the American Society of Nuclear Cardiology Endorsed by the American Heart Association, *J Am Coll Cardiol* 46: 1587–1605, 2005.

Chen J, Garcia EV, Folks RD, et al: Onset of left ventricular mechanical contraction as determined by phase analysis of ECG-gated myocardial perfusion SPECT imaging: Development of a diagnostic tool for assessment of cardiac mechanical dyssynchrony, *J Nucl Cardiol* 12:687–695, 2005.

Daou D, Harel F, Helal BO, et al: Electrocardiographically gated blood-pool SPECT and left ventricular function: comparative value of 3 methods for ejection fraction and volume estimation, *J Nucl Med* 42:1043–1049, 2001.

De Bondt P, Nichols KJ, De Winter O, et al: Comparison among tomo-graphic radionuclide ventriculography algorithms for computing left and right ventricular normal limits, *J Nucl Cardiol* 13:675–684, 2006.

Folse R, Braunwald E: Determination of fraction of left ventricular volume ejected per beat and of ventricular end-diastolic and residual volumes: experimental and clinical observations with a precordial dilution technic, *Circulation* 25:674–685, 1962.

Ferraresi V, Milella M, Vaccaro A, et al: Toxicity and activity of doc-etaxel in anthracycline-pretreated breast cancer patients: a phase II study, *Am J Clin Oncol* 23:132–139, 2000.

Freeman ML, Palac R, Mason J, et al: A comparison of dobutamine infusion and supine bicycle exercise for radionuclide cardiac stress testing, *Clin Nucl Med* 9:251–258, 1984.

Hendel RC, Berman DS, Di Carli MF, et al: ACCF/ASNC/ACR/AHA/ASE/SCCT/SCMR/SNM 2009 Appropriate Use Criteria for Cardiac Radionuclide Imaging: A Report of the American College of Cardiology Foundation Appropriate Use Criteria Task Force, the American Society of Nuclear Cardiology, the American College of Radiology, the American Heart Association, the American Society of Echocardiography, the Society of Cardiovascular Computed Tomography, the Society for Cardiovascular Magnetic Resonance, and the Society of Nuclear Medicine, *J Am Coll Cardiol* 53: 2201–2229, 2009.

Heo J, Htay T, Mehta D, et al: Assessment of left ventricular function during upright treadmill exercise with tantalum-178 and multiwire gamma camera, *J Nucl Cardiol* 12:560–566, 2005.

Htay T, Mehta D, Sun L, et al: Right ventricular pressure-volume loops using simultaneous radionuclide angiography with a multi-wire gamma camera and right heart catheterization, *J Nucl Cardiol* 12:435–440, 2005.

Hurwitz RA, Treves S, Freed M, et al: Quantitation of aortic and mitral regurgitation in the pediatric population: evaluation by radionuclide angiocardiography, *Am J Cardiol* 51:252–255, 1983.

Iskandrian AE, Garcia EV: *Nuclear Cardiac Imaging: Principles and Applications*, Ed 4, New York, 2008, Oxford University Press.

Iskandrian AS, Bemis CE, Hakki AH, et al: Ventricular systolic and diastolic impairment during pacing-induced myocardial ischemia in coronary artery disease: simultaneous hemodynamic, electrocar-diographic, and radionuclide angiographic evaluation, *Am Heart J* 112:382–391, 1986.

Jones RH, Johnson SH, Bigelow C, et al: Exercise radionuclide angio-cardiography predicts cardiac death in patients with coronary artery disease, *Circulation* 84:I52–I58, 1991.

Lee KL, Pryor DB, Pieper KS, et al: Prognostic value of radionuclide angiography in medically treated patients with coronary artery disease. A comparison with clinical and catheterization variables, *Circulation* 82:1705–1717, 1990.

Mitani I, Jain D, Joska TM, et al: Doxorubicin cardiotoxicity: preven-tion of congestive heart failure with serial cardiac function monitor-ing with equilibrium radionuclide angiocardiography in the current era, *J Nucl Cardiol* 10:132–139, 2003.

Nallamouthu N, Araujo L, Russell J, et al: Prognostic value of simultaneous perfusion and function assessment using technetium-99m sestamibi, *Am J Cardiol* 78:562–564, 1996.

Panjrath GS, Jain D: Monitoring chemotherapy-induced cardiotoxicity: role of cardiac nuclear imaging, *J Nucl Cardiol* 13:415–426, 2006.

Patrick ST, Glowniak JV, Turner FE, et al: Comparison of in vitro RBC labeling with the UltraTag RBC kit versus in vivo labeling, *J Nucl Med* 32:242–244, 1991.

Strauss HW, Zaret BL, Hurley PJ, et al: A scintiphotographic method for measuring left ventricular ejection fraction in man without cardiac catheterization, *Am J Cardiol* 28:575–580, 1971.

Tamas E, Broqvist M, Olsson E, et al: Exercise radionuclide ventriculography for predicting post-operative left ventricular function in chronic aortic regurgitation, *JACC Cardiovasc Imaging* 2:48–55, 2009.

Wolz DE, Flores AR, Grandis DJ, et al: Abnormal left ventricular ejection fraction response to mental stress and exercise in cardiomyopathy, *J Nucl Cardiol* 2:144–150, 1995.

Wright GA, Thackray S, Howey S, et al: Left ventricular ejection fraction and volumes from gated blood-pool SPECT: comparison with planar gated blood-pool imaging and assessment of repeatability in patients with heart failure, *J Nucl Med* 44:494–498, 2003.

第5章

负荷试验的选择

Gilbert J. Zoghbi, Fahad M. Iqbal, Ami E. Iskandrian

要点

- 对于可以运动且能达到运动终点的患者而言,运动(平板或踏车)是首选的负荷试验方式。
- 血管扩张药物负荷试验适用于运动受限、左束支传导阻滞(LBBB)或者起搏心律的患者。
- 多巴酚丁胺负荷试验适用于运动受限和血管扩张负荷试验禁忌证的患者。
- 运动负荷试验过程中无 ST 段改变有助于预后评估。
- 负荷试验过程中相应导联的 ST 段压低并不能预测冠状动脉狭窄/心肌缺血的部位。
- 负荷试验过程中无 Q 波的相应导联出现 ST 段抬高通常能准确定位冠状动脉狭窄/心肌缺血的部位。
- 负荷试验可采用组合方案,如多巴酚丁胺和阿托品的组合以及运动和血管扩张药物组合。
- ECG ST 段变化诊断心肌缺血可分为阳性、阴性或不能诊断。
- 目前血管扩张药物负荷试验的应用日益增多,约占全部负荷试验的 50%。
- 目前临床使用的三种血管扩张药物[双嘧达莫(潘生丁)、腺苷和热加腺苷]的剂量和给药方式是不同的。热加腺苷是以弹丸式静脉注射给药,不需要按体重调节剂量。

背景

由于平板运动试验(TET)对心肌缺血范围和程度的诊断及定位存在较低的敏感度、特异度和准确性，而且它不能评估 LV 功能和心肌活性，因此，与 MPI 相结合的运动负荷试验在临床实践中更为常用，已逐步代替单独的 TET。运动 MPI 占全部负荷 MPI 的 1/2。对于可以达到运动终点的患者而言，运动是首选的负荷方式，运动终点为达到预计年龄最大心率的 85%且运动量>5 MET。约 50%的门诊患者和 75%的住院患者在进行运动负荷试验时不能达到预期的运动终点。血管扩张药物负荷适用于不能达到运动终点或运动受限、LBBB 以及心脏起搏器植入者(表 5-1)。多巴酚丁胺负荷适用于运动受限和血管扩张药物负荷有禁忌证的患者。

运动或药物负荷可增加 MBF。对于无明显狭窄的冠状动脉区域的 MBF，运动负荷可使其增加 3 倍，多巴酚丁胺负荷可使其增加 2.5 倍，血管扩张药物负荷可使其增加 3~5 倍。

负荷试验中 ECG 的变化可分为阳性、阴性或不能诊断。ECG 阳性被定义为距 J 点后 60~80ms 的 ST 段水平型或下斜型压低 ≥1mm，距 J 点后 80ms ST 段上斜型压低 ≥1.5mm，或者 ST 段抬高 ≥1mm。这些变化应连续三个心动周期出现。当基线 ECG 存在以下情况时：LVH、LBBB、WPW 综合征、起搏心律、洋地黄类药物治疗或静息时 ST 段压低，负荷过程中 ECG 变化无诊断意义(不能诊断)。对运动负荷过程中未能达到年龄预期目标心率且无阳性 ECG 改变

者，ECG 无诊断意义(不能诊断)。ST 段压低的相应导联不能预测冠状动脉狭窄的部位。ST 段压低的严重程度和范围与 MPI 所见的心肌缺血范围相关性较低。

表 5-1　负荷试验的选择

以下情况适宜于血管扩张药物负荷 MPI

- 周围血管疾病
- 肌肉疾病
- 骨骼疾病
- 神经系统疾病
- 左束支传导阻滞
- 起搏心律
- 心脏变时功能不全
- 不能达到运动终点
  - 运动受限
  - 病态肥胖
  - 不愿意运动
  - 身体状况不佳
  - 肺部疾病
  - 糖尿病
- 存在较大的腹主动脉瘤
- 急性 MI(72h 内)
- 经皮冠状动脉介入治疗(48~72h 内)

当无运动负荷适应证时，以下适用于多巴酚丁胺负荷 MPI

- 支气管痉挛
- 二度或三度传导阻滞且未安装起搏器者
- 过去 24h 内使用过潘生丁、阿司匹林/潘生丁或氨茶碱
- 病态窦房结综合征
- 收缩压<90mmHg

病例 5-1　运动 ECG 正常，心肌灌注异常(图 5-1)

患者男，白人，71 岁，有高血压、血脂异常、慢性阻塞性肺疾病(COPD)和勃起功能障碍，无烟草滥用史，因近 2 周出现劳力性胸痛就诊。该患者被推荐行运动 MPI。基线血压为 162/96mmHg，HR 为 103bpm。根据 Bruce 方案行 TET，运动持续 6min 31s，因疲劳而停止运动。运动高峰心率 150bpm(111%的年龄预期目标心率)、运动量 7.7 代谢当量(MET)(预期运动量的 100%)。运动 ECG 未见心肌缺血(图 5-1A,B)。SPECT 图像显示 LAD 供血区域有大范围心肌缺血，并伴有 TID 和运动负荷后心肌顿抑(图 5-1C,D)。静息 LVEF 为 47%。负荷后，前壁基底段和心尖部室壁运动减低。冠状动脉造影显示 LAD 近端狭窄 80%和 LAD 中段狭窄 90%。LCX 轻度病变，RCA 近端狭窄 70%，中段狭窄 60%(图 5-1E)。该患者行 CABG 分别对 LAD、对角支和 RCA 进行了血运重建。

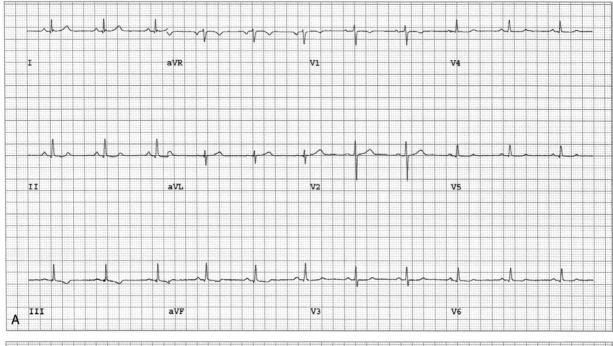

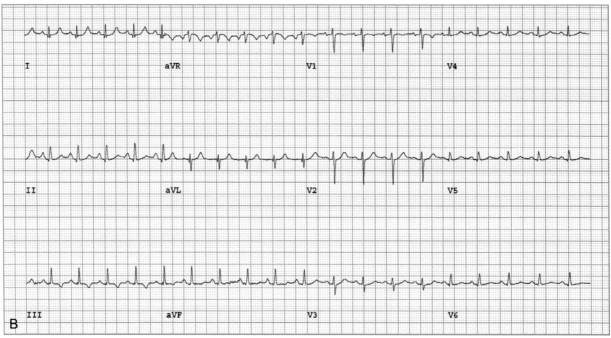

图 5-1 静息(A)和运动高峰(B)时 ECG 无 ST 段异常改变。(待续)

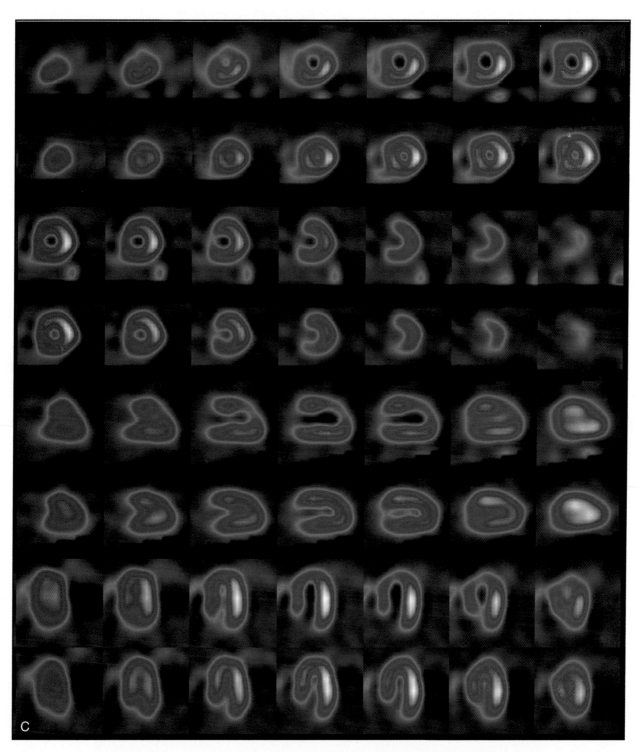

图 5-1(续)　SPECT 显像示 LAD 供血区域心肌可逆性心肌灌注异常并伴有 TID(**C**)。(待续)

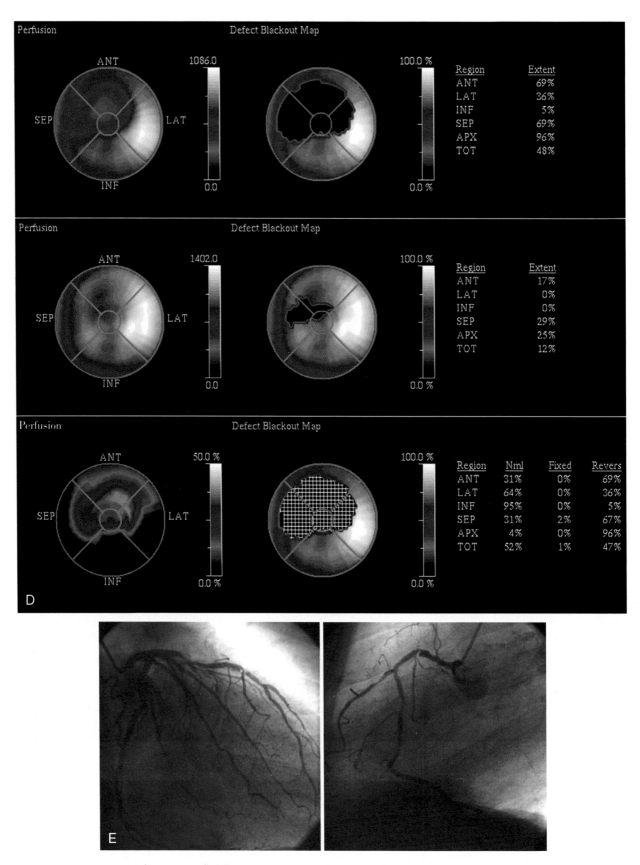

图 5-1(续)　(D)LVEF 正常。LV 心肌灌注靶心图显示一个大范围的灌注异常。(E)冠状动脉造影显示 LAD 近段和中段严重狭窄、LCX 轻度狭窄和 RCA 近段严重狭窄。

点评

尽管 MPI 存在心肌缺血高危征象（大范围灌注缺损、TID 和运动后心肌顿抑），但运动 ECG 无心肌缺血。

荟萃分析（包括 147 项研究的 24 000 例患者）显示，运动负荷试验诊断 CAD 的敏感度和特异度分别为 68% 和 77%，阳性预测值为 73%。另一项荟萃分析（包括 27 项研究的 3200 例患者）显示运动 MPI 诊断 CAD 的敏感度和特异度分别为 87% 和 64%，而单独运动负荷试验的敏感度和特异度分别为 54% 和 71%。当 MPI 存在高危灌注异常时，其每年不良心脏事件发生率为 5.9%（第 25 百分位 4.6%，第 75 百分位 8.5%）。

病例 5-2 运动 ECG 异常，MPI 灌注正常（图 5-2）

患者女，63 岁，非洲裔美国籍，有胃食管反流病（GERD）、骨质疏松症、甲状腺功能减退症病史。因不典型胸痛行运动 MPI。该患者基线血压为 131/65mmHg，HR 为 55bpm。 根据 Bruce 方案行平板负荷试验，运动持续 7min，因疲劳终止运动。运动高峰心率为 151bpm（达到年龄预期目标心率的 107%）、运动量 8.5 MET（达到预期的 127%）。运动 ECG 阳性（心肌缺血）（图 5-2A，B）。SPECT 显像示血流灌注正常（图 5-2C，D）、LVEF 正常以及 LV 室壁运动/室壁增厚均正常。

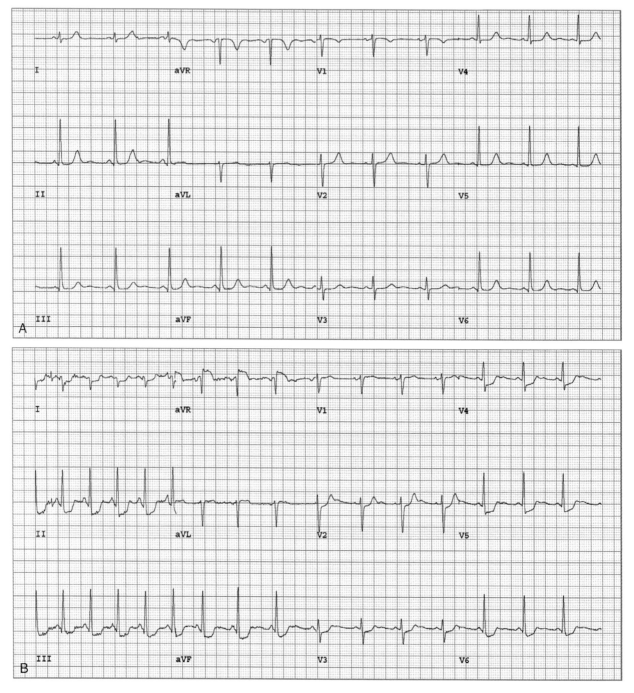

图 5-2 静息(A)和运动高峰(B)时 ECG 出现 ST 段压低,提示心肌缺血。(待续)

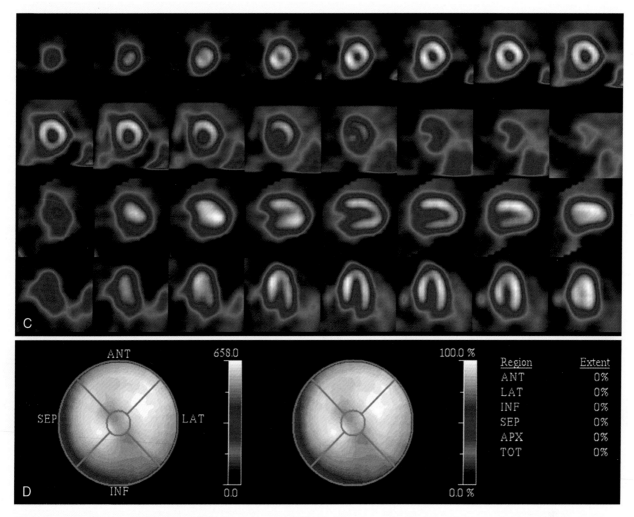

图 5-2(续) 负荷 SPECT 显像正常(C)。LVEF 正常。灌注靶心图显示心肌示踪剂分布均匀一致(D)。

病例 5-3 运动 ECG 异常,MPI 灌注异常(图 5-3)

患者男,白人,61 岁,患有糖尿病、特发性室性心动过速(RV 流出道消融术后)和血脂异常。因新发轻度至中度劳累后胸痛 1 个月余行运动 MPI。基线血压为 113/79mmHg,HR 为 69bpm。根据 Bruce 方案行平板运动负荷试验,运动持续 7min 15s,因疲劳和胸痛而终止运动。运动高峰心率为 159bpm(达到年龄预期目标心率的113%)、运动量 8.9 MET(达到预期的 91%)。运动过程中患者出现血压下降。运动 ECG 阳性(心肌缺血)(图 5-3A,B)。SPECT 显像示 LAD、RCA 和 LCX 供血区域有大范围心肌缺血,伴有 TID 和负荷后心肌顿抑(图 5-3C,D)。静息 LVEF 为 71%,负荷后 LVEF 为 58%。冠状动脉造影显示 LAD 近中段狭窄 90%,LCX 近段狭窄 90%,RCA 近段狭窄 90% 伴左至右侧支循环形成。随后患者行 CABG 治疗。

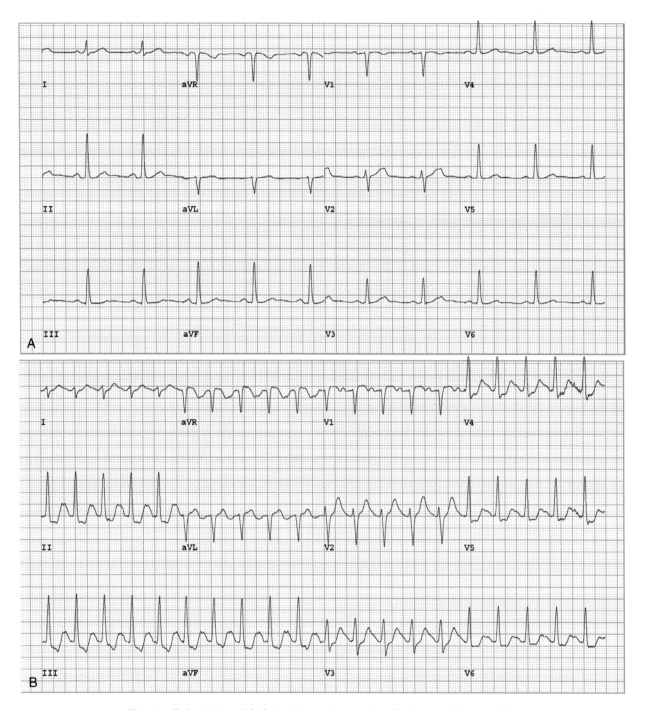

图 5-3 静息(A)和运动高峰(B)时 ECG 出现 ST 段压低,提示心肌缺血。(待续)

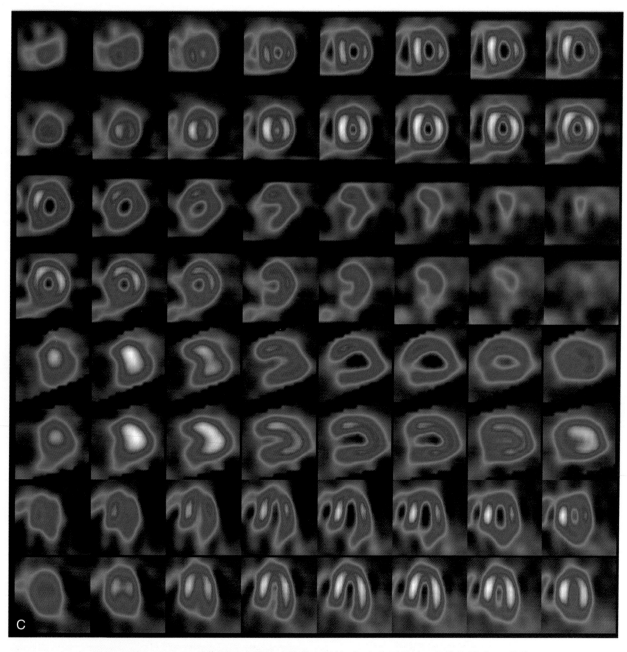

图 5-3(续) SPECT 显像示三支冠状动脉供血区域(C)存在可逆性心肌灌注异常。(待续)

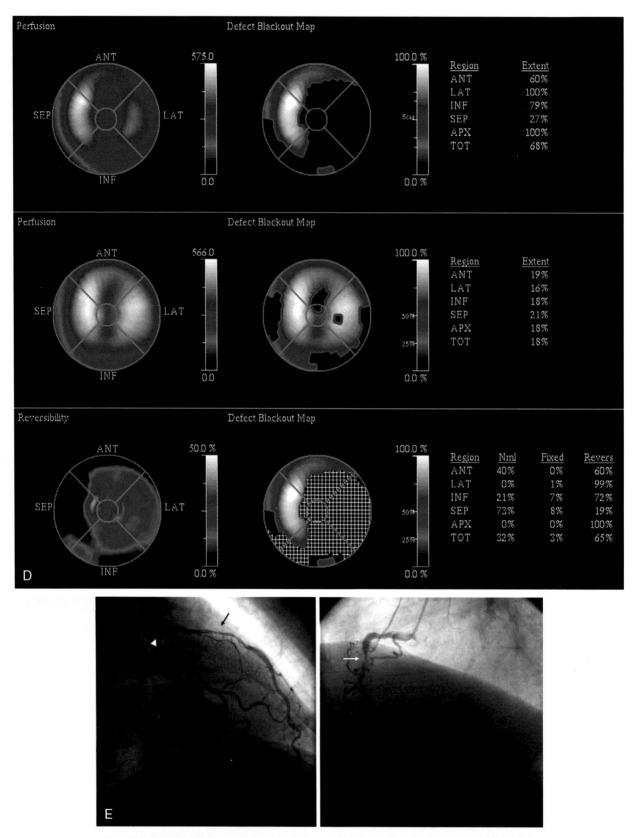

图 5-3(续) LVEF 正常。靶心图显示存在大范围灌注异常(D)。冠状动脉造影显示存在严重的 LAD(黑箭)、LCX(白箭头)和 RCA 狭窄(白箭)。并可见左至右侧支循环形成(黑箭头)(E)。

点评(病例 5-2 和病例 5-3)

病例 5-2 显示的是一例 ECG 假阳性的病例。运动 ECG 显示下壁和侧壁导联的 ST 段水平型压低大于 1mm,而 MPI 灌注图像正常。该患者 CAD 验前概率为低度可能。对于 TET 诊断 CAD,女性的准确性通常低于男性,女性存在较高的假阳性。一项荟萃分析(包括 19 项关于女性运动负荷试验的研究)显示,运动 ECG 诊断 CAD 的敏感度、特异度和似然比分别为 61%、70% 和 2.25。

一项关于男性和女性运动 ECG 与 MPI 的对比研究显示,女性和男性 ECG 假阳性率分别为 14% 和 10%。女性 ECG 诊断 CAD 的敏感度和阳性预测值分别为 30% 和 34%,而男性分别为 42% 和 70%。

病例 5-3 为一例 ECG 真阳性的病例,其下壁和侧壁导联的 ST 段水平型至下斜型压低。以下因素将提高运动 ECG 诊断 CAD 的敏感度:老年患者、多支病变、严重 CAD、典型心绞痛、多个 CAD 危险因素和静息 ECG 改变。负荷过程中出现低血压反应是存在严重和广泛 CAD 的预测因素,且提示预后不良。运动 ECG 对严重和广泛 CAD 的其他预测因素包括:ST 段下斜型压低≥2mm;ST 段压低发生在 Bruce 方案的第 1 阶段或第 2 阶段或者低心率血压乘积时;持续性 ST 段压低(恢复>6min);ST 段压低≥5 个导联;低运动量诱发典型心绞痛;运动能力差(运动量<5 MET);室性早搏;心率恢复异常;高危 Duke 平板评分和运动诱发的 LBBB(HR<125bpm)。

病例 5-4　运动 ECG ST 段抬高,MPI 灌注异常(图 5-4)

患者男,白人,65 岁,有血脂异常和 CAD 家族史。因近 2 周出现左前胸不适进行运动 MPI。该患者基线血压为 144/94mmHg,HR 为 95bpm。根据 Bruce 方案进行 TET,运动持续了 8min 30s,运动高峰时因出现 ST 段抬高而终止运动。运动高峰心率为 139bpm(达到 90% 的年龄预期目标心率)、运动量 10.1 MET(达到预期的 105%)。静息 ECG 正常(图 5-4A),但运动 ECG 显示 Ⅱ、Ⅲ 和 aVF 导联 ST 段抬高(图 5-4B)。SPECT 显像示下壁存在大范围且严重的可逆性灌注异常(图 5-4C)。静息 LVEF 为 57%。冠状动脉造影显示 LAD 和 LCX 近段轻度狭窄,RCA 中段完全闭塞但有来自左冠状动脉侧支循环形成(图 5-4D)。该患者行急诊经皮冠状动脉介入治疗(PCI)对 RCA 进行了血运重建。

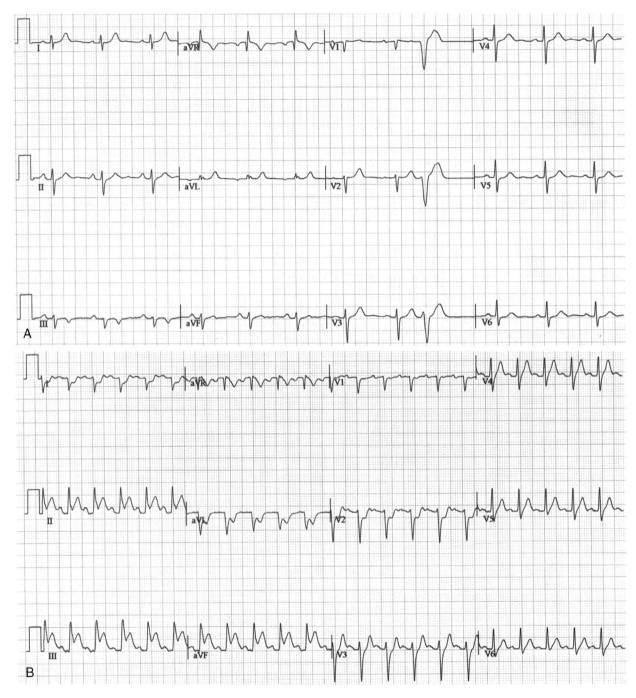

图 5-4　静息(A)和运动高峰(B)时 ECG 出现 ST 段抬高。(待续)

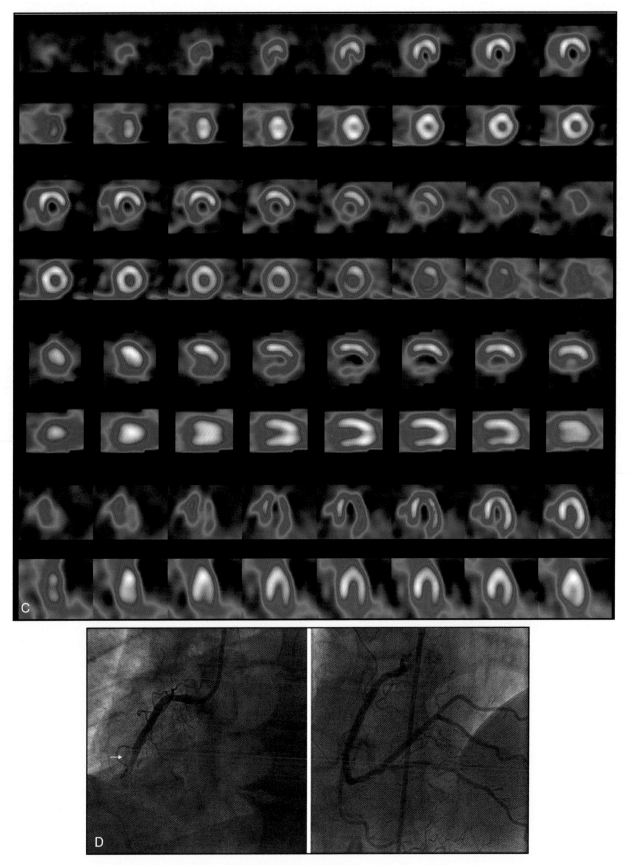

图 5-4(续)　SPECT 显像示 RCA 区域可见严重的可逆性灌注缺损(**C**)。冠状动脉造影示 LAD 和 LCX 轻度狭窄(图中未展示)和 RCA 中段完全闭塞(白箭),右图为 PCI 术后冠脉造影(**D**)。

点评

运动负荷过程中伴有 Q 波的导联出现 ST 段抬高并不是心肌缺血所引起,而是由于瘢痕心肌或室壁瘤室壁运动异常所致。运动负荷过程中 30% 的前壁 MI 患者和 15% 的下壁 MI 患者会出现 ST 段抬高。大面积 MI、低 LVEF 的患者也常见 ST 段抬高。运动过程中无 Q 波的导联出现 ST 段抬高可能是由于冠状动脉痉挛、冠状动脉高度狭窄或两者共同导致的透壁性心肌缺血。运动过程中 ST 段抬高的发生率,健康男性为 0.5%,有症状患者为 3%~6.5%,变异型心绞痛患者为 10%~30%。ST 段抬高的相关导联可准确预测冠状动脉狭窄或 MPI 心肌缺血的部位。

病例 5-5　腺苷负荷 ECG 正常,MPI 灌注正常。

患者男,白人,54 岁,有高血压、血脂异常、卒中、脊柱侧弯、抑郁、糖尿病、外周血管疾病病史以及因 CAD 行 CABG 和 PCI 手术史。因出现不典型心绞痛行腺苷负荷 MPI。该患者的基线血压为 114/70mmHg,心率为 60bpm。高峰时心率为 83bpm,高峰时血压为 122/76mmHg。腺苷负荷 ECG 未见心肌缺血(图 5-5A,B)。SPECT 显像示灌注正常,LVEF 正常(图 5-5C)。该患者有室间隔室壁运动减低(继发于先前 CABG)。

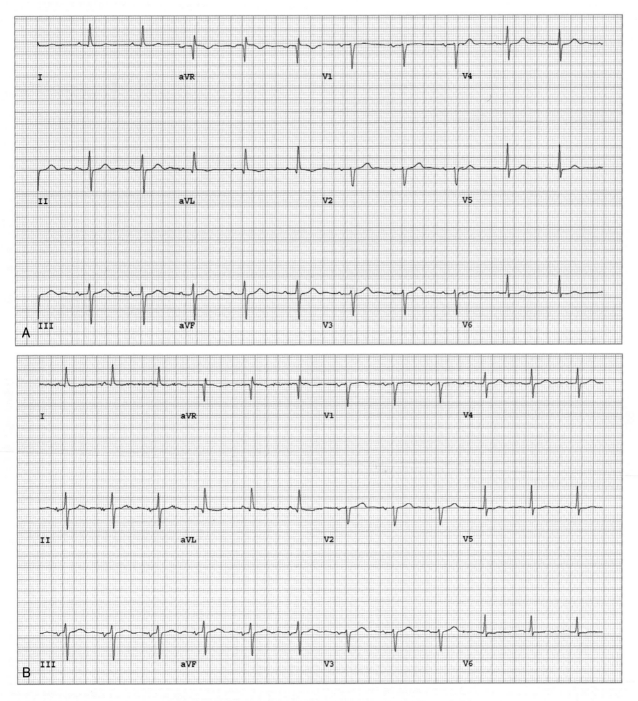

图 5-5 静息 ECG(A)和腺苷负荷试验 ECG(B)正常。(待续)

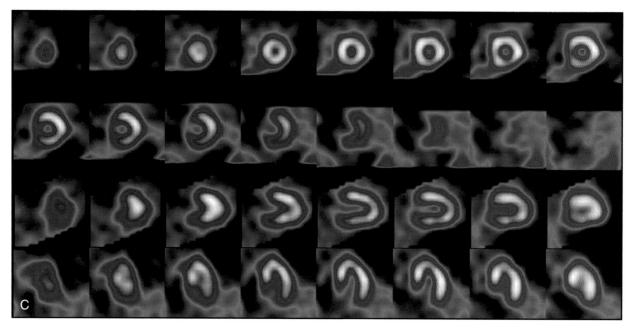

图 5-5(续)　负荷 SPECT 显像示灌注正常(**C**),LVEF 正常。

点评

　　药物负荷试验适用于不能运动的患者（见表 5-1）。腺苷负荷试验 ST 段压低较运动负荷试验(<20%的患者)少见,但其有更高的特异度(90%)。一项荟萃分析（包含 9 项腺苷负荷 SPECT MPI 研究,约 1200 例患者）显示,其诊断 CAD(>50%冠脉狭窄)的加权平均敏感度和特异度分别为 90%和 75%,诊断多支冠状动脉病变 CAD 的加权平均敏感度为 92%。腺苷 MPI 诊断单支、双支和三支冠脉病变 CAD 的敏感度分别为 83%、91%和 97%。病例 5-6 中灌注正常的受试者年不良心脏事件发生率较低,而病例 5-7 由于冠状动脉多支血管供血区域心肌缺血,其年不良心脏事件发生率较高。高危患者的特征包括:中度至重度的灌注异常、多支血管供血区域灌注异常、LVEF<45%、TID 和 201 铊心肌显像肺摄取增加。有关 MPI 判断心源性死亡或 MI 的年不良心脏事件发生风险,药物负荷 MPI 高于运动 MPI。药物负荷 MPI 判断为低危和高危的患者,其每年不良心脏事件发生率分别为 1.2%和 8.3%,而运动负荷判断为低危和高危的患者,其发生率分别为 0.7%和 5.6%。

病例 5-6　腺苷负荷 ECG 阳性,MPI 灌注异常(图 5-6)

　　患者男,白人,78 岁,有阻塞性睡眠呼吸暂停、抑郁症、血脂异常、勃起功能障碍、踝关节炎和膝关节炎病史,因 CAD 行两次 CABG 和多次 PCI。因胸痛复发行腺苷负荷 MPI。患者基线血压为 102/60mmHg,心率为 52bpm。高峰时心率为 58bpm,高峰时血压为 126/68mmHg。腺苷负荷 ECG 示心肌缺血(图 5-6A,B)。SPECT 显像示 LCX 和 RCA 供血区域心肌缺血(图 5-6C,D),LVEF 正常。患者室间隔室壁运动减低(继发于先前 CABG)。冠状动脉造影显示 LCX 远端支架内严重狭窄和 RCA 闭塞(图 5-6E),左内乳动脉(LIMA)至 LAD 桥血管通畅。随后该患者行 PCI 术(LCX 远端)(图 5-6E)。

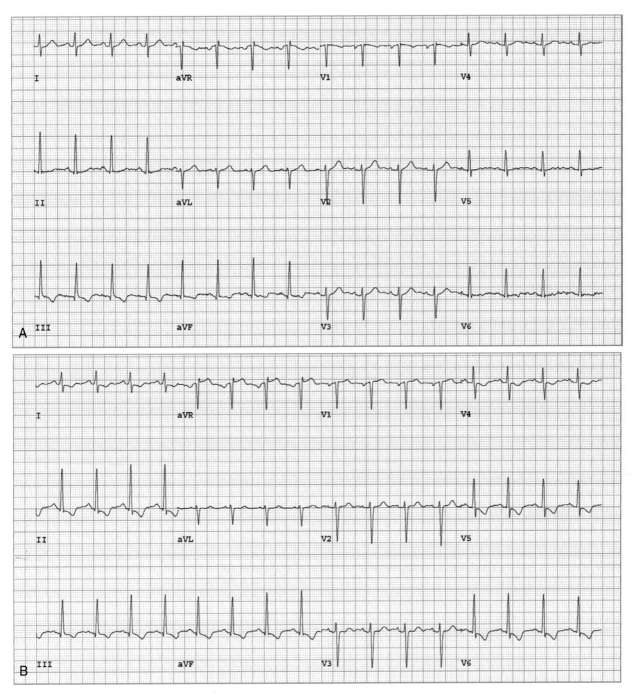

图 5-6　静息 ECG(A)和腺苷负荷 ECG(B)示心肌缺血改变。(待续)

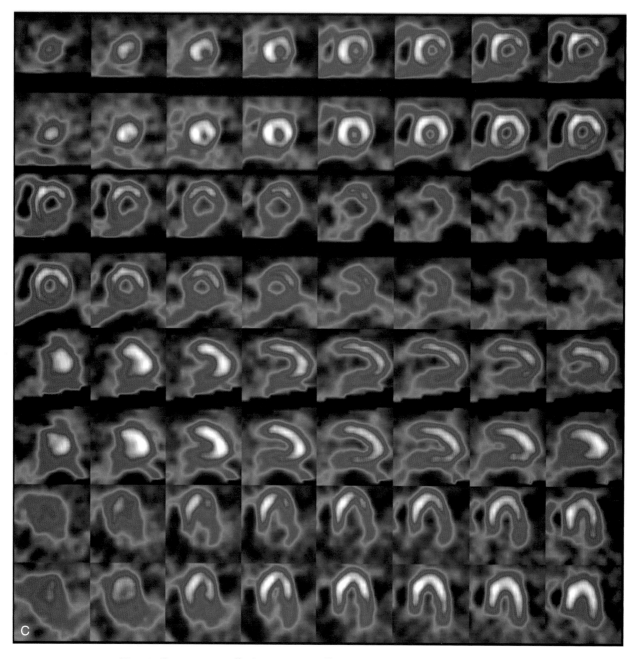

图 5-6(续)　SPECT 显像示 LCX 和 RCA 供血区域可逆性灌注异常(C)。(待续)

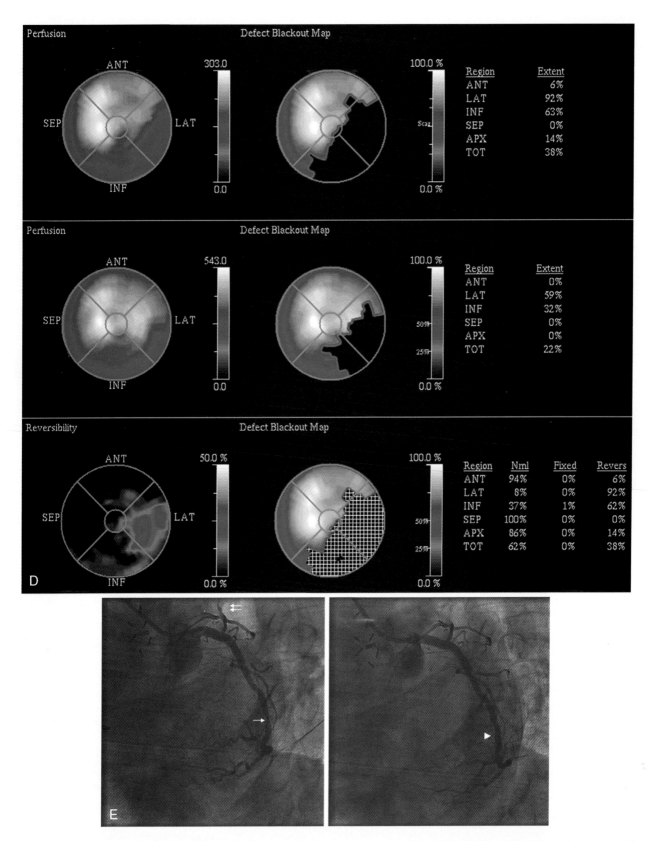

图 5-6(续) 靶心图显示大范围心肌灌注异常(D)。冠状动脉造影显示 LCX 支架内严重的再狭窄(白箭)(E),进行了 LCX 远端 PCI 术(白箭头)(E)。LAD 闭塞(双白箭)但 LIMA 桥血管通畅(图中未展示)。

点评

对于腺苷负荷 MPI，有 1%~2% 的患者可出现腺苷诱发的缺血性 ECG 表现，但 MPI 灌注正常。上述表现多见于老年女性（80%~90%），根据经验，这些患者的预后良好，而多支冠脉病变引起的均衡性缺血也可有上述表现，但预后较差。血管扩张药物负荷试验所致心肌缺血的原因可能为心肌耗氧量增加、远端冠状动脉灌注减少、狭窄血管管壁塌陷、冠状动脉窃血，窃血大多与侧支循环有关。

病例 5-7 热加腺苷负荷试验 ECG 阴性，MPI 灌注异常

患者女，60 岁，非洲裔美籍人，有高血压、终末期肾病、GERD 病史和因 CAD 行 PCI 手术史，因拟行肾移植进行热加腺苷 MPI。基线血压为 142/85mmHg，心率为 70 次/分。高峰心率为 100bpm，最低血压为 116/71mmHg。热加腺苷负荷 ECG 阴性（无心肌缺血）（图 5-7A，B）。SPECT 显像示 LCX 供血区域可见大范围心肌缺血并伴有 TID（图 5-7C），LVEF 和室壁运动均正常。冠状动脉造影显示 LAD 轻度至中度狭窄、LCX 钝缘支 90% 狭窄、后降支远端闭塞（图 5-7D）。随后该患者行 PCI（第二钝缘支）（图 5-7D）。

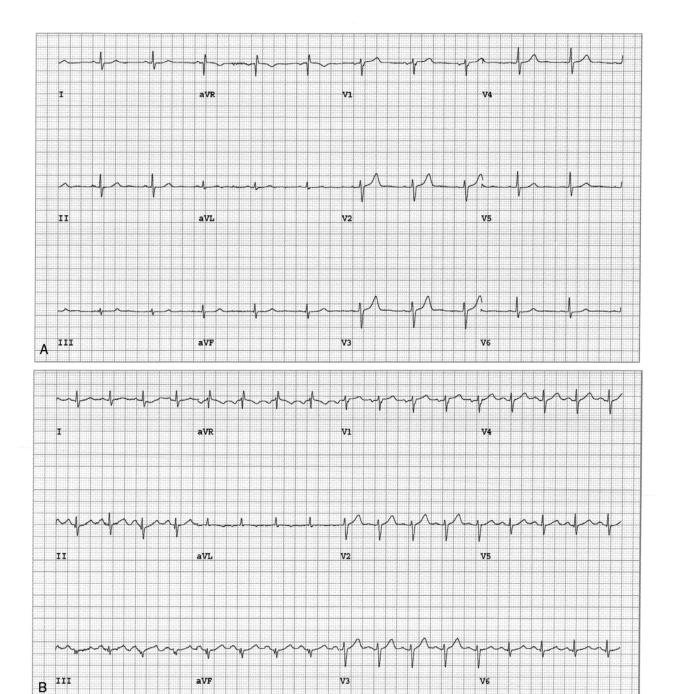

图 5-7　静息 ECG(**A**)和热加腺苷负荷试验 ECG(**B**)正常。（待续）

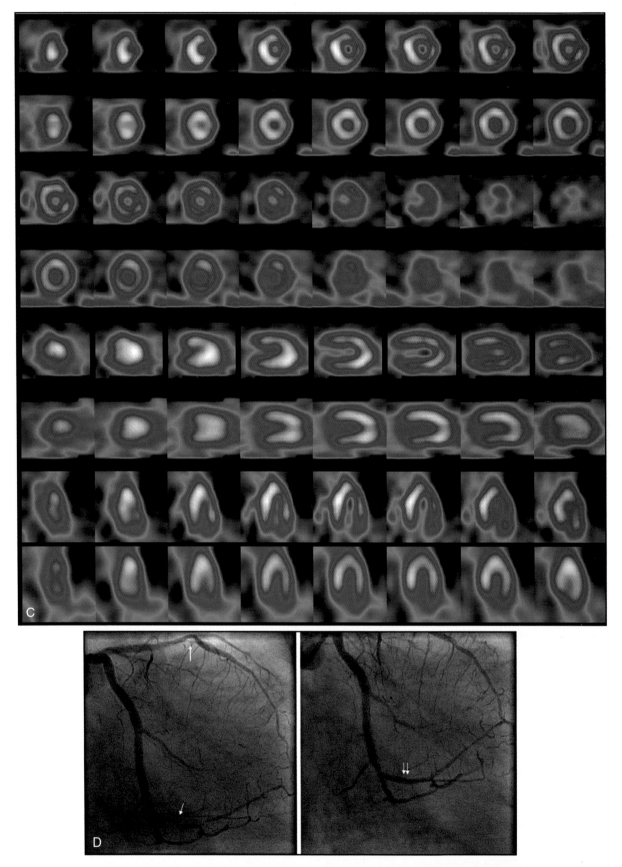

图 5-7(续) SPECT 显像示 LCX 供血区域存在大范围可逆性灌注异常并伴有 TID(C)。冠状动脉造影显示 LAD 轻至中度狭窄(黄箭)、LCX 钝缘支严重狭窄(白箭)。植入药物洗脱支架(双白箭)对狭窄的 LCX 钝缘支进行血运重建(双白箭)(D)。

点评

热加腺苷（Regadenoson）是一种新型的选择性 A_{2a} 受体激动剂，是以单次弹丸式静脉注射给药。一项 3 期多中心研究显示（热加腺苷与腺苷的比较），17% 的热加腺苷和 17% 的腺苷负荷试验均出现 ECG 心肌缺血表现。热加腺苷较腺苷耐受性更好，而诊断效能与腺苷相近。热加腺苷-腺苷 SPECT 显像的平均一致性为 0.63±0.03，而腺苷-腺苷 SPECT 显像的平均一致性为 0.64±0.04。热加腺苷负荷试验与腺苷负荷试验的总灌注缺损面积或缺血面积没有显著差异。线性回归显示腺苷和热加腺苷两者在总灌注缺损面积（$r=0.97$，$P<0.001$）和缺血面积（$r=0.95$，$P<0.001$）之间存在高度相关性。轻中度哮喘者以及中重度 COPD 患者对热加腺苷有更好的耐受性。

病例 5-8　多巴酚丁胺负荷试验 ECG 正常，MPI 灌注异常

患者男，白人，80 岁，有高血压、GERD、糖尿病、腰痛、脑血管疾病、哮喘、血脂异常病史。既往因 CAD 行 PCI 手术史。因出现劳累性心绞痛行多巴酚丁胺负荷 MPI。基线血压为 100/70mmHg，心率为 60bpm。静脉注射多巴酚丁胺，最大剂量为 40μg/(kg·min)，高峰心率为 117bpm（达到年龄预测目标心率的 83%）、高峰时血压为 170/90mmHg。多巴酚丁胺负荷 ECG 阴性（无心肌缺血）（图 5-8A，B）。SPECT 显像示 LCX 供血区域存在中度灌注异常（图 5-8C），LVEF 为 68%。冠状动脉造影显示 LAD 和 RCA 轻度狭窄、LCX 严重狭窄（黄箭）（图 5-8D），右图为 PCI 术后冠脉造影。

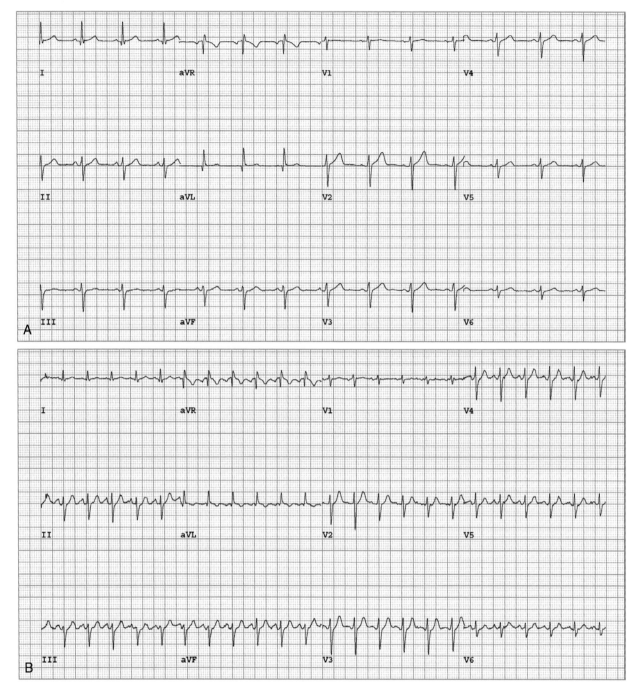

图 5-8　静息 ECG(A)和多巴酚丁胺负荷试验 ECG(B)均正常。(待续)

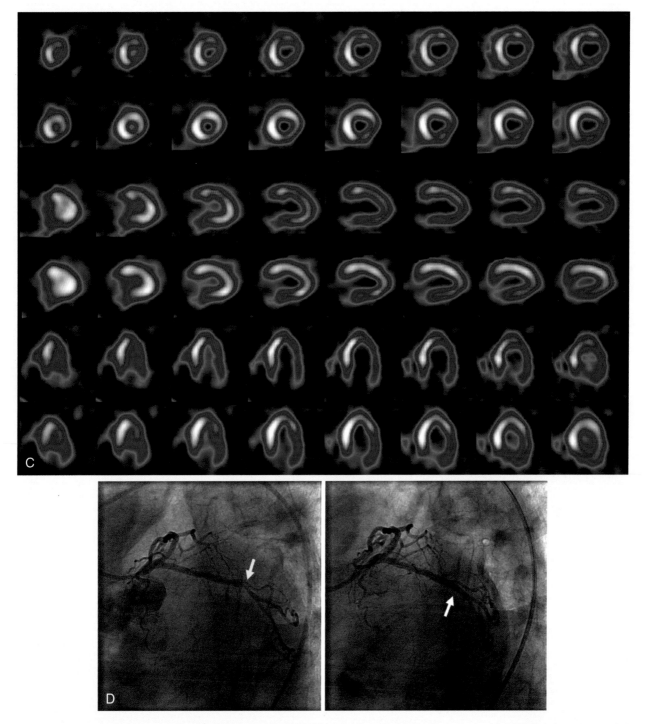

图 5-8(续)　SPECT 显像示 LCX 供血区域心肌可逆性灌注异常(C)。冠状动脉造影显示 LAD 和 RCA 轻度狭窄以及 LCX 中段严重狭窄(黄箭)(D)。右图为 PCI 术后冠状动脉造影(白箭)。

点评

多巴酚丁胺负荷试验适用于对运动和血管扩张药物负荷试验有禁忌证者(见表 5-1)。行多巴酚丁胺负荷试验的患者往往病情较重，这些患者中 30%~50% 会发生 ST 段压低。一项荟萃分析(包括 20 项研究，约 1000 例患者) 显示多巴酚丁胺负荷试验诊断 CAD 的加权敏感度、特异度和准确性分别为 88%、74% 和 84%。当多巴酚丁胺使用最大剂量时加用阿托品,可使诊断 CAD 的敏感度从 82% 增加至 90%。多巴酚丁胺负荷 MPI 诊断单支、双支和三支冠脉病变 CAD 的敏感度分别为 84%、95% 和 100%。胸痛患者行多巴酚丁胺负荷 MPI,若 MPI 正常,每年不良心脏事件的发生率仅为 0.8%。随着多巴酚丁胺负荷 MPI 可逆性灌注异常评分的增加,其每年不良心脏事件发生率逐步增高，分别为 2.1%、5.0%、5.5%、13.0% 和 14.6%。一项研究显示,已知或可疑 CAD 患者行多巴酚丁胺负荷 MPI,MPI 正常者的年心源性死亡率为 1%,而 MPI 异常者的年心源性死亡率为 5.1%。在临床资料、ECG 以及血流动力学指标的基础上,MPI 灌注异常对预后评估有增益价值。

(王建锋 译　王跃涛 审校)

推荐读物

Abbott BG, Afshar M, Berger AK, Wackers FJ: Prognostic significance of ischemic electrocardiographic changes during adenosine infusion in patients with normal myocardial perfusion imaging, *J Nucl Cardiol* 10:9–16, 2003.

Amanullah AM, Aasa M: Significance of ST-segment depression during adenosine-induced coronary hyperemia in angina pectoris and correlation with angiographic, scintigraphic, hemodynamic, and echocardiographic variables, *Int J Cardiol* 48:167–176, 1995.

Dunn RF, Freedman B, Kelly DT, et al: Exercise-induced ST-segment elevation in leads V1 or aVL. A predictor of anterior myocardial ischemia and left anterior descending coronary artery disease, *Circulation* 63:1357–1363, 1981.

Fleischmann KE, Hunink MG, Kuntz KM, et al: Exercise echocardiography or exercise SPECT imaging? A meta-analysis of diagnostic test performance, *JAMA* 280:913–920, 1998.

Geleijnse ML, Elhendy A, Fioretti PM, et al: Dobutamine stress myocardial perfusion imaging, *J Am Coll Cardiol* 36:2017–2027, 2000.

Geleijnse ML, Elhendy A, van Domburg RT, et al: Prognostic value of dobutamine-atropine stress technetium-99m sestamibi perfusion scintigraphy in patients with chest pain, *J Am Coll Cardiol* 28:447–454, 1996.

Gibbons RJ, Balady GJ, Bricker JT, et al: ACC/AHA 2002 Guideline Update for Exercise Testing: Summary Article. A report of the American College of Cardiology/American Heart Association Task Force on Practice Guidelines (Committee to Update the 1997 Exercise Testing Guidelines), *J Am Coll Cardiol* 40:1531–1540, 2002.

Gulati M, Pratap P, Kansal P, et al: Gender differences in the value of ST-segment depression during adenosine stress testing, *Am J Cardiol* 94:997–1002, 2004.

Hage FG, Dubovsky EV, Heo J, et al: Outcome of patients with adenosine-induced ST-segment depression but with normal perfusion on tomographic imaging, *Am J Cardiol* 98:1009–1011, 2006.

Henzlova MJ, Cerqueira MD, Mahmarian JJ, Yao S: Stress protocols and tracers, *J Nucl Cardiol* 13:e80–90, 2006.

Hung M, Hung M, Cheng C, et al: Clinical characteristics of patients with exercise-induced ST-segment elevation without prior myocardial infarction, *Circ J* 70:254–261, 2006.

Iskandrian A, Garcia E, editors: *Nuclear Cardiac Imaging: Principles and Applications*, ed 4, New York, 2008, Oxford University Press.

Iskandrian AE, Bateman TM, Belardinelli L, et al: Adenosine versus regadenoson comparative evaluation in myocardial perfusion imaging: results of the ADVANCE phase 3 multicenter international trial, *J Nucl Cardiol* 14:645–658, 2007.

Iskandrian AS, Chae SC, Heo J, et al: Independent and incremental prognostic value of exercise single-photon emission computed tomographic (SPECT) thallium imaging in coronary artery disease, *J Am Coll Cardiol* 22:665–670, 1993.

Kim C, Kwok YS, Heagerty P, et al: Pharmacologic stress testing for coronary disease diagnosis: a meta-analysis, *Am Heart J* 142:934–944, 2001.

Klocke FJ, Baird MG, Lorell BH, et al: ACC/AHA/ASNC Guidelines for the Clinical Use of Cardiac Radionuclide Imaging—Executive Summary: A Report of the American College of Cardiology/American Heart Association Task Force on Practice Guidelines (ACC/AHA/ASNC Committee to Revise the 1995 Guidelines for the Clinical Use of Cardiac Radionuclide Imaging), *J Am Coll Cardiol* 42:1318–1333, 2003.

Klodas E, Miller TD, Christian TF, et al: Prognostic significance of ischemic electrocardiographic changes during vasodilator stress testing in patients with normal SPECT images, *J Nucl Cardiol* 10:4–8, 2003.

Kwok Y, Kim C, Grady D, et al: Meta-analysis of exercise testing to detect coronary artery disease in women, *Am J Cardiol* 83:660–666, 1999.

Leaker BR, O'Connor B, Hansel TT, et al: Safety of regadenoson, an adenosine A2A receptor agonist for myocardial perfusion imaging, in mild asthma and moderate asthma patients: a randomized, double-blind, placebo-controlled trial, *J Nucl Cardiol* 15:329–336, 2008.

Mahmarian JJ, Cerqueira MD, Iskandrian AE, et al: Regadenoson induces comparable left ventricular perfusion defects as adenosine: a quantitative analysis from the ADVANCE MPI 2 trial, *JACC Cardiovasc Imaging* 2:959–968, 2009.

Mahmarian JJ, Verani MS: Myocardial perfusion imaging during pharmacologic stress testing, *Cardiol Clin* 12:223–245, 1994.

Marshall ES, Raichlen JS, Kim SM, et al: Prognostic significance of ST-segment depression during adenosine perfusion imaging, *Am Heart J* 130:58–66, 1995.

Miller TD, Roger VL, Milavetz JJ, et al: Assessment of the exercise electrocardiogram in women versus men using tomographic myocardial perfusion imaging as the reference standard, *Am J Cardiol* 87:868–873, 2001.

Schinkel AFL, Elhendy A, van Domburg RT, et al: Prognostic value of dobutamine-atropine stress (99m)Tc-tetrofosmin myocardial perfusion SPECT in patients with known or suspected coronary artery disease, *J Nucl Med* 43:767–772, 2002.

Shaw LJ, Iskandrian AE: Prognostic value of gated myocardial perfusion SPECT, *J Nucl Cardiol* 11:171–185, 2004.

Thomas GS, Tammelin BR, Schiffman GL, et al: Safety of regadenoson, a selective adenosine A2A agonist, in patients with chronic obstructive pulmonary disease: a randomized, double-blind, placebo-controlled trial (RegCOPD trial), *J Nucl Cardiol* 15:319–328, 2008.

第6章

MPI 在已知或可疑稳定性 CAD 患者中的应用

Gilbert J. Zoghbi, Eva V. Dubovsky, Ami E. Iskandrian

要点

- 负荷 MPI 仍然是已知或可疑稳定性 CAD 患者最常用的影像技术。
- 计算机硬件和软件的改善以及多种负荷模式和显像程序的使用促进了负荷 MPI 的应用持续增长。
- 人们对辐射风险和剂量最小化的认识不断提高。
- 有关适用标准和指南明确了负荷 MPI 的恰当适应证。
- 负荷 MPI 可提供心肌灌注、局部 LV 功能和整体 LV 功能等综合信息,其对 CAD 的诊断和预后判断具有增益价值。
- 负荷 MPI 对冠状动脉造影作为 CAD 诊断"金标准"的角色产生冲击。
- 鉴于冠状动脉造影在评估心肌血流方面的严重局限性,把 MPI 的结果评价为"假阴性"和"假阳性"应当慎重。
- 临床应用证明,心肌灌注缺损的有无、类型及面积都是重要的预后指标。
- 心肌灌注以外的信息,如心肌顿抑、TID 和 RV 功能障碍等,也对患者诊疗有帮助。
- 并不是所有多支病变的病变血管区域都有灌注缺损,就像通过血流或压力导丝对狭窄的冠状动脉功能进行评价一样,表明不是所有的病变血管都有生理学意义。

背景

CAD 是一个全球性的重大健康问题。据估计,美国约有 1760 万人患有 CAD,其中约 850 万人有 MI 病史,1020 万人有心绞痛史。40 岁以上的男性发展为 CAD 的终身危险性为 49%,40 岁以上的女性则为 32%。尽管 CAD 的死亡率持续下降,但预计其发病率将继续上升。负荷 MPI 是评估已知或可疑 CAD 最常用的无创影像方法之一。负荷 MPI 通常用于诊断 CAD、已知 CAD 患者的危险分层、疗效评价、判断 CAD 有无进展及评价冠状动脉临界病变的生理学意义。已发表的适用标准和指南有助于负荷 MPI 的恰当应用(表 6-1)。

运动和药物负荷是通过不同的机制增加 MBF,高峰或充血状态下 MBF 与冠状动脉狭窄程度负相关,但非线性相关。几项研究均显示,在单支、双支和三支病变患者中,血管直径狭窄百分比(冠状动脉狭窄的解剖学测量)和冠状动脉血流储备分数(FFR)(冠状动脉狭窄的生理学意义评价)之间高度不一致。这一重要发现使人们质疑以前的研究中使用冠状动脉造影作为"金标准"来评估负荷 MPI 的诊断效能(敏感度和特异度)。还有一个更重要的问题,即 FFR 不能提供灌注异常的范围或特征(瘢痕、缺血或两者混合)。已经证实灌注异常的范围和特征与 LVEF 及 LV 容积都是已知或可疑 CAD 患者预后的强力预测因子。

负荷 MPI(或任何其他负荷形式)诊断 CAD 的准确性取决于疾病的严重性和负荷试验的特性。尽管冠状动脉造影存在局限性,在 27 项涉及 3200 例接受运动负荷 MPI 患者的荟萃分析中,运动负荷 SPECT 对诊断 CAD 的加权敏感度和特异度分别为 87% 和 64%。在 10 项涉及 628 例患者的集中研究中,运动负

表 6-1 已知或可疑 CAD 患者负荷 MPI 的适宜标准

	评分
1.检测 CAD	
● 有症状的患者	
● CAD 低度可能+不可解释的 ECG 异常或不能运动	7
● CAD 中度可能+不可解释的 ECG 异常和可以运动	7
● CAD 中度可能+ECG 正常或不能运动	9
● CAD 高度可能,无论 ECG 或运动能力如何	8
2.CAD 检测/风险评估	
● 无症状患者	
● ATP Ⅲ 指南中 CAD 高风险患者	7
● 其他心脏疾病	
● 新发的伴 LV 功能不全的充血性心力衰竭(CHF)患者+先前无 CAD 评估也无计划进行冠状动脉造影(无缺血相关症状)	8
● 室性心动过速+ATP Ⅲ 指南中 CAD 低风险患者	7
● 室性心动过速+ ATP Ⅲ 指南中 CHF 中度或高风险患者	8
● 晕厥+ATP Ⅲ 指南中 CHF 中度或高风险患者	7
3.无症状或症状稳定的风险评估	
● 阻塞性 CAD 患者负荷试验结果可疑、不一致或临界	8
● 新发或症状加重+冠状动脉造影或先前负荷试验异常	9
● 冠状动脉狭窄或意义不明确的异常	9
● 无症状患者+ Agatston 评分为 100~400 的高危 CAD 患者	7
● 无症状患者+ Agatston 评分> 400	7
● Duke 踏车评分为中度危险	7
● Duke 踏车评分为高度危险	8

根据专家的共识,上述评分范围是 1~9 分。7~9 分是恰当的适应证,4~6 分是不明确的指征,<4 分被认为是不恰当的指征。

荷 SPECT MPI 检测 CAD 低度可能性患者的正常率为 90%。根据约 2500 例患者的汇总分析，血管扩张药物负荷 SPECT MPI 检测 CAD 的平均敏感度和特异度分别为 86% 和 73%。在涉及约 1200 例患者的 9 项研究的荟萃分析中，腺苷负荷 SPECT MPI 检测 CAD 的敏感度和特异度分别为 90% 和 75%，CAD 低度可能性患者的正常率为 90%。在包括约 1200 例患者的 24 项研究的荟萃分析中，多巴酚丁胺负荷 SPECT MPI 检测 CAD 的敏感度、特异度和准确性分别为 85%、72% 和 77%。在一项腺苷负荷 SPECT 显像研究中使用门控和衰减校正技术使其诊断敏感度显著提高且正常率>90%。

病例 6-1　MI 后负荷 MPI(图 6-1)

　　患者女，81 岁，非裔美国人，既往有高血压、血脂异常、肾移植后终末期肾病状态、骨质疏松症和 GERD 等病史，6 个月前曾被诊断为非 ST 段抬高型 MI。由于肾功能欠佳，未行冠状动脉造影。患者在诊断为 MI 后 6 个月行热加腺苷负荷 MPI 以评估劳力性呼吸困难。负荷 MPI 显示心肌灌注(图 6-1A，B)、LVEF 和室壁运动/增厚均正常(图 6-1C)。

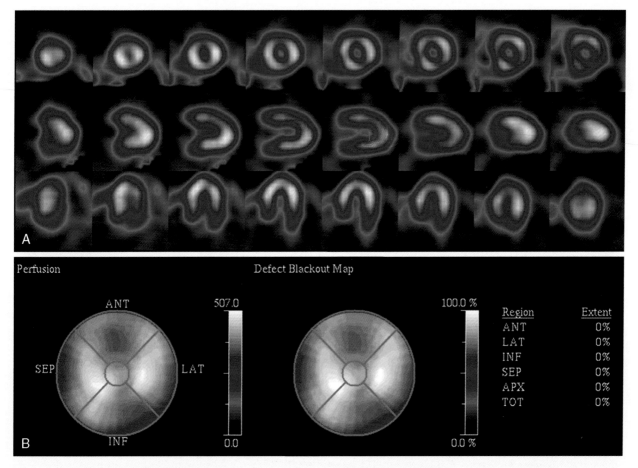

图 6-1　热加腺苷负荷 ⁹⁹ᵐTc-MIBI SPECT 显像显示心肌血流灌注正常(A)，靶心图正常(B)。(待续)

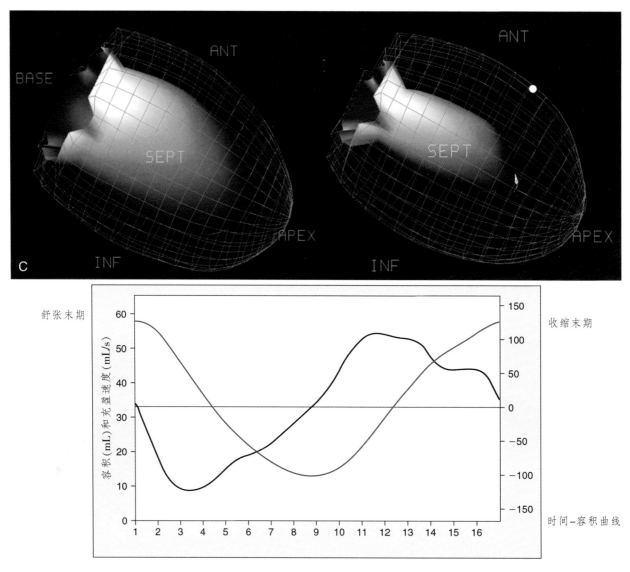

图 6-1(续)　(C)3D 图像显示射血分数(EF)正常,以及所得的时间-容积曲线(C)。

点评

　　该患者负荷 MPI 显像正常提示预后良好。严重肾脏疾病患者,当出现胸痛、肌钙蛋白升高时,诊断非ST 段抬高型 MI 并不容易, 因为此时的 ECG 改变可能是由严重的 LV 肥厚引起的。该患者的 MPI 正常使其免受冠状动脉造影及造影剂肾毒性的损害,其气短可能是 LV 舒张功能不全所致。

病例 6-2　已知 CAD 患者的负荷 MPI(图 6-2)

　　患者男,80 岁,白人,既往有高血压、脑血管疾病及双侧颈动脉内膜剥脱术、慢性肾功能不全、轻中度 CAD 和血脂异常等病史,行运动负荷 MPI 以评估近 3 个月的劳力性心绞痛。根据 Bruce 方案行运动负荷试验,运动持续 4min 49s,高峰心率为 142bpm,高峰血压为 160/100mmHg。ECG 未见缺血性改变。SPECT 显像示 LAD 供血区域大面积心肌缺血,但 LVEF 正常(图 6-2A,B)。 冠状动脉造影示左主干远端 50% 狭窄,LAD 近段 95% 狭窄并累及第一对角支(图 6-2C)。

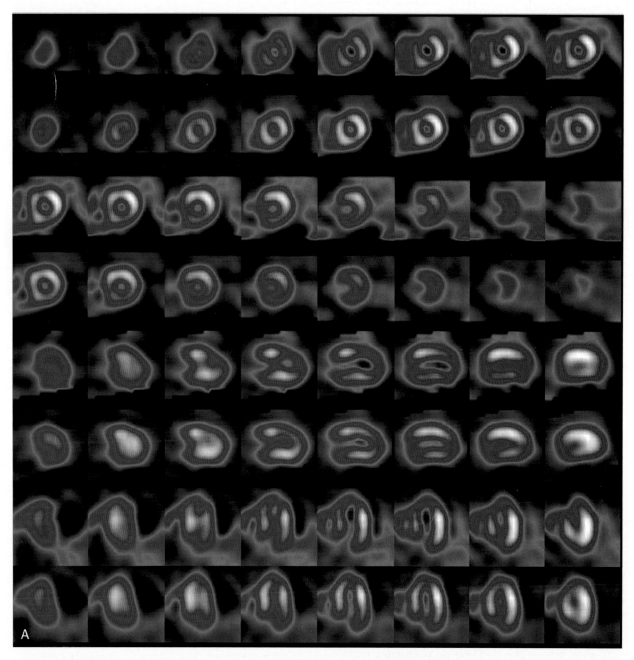

图 6-2　运动/静息 99mTc-MIBI SPECT 显像示 LAD 供血区域可逆性灌注异常(A)。(待续)

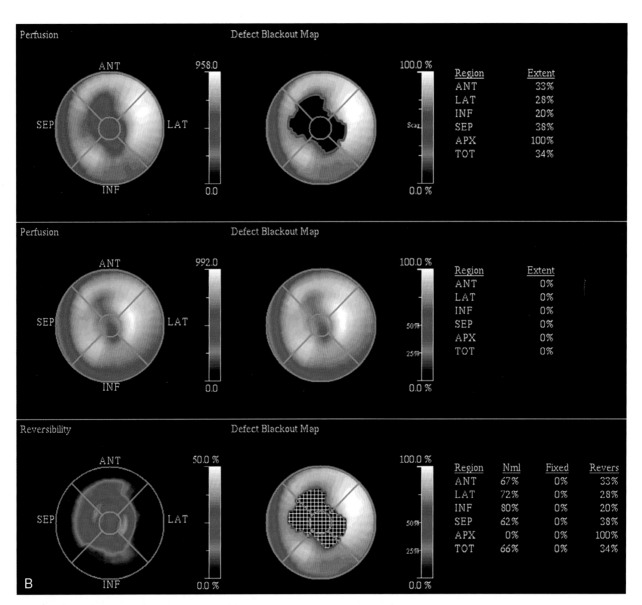

图 6-2(续)　靶心图示占 LV 心肌 34% 的大面积灌注异常(B)。(待续)

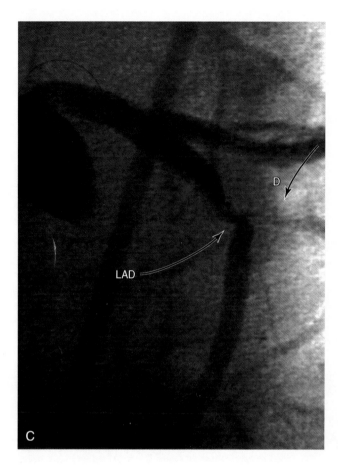

图 6-2(续)　(C)患者 EF 正常,冠状动脉造影显示 LAD 近段严重狭窄并累及第一对角支(D)。

病例 6-3　气短患者的负荷 MPI(图 6-3)

　　患者女,39 岁,非裔美国人,有 1 型糖尿病和血脂异常病史,行运动负荷 MPI 评估劳力性呼吸困难。根据 Bruce 方案行运动负荷试验, 运动持续 8min, 由于气短终止运动, 高峰心率为 184bpm, 高峰收缩压为 118/70mmHg。运动高峰时 ECG 示 ST 段压低。SPECT 显像示 LCX 供血区域大面积心肌缺血,但 LVEF 正常(图 6-3A,B)。冠状动脉造影示 LCX 严重狭窄。随后该患者行 LCX 药物洗脱支架 PCI 术。

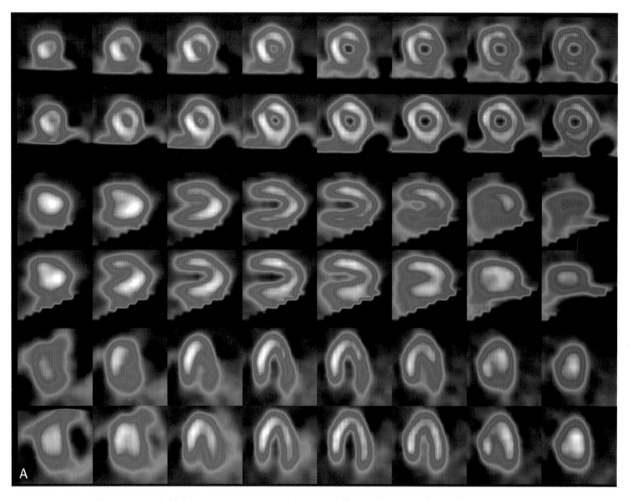

图 6-3　运动/静息 99mTc-MIBI SPECT 显像示 LCX 供血区域可逆性灌注异常(**A**)。(待续)

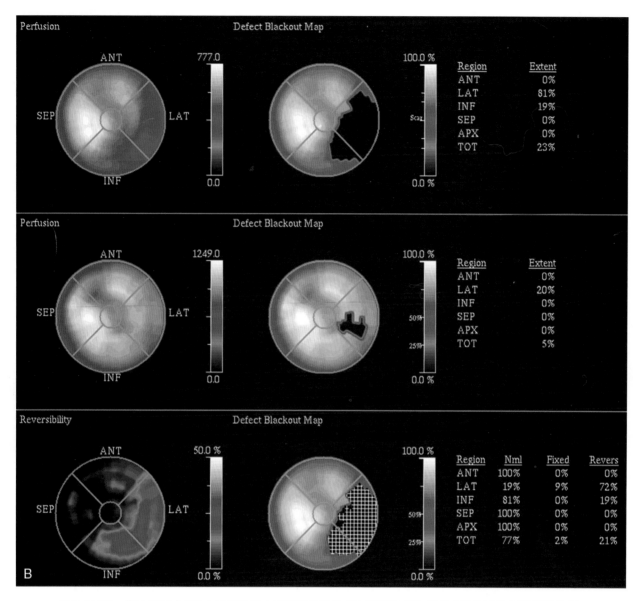

图 6-3(续)　靶心图示占 LV 心肌 23%的大范围灌注异常(B),LVEF 正常,冠状动脉造影示 LCX 严重狭窄。

病例 6-4　CAD 中度可能患者的负荷 MPI(图 6-4)

　　患者女,54 岁,白人,既往有系统性红斑狼疮和甲状腺功能减退症病史。因乏力和气短行运动负荷 MPI。根据 Bruce 方案行运动负荷试验,运动持续 7min 16s,因疲劳而终止运动;高峰心率为 153bpm,高峰时血压为 140/74mmHg。运动试验 ECG 未见心肌缺血。SPECT 显像示 RCA 和 LCX 供血区域心肌缺血,LVEF 正常(图 6-4A~C)。冠状动脉造影示 RCA 中段 80%狭窄,LCX 中段 95%狭窄(图 6-4D)。随后该患者 RCA 和 LCX 狭窄处分期行支架置入术。

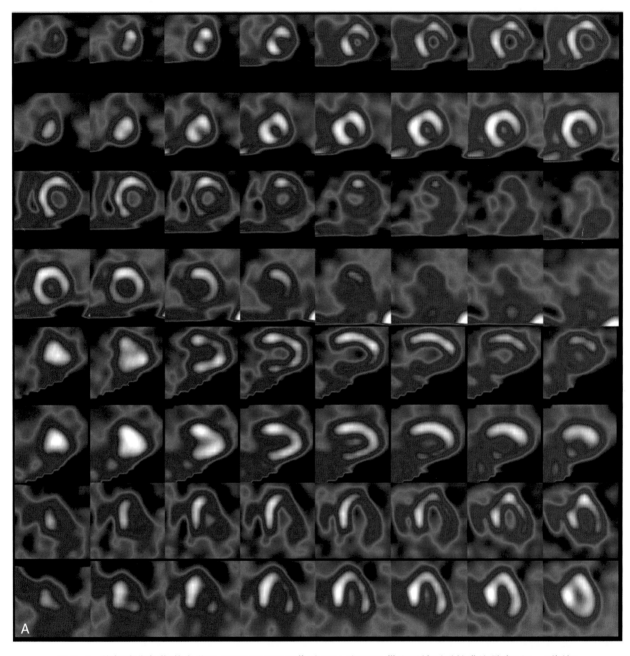

图 6-4　热加腺苷负荷/静息 ^{99m}Tc-MIBI SPECT 显像示 RCA 和 LCX 供血区域可逆性灌注异常(A)。(待续)

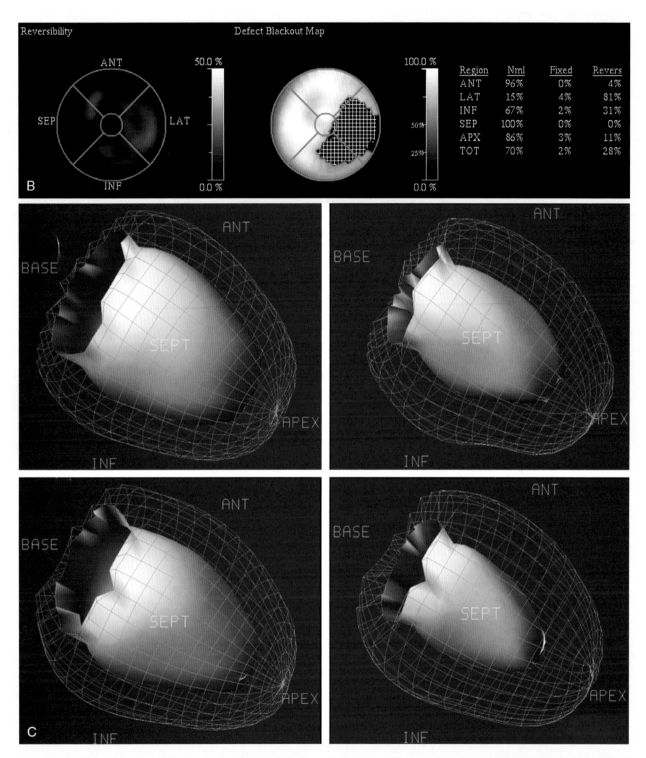

图 6-4(续)　靶心图示占 LV 心肌 28% 的大范围灌注异常(B)。负荷后 LVEF 为 54%，静息 LVEF 为 68%，提示负荷后心肌顿抑(C)。(待续)

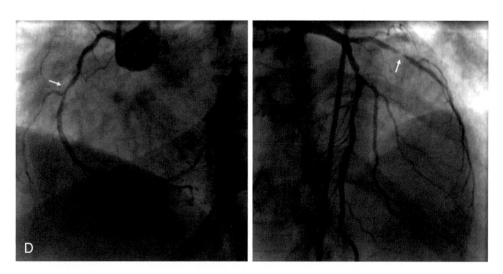

图 6-4(续)　冠状动脉造影示 RCA 中段(黄箭)和 LCX 中段(白箭)严重狭窄(D)。

病例 6-5　CAD 高度可能患者的负荷 MPI(图 6-5)

　　患者男,64 岁,白人,既往有糖尿病、吸烟、周围血管疾病和血脂异常病史。因劳力性胸痛 8 个月行热加腺苷负荷 MPI 进行评估。基线心率为 58bpm,热加腺苷负荷后心率增加至 92bpm。SPECT 显像示 RCA 和 LAD 供血区域可逆性灌注异常(图 6-5A,B)。LVEF 正常。冠状动脉造影示 LCX、RCA 和 LAD 严重狭窄(图 6-5C)。CABG 术后该患者症状明显改善。

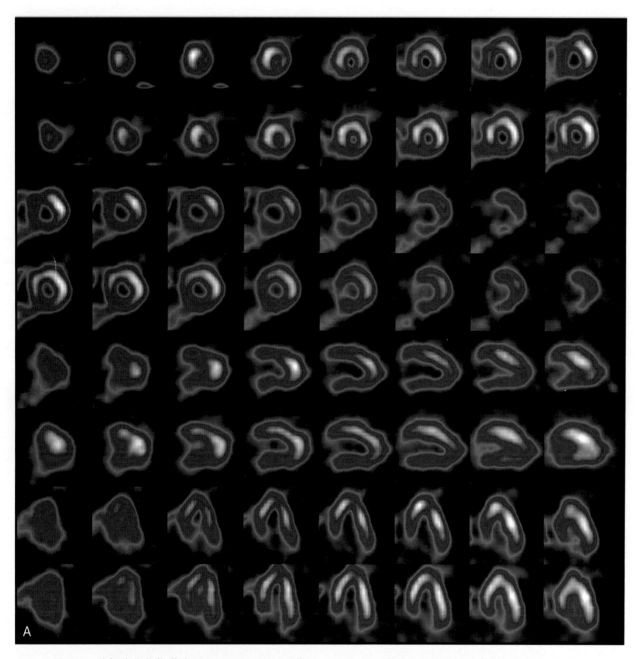

图 6-5　热加腺苷负荷/静息 ⁹⁹ᵐTc-MIBI SPECT 显像示 RCA 和 LAD 供血区域可逆性的灌注异常(A)。(待续)

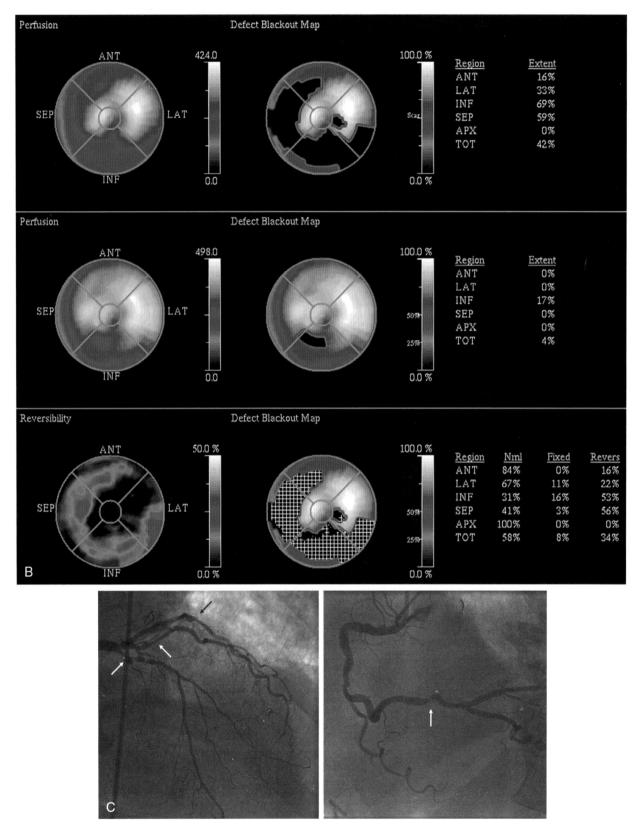

图 6-5(续) 靶心图显示占 LV 心肌 42%的大面积灌注异常(B)。LVEF 正常。冠状动脉造影示 LAD、LCX 和 RCA 严重狭窄(C，箭示狭窄部位)。

点评(病例 6-2 至病例 6-5)

这些病例显示了 CAD 中度至高度可能患者的心肌灌注异常。心肌灌注异常可以用几种方法量化,这一部分已在第 2 章中讨论。MPI 的优势在于可自动分析。运动负荷 MPI 诊断严重 LAD 病变、RCA 病变、LCX 病变的敏感度和特异度分别为 83% 和 88%、89% 和 93%、77% 和 90%。腺苷负荷 MPI 诊断严重 LAD 病变、RCA 病变、LCX 病变的敏感度和特异度分别为 75% 和 97%、75% 和 96%、60% 和 90%。腺苷负荷 MPI 诊断 LAD、RCA 和 LCX 病变的准确性分别为 85%、86% 和 75%。多巴酚丁胺负荷 MPI 诊断严重 LAD 病变、RCA 病变、LCX 病变的平均敏感度和特异度分别为 68% 和 90%、88% 和 81%、50% 和 94%。由于以上结果是以冠状动脉造影为金标准,鉴于冠状动脉造影的局限性,因此必须慎重对待。

病例 6-6　冠状动脉血运重建术后症状复发患者的负荷 MPI(图 6-6)

患者男,81 岁,白人,有高血压、糖尿病、病态窦房结综合征(永久性心脏起搏器植入状态)、血脂异常、关节炎病史,既往因 CAD 行 CABG 和 PCI 术。因劳力性心绞痛复发和劳力性呼吸困难行热加腺苷负荷 MPI,由于起搏心律导致 ECG 的变化无法诊断心肌缺血。基础心率为 71bpm,热加腺苷注射后心率增加至 83bpm。SPECT 显像示三支血管供血区域大面积心肌缺血,LVEF 严重减低,一过性缺血性扩张(TID)和负荷后的心肌顿抑(图 6-6A~C)。静息时 LVEF 为 24%(图中未展示)。冠状动脉造影显示桥血管闭塞,但远端尚有供血。随后再次行 CABG。

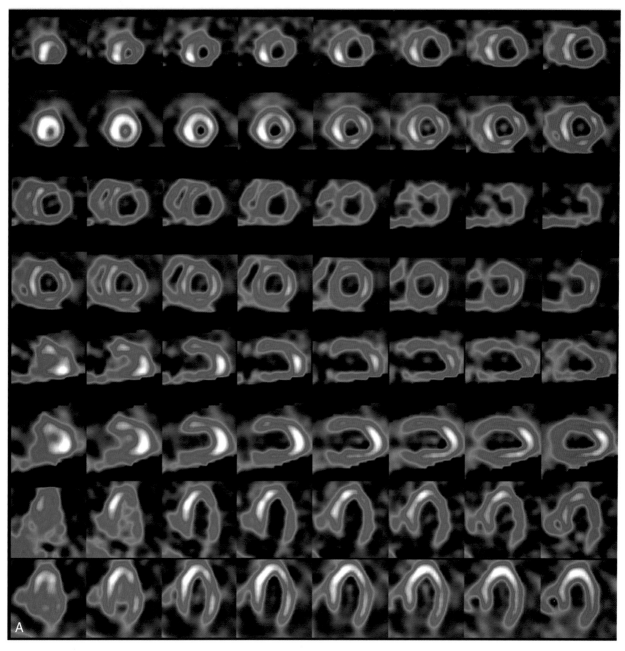

图 6-6　热加腺苷负荷/静息 ^{99m}Tc-MIBI SPECT 显像示三支血管供血区域可逆性及部分可逆性灌注异常(**A**)。(待续)

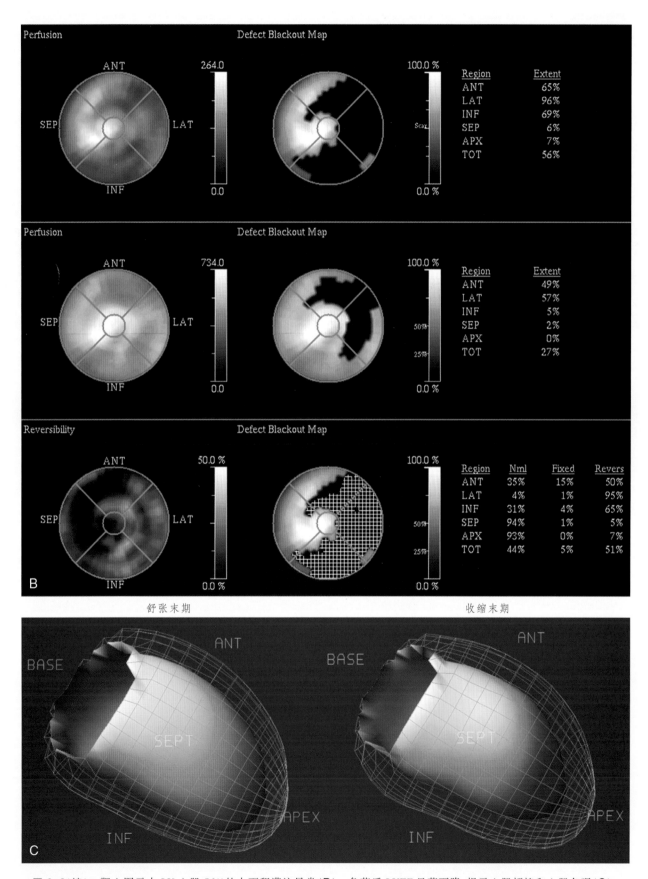

图 6-6(续)　靶心图示占 LV 心肌 56% 的大面积灌注异常 (B)。负荷后 LVEF 显著下降,提示心肌顿抑和心肌冬眠 (C)。

点评

这一例说明了 CAD 患者经常出现的一些情况，如症状复发和需要额外的干预措施。在症状和核素显像结果均提示该患者为高危且患者已经接受了最大程度药物治疗的情况下，再次进行 CABG 是最好的选择。

（张飞飞 译　王跃涛 审校）

推荐读物

Abreu A, Mahmarian JJ, Nishimura S, et al: Tolerance and safety of pharmacologic coronary vasodilation with adenosine in association with thallium-201 scintigraphy in patients with suspected coronary artery disease, *J Am Coll Cardiol* 18:730–735, 1991.

Amanullah AM, Kiat H, Friedman JD, Berman DS: Adenosine technetium-99m sestamibi myocardial perfusion SPECT in women: diagnostic efficacy in detection of coronary artery disease, *J Am Coll Cardiol* 27:803–809, 1996.

Berman DS, Kang X, Hayes SW, et al: Adenosine myocardial perfusion single-photon emission computed tomography in women compared with men. Impact of diabetes mellitus on incremental prognostic value and effect on patient management, *J Am Coll Cardiol* 41: 1125–1133, 2003.

Fleischmann KE, Hunink MG, Kuntz KM, Douglas PS: Exercise echocardiography or exercise SPECT imaging? A meta-analysis of diagnostic test performance, *JAMA* 280:913–920, 1998.

Geleijnse ML, Elhendy A, Fioretti PM, et al: Dobutamine stress myocardial perfusion imaging, *J Am Coll Cardiol* 36:2017–2027, 2000.

Hendel RC, Berman DS, Di Carli MF, et al: ACCF/ASNC/ACR/AHA/ASE/SCCT/SCMR/SNM 2009 Appropriate Use Criteria for Cardiac Radionuclide Imaging: A Report of the American College of Cardiology Foundation Appropriate Use Criteria Task Force, the American Society of Nuclear Cardiology, the American College of Radiology, the American Heart Association, the American Society of Echocardiography, the Society of Cardiovascular Computed Tomography, the Society for Cardiovascular Magnetic Resonance, and the Society of Nuclear Medicine, *J Am Coll Cardiol* 53:2201–2229, 2009.

Iskandrian A, Garcia E, editors: *Nuclear Cardiac Imaging: Principles and Applications*, ed 4, New York, 2008, Oxford University Press.

Kim C, Kwok YS, Heagerty P, et al: Pharmacologic stress testing for coronary disease diagnosis: a meta-analysis, *Am Heart J* 142(6):934–944, 2001.

Klocke FJ, Baird MG, Lorell BH, et al: ACC/AHA/ASNC guidelines for the clinical use of cardiac radionuclide imaging—executive summary: a report of the American College of Cardiology/American Heart Association Task Force on Practice Guidelines (ACC/AHA/ASNC Committee to Revise the 1995 Guidelines for the Clinical Use of Cardiac Radionuclide Imaging), *J Am Coll Cardiol* 42:1318–1333, 2003.

Lloyd-Jones D, Adams RJ, Brown TM, et al: Executive summary: heart disease and stroke statistics–2010 update: a report from the American Heart Association, *Circulation* 121:948–954, 2010.

Mahmarian JJ, Boyce TM, Goldberg RK, et al: Quantitative exercise thallium-201 single photon emission computed tomography for the enhanced diagnosis of ischemic heart disease, *J Am Coll Cardiol* 15:318–329, 1990.

Pereztol-Valdés O, Candell-Riera J, Santana-Boado C, et al: Correspondence between left ventricular 17 myocardial segments and coronary arteries, *Eur Heart J* 26:2637–2643, 2005.

Shaw LJ, Iskandrian AE: Prognostic value of gated myocardial perfusion SPECT, *J Nucl Cardiol* 11:171–185, 2004.

第 7 章

多次核素心脏显像在 CAD 患者中的应用

Fadi G. Hage, Fahad M. Iqbal, Ami E. Iskandrian

要点

- MPI 已被广泛用于评价介入或其他治疗的疗效。
- 不同的采集程序、示踪剂剂量、图像处理及图像质量对灌注异常的有无、类型及严重程度可产生影响。
- 前后对照视觉分析和软件自动分析有助于在多次 MPI 检查中对局部和整体参数变化的观察。
- MPI 前后对照有助于判断 PCI 和 CABG 是否成功或是否有并发症,以及评价复发或新发症状。
- MPI 前后对照可用于疗效评价和不同治疗方式之间的比较。
- MPI 前后对照可用于其他心肌病(除 CAD 外)治疗新方法的疗效评价,如 HCM 室间隔酒精消融术的疗效评价。
- MPI 前后对照可用于评价优化药物治疗心肌缺血的疗效。
- MPI 前后对照可用于评价心绞痛治疗新方法(如血管生成或干细胞治疗)的有效性。
- MPI 前后对照可用于尚未获批的新型示踪剂或负荷药物与现有示踪剂或负荷药物的比较。
- 系列门控心血池显像所得 LVEF 广泛用于监测接受化疗患者的心脏毒性。

背景

门控 SPECT MPI 是评估心肌灌注和 LVEF 的成熟技术。在患者临床诊疗及研究过程中，系列检查是非常必要的，其可评价患者临床表现的变化、不同治疗或干预方法的疗效，以及新示踪剂、新负荷药物的效果。两次或多次系列检查的比较并非简单的图像对比，阅片者需要判断心肌灌注异常的范围、严重程度、部位及类型（可逆性缺损或固定缺损）的改善或恶化。例如，一个区域有改善，而另外一个区域变差，但其灌注总评分却无改变。

美国核心脏病学会指南推荐应用 LV17 节段来对心肌灌注缺损进行定位，并以受累心肌节段数来评价心肌灌注缺损范围。在评价心肌灌注异常时，通常结合心肌灌注评分系统，对每一个心肌节段的放射性分布进行评价（如 0 分=灌注正常，而 4 分=无灌注）。因此，心肌灌注总评分（静息心肌灌注总评分、负荷心肌灌注总评分和静息−负荷心肌灌注总评分差）代表的是心肌灌注异常的程度和严重性（不反映灌注异常的位置）。另外，靶心图可以帮助确定灌注异常的程度、严重性和可逆性（以占 LV 心肌百分比或血管支配区域面积的百分比表示）。如第 2 章介绍，这些评分可以通过视觉分析或自动程序获得。但是，由于技术问题或系列图像解读上的个体内和个体间差异，两组图像进行对比分析时，结果可能存在一定的差异性。

因此，尽可能做到所有采集和处理参数标准化、图像伪影最小化、图像质量最优化，因为图像质量可能是影响系列检查对比分析精确度最重要的因素。

临床实践中，系列检查通过视觉分析和自动分析进行前后检查的比较。如果出于研究目的，前后对比分析也是重要的，但阅片者需要对前后的图像进行盲法分析。以上讨论主要集中在灌注类型上，但是门控信息也是非常重要的，其可评价 LV 功能改善或恶化。

在进行两次及两次以上图像的比较时，应该回答以下问题：

- 图像是正常还是异常？
- 图像是固定缺损还是可逆性缺损（或两者兼而有之）？
- 如果有异常，每次检查异常节段数是多少？
- 如果有异常，每次检查可逆性缺损节段数是多少？
- 系列检查 SSS 与 SDS 的一致率是多少？
- 系列检查靶心图上总异常或可逆性异常的一致率是多少？
- 系列检查局部灌注的一致率是多少？

总之，如果仅是对系列检查图像进行简单的比较（如正常和异常之间的比较），其一致性很高；如果系列检查中大部分图像都是正常的，它的一致性也很高。

以下病例将阐明系列检查的主要特点。

病例 7-1 病情进展评价（图 7-1）

患者女，71 岁，既往有糖尿病、阵发性心房颤动、高血压、高脂血症病史。患者有非典型胸痛症状数周，因 ECG 显示存在心率依赖型 LBBB（图 7-1A）而行腺苷负荷 MPI，显像示心肌灌注及 LVEF 正常（图 7-1B），此后患者针对 CAD 危险因素进行了相关的药物治疗。大约 3 年半后，患者在左膝创伤性损伤手术前行热加腺苷 MPI，显像示大面积心肌缺血，LVEF 正常（图 7-1C）。冠状动脉造影示 LAD 近段严重狭窄，植入金属裸支架治疗。3 个月后该患者行全膝关节置换术，手术顺利。

静息状态

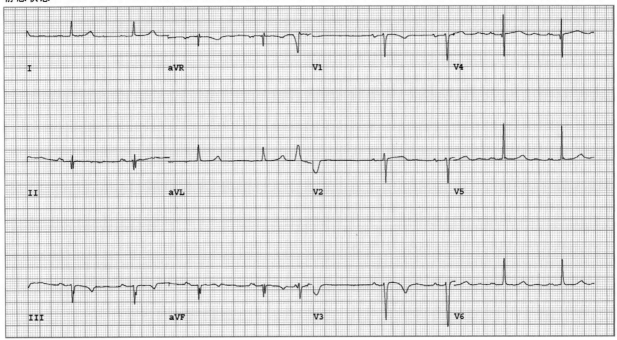

运动状态

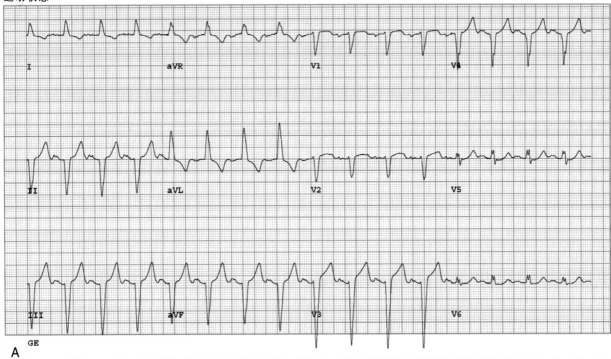

图 7-1 静息 ECG 示 QRS 波正常,运动 ECG 示心率相关的 LBBB(A)。(待续)

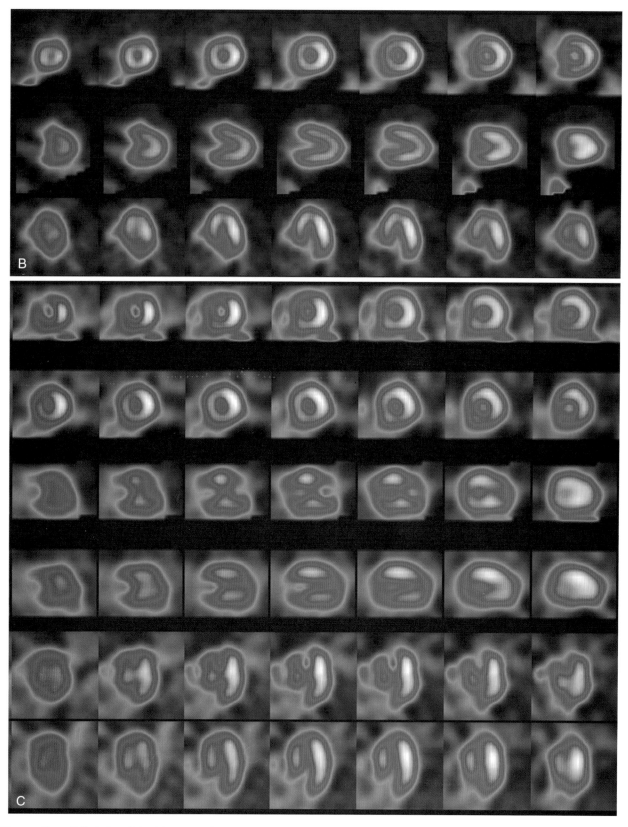

图 7-1(续) 尽管存在心率相关的 LBBB,腺苷 SPECT MPI 图像正常(B),LVEF 正常。3 年后的热加腺苷 MPI 示 LAD 供血区域可逆性灌注异常(C)。(待续)

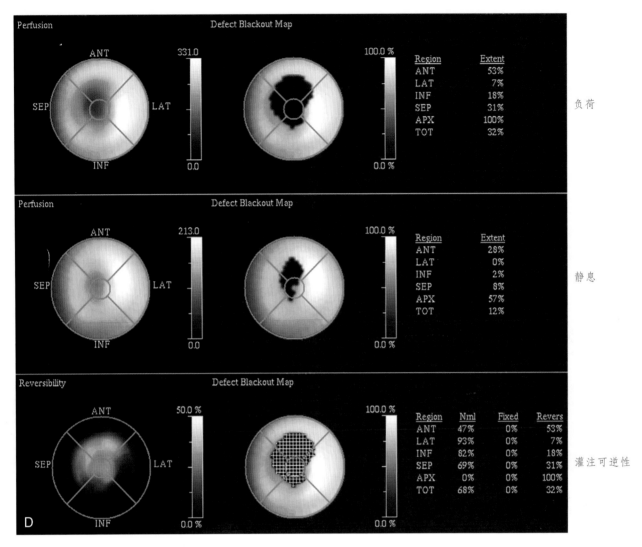

图 7-1(续)　靶心图示 LV 大面积心肌灌注异常(D),LVEF 正常。

点评

　　本例患者先前 MPI 显像正常,因此系列 MPI 显像的比较相对容易。然而,近期的显像应该和先前的显像进行图像对比,而不是单独根据先前检查的报告,这对于保证诊断质量和图像分析一致性是十分重要的。先前的显像显示各心肌节段示踪剂分布情况,这对后一次显像判断可逆性程度是非常有用的。

病例 7-2　症状变化的系列检查(图 7-2)

　　患者女,56 岁,既往有二尖瓣脱垂史、CAD 家族史、高血压及高脂血症病史。因劳累无关的非典型胸痛持续数月行运动 MPI,基础 ECG 示右束支传导阻滞,运动持续 7.5min,高峰心率 150bpm,运动过程中 ECG 无缺血性 ST 段改变,MPI 示心肌灌注及 LVEF 均正常(图 7-2A)。5 年后,患者再次出现左侧胸痛并从睡梦中痛醒,性质与 5 年前不同,出现症状 2h 后就诊,就诊时胸痛已缓解,心肌损伤标志物检查正常。2 天后,患者行运动 MPI,运动持续 6.5min,达到最大预计心率的 80%,运动过程中无胸痛和 ECG 改变。门控 SPECT MPI 示心肌灌注基本正常(除了心尖部有衰减外)且 LVEF 正常(图 7-2B)。

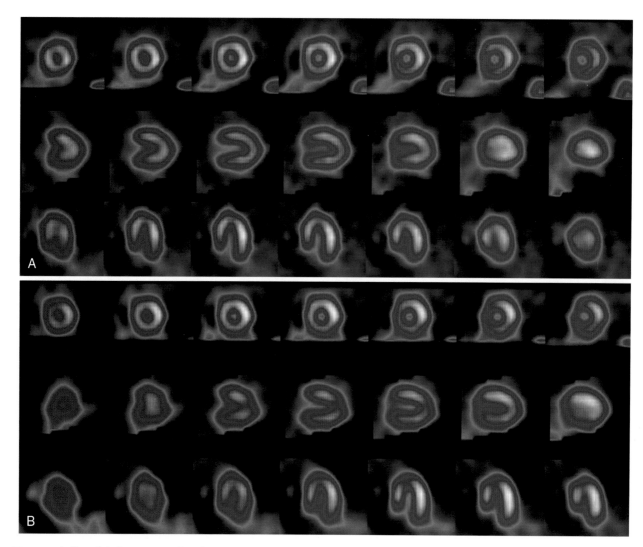

图 7-2　先前运动负荷 SPECT 显像正常(A)。5 年后再次负荷 SPECT MPI 示基本正常,心尖部轻度变薄(B)。两次 LVEF 均正常。

点评

非典型症状的诊断比较困难,尤其是在女性患者,其典型的心绞痛发生率比男性低得多。本例患者有 CAD 相关危险因素且此次症状性质与以前不同,同时距离上次负荷 MPI 已 5 年,对其病情评估再次行负荷 MPI 是恰当的。此外,图像分析时需要对两次显像图像进行比较,特别需要关注乳房的位置和体型。患有二尖瓣脱垂的瘦高身材女性,其 RV 可导致室间隔、下壁的衰减伪影,乳房可导致前壁的衰减伪影。

病例 7-3 已知 CAD 新发症状患者的系列检查 (图 7-3)

　　患者男,48 岁,既往有前壁 MI 病史,溶栓治疗失败 3 周后行运动 MPI。冠状动脉造影示 LAD 闭塞,有来自 RCA 的侧支循环形成,LCX 50% 狭窄,此外患者有高血压、慢性阻塞性肺疾病、高脂血症、GERD 病史及吸烟史。药物治疗效果好。2 年后,患者出现一次持续性胸骨下段后疼痛,经舌下含服硝酸甘油片剂和抗酸剂后缓解,再次行负荷 MPI。两次心肌灌注图像如图 7-3A,B 所示。

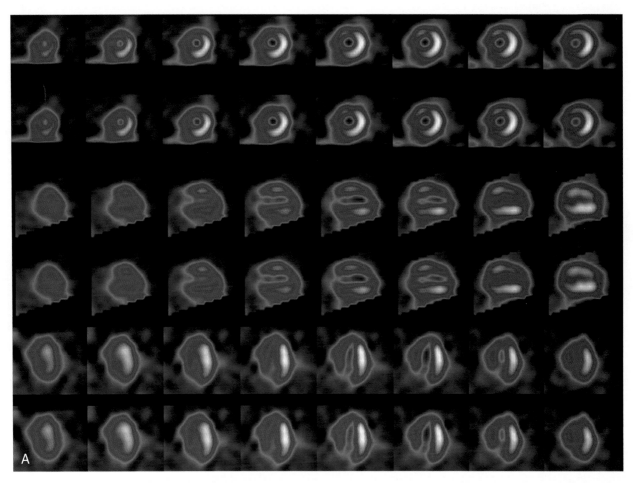

图 7-3　运动/静息图像示 LAD 供血区域固定性灌注异常 (A)。(待续)

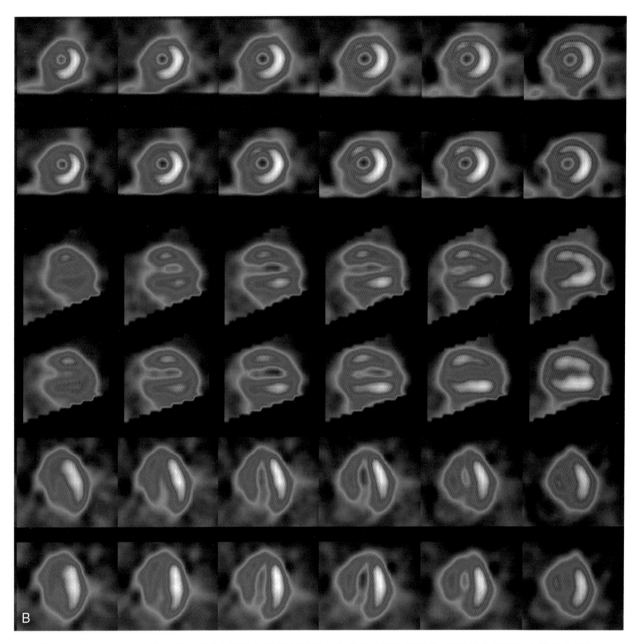

图 7-3(续) LVEF 正常。两年后再次行运动/静息显像示与先前显像相比无变化,LCX 供血区域无心肌缺血(B)。

点评

本例患者两次运动/静息显像均显示 LAD 供血区域大面积瘢痕心肌(固定性缺损)。MPI 可量化 MI 面积大小,梗死面积较大的患者死亡率较高,梗死面积大小也与 LVEF 降低、LV 舒张末期容积增大相关,其对于患者预后评估具有重要价值。患者第二次运动/静息图像示 2 年前 LAD 及中度狭窄的 LCX 供血区域无心肌缺血,LV 功能也无变化。

在干预治疗的早期阶段,应在干预治疗前(和治疗后,如溶栓、血管成形术或支架植入术)注射示踪剂对梗死面积、危险区和挽救区进行评价,然后在出院前再次行静息 MPI。治疗前,假设梗死相关动脉闭塞,其早期显像灌注缺损反映危险心肌的面积(这些心肌如果不行血运重建可能会发生坏死)。而出院前(治疗后)显像灌注缺损反映的是坏死心肌面积,两次显像异常灌注的差值则反映经过干预治疗被挽救的心肌面积。

病例 7-4 冠状动脉血运重建术后的系列检查(图 7-4)

患者男,62 岁,CABG 术后 2 年因心绞痛复发行运动/静息 MPI。运动持续 10min,高峰心率 130bpm(尽管处于 β 受体阻滞剂治疗中),运动过程中出现胸痛症状,ECG V₄~V₆ 导联上出现 ST 段压低 1mm。MPI 示心肌灌注异常(图 7-4A)。冠状动脉造影示多支血管病变,LIMA 至 LAD 桥血管通畅,LCX 的第一钝缘支(OM1)静脉桥血管闭塞,该分支不适合行经皮血运重建。此后患者进行药物强化治疗和心脏康复训练,症状有所改善,再次行运动 MPI 证实心肌灌注较治疗前改善(图 7-4B)。2 年后重复行运动 MPI 示心肌灌注较前无明显变化。

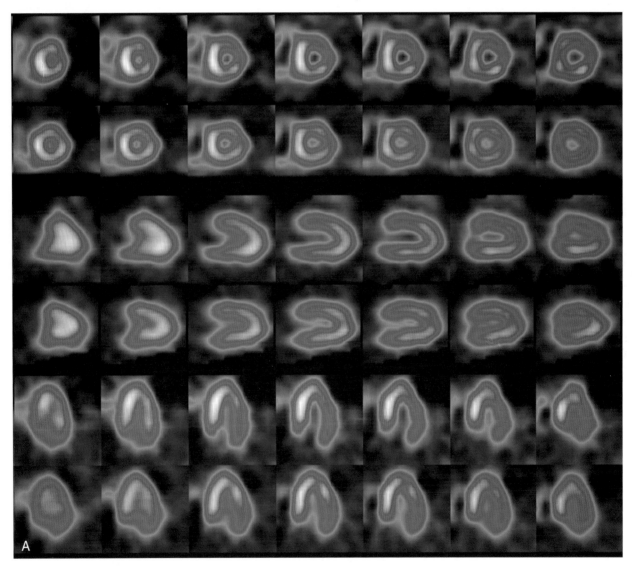

图 7-4 运动/静息 MPI 示 LCX 供血区域可逆性灌注异常(A)。(待续)

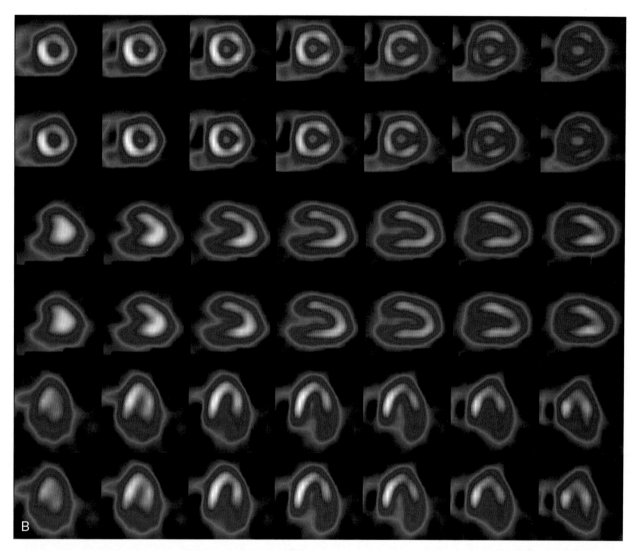

图 7-4(续)　药物强化治疗及为期 8 周的心肺康复训练后再次行运动/静息 MPI 示缺血程度较治疗前明显改善(B)。

点评

对 CABG 术后有症状的患者,目前相关指南和适用标准推荐行负荷 MPI。MPI 较 ECG 的主要优势是其能够对灌注异常进行定位和范围定量。CABG 术后的灌注异常可能是由桥血管损伤、桥血管的疾病进展、不完全再血管化以及极少见的桥血管移植位置错误等导致。本例患者存在冠状动脉多支血管病变和桥血管病变,因此不适于血运重建术。最佳的药物治疗和定期运动有助于减轻心肌缺血。随着时间的推移,心肌缺血无进展表明治疗有效且患者病情稳定。

病例 7-5　PCI 后远期的系列检查(图 7-5)

　　患者女,62 岁,既往有糖尿病、高血压、高脂血症病史。因劳力性呼吸困难 6 个月行运动 MPI,显像示 LAD 供血区域大面积可逆性灌注异常伴明显的 TID(图 7-5A,B)。冠状动脉造影示 LAD 近段严重狭窄,伴来自 RCA 的侧支循环形成,患者在接受药物洗脱支架治疗后症状缓解。5 年后,患者因肩部手术术前行运动 MPI,显像示心肌灌注正常。随后患者顺利进行了手术。

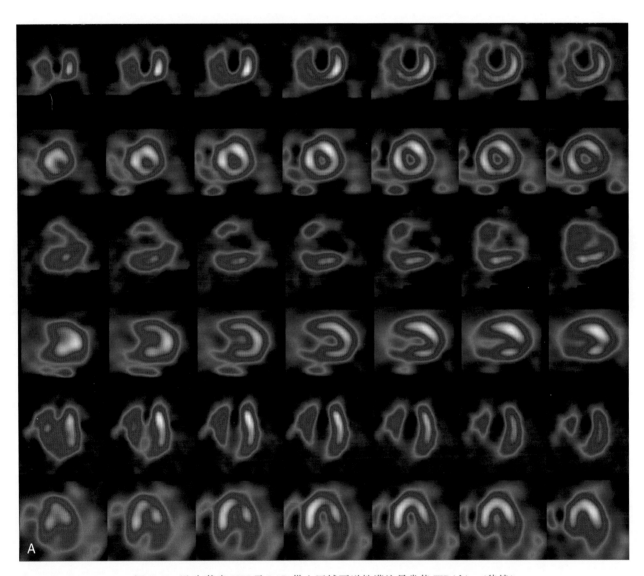

图 7-5　运动/静息 MPI 示 LAD 供血区域可逆性灌注异常伴 TID(**A**)。(待续)

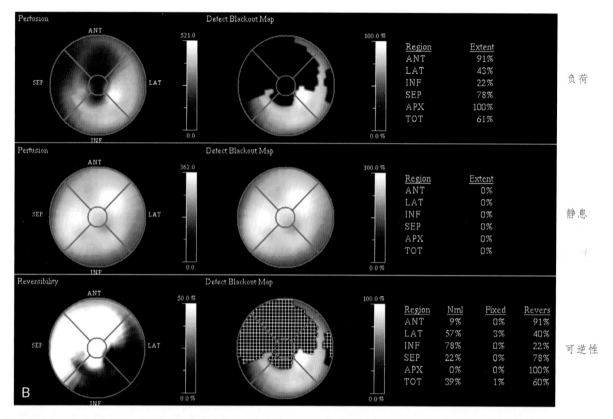

图 7-5(续)　靶心图示心肌灌注异常的范围(B)。5 年后非心脏手术前再次行 MPI,显像示心肌灌注正常(图中未展示),LVEF 正常。

点评

　　MPI 可用于冠状动脉血运重建术患者的选择,并可指导其治疗决策。MPI 的一个主要作用是识别发生心血管事件的高危人群,从而可作为冠状动脉造影的重要"把门人"。大面积的灌注异常和一过性 LV 扩张是心血管事件发生的高危标志,本例患者属于这一情况。在冠状动脉介入治疗 5 年后,特别是对初始症状无心绞痛且伴糖尿病的患者,重复 MPI 是恰当的。

　　Johansen 等研究发现,在接受药物治疗或冠状动脉血运重建术的 384 例稳定性心绞痛患者中,MPI 示可逆性心肌缺血的患者, 其行冠状动脉血运重建术,症状改善更为明显。一项对超过 10 000 例患者的研究分析发现,对于心肌缺血占 LV 面积>10%的患者来说,冠状动脉血运重建术可明显降低这些患者的心脏死亡风险 (可下降 50%)。药物治疗临床研究结果显示,与单独药物治疗相比,药物治疗加 PCI 使心肌缺血明显减少;此外, 与单独药物治疗相比,PCI 术后 MPI 正常更为常见,并且此类患者预后好。本例患者就是如此。

病例 7-6　CABG 术后不典型心绞痛的系列检查(图 7-6)

　　患者女,59 岁,既往体健,因左侧胸痛和肩部疼痛数周行运动 MPI,显像示可逆性灌注缺损,LVEF 正常(图 7-6A)。冠状动脉造影示 LAD 开口处严重狭窄,随后行 LIMA 至 LAD 单支血管 CABG。1 年后,患者因不典型胸痛再次行运动 MPI(图 7-6B),显像示灌注正常,LVEF 正常。

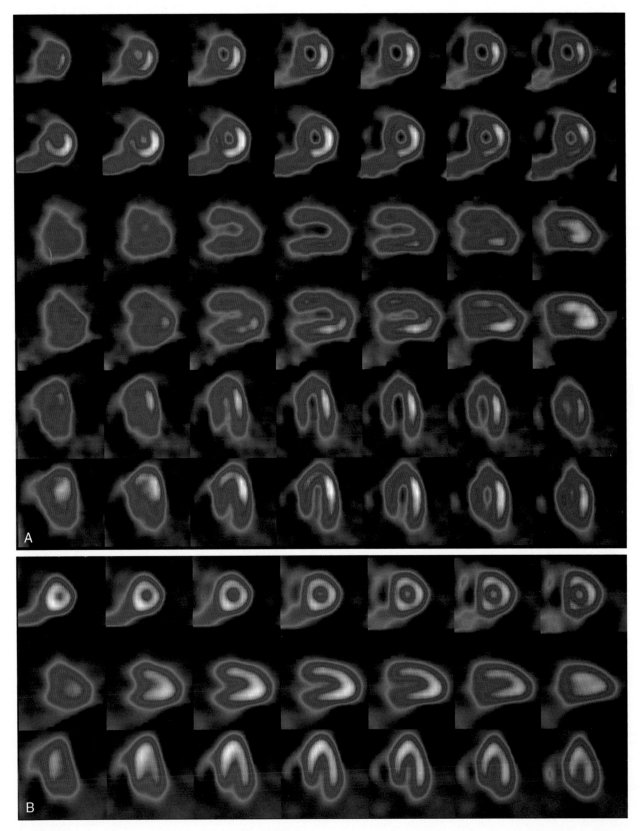

图 7-6　运动/静息 MPI 示 LAD 供血区域可逆性灌注异常 (A)。CABG 术后再次行运动 MPI 示心肌灌注正常 (B)。

点评

美国心脏病学会相关适用标准指出,除了血运重建不完全或症状复发的 CABG 患者外,其余 CABG 患者在术后 5 年内行常规 MPI 是不恰当的。由于多种原因,桥血管通畅的 CABG 患者可能存在残留心肌缺血(见第 8 章)。Miller 等对 411 例 CABG 患者(来自梅奥诊所)术后 2 年内行 MPI,结果发现 12% 患者的桥血管移植近段供血区存在心肌缺血,但并无不良预后。CABG 术后 MPI 检查的时机也是相对的,因为相当比例的静脉桥会在 CABG 术后 1~5 年内出现问题。心肌灌注和 LV 功能的明显改善得益于成功且完全的血运重建,并且可以解释为什么 CABG 可以改善许多患者的预后,特别是那些大面积心肌缺血、低 LVEF 或多支病变的患者。

病例 7-7 已知 CAD 伴糖尿病患者的系列检查(图 7-7)

患者男,59 岁,既往有糖尿病史、多种心血管危险因素以及多次 PCI 手术史(末次手术时间是 8 年前),有稳定的心绞痛症状,主要表现为劳累后乏力、气短。患者于 5 年前行运动 MPI,运动持续 7min,高峰心率 126bpm,试验因疲劳而终止,运动过程中无胸痛或 ECG 改变。MPI 示心肌灌注正常,LVEF 正常。

第二次运动 MPI 检查中,运动持续 6.5min,高峰心率 121bpm,ECG 无变化,试验因气短、乏力而终止。显像示与前一次运动 MPI 比较出现了新的大面积可逆性灌注异常(图 7-7A,B)。患者行冠状动脉造影示严重三支血管病变及支架内狭窄。随后患者行血运重建术,随访 3 年病情好转。

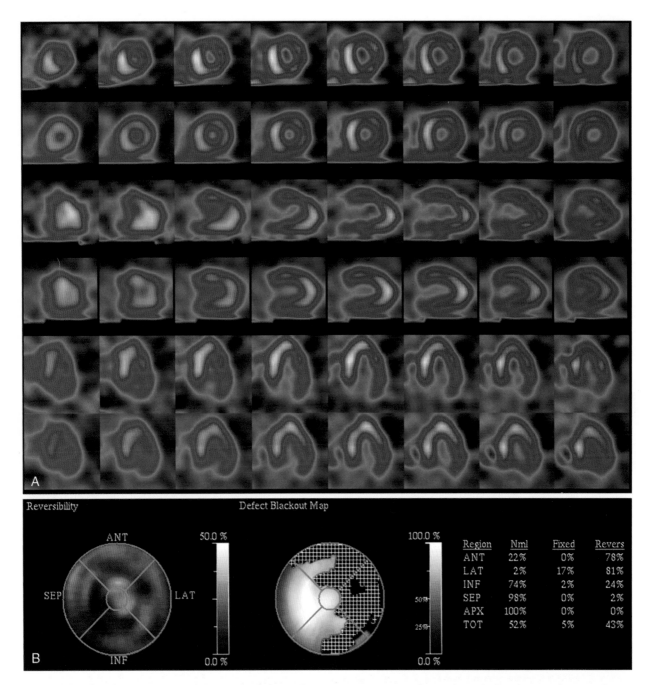

图 7-7 运动/静息 MPI 示多支血管供血区域灌注异常(A);靶心图示大面积灌注异常(网格线区域)(B)。LVEF 正常。

点评

支架内再狭窄是个不容忽视的问题,尤其是在多枚支架植入的患者,部分患者是因为支架植入血管不理想。此外,糖尿病患者可表现为无症状心肌缺血或症状不典型。对完全无症状的患者进行常规和频繁的检查是不恰当的。冠状动脉解剖以及系列影像检查的对比有助于判断有无支架内再狭窄并指导治疗。

病例7-8 强化药物治疗后的系列检查(图7-8)

患者男,71岁,既往有糖尿病、高血压、高脂血症、已知CAD行PCI手术史,平日行他汀类药物、阿司匹林、氯吡格雷、β受体阻滞剂、钙通道阻断剂和长效硝酸酯类最优化药物治疗,但出现稳定性心绞痛症状复发。患者行运动MPI,运动持续6min,高峰心率125bpm,运动过程中出现胸痛症状,ECG示ST段压低2~3mm。MPI示灌注异常,但LVEF正常。患者的药物治疗方案中增加了雷诺嗪,剂量为1000mg,每日2次,症状得到改善。6周后患者再次行负荷MPI,运动持续7min,ECG ST段无变化,试验因疲劳而终止。MPI示心肌灌注改善(图7-8)。

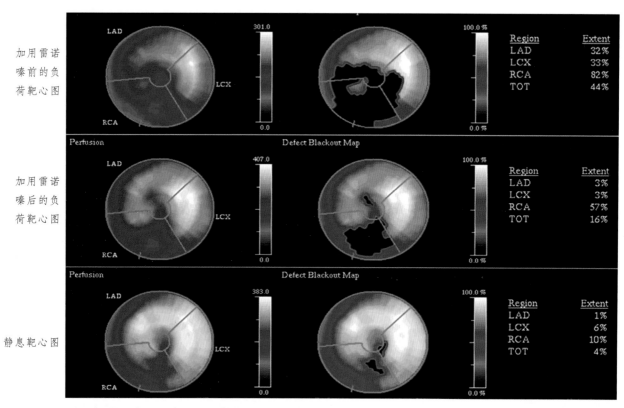

加用雷诺嗪前的负荷靶心图

Region	Extent
LAD	32%
LCX	33%
RCA	82%
TOT	44%

加用雷诺嗪后的负荷靶心图

Region	Extent
LAD	3%
LCX	3%
RCA	57%
TOT	16%

静息靶心图

Region	Extent
LAD	1%
LCX	6%
RCA	10%
TOT	4%

图7-8 加用雷诺嗪治疗前后的运动/静息靶心图比较,心肌缺血明显减轻(因第二次静息显像无变化,图中仅列出第一次静息显像靶心图)。两次检查LVEF均正常。

点评

抗缺血药物(硝酸酯类、钙通道阻断剂、β受体阻滞剂、他汀类药物和雷诺嗪)可改善心肌灌注并减小灌注缺损范围和(或)严重程度,但这些药物(或其他干预措施)在改善程度上存在较大的个体差异。在药物治疗的情况下,心肌灌注完全正常可能会降低负荷MPI诊断CAD的敏感度。治疗后灌注改善在运动MPI上最为明显,药物负荷试验也如此。在COURAGE研究中,药物治疗可使19%患者的缺血心肌减少5%以上(相比之下,在PCI加药物治疗的患者中该比例达33%)。对MI生存者的评价试验[梗死后腺苷⁹⁹ᵐTc-MIBI SPECT评估(INSPIRE)]发现,药物治疗在减小总灌注缺损面积[(−16.2±10)%对(−17.8±12)%]和可逆性灌注缺损面积[(−15±9)%对(−16.2±9)%]上与冠状动脉血运重建术的效果相近,在两组(药物治疗组和冠状动脉血运重建术组)中均观察到约80%患者心肌缺血得到改善。

雷诺嗪可抑制晚期钠电流,通过减少心肌细胞内钠和钙负荷,从而减少小血管的血管外压迫来缓解局部缺血。临床研究表明,雷诺嗪可以增加运动耐量,减少心绞痛发作和硝酸甘油的使用,并且对心率和血压不产生影响。Venkataraman 等研究表明,MPI 存在心肌缺血的患者中,70%的患者经过为期 4 周的雷诺嗪治疗后心肌灌注得到改善 [缺血改善:(16±10)%降至(8±6)%;总灌注缺损:(26±17)%降至(19±15)%)]。

病例 7-9 化疗后 LV 功能的系列评价(图 7-9)

患者男,33 岁,自觉颈部淋巴结肿大,手术切除活检后病理证实为弥漫性大 B 细胞淋巴瘤,术后相关检查发现腹膜后肿大淋巴结(8cm)、脾大。患者在行多个周期化疗(包括多柔比星在内)后,未达到完全缓解。MUGA 示 LV 功能正常(图 7-9A)。患者在经过白消安、环磷酰胺和抗胸腺细胞球蛋白预处理后行同种异体骨髓移植。再次行 MUGA 示 LVEF 降低(图 7-9B)。时间-放射性曲线如图 7-9C 所示。此后患者使用 β 受体阻滞剂和血管紧张素转换酶抑制剂治疗,耐受良好。12 周后经胸超声心动图检查示 LVEF 正常。

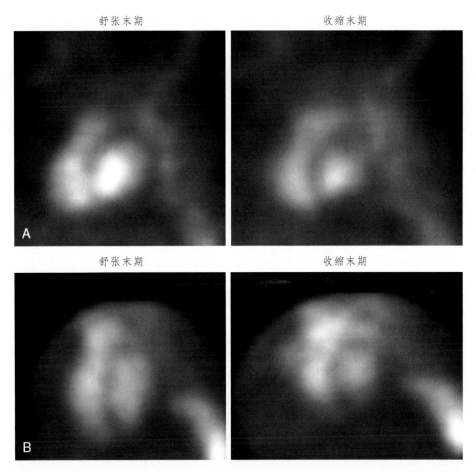

图 7-9　基线 MUGA(A)和同种异体骨髓移植后 MUGA 示心脏毒性导致的 LV 功能恶化(B)。因图像角度不同,脾大在 B 图中更加清楚,LV 形态更加细长。(待续)

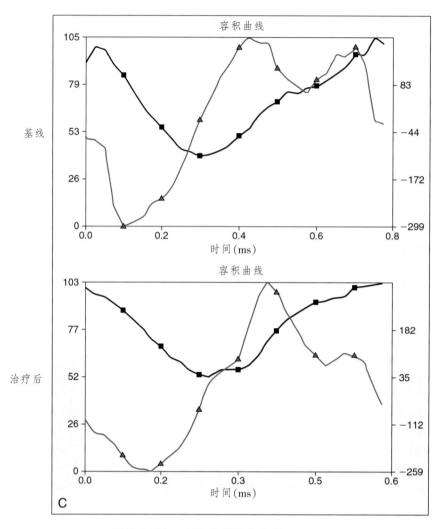

图 7-9(续) 时间-放射性曲线(C)。

点评

MUGA 是接受具有潜在心脏毒性化疗患者系列评估的推荐方法。监测心脏功能有助于预防心力衰竭的进一步加重,特别是对使用蒽环类的化疗患者。心脏毒性的治疗应包括尽可能停用相关的心脏毒性药物,以及心力衰竭的标准药物治疗(β 受体阻滞剂、血管紧张素转换酶抑制剂或血管紧张素受体阻滞剂)。遗憾的是,尽管终止了化疗,一些患者的 LV 功能仍继续恶化。

病例 7-10　肾移植前后的系列检查(图 7-10)

　　患者女,亚洲人,62 岁,患有终末期肾病,在血液透析 9 年后拟行肾移植。术前行腺苷 MPI,显像示侧壁的示踪剂摄取轻度降低 (室间隔肥厚伴示踪剂浓聚所致),LVEF 降低 (图 7-10A)。冠状动脉造影示无明显阻塞性 CAD。患者在肾移植 2 个月后因出现非特异性胸痛和 ECG 改变而再次行腺苷 MPI, 显像示心肌灌注无明显变化,但 LVEF 有所改善(图 7-10B)。

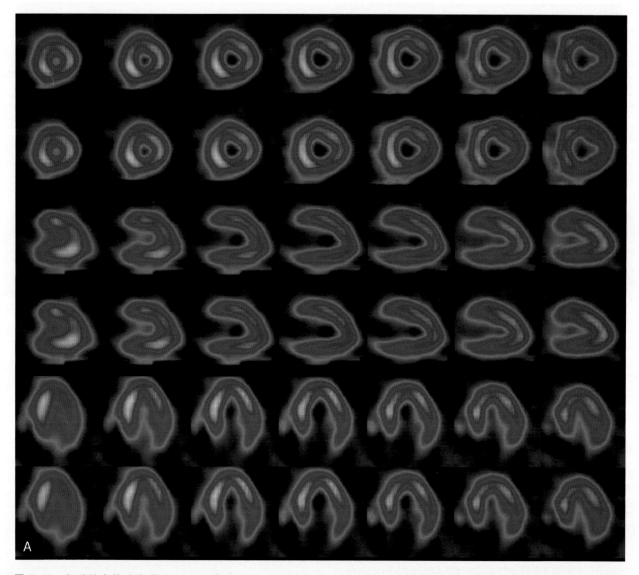

图 7-10　肾移植术前腺苷/静息 MPI,显像示由于室间隔肥厚(示踪剂浓聚)导致侧壁衰减,示踪剂摄取轻度减低(**A**)。(待续)

舒张末期 收缩末期

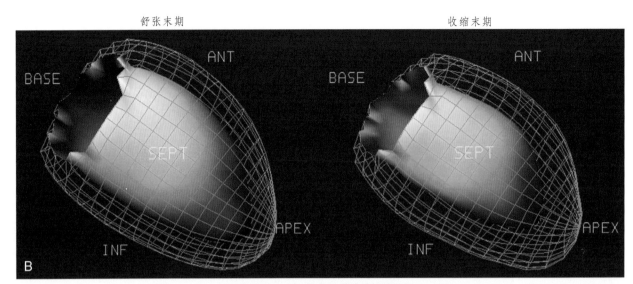

LVEF=38%，LV 舒张末期容积=180mL

舒张末期 收缩末期

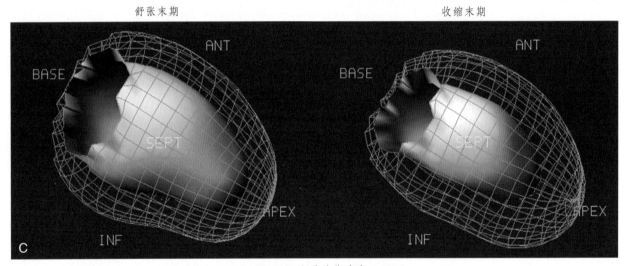

LVEF=53%，LV 舒张末期容积=102mL

图 7-10(续) LVEF 降低(B)。肾移植术后 2 个月再次显像示 LVEF 改善(C)。

点评

终末期肾病患者是心血管事件的高危人群，第 11 章将讨论对这些患者肾移植术前的相关评估。LVEF 下降是肾移植术前和术后预后不良的指标。Wali 等对 103 例接受肾移植伴 LVEF 降低的患者进行了评估，发现术后 LVEF 平均值显著改善(从 30% 增至 52%)，其中 70% 的患者 LV 功能恢复正常，同时伴有症状的改善。

在终末期肾病患者中，MPI 图像上室间隔通常是心肌摄取最高的区域，常常导致侧壁示踪剂摄取的相对减低。理解并掌握这种心肌灌注模式是极为重要的，可以帮助避免在解读图像时误将此类患者认定为既往有 MI 病史。室间隔不成比例的肥厚可能是两个心室压力和容量超负荷共同作用的结果。

病例 7-11　运动试验不达标患者的血管扩张负荷试验（图 7-11）

患者女，63 岁，既往无 CAD 史，有糖尿病、高血压和高脂血症病史。因新发不典型胸痛行运动 MPI，其平时治疗药物包括阿司匹林、β 受体阻滞剂、辛伐他汀和二甲双胍。患者运动持续 4.5min，达到最大预计心率的 65%，试验因疲劳而终止，运动过程中无胸痛，ECG 无缺血性改变。负荷及静息 MPI 均示心肌灌注正常（图 7-10A）。由于患者具有 CAD 的高度可能性和持续的胸痛症状，建议行腺苷负荷 MPI，显像示 LCX 供血区域大面积可逆性灌注异常（图 7-10B）。

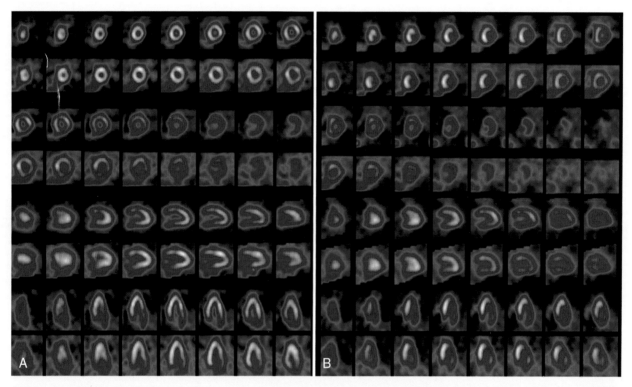

图 7-11　运动/静息 MPI 示在未达到最大心率情况下心肌灌注正常（A），再次行腺苷负荷 MPI 示大面积可逆性灌注异常（B）。

点评

尽管药物和运动负荷 MPI 诊断 CAD 的准确性相近，但运动负荷由于能够提供药物负荷无法提供的预后信息，通常作为首选检查方式。需要注意的是，运动耐量受限或服用抑制运动诱发的心率增加的药物（如 β 受体阻滞剂），或两者兼而有之，这些患者运动负荷试验时大部分无法达到目标心率。次极量运动会降低 MPI 的诊断准确性并低估心肌缺血的范围和严重程度。本例患者提示，运动负荷试验不达标不仅漏诊了 CAD，还漏诊了大面积缺血。

病例 7-12　室间隔酒精消融术患者的系列检查(图 7-12)

　　患者男,37 岁,无药物治疗史,有活动后胸痛和晕厥发作,行相关检查示 HCM 伴流出道梗阻,药物治疗后症状无缓解。冠状动脉造影示冠状动脉无阻塞性病变。在介入实验中,有创血流动力学监测示静息状态下 LV 流出道压力阶差为 80mmHg,发生室性早搏后升高至 200mmHg。将无水酒精注入第一间隔支,压力阶差下降。2 天后行静息 MPI 示室间隔基底部有一小面积灌注缺损,整体 LV 功能正常(图 7-12)。2 个月后再次行 MPI 示心肌灌注异常面积较前减小。患者对消融手术反应良好,症状缓解且 LV 流出道压力阶差改善。

室间隔酒精消融术前、2 天后、2 个月后的静息 MPI

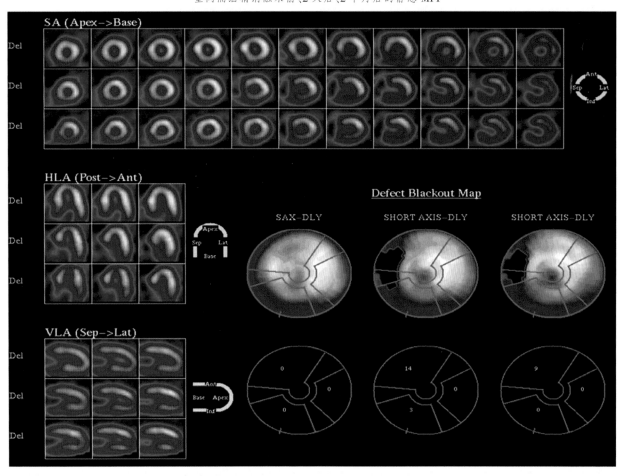

图 7-12　HCM 患者室间隔酒精消融术前后 2 天的静息 MPI,消融术后 MPI 示室间隔基底部小面积灌注缺损(中间一排)。2 个月后再次行 MPI 示心肌灌注缺损范围减小(底排)。

点评

　　尽管药物治疗是 HCM 的一线治疗方案，对其中小部分患者（占患者的 5%），具体为 LV 流出道压力阶差大（通常在静息或激发状态下>50mmHg）、中度至重度心力衰竭或对优化药物治疗无效的心绞痛患者，可推荐行室间隔切除术或近年来新兴的室间隔酒精消融术。酒精消融术通过注射少量酒精至 LAD 的室间隔支以诱发室间隔基底部 MI，如本例患者术后图像所示。出乎意料的是，2 个月后进行的第三次 MPI 示血流灌注异常较前减少，其原因尚不清楚，可能是心肌细胞水肿消除或心肌细胞再生的结果。但该患者室间隔酒精消融术后 LV 流出道压力阶差减小，且患者无不适症状。

（杨微　译　王跃涛　审校）

推荐读物

Aqel RA, Hage FG, Zohgbi GJ, et al: Serial evaluations of myocardial infarct size after alcohol septal ablation in hypertrophic cardiomyopathy and effects of the changes on clinical status and left ventricular outflow pressure gradients, *Am J Cardiol* 101:1328–1333, 2008.

Aqel R, Zoghbi GJ, Hage F, et al: Hemodynamic evaluation of coronary artery bypass graft lesions using fractional flow reserve, *Catheter Cardiovasc Interv* 72:479–485, 2008.

Berman DS, Kang X, Gransar H, et al: Quantitative assessment of myocardial perfusion abnormality on SPECT myocardial perfusion imaging is more reproducible than expert visual analysis, *J Nucl Cardiol* 16:45–53, 2009.

Dilsizian V, Narula J: Qualitative and quantitative scrutiny by regulatory process: is the truth subjective or objective? *JACC Cardiovasc Imaging* 2:1037–1038, 2009.

Elhendy A, Schinkel A, Bax JJ, et al: Long-term prognosis after a normal exercise stress Tc-99m sestamibi SPECT study, *J Nucl Cardiol* 10:261–266, 2003.

Gibbons RJ, Valeti US, Araoz PA, et al: The quantification of infarct size, *J Am Coll Cardiol* 44:1533–1542, 2004.

Hachamovitch R, Hayes S, Friedman JD, et al: Determinants of risk and its temporal variation in patients with normal stress myocardial perfusion scans: what is the warranty period of a normal scan? *J Am Coll Cardiol* 41:1329–1340, 2003.

Hachamovitch R, Hayes SW, Friedman JD, et al: Comparison of the short-term survival benefit associated with revascularization compared with medical therapy in patients with no prior coronary artery disease undergoing stress myocardial perfusion single photon emission computed tomography, *Circulation* 107:2900–2907, 2003.

Hage FG, Aqel R, Aljaroudi W, et al: Correlation between serum cardiac markers and myocardial infarct size quantified by myocardial perfusion imaging in patients with hypertrophic cardiomyopathy after alcohol septal ablation, *Am J Cardiol* 105:261–266.

Hage FG, Smalheiser S, Zoghbi GJ, et al: Predictors of survival in patients with end-stage renal disease evaluated for kidney transplan-

tation, *Am J Cardiol* 100:1020–1025, 2007.

Hage FG, Venkataraman R, Zoghbi GJ, et al: The scope of coronary heart disease in patients with chronic kidney disease, *J Am Coll Cardiol* 53:2129–2140, 2009.

Hage FG, Venkataraman R, Aljaroudi W, et al: The impact of viability assessment using myocardial perfusion imaging on patient management and outcome, *J Nucl Cardiol* 7:378–389, 2010.

Hansen CL, Goldstein RA, Akinboboye OO, et al: Myocardial perfusion and function: single photon emission computed tomography, *J Nucl Cardiol* 14:e39–e60, 2007.

Hendel RC, Berman DS, Di Carli MF, et al: ACCF/ASNC/ACR/AHA/ASE/SCCT/SCMR/SNM 2009 appropriate use criteria for cardiac radionuclide imaging: a report of the American College of Cardiology Foundation Appropriate Use Criteria Task Force, the American Society of Nuclear Cardiology, the American College of Radiology, the American Heart Association, the American Society of Echocardiography, the Society of Cardiovascular Computed Tomography, the Society for Cardiovascular Magnetic Resonance, and the Society of Nuclear Medicine, *Circulation* 119:e561–e587, 2009.

Iskandrian AE, Garcia EV, Faber T, et al: Automated assessment of serial SPECT myocardial perfusion images, *J Nucl Cardiol* 16:6–9, 2009.

Johansen A, Hoilund-Carlsen PF, Christensen HW, et al: Use of myocardial perfusion imaging to predict the effectiveness of coronary revascularisation in patients with stable angina pectoris, *Eur J Nucl Med Mol Imaging* 32:1363–1370, 2005.

Mahmarian JJ, Moye LA, Verani MS, et al: High reproducibility of myocardial perfusion defects in patients undergoing serial exercise thallium-201 tomography, *Am J Cardiol* 75:1116–1119, 1995.

Mahmarian JJ, Dakik HA, Filipchuk NG, et al: An initial strategy of intensive medical therapy is comparable to that of coronary revascularization for suppression of scintigraphic ischemia in high-risk but stable survivors of acute myocardial infarction, *J Am Coll Cardiol* 48:2458–2467, 2006.

Miller TD, Christian TF, Hodge DO, et al: Prognostic value of exercise thallium-201 imaging performed within 2 years of coronary artery bypass graft surgery, *J Am Coll Cardiol* 31:848–854, 1998.

Shaw LJ, Iskandrian AE: Prognostic value of gated myocardial perfusion SPECT, *J Nucl Cardiol* 11:171–185, 2004.

Shaw LJ, Berman DS, Maron DJ, et al: Optimal medical therapy with or without percutaneous coronary intervention to reduce ischemic burden: results from the Clinical Outcomes Utilizing Revascularization and Aggressive Drug Evaluation (COURAGE) trial nuclear substudy, *Circulation* 117:1283–1291, 2008.

Siedlecki A, Foushee M, Curtis JJ, et al: The impact of left ventricular systolic dysfunction on survival after renal transplantation, *Transplantation* 84:1610–1617, 2007.

Venkataraman R, Hage FG, Dorfman T, et al: Role of myocardial perfusion imaging in patients with end-stage renal disease undergoing coronary angiography, *Am J Cardiol* 102:1451–1456, 2008.

Venkataraman R, Belardinelli L, Blackburn B, et al: A study of the effects of ranolazine using automated quantitative analysis of serial myocardial perfusion images, *JACC Cardiovasc Imaging* 2:1301–1309, 2009.

Wali RK, Wang GS, Gottlieb SS, et al: Effect of kidney transplantation on left ventricular systolic dysfunction and congestive heart failure in patients with end-stage renal disease, *J Am Coll Cardiol* 45:1051–1060, 2005.

Yeh ET, Tong AT, Lenihan DJ, et al: Cardiovascular complications of cancer therapy: diagnosis, pathogenesis, and management, *Circulation* 109:3122–3131, 2004.

Young LH, Wackers FJ, Chyun DA, et al: Cardiac outcomes after screening for asymptomatic coronary artery disease in patients with type 2 diabetes: the DIAD study: a randomized controlled trial, *JAMA* 301:1547–1555, 2009.

Zoghbi GJ, Dorfman TA, Iskandrian AE: The effects of medications on myocardial perfusion, *J Am Coll Cardiol* 52:401–416, 2008.

第 **8** 章

MPI 在 PCI 和 CABG 患者中的应用

Gilbert J. Zoghbi, Eva V. Dubovsky, Ami E. Iskandrian

要点

- PCI 和 CABG 是稳定性和不稳定性 CAD 患者常用的血运重建方法。
- 理想情况下，负荷试验（结合显像）应该用于指导症状稳定患者对冠状动脉造影、PCI 或 CABG 的选择。
- 负荷 MPI 有助于评估 PCI 或 CABG 患者术后因支架内狭窄、桥血管病变、自身冠状动脉病变的进展或不完全再血管化所引起的症状复发。
- 负荷 MPI 有助于 PCI 或 CABG 术后患者的危险分层。
- 负荷 MPI 可用于 CABG 术后超过 5 年无症状高危患者的常规评估，特别是那些 CABG 术前无心绞痛患者。
- 成功的 PCI 术后，新的固定灌注缺损提示围术期 MI，而可逆性灌注缺损可能是病变累及分支所致，如 LAD 植入支架的患者其对角支或间隔支受累。
- CABG 术后，新的固定灌注缺损提示围术期 MI，而室间隔基底部和前壁基底部的可逆性缺损可能是 LIMA 吻合口前方分支受损的结果。这些灌注异常不能与 LIMA 或其下游病变混淆，后者导致的可逆性缺损通常累及间壁远端、前壁和心尖。
- CABG 术后，可出现间壁室壁运动异常现象，但室壁增厚、心肌灌注及 LVEF 均正常。如果出现室壁增厚异常往往提示坏死。
- 稳定性心绞痛患者 PCI 术后血流即刻恢复，如果仍残留心肌缺血，应该考虑与介入治疗相关，而非 MPI 技术因素。
- 与之前提到的稳定性 CAD 患者不同，急性 MI 患者 PCI 术后即刻 MPI 仍会存在心肌灌注缺损，可在 1~2 周后逐步好转。

稳定性心绞痛和严重 CAD 患者通常会行 PCI 或 CABG，以缓解其症状并提高一部分高危患者的生存率。当前，PCI 和 CABG 仍然是不稳定性心绞痛或 MI 患者的主要治疗方法。血运重建术前后的负荷试验对于评估症状复发或无症状的高危人群是极有价值的。负荷 MPI 可以识别 PCI 术后的再狭窄、严重的桥血管狭窄、自身冠状动脉病变的进展，以及评价未完全再血管化区域病变血管的临床意义。

目前的指南推荐在评估既往血运重建患者时使用负荷试验与显像技术结合。与单纯的运动负荷试验相比，MPI 可以帮助定位局部缺血以及评估其缺血程度，并提高诊断心肌缺血的敏感度。在一项评估球囊血管成形术后再狭窄的汇总分析中，单纯运动 ECG 及负荷 MPI 诊断心肌缺血的敏感度为分别为 54% 和 83%，特异度分别为 77% 和 78%。对那些身体条件耐受运动并能达到运动终点的患者，运动是首选的负荷方式，血管扩张负荷试验则适用于那些不能耐受运动或伴有 LBBB、起搏心律的患者。多巴酚丁胺负荷试验应用于对血管扩张药物有禁忌证的患者。相关指南发布了既往行血运重建术的患者如何合理选择适当的负荷 MPI 方案（表 8-1）。

早期评估 PCI 术后再狭窄的负荷 MPI 研究是在球囊血管成形术和金属裸支架术应用时期，发现其再狭窄率分别接近 30%~50% 和 20%~30%。随着药物洗脱支架的使用，再狭窄率较前下降了 50%。必须考虑

表 8-1　血运重建术后负荷 MPI 的适应证

	分值
恰当适应证	
评价有症状患者是否存在心肌缺血	8
不完全再血管化的无症状患者拟行再次血运重建术前的评价	7
无症状患者 CABG 术后 ≥5 年	7
不确定适应证	
无症状患者 PCI 术后 ≥2 年	6
无症状患者 CABG 术后 <5 年	5
不恰当适应证	
无症状患者 PCI 术后 <2 年	3
参加心脏康复前的评价	3

基于专家共识，评分范围为 1~9 分。7~9 分为恰当适应证，4~6 分为不确定适应证，<4 分为不恰当适应证。（Modified from Brindis RG, et al. *JACC* 46: 1587-1605, 2005.）

到的是，有临床意义的再狭窄发生率明显低于血管造影所见再狭窄。一项关于金属裸支架的大型研究发现，冠状动脉造影（狭窄>50%）发现的支架内再狭窄只有 50% 有临床意义。支架内再狭窄>70% 往往与其症状密切相关。此外，积极的药物治疗和危险因素管理可通过减慢 CAD 进展、降低心脏事件发生率来进一步改善患者的预后。

PCI 术后 48h 内发生的缺血症状通常与围术期事件有关，例如急性血管闭塞、远端血栓、冠状动脉血管痉挛、无复流、分支受累或急性支架内血栓形成，这种情况下负荷 MPI 无任何意义。PCI 术后 1 个月内的缺血症状多见于亚急性支架内血栓形成，支架内再狭窄少见。PCI 术后 6 个月内出现典型症状的患者通常行冠状动脉造影进行评估。负荷 MPI 主要适用于 PCI 术后症状不典型患者或 PCI 术后 6~9 个月出现典型症状患者。此外，各项指南均不支持 PCI 术后无症状患者进行常规 MPI 评估。PCI 术后无症状患者的常规负荷 MPI 应该应用于那些高危患者，如多支血管 PCI、PCI 不成功、不完全再血管化、既往发生过心脏猝死、LAD 近端 PCI、既往隐匿性缺血或从事危险职业的患者。

CABG 术后桥血管病变是症状复发或其他心脏不良事件发生的重要原因。内乳动脉（IMA）桥 10 年通畅率接近 90%，而大隐静脉桥（SVG）5 年和 10 年通畅率分别约为 75% 和 40%。与 PCI 一样，既往行 CABG 的患者行负荷试验也要与 MPI 联合使用。一项评估 CABG 术后桥血管狭窄的研究发现，单独运动 ECG 诊断桥血管狭窄的敏感度为 31%，而运动 MPI 为 80%，两者特异度分别为 93% 和 87%。桥血管是否通畅与心肌灌注的关系比自身血管病变与心肌灌注的关系更为复杂。桥血管通畅，心肌灌注显像未必正常；同样，桥血管存在病变，心肌灌注显像也不一定异常。同一区域内血管大小及其他分支的状态是影响上述关系的重要因素，这很可能解释了为什么 MPI 对这类患者的诊断敏感度较低。同时，分析冠状动脉造影和 MPI 两种影像图像是极为重要的，不能仅依赖报告结果，报告结果有时对综合分析并无帮助。负荷 MPI 是 CABG 术后 5 年内症状复发患者的适应证，对 CABG 术后 5 年的患者进行常规和定期的检查是合理的（除高危患者外）。

病例 8-1 PCI 术前、术后负荷 MPI(图 8-1)

患者男,52 岁,非裔美国人,既往有高血压、肥胖、GERD 和 CAD 病史。患者因胸痛于 2008 年行运动 MPI,显像示 LCX 供血区域大面积缺血,LVEF 正常(图 8-1A,B)。冠状动脉造影示 LAD 和 RCA 轻至中度狭窄,LCX 重度狭窄(图 8-1C)。该患者行 PCI 术,在 LCX 中植入两枚药物洗脱支架。2010 年,患者因出现不典型胸痛而行热加腺苷 MPI,ECG 无变化,显像示心肌灌注和 LVEF 均正常(图中未展示)。此后继续行药物治疗,未再行冠状动脉造影。

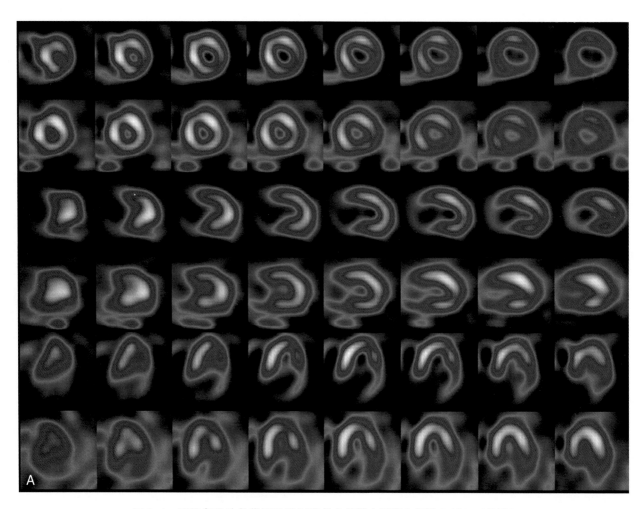

图 8-1 2008 年运动负荷 MPI 示 LCX 供血区域大面积心肌缺血(A)。(待续)

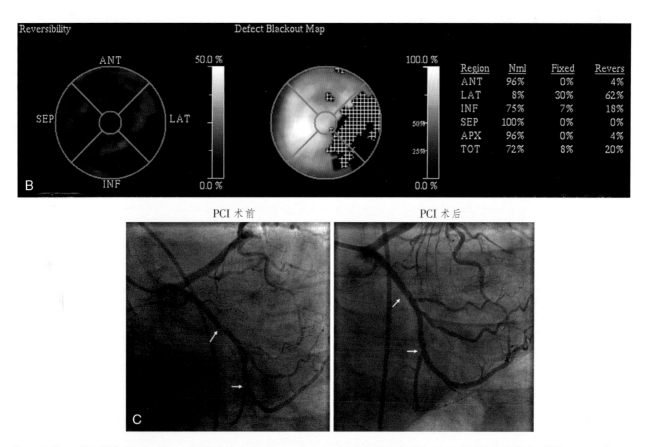

图 8-1(续)　靶心图如图(B)所示。冠状动脉造影示 LAD 和 RCA 轻至中度狭窄(C),LCX 中远段重度狭窄(黄箭)。PCI 术 LCX 中远段植入两枚药物洗脱支架(白箭)(C)。PCI 术后 MPI 正常(图中未展示)。

病例8-2 急性MI PCI术后负荷MPI(图8-2)

患者男,31岁,白人,既往有Ⅰ型糖尿病、血脂异常病史,2009年10月发生ST段抬高型前壁MI。冠状动脉造影示LAD中段血栓性闭塞,RCA和LCX轻度病变(图8-2A)。该患者行PCI术,在LAD植入一枚药物洗脱支架(图8-2B)。二维超声心动图示左心室中度功能不全。2010年7月,患者因非典型胸痛行运动MPI,运动持续14.5min,试验因疲劳而终止,运动过程中ECG无明显缺血改变,灌注显像示LAD供血区域大面积瘢痕心肌(图8-2C)。室间隔和心尖部运动障碍,静息LVEF轻度下降(为46%)(图8-2D)。此后患者继续行药物治疗。

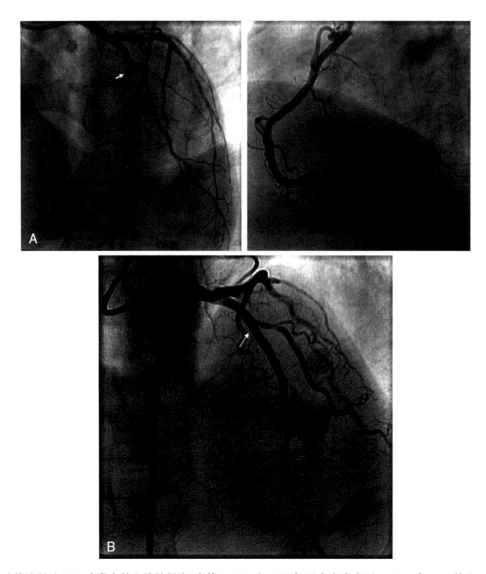

图8-2 冠状动脉造影示LAD中段急性血栓性闭塞(白箭),RCA和LCX轻至中度病变(A)。PCI术LAD植入一枚药物洗脱支架(白箭)。(待续)

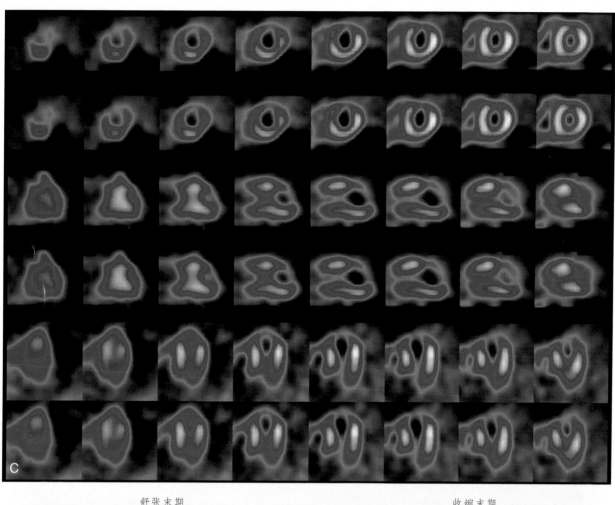

舒张末期　　　　　　　　　　　　　　　　收缩末期

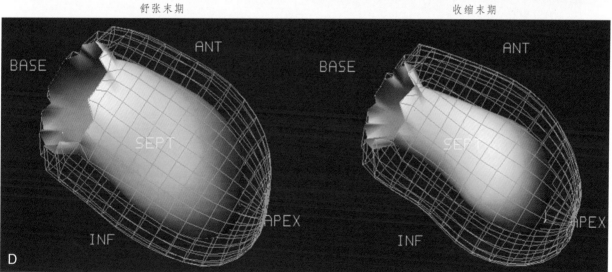

图 8-2(续)　运动 MPI 示 LAD 供血区域大面积瘢痕心肌(C)伴有局部室壁运动异常(D)。

病例 8-3　多支血管 PCI 术后症状复发患者的负荷 MPI(图 8-3)

　　患者男,83 岁,白人,既往有高血压、血脂异常、慢性肾脏疾病(CKD)、消化性溃疡及有 MI 病史的 CAD,同时有 LAD、LCX、RCA 多支血管 PCI 手术史。患者因胸痛复发行热加腺苷 MPI,负荷 ECG 未见缺血,SPECT 显像示 LAD 和 LCX 供血区域大面积缺血 (图 8-3A),室壁运动和 LVEF 正常。冠状动脉造影示 RCA 支架通畅伴 RCA 轻微病变,LAD 近端严重狭窄,LAD 第二对角支(支架内)闭塞伴左到左的侧支循环形成,LCX 第一钝缘支(OM1)和第二钝缘支(OM2)重度狭窄(图 8-3B)。患者成功行 CABG。

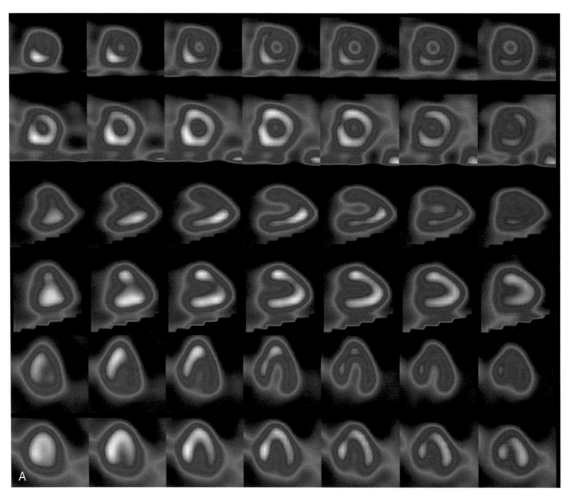

图 8-3　热加腺苷 MPI 示 LAD 和 LCX 供血区域大面积心肌缺血(A)。(待续)

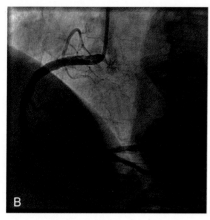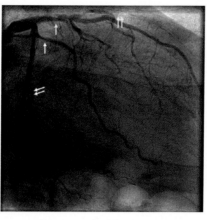

图 8-3（续）　冠状动脉造影如 B 图所示，RCA 有轻度病变，LAD 近端严重狭窄（黄色单箭），第一对角支近端完全闭塞（黄色双箭）。LCX 第一钝缘支和第二钝缘支重度狭窄（白箭和双白箭）。

病例 8-4　一过性球囊闭塞的 MPI（图 8-4）

患者女，63 岁，因胸痛、气短行腺苷负荷 MPI，显像示 LAD 供血区域心肌缺血，冠状动脉血管造影示 LAD 近端重度狭窄。在冠状动脉血管成形术中球囊充气时，静脉注射 ^{99m}Tc-MIBI。成功行血管成形术后（支架植入前），获得 SPECT 图像，心肌灌注异常的位置和范围与先前腺苷 MPI 图像所示相同，但更严重。冠状动脉血流储备在血管成形术后立即改善，血管成形术提供了一个独特的机会来评价冠状动脉解剖、血流和灌注之间的关系（图 8-4）。

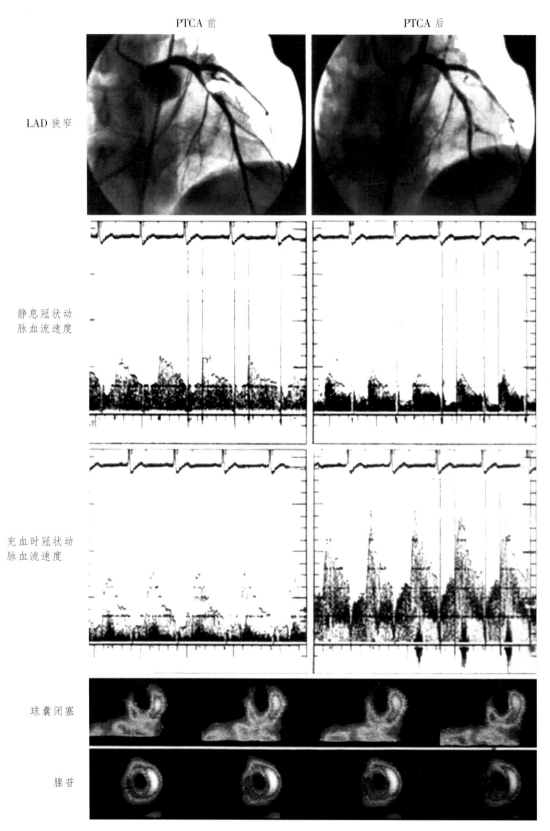

图 8-4　LAD 近端严重狭窄行血管成形术前后的冠状动脉造影图、静息时和腺苷诱发充血过程中(血管成形术前后)的冠状动脉血流速度,以及在短暂球囊闭塞期间和腺苷负荷获得的 SPECT 部分断层图像。血管成形术后血流速度改善。球囊闭塞期间的灌注异常较腺苷负荷时严重(如预测),但危险区域是相似的。

病例 8-5　支架通畅但由于下游冠状动脉病变所导致的心肌缺血(图 8-5)

　　患者男,67 岁,既往有高血压、血脂异常、阵发性心房颤动病史和因 CAD、LAD、LCX 和 RCA 多支血管行 PCI 手术史。因 PCI 治疗前患者为无症状心肌缺血,行运动 MPI 随访评价。运动持续 7min,试验因疲劳而终止, ECG 示侧壁导联 ST 段下降 1 mm,靶心图示心尖部远端心肌缺血(图 8-5A),室壁运动和 LVEF 正常。冠状动脉造影示 RCA、LCX 和 LAD 支架通畅,LAD 远端小血管弥漫性病变(图 8-5B),后者为心尖部灌注缺损的原因。此后患者继续接受药物治疗。

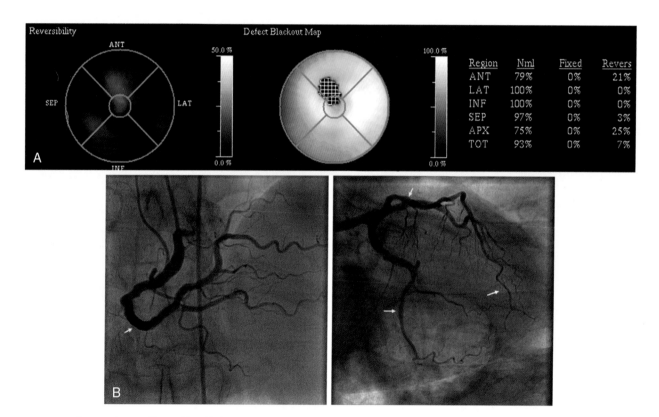

Region	Nml	Fixed	Revers
ANT	79%	0%	21%
LAT	100%	0%	0%
INF	100%	0%	0%
SEP	97%	0%	3%
APX	75%	0%	25%
TOT	93%	0%	7%

图 8-5　运动 MPI 示 LAD 供血区域远端小面积心肌缺血(A)。冠状动脉造影示 RCA,LAD 和 LCX 支架通畅(黄箭),但 LAD 远端小血管有弥漫性病变(白箭)(B)。

病例 8-6 LAD 病变患者 PCI 术后间隔支受累导致的心肌缺血（图 8-6）

患者男，48 岁，既往有高血压、血脂异常、烟草滥用、霍奇金淋巴瘤、下壁 ST 段抬高型 MI 病史以及 RCA、LAD 的 PCI 手术史（图 8-6A、B）。患者于国民警卫队的入职前行运动 MPI，运动持续 10min，试验因疲劳而终止，运动 ECG 未见缺血改变，SPECT 显像示室间隔基底部和心尖部小范围缺血（图 8-6C），而室壁运动和 LVEF 正常。此后患者继续接受药物治疗。

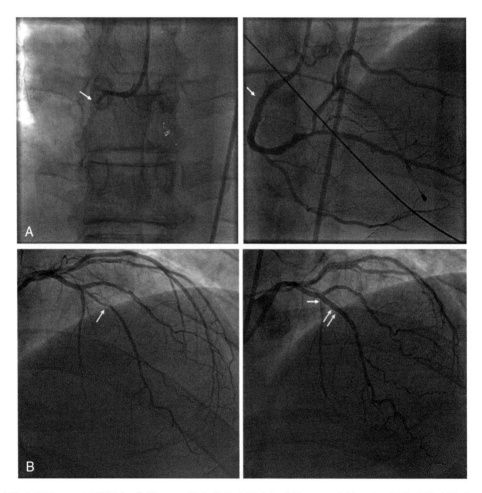

图 8-6　冠状动脉造影示 RCA 近端闭塞（黄箭），PCI 植入药物洗脱支架后的 RCA（白箭）（A）。冠状动脉造影示 LAD 中段严重狭窄（黄箭）（B）。LAD PCI 术后的冠状动脉造影示支架通畅（黄色双箭），但病变累及间隔支，导致严重的开口狭窄（白箭）（B）。（待续）

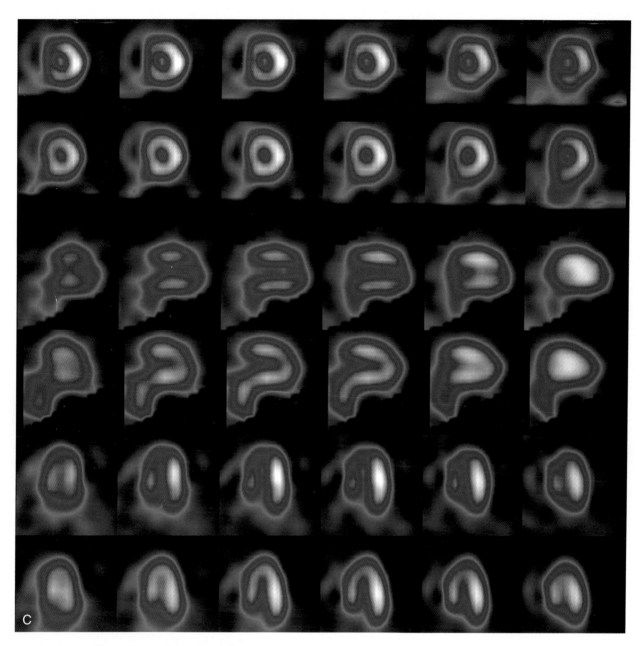

图 8-6(续)　LAD 远端细小且呈弥漫性病变。运动 MPI 示 LAD 间隔支供血区域的室间隔基底部小面积心肌缺血,心尖也存在异常(C)。

点评(病例 8-1 至病例 8-6)

大量临床研究表明,应用负荷 MPI 诊断单纯球囊血管成形术后再狭窄的敏感度和特异度均约为 80%。在既往没有 MI 区域,其识别支架内再狭窄的敏感度和特异度有所提高,分别为 100% 和 82%。值得注意的是,在一些没有明显支架内再狭窄但 MPI 心肌缺血的患者中可见分支血管狭窄。支架通畅但其下游血管有弥漫性病变是导致 MPI 异常的另一个原因。PCI 和 CABG 术后,冠状动脉造影在预测血流异常方面有其局限性,如前所述,PCI 和 CABG 术后血流异常原因复杂。

一项对包括 365 例植入金属裸支架 PCI 术后> 6 个月行负荷 MPI 患者的研究发现,23% 的患者有靶血管区域心肌缺血,其中 62% 为无症状心肌缺血。与无心肌缺血的患者相比,无症状心肌缺血患者的心脏事件(包括心源性死亡、MI 和血运重建)发生率更高(32%对 17%),但其心脏事件发生率低于有症状心肌缺血患者(52%)。

在一项包括 370 例冠状动脉支架术后至少 1 个月行运动 MPI 患者的研究中,23%的患者有心肌缺血,其中无症状患者 30 个月严重事件(死亡或 MI)发生率为 9.1%,而有症状患者为 17%。心肌缺血是无症状和有症状患者发生心脏事件的重要预测因子。在另

一项研究中,152 例患者在金属裸支架植入术后 5 个月内行负荷 SPECT,无心肌缺血患者的心脏事件发生率为 3%,而有心肌缺血患者的心脏事件发生率为 28%。以上研究的结果仅限于应用金属裸支架的患者,而不能类推到应用药物洗脱支架的患者。

另外,一项对 322 例不完全 PCI 术后 4~6 个月的连续患者进行的研究发现,MPI 可提供未来心脏事件风险的独立预后信息。MPI 正常的患者心脏事件年发生率<2%,而 MPI 明显异常的患者年发生率为 8.5%。

病例 8-7 CABG 术前、术后的负荷 MPI(图 8-7)

患者女,80 岁,既往有高血压病史,2006 年因严重心绞痛行 CABG。术前腺苷负荷 MPI 示大面积心肌缺血(图 8-7 上部)。冠状动脉造影示严重的左主干、LAD、LCX 和 RCA 病变,LVEF 为 61%。患者在 CABG 术后数月因非典型胸痛再次行腺苷负荷 MPI,显像示心肌灌注正常,室壁运动以及 LVEF 均正常(图 8-7 下部)。

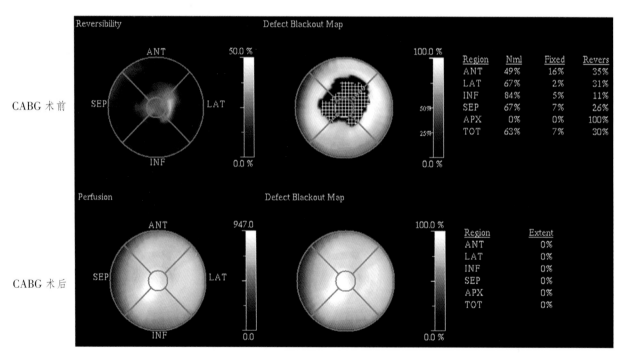

图 8-7 CABG 术前腺苷 MPI 示大面积心肌缺血,CABG 术后心肌灌注正常(仅示靶心图)。

病例 8-8　LIMA 桥血管通畅但 LAD 近端分支病变所导致的心肌缺血（图 8-8）

　　患者男，57 岁，白人，既往有高血压、糖尿病、血脂异常、甲状腺功能减退病史和 CABG 手术史。患者因心绞痛复发行运动 MPI，运动持续 10min，试验因心绞痛和疲劳而终止，运动 ECG 示下壁和侧壁导联 ST 段水平性压低 2mm，SPECT 显像示室间隔基底部心肌缺血（图 8-8A，B），LVEF 为 58%。冠状动脉造影示 LAD、RCA 闭塞及 LCX 严重病变，LIMA 至 LAD（图 8-8C）、SVG 至 RCA、大隐静脉至 LCX-OM1 的桥血管通畅。LIMA 吻合口前和 LAD 闭塞部位之间的 LAD 分支存在病变。

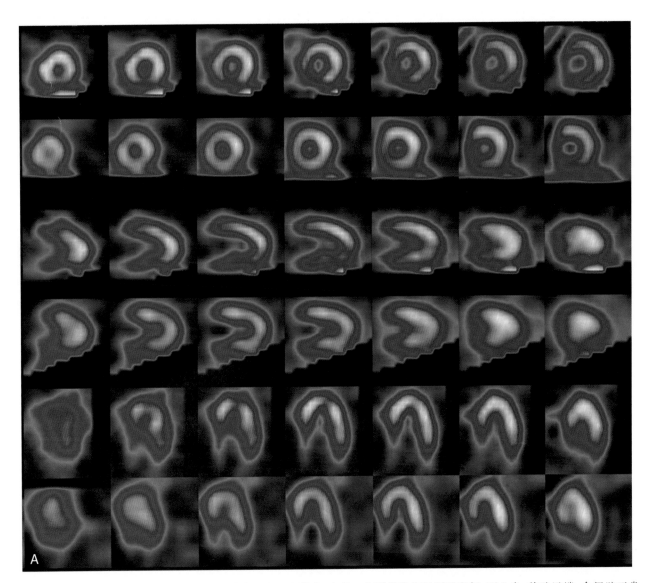

图 8-8　运动 MPI（靶心图）示 LAD 供血区域小面积心肌缺血（A，B），主要累及室间隔基底部，而心尖、前壁远端、余间壁正常（A，B）。这种类型 MPI 结果强烈提示 LIMA 桥血管通畅但 LIMA 吻合口前分支血管病变。（待续）

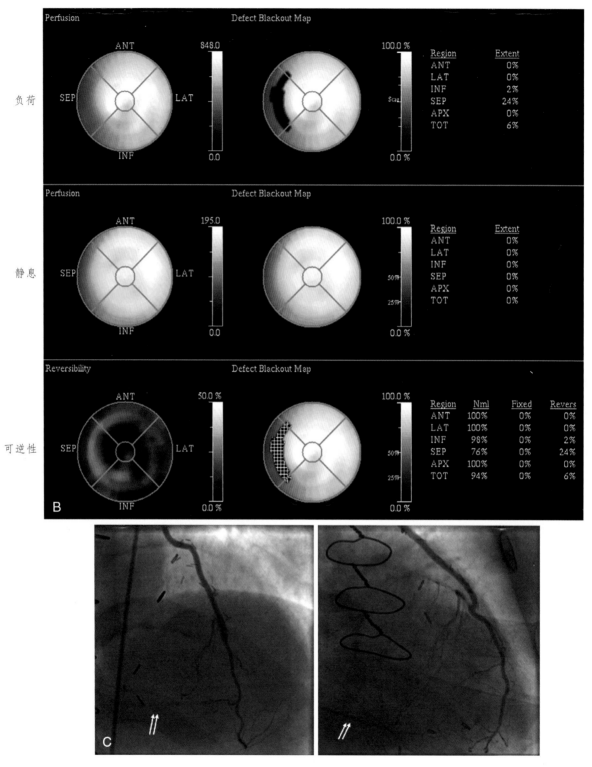

图 8-8(续)　冠状动脉造影示 LAD、RCA 闭塞和 LCX 严重病变,LIMA 至 LAD 桥血管通畅(**C**),但 LIMA 吻合口前分支血管存在病变。双白箭显示 LAD 至 RCA 小分支少量侧支循环。RCA 和 LCX-OM1 的静脉桥通畅(图中未展示)。

病例 8-9　不完全 CABG 术后室壁增厚正常但室间隔运动异常（图 8-9）

　　患者男，67 岁，既往有血脂异常、帕金森病、MI 病史和三支血管 CABG 手术史。患者因劳力性呼吸困难行热加腺苷 MPI，负荷过程中无胸痛症状或 ECG 改变。心肌灌注正常，LVEF 为 72%（图 8-9A）。室壁增厚正常，但室间隔运动异常（图 8-9B）。此后患者继续接受药物治疗。

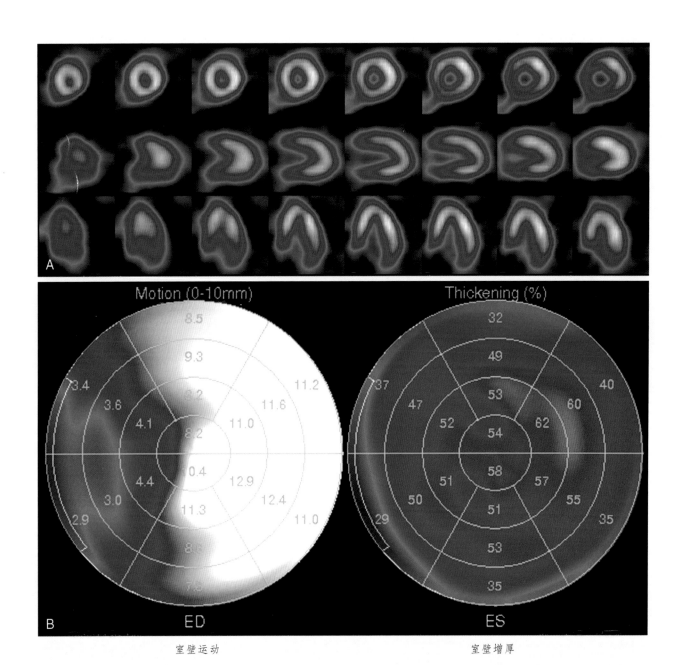

图 8-9　热加腺苷负荷 MPI 示心肌灌注正常（A）。门控 SPECT 图像示间壁室壁运动异常，但室壁增厚正常，符合 CABG 术后改变（B）。

病例8-10 桥血管通畅但下游血管病变所致心肌缺血(图8-10)

　　患者女,65岁,既往有糖尿病、高血压、血脂异常、外周血管疾病、抑郁症病史和CABG手术史。患者因胸痛复发行负荷MPI,在腺苷负荷过程中无胸痛或ECG改变,灌注显像示LAD和RCA供血区域大面积缺血,LVEF为75%,室壁增厚正常(图8-10A)。冠状动脉造影示自身冠状动脉三支血管严重病变(图8-10B),LIMA至LAD、静脉桥血管序贯至冠状动脉后降支(PDA)和LCX边缘支的桥血管通畅,但桥血管吻合口后的PDA闭塞,桥血管吻合口下游血管存在弥漫性病变(图8-10B,C)。此后患者继续接受药物强化治疗。

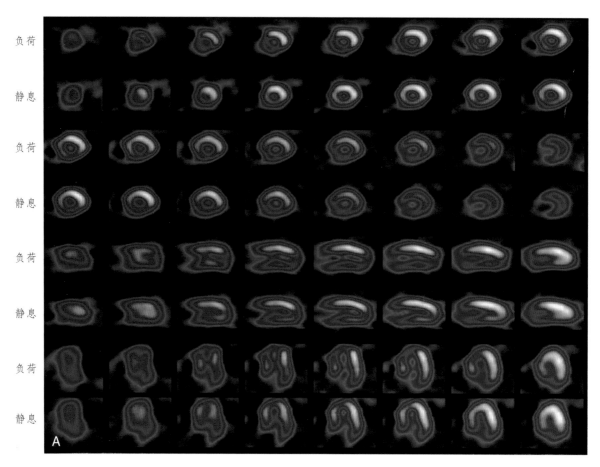

图8-10　腺苷负荷/静息MPI示LAD和RCA供血区域大面积心肌缺血(A)。(待续)

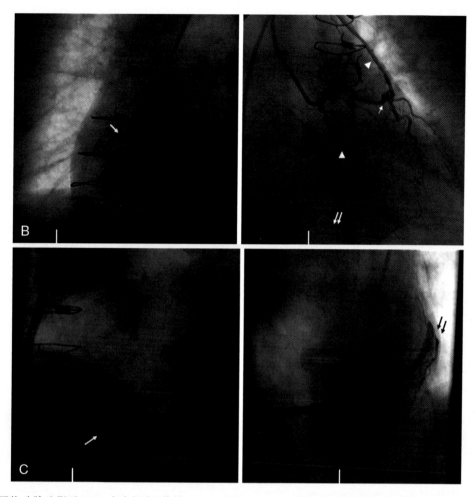

图 8-10(续)　冠状动脉造影示 RCA 完全闭塞(黄箭)、LAD(白箭)和 LCX(黄箭头)的严重病变(B)。LIMA 至 LAD 桥血管通畅(白箭头),LAD 远端弥漫性病变和至 RCA 的侧支循环形成(双白箭)(B)。C 图显示静脉至 PDA 和钝缘支的桥血管通畅,但桥血管吻合口后的 PDA 闭塞(黄箭)。桥血管向小钝缘支供血(黑色双箭)。

点评(病例 8-7 至病例 8-10)

一项包括 50 例行 CABG 的患者因典型和非典型胸痛行负荷 MPI 的研究发现,^{201}Tl MPI 诊断桥血管>50%狭窄的敏感度为 83%，正确定位 LAD、RCA 和 LCX 桥血管狭窄的敏感度分别为 82%、92%和 75%。另一项对 27 例 CABG 术后患者行负荷 MPI 的研究发现,MPI 诊断桥血管、远端血管或未搭桥血管>75%狭窄的敏感度为 77%。也有研究发现,^{201}Tl MPI 诊断桥血管病变的敏感度、特异度和总准确率分别为 80%、88%和 86%。109 例患者 CABG 术后(6.7±4.8)年行腺苷 ^{201}Tl MPI 和冠状动脉造影,68 例患者出现明显的桥血管狭窄,其中 65 例患者出现灌注缺损,其敏感度达 96%。283 个桥血管中有 107 个有明显的狭窄,MPI 诊断桥血管狭窄的总体特异度为 61%。约 70%灌注缺损所谓的"假阳性"归因于非桥血管的自身冠状动脉病变或先前存在 MI 患者的固定灌注缺损。上述大多数研究都是比较早期的,并且入选病例数较少,由于入选及其他混杂因素的影响,这些研究结果有其局限性。

在 411 例 CABG 术后 2 年内行运动负荷 ^{201}Tl MPI 的患者中,26%的患者有大范围灌注缺损，只有 12%的患者存在桥血管吻合口近端的缺血征象。对于无心绞痛且心肌灌注显像正常或存在小的灌注缺损患者来说,5 年无心脏事件（心源性死亡或 MI）率为 93%，而心绞痛和中度或大的灌注缺损患者中仅为 71%。294 例 CABG 术后≥5 年行 ^{201}Tl MPI 的患者中,

31 个月的心脏事件（死亡或非致命性 MI）发生率为 14%，灌注异常和肺组织 ^{201}Tl 摄取的增加分别使心脏事件发生率增加 80% 和 10%。在另一项对 255 例患者 CABG 术后 5 年行负荷 SPECT 的研究发现，伴有多支血管供血区域心肌缺血和肺 ^{201}Tl 摄取增加的患者年死亡率和总的心脏事件发生率分别为 7.5% 和 9.5%，伴有两者之一的患者年死亡率和总的心脏事件发生率分别为 3.4% 和 4.3%，而两者皆无的患者年死亡率和总的心脏事件发生率分别为 0.6% 和 1.7%（$P=0.01$）。一项包括 1765 例患者 CABG 术后（7.1±5.0）年行双核素 SPECT MPI 的研究发现，CABG 术后≤5 年有症状且存在中等至大面积灌注异常患者的年心脏死亡率为 2.1%，而 CABG 术后>5 年无论有无症状且存在中等至大面积灌注异常患者的年心脏死亡率为 3.1%。CABG 术后≤5 年有症状患者的年心脏死亡率为 0%，CABG 术后>5 年无论有无症状的患者年心脏死亡率为 0.7%。873 例无症状 CABG 术后（平均术后 7 年）患者行 ^{201}Tl 运动负荷 MPI，结果显示 58% 的患者存在灌注缺损，可逆性灌注缺损可预测全因死亡率（12% 对 5%）和死亡或 MI（13% 对 7%）。在多变量分析中，灌注缺损仍然可以预测死亡（校正相对风险率：2.78，95% CI：1.44~5.39）和死亡或 MI（校正相对风险率：2.63，95%CI：1.49~4.66）。运动能力受损（≤6 代谢当量）也是死亡和死亡或 MI 的一个独立的预测因子。

（杨微译 王跃涛 审校）

推荐读物

Acampa W, Evangelista L, Petretta M, et al: Usefulness of stress cardiac single-photon emission computed tomographic imaging late after percutaneous coronary intervention for assessing cardiac events and time to such events, *Am J Cardiol* 100:436–441, 2007.

Acampa W, Petretta M, Florimonte L, et al: Prognostic value of exercise cardiac tomography performed late after percutaneous coronary intervention in symptomatic and symptom-free patients, *Am J Cardiol* 91:259–263, 2003.

Chin ASL, Goldman LE, Eisenberg MJ: Functional testing after coronary artery bypass graft surgery: a meta-analysis, *Can J Cardiol* 19:802–808, 2003.

Cottin Y, Rezaizadeh K, Touzery C, et al: Long-term prognostic value of 201Tl single-photon emission computed tomographic myocardial perfusion imaging after coronary stenting, *Am Heart J* 141:999–1006, 2001.

Cutlip DE, Chauhan MS, Baim DS, et al: Clinical restenosis after coronary stenting: perspectives from multicenter clinical trials, *J Am Coll Cardiol* 40:2082–2089, 2002.

Deluca AJ, Cusack E, Aronow WS, et al: Sensitivity, specificity, positive predictive value, and negative predictive value of the dipyridamole sestamibi stress test in predicting graft occlusion or > or = 50% new native coronary artery disease in men versus women and in patients aged > or = 65 years versus < 65 years who had prior coronary artery bypass grafting, *Am J Cardiol* 94:625–626, 2004.

Dori G, Denekamp Y, Fishman S, et al: Exercise stress testing, myocardial perfusion imaging and stress echocardiography for detecting restenosis after successful percutaneous transluminal coronary angioplasty: a review of performance, *J Intern Med* 253:253–262, 2003.

Fitzgibbon GM, Kafka HP, Leach AJ, et al: Coronary bypass graft fate and patient outcome: angiographic follow-up of 5,065 grafts related to survival and reoperation in 1,388 patients during 25 years, *J Am Coll Cardiol* 28:616–626, 1996.

Galassi AR, Grasso C, Azzarelli S, et al: Usefulness of exercise myocardial scintigraphy in multivessel coronary disease after incomplete revascularization with coronary stenting, *Am J Cardiol* 97:207–215, 2006.

Georgoulias P, Demakopoulos N, Tzavara C, et al: Long-term prognostic value of Tc-99m tetrofosmin myocardial gated-SPECT imaging in asymptomatic patients after percutaneous coronary intervention, *Clin Nucl Med* 33:743–747, 2008.

Georgoulias P, Tzavara C, Demakopoulos N, et al: Incremental prognostic value of (99m)Tc-tetrofosmin myocardial SPECT after percutaneous coronary intervention, *Ann Nucl Med* 22:899–909, 2008.

Giedd KN, Bergmann SR: Myocardial perfusion imaging following percutaneous coronary intervention: the importance of restenosis, disease progression, and directed reintervention, *J Am Coll Cardiol* 43:328–336, 2004.

Hendel RC, Berman DS, Di Carli MF, et al: ACCF/ASNC/ACR/AHA/ASE/SCCT/SCMR/SNM 2009 Appropriate Use Criteria for Cardiac Radionuclide Imaging: A Report of the American College of Cardiology Foundation Appropriate Use Criteria Task Force, the American Society of Nuclear Cardiology, the American College of Radiology, the American Heart Association, the American Society of Echocardiography, the Society of Cardiovascular Computed Tomography, the Society for Cardiovascular Magnetic Resonance, and the Society of Nuclear Medicine, *J Am Coll Cardiol* 53:2201–2229, 2009.

Khoury AF, Rivera JM, Mahmarian JJ, et al: Adenosine thallium-201 tomography in evaluation of graft patency late after coronary artery bypass graft surgery, *J Am Coll Cardiol* 29:1290–1295, 1997.

Klocke FJ, Baird MG, Lorell BH, et al: ACC/AHA/ASNC guidelines for the clinical use of cardiac radionuclide imaging—executive summary: a report of the American College of Cardiology/American Heart Association Task Force on Practice Guidelines (ACC/AHA/ASNC Committee to Revise the 1995 Guidelines for the Clinical Use of Cardiac Radionuclide Imaging), *J Am Coll Cardiol* 42:1318–1333, 2003.

Kósa I, Blasini R, Schneider-Eicke J, et al: Myocardial perfusion scintigraphy to evaluate patients after coronary stent implantation, *J Nucl Med* 39:1307–1311, 1998.

Lakkis NM, Mahmarian JJ, Verani MS: Exercise thallium-201 single photon emission computed tomography for evaluation of coronary artery bypass graft patency, *Am J Cardiol* 76:107–111, 1995.

Lauer MS, Lytle B, Pashkow F, et al: Prediction of death and myocardial infarction by screening with exercise-thallium testing after coronary-artery-bypass grafting, *Lancet* 351:615–622, 1998.

Milavetz JJ, Miller TD, Hodge DO, et al: Accuracy of single-photon emission computed tomography myocardial perfusion imaging in patients with stents in native coronary arteries, *Am J Cardiol* 82:857–861, 1998.

Nallamothu N, Johnson JH, Bagheri B, et al: Utility of stress single-photon emission computed tomography (SPECT) perfusion imaging in predicting outcome after coronary artery bypass grafting, *Am J Cardiol* 80:1517–1521, 1997.

Palmas W, Bingham S, Diamond GA, et al: Incremental prognostic value of exercise thallium-201 myocardial single-photon emission computed tomography late after coronary artery bypass surgery, *J Am Coll Cardiol* 25:403–409, 1995.

Pfisterer M, Emmenegger H, Schmitt HE, et al: Accuracy of serial myocardial perfusion scintigraphy with thallium-201 for prediction of graft patency early and late after coronary artery bypass surgery, A controlled prospective study, *Circulation* 66:1017–1024, 1982.

Rajagopal V, Gurm HS, Brunken RC, et al: Prediction of death or myocardial infarction by exercise single photon emission computed tomography perfusion scintigraphy in patients who have had recent coronary artery stenting, *Am Heart J* 149:534–540, 2005.

Solodky A, Assali AR, Mats I, et al: Prognostic value of myocardial perfusion imaging in symptomatic and asymptomatic patients after percutaneous coronary intervention, *Cardiology* 107:38–43, 2007.

Takeuchi M, Miura Y, Toyokawa T, et al: The comparative diagnostic value of dobutamine stress echocardiography and thallium stress tomography for detecting restenosis after coronary angioplasty, *J Am Soc Echocardiogr* 8:696–702, 1995.

Zellweger MJ, Lewin HC, Lai S, et al: When to stress patients after coronary artery bypass surgery? Risk stratification in patients early and late

post-CABG using stress myocardial perfusion SPECT: implications of appropriate clinical strategies, *J Am Coll Cardiol* 37:144–152, 2001.

Zellweger MJ, Weinbacher M, Zutter AW, et al: Long-term outcome of patients with silent versus symptomatic ischemia six months after percutaneous coronary intervention and stenting, *J Am Coll Cardiol* 42:33–40, 2003.

Zhang X, Liu X, He Z, et al: Long-term prognostic value of exercise 99mTc-MIBI SPET myocardial perfusion imaging in patients after percutaneous coronary intervention, *Eur J Nucl Med Mol Imaging* 31:655–662, 2004.

第 9 章
MPI 在急性冠状动脉综合征中的应用

Gilbert J. Zoghbi, Jaekyeong Heo, Ami E. Iskandrian

要点

- 急性冠状动脉综合征(ACS)是一组临床表现广泛的综合征,包括不稳定性心绞痛(UA)、非 ST 段抬高型 MI (NSTEMI)以及 ST 段抬高型 MI(STEMI)。
- STEMI 患者首选直接 PCI 或溶栓治疗。
- 静息 MPI 可用于评价梗死面积、危险区及不同干预措施对梗死面积的影响。
- 患者胸痛发作期注射示踪剂行静息 MPI 可用于识别罪犯血管。
- 负荷 MPI 不用于急性临床症状发作期患者。
- 对于急性症状发作后第一个 24~48h 内稳定的患者,负荷 MPI 明确有助于危险分层。
- 这些患者包括接受保守治疗的患者、接受溶栓治疗或 PCI 治疗后冠状动脉造影结果不理想,或血运重建不完全的患者。
- 血管扩张药物 MPI 可在急性症状发生后 24~48h 内进行,并且急性症状发作后 24h 内患者未出现心绞痛、心力衰竭或严重的心律失常。
- 因所选患者的情况不同,负荷 MPI 可表现为正常、轻度异常、中度异常或重度异常。
- MPI 的结果可作为患者进一步选择冠状动脉介入治疗还是优化药物治疗的有效工具。

背景

　　ACS 包括 UA、NSTEMI 以及 STEMI。2006 年，美国有 1 365 000 例出院患者被诊断为 ACS，在所有出院患者中，有 810 000 例为 MI，且近 1/3 为 STEMI。STEMI 患者需紧急治疗，首选 PCI，如果 PCI 不易做到，则行溶栓（纤维蛋白溶解）治疗。接受溶栓治疗或保守治疗且具有高危临床症状或不稳定症状的 STE-MI 患者应行冠状动脉造影，其目的是血运重建。进行溶栓治疗或保守治疗后稳定的患者应行 MPI 进行危险分层，尤其是评估 LV 功能、梗死面积、梗死心肌及远端心肌的局部缺血。

　　临床信息、生物标志物、ECG 结果以及风险分层模型（如 TIMI 分级、GRACE 危险评分或 PURSUIT 模型）都可用于 UA 或 NSTEMI 患者的早期危险分层。静息 MPI 也可评估急诊患者，相关内容将在第 14 章进行探讨。UA 或 NSTEMI 的患者若具有如下高危因素更适用于有创治疗方法，即冠状动脉造影和血运重建（PCI 或 CABG）：心脏标志物水平升高、ST 段下降、血流动力学状态不稳定、LV 功能下降、出现心力衰竭的症状或体征、优化药物治疗后仍有心绞痛症状的复发或持续发作、二尖瓣反流的出现或加重、持续性室性心律失常、6 个月内行 PCI、既往行 CABG、高危 TIMI 分级或 GRACE 评分以及无创检查发现的危险因素。

　　负荷 MPI 可对如下患者进行评估和危险分层：低、中危 UA 或 NSTEMI 患者，接受溶栓治疗的 STE-MI 患者，冠状动脉介入治疗后冠状动脉造影显示未达到理想效果或未实现完全血运重建的患者。对于无心肌缺血症状、无严重心律失常或至少 12~24h 未出现心力衰竭症状的患者，可进行负荷 MPI。如果负荷 MPI 出现如下高危征象，则预示患者年死亡率>3%，包括：静息 LVEF<35%，运动负荷试验 LVEF<35%，大面积可逆性灌注缺损区，多发中等面积可逆性灌注缺损区，大面积固定缺损区伴 LV 扩大或肺组织摄取增加（见于 ^{201}Tl 显像），或运动平板 Duke 评分≤-11。静息 MPI 也可用于评估 MI 后患者的梗死面积。ACS 患者行负荷 MPI 的适用标准见表 9-1。

　　尽管部分指南推荐运动平板试验作为负荷试验的选择，储备负荷（血管扩张药物负荷）试验 MPI 适用于连续 ECG 监测或无法运动的患者，但运动踏板试验作为一项独立的试验很少用于临床实践中。与运动负荷 MPI 相比，由于血管扩张药物负荷 MPI 允许对 MI 患者进行早期负荷试验，其已成为 MI 患者的检测方法。

表 9-1 急性胸痛患者 MPI 适应证

	评分
适当的适应证	
ACS 可能（负荷 MPI）	
无缺血性 ECG 改变，LBBB，或起搏心律＋低危 TIMI 评分＋临界、可疑或轻度升高的肌钙蛋白	9
无缺血性 ECG 改变，LBBB，或起搏心律＋低危 TIMI 评分＋肌钙蛋白阴性	8
无缺血性 ECG 改变，LBBB，或起搏心律＋高危 TIMI 评分＋肌钙蛋白阴性	8
无缺血性 ECG 改变，LBBB，或起搏心律＋高危 TIMI 评分＋临界、可疑或轻度升高的肌钙蛋白	8
ACS 可能（静息 MPI）	
无缺血性 ECG 改变，LBBB，或起搏心律＋初始肌钙蛋白阴性＋近期出现或持续发作的胸痛症状	7
肌钙蛋白升高且无其他证据证明为 ACS	7
UA/NSTEMI（3 个月内）	
既往无冠状动脉造影＋稳定的血流动力学状态＋心绞痛无复发＋无 CHF 症状（为进一步评估心肌缺血）	9
STEMI（3 个月内）	
既往无冠状动脉造影＋稳定的血流动力学状态＋心绞痛无复发＋无 CHF 症状（为进一步评估心肌缺血）	8
不恰当的适应证	
确诊 ACS	1
3 个月内诊断为 STEMI ＋ PCI 已实现完全再血管化＋无复发症状	2
3 个月内诊断为 STEMI ＋ 不稳定的血流动力学状态，有心源性休克或机械性治疗相关并发症的征象	1
ACS ＋ 血运重建术后 ＋ 无症状（出院前评估）	1
心脏康复训练前	1

适应证评分基于 1~9 分，在专家共识基础上达成。7~9 分为适当的适应证，4~6 分为不确定的适应证，<4 分为不当的适应证。

　患者胸痛症状发作期注射示踪剂行静息 MPI(图 9-1)

患者女,56 岁,非裔美国人,既往有高血压及 GERD 病史。因胸骨后疼痛间断发作 2 周就诊急诊,早期为劳累后出现上述症状,后进展为静息时出现。急诊就诊后患者初始 ECG 及心脏标志物结果未见明确异常。患者胸痛症状发作期注射 33mCi ^{99m}Tc-MIBI,衰减校正后的静息 SPECT 图像显示 LAD 支配区心肌灌注异常,LVEF 为 65%,LV 室壁运动正常(图 9-1A)。后冠状动脉造影示 LAD 近端 99%狭窄并累及第一对角支,RCA 发出侧支向第一对角支供血(图 9-1B,C)。RCA 和 LCX 轻度病变(图 9-1B)。LAD 置入 1 枚药物支架(图 9-1C)。

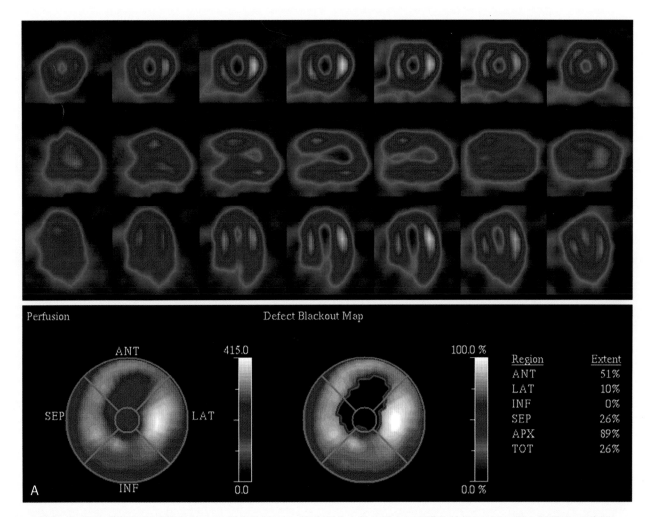

图 9-1　胸痛症状发作时静息 SPECT 图像显示 LAD 所支配的心肌区域大面积灌注缺损区(A)。靶心图所示。(待续)

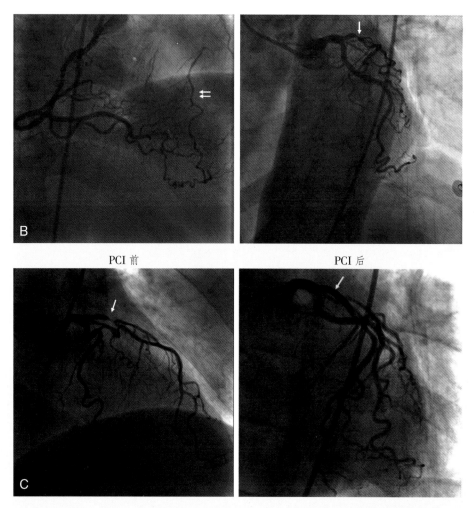

图 9-1(续) 冠状动脉造影示 RCA、LCX 轻度狭窄(B),LAD 近端 99%狭窄(白箭)(B,C),RCA 向 LAD 发出侧支供血(双白箭)。LAD 支架置入后(黄箭)所示(C)。

点评

门控静息 SPECT 显像可用于评估因心脏症状就诊急诊的患者，且这些患者未出现 ECG 或心脏标志物的显著异常。静息 MPI 在心脏标志物升高前即可检测到 MI。结果正常的静息 MPI 对于排除 MI 具有 99%的阴性预测值,对未来心脏事件的发生具有 97%的阴性预测值。不同研究所示静息 MPI 检测急性 MI 的敏感度和特异度分别为 90%~100% 和 60%~78%。静息 MPI 检测 CAD 的敏感度和特异度分别为 73%~100% 和 79%~93%。

在一项研究中,胸痛症状发作期注射示踪剂行静息 MPI 检测 CAD 的敏感度和特异度分别为 96% 和 79%,而 ECG 的敏感度和特异度分别为 35% 和 74%。无胸痛症状发作时注射示踪剂后 MPI 的敏感度和特异度分别为 65% 和 84%。在 88% 的患者中,心肌灌注缺损的位置与最严重病变的冠状动脉相关。另外一项研究表明,在静息 MPI 异常的患者中,虽然只有 15% 出现 CK-MB 升高，但其余患者仍最终被明确诊断为严重的 CAD 或血运重建术。在另外一项研究中,479 例胸痛症状发作患者行静息 MPI,45 例患者显像异常,这些患者 30 天的心脏事件发生率为 22%(11% 为 MI,20% 行 PCI),其余 434 例显像正常的患者的事件发生率为 0.7%(0.3% 为 MI,0.6% 行 PCI),其中 3 例发生心脏事件但显像正常的患者,其示踪剂的注射时间超过胸痛症状发作后至少 2h。

总之，静息 MPI 不是既往有 MI 患者的诊断依据,也不能排除 CAD。如果在患者胸痛症状发作期注射示踪剂可以提高静息 MPI 的诊断效能,此时其对心脏事件的发生具有良好的阴性预测价值。显而易见的是,MPI 异常可能反映的是心肌缺血而不是心肌坏死,这也是部分患者心肌灌注异常早于心脏标志物的升高,或心肌灌注异常不伴随心脏标志物异常的可能解释。

病例 9-2 ACS 临床稳定后行负荷 MPI(图 9-2)

患者女,65 岁,白种人,既往有糖尿病、血脂异常、吸烟史及脑卒中病史,因全身乏力、嗜睡 2 天就诊急诊。患者发生急性肾衰竭,肌酐水平升高 3 倍。初始 ECG 示下壁和侧壁心肌损伤、梗死(图 9-2A)。就诊时心脏标志物水平升高,后呈下降趋势。因患者症状不典型,予以药物治疗,后进一步行腺苷负荷 MPI,腺苷负荷试验中患者 ECG 无特异性变化,SPECT 图像示下壁及侧壁心肌出现大面积的混合灌注缺损区 (大部分为瘢痕组织)(图 9-2B)。LVEF 为 37%。给予药物治疗后好转。

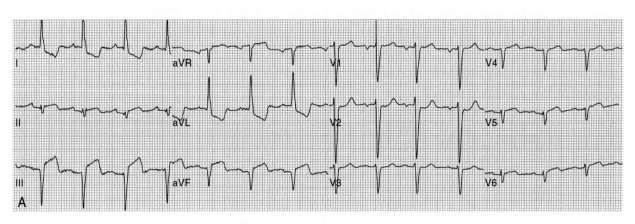

图 9-2 就诊后患者行 ECG 示下侧壁心肌损伤、梗死(A)。(待续)

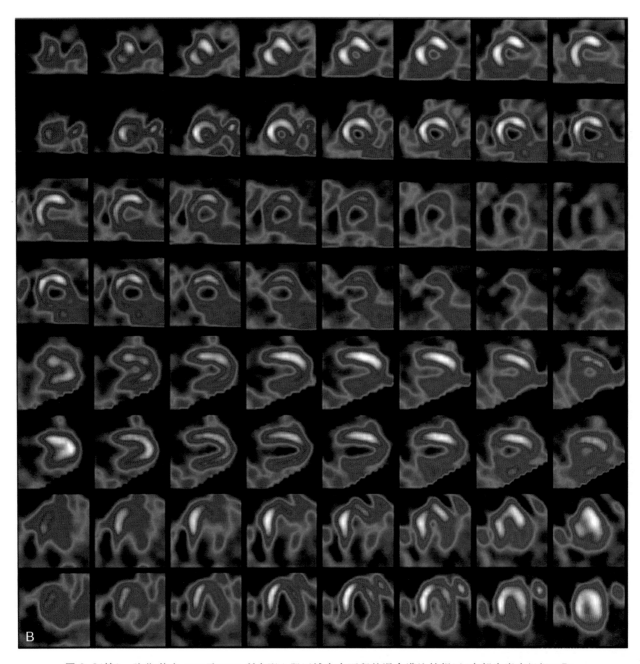

图 9-2(续)　腺苷/静息 MPI 示 RCA 所支配心肌区域有大面积的混合灌注缺损区(大部为瘢痕组织)(B)。

病例 9-3　**静息显像评估急性 MI 患者 PCI 后梗死面积**（图 9-3）

　　患者男，83 岁，白种人，既往有高血压、高脂血症及糖尿病。因新发胸痛症状持续 4h 就诊急诊。该患者前壁心肌为 STEMI，紧急进入导管室行冠状动脉造影，结果示 LAD 近端急性闭塞（图 9-3A）。LAD 置入 1 枚金属裸支架，虽然 LAD 细小伴远端广泛病变，但支架后血流恢复至 TIMI 3 级。超声心动图示 LV 功能重度异常伴心尖部血栓形成。后患者行静息 ^{99m}Tc-MIBI SPECT 显像示 LAD 支配区心肌大面积瘢痕组织形成（图 9-3B）且 LVEF 明显下降、心尖部室壁瘤形成。ECG 示前壁持续性 ST 段抬高、前壁 MI（图 9-3C）。

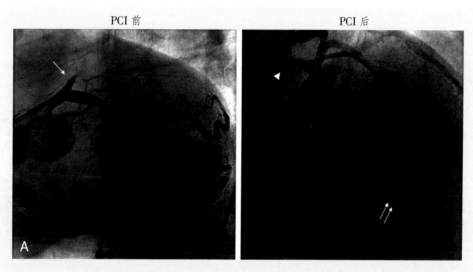

图 9-3　冠状动脉造影示 LAD 近端完全闭塞（白箭），PCI 后结果所示（白箭头），LAD 细小伴远端广泛病变（双白箭）（**A**）。（待续）

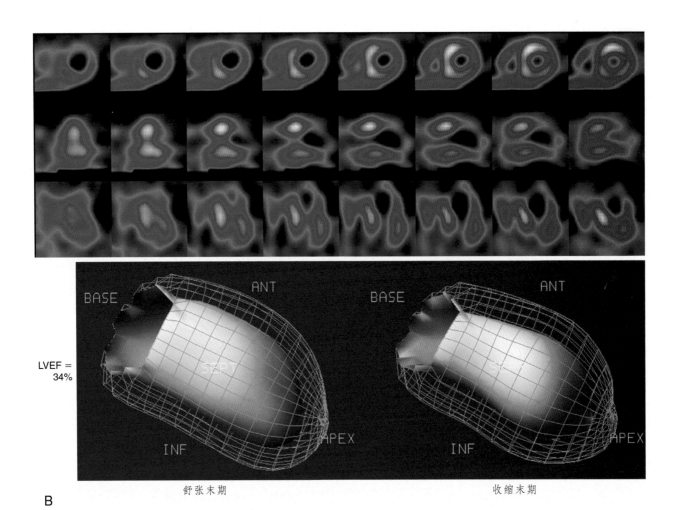

B

图 9-3(续)　静息 SPECT 图像示 LAD 支配区大范围瘢痕组织形成伴心尖部室壁瘤,3D 及动态图像均可见(**B**)。(待续)

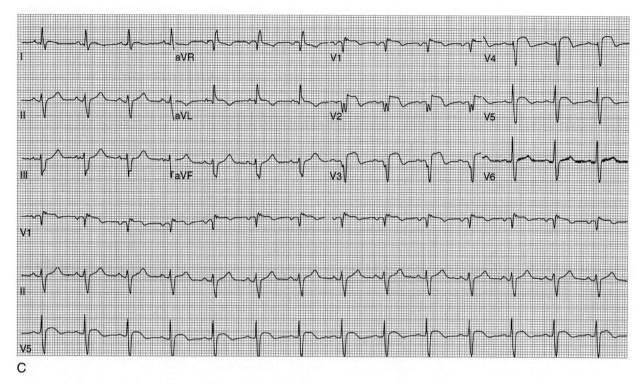

图 9-3(续)　ECG 示前壁 ST 段持续性抬高(C)。

点评(病例 9-2 和病例 9-3)

负荷 MPI 有助于对接受溶栓或保守治疗后稳定的 STEMI 患者进行危险分层。负荷 MPI 可提供关于梗死面积、LVEF、LV 容积、重构及残余心肌缺血状态的有用信息,而这些指标可预测患者的预后。

在一项包括 618 例患者的研究中,所有患者随机进入链激酶溶栓治疗组或保守治疗组,梗死面积>20%者的远期死亡率显著高于梗死面积小(<10%)或中等(10%~20%)的患者。另一项研究发现,因急性 MI 就诊的 274 例患者入院后即行 SPECT 显像,梗死面积>12%者 2 年死亡率为 7%,显著高于梗死面积<12%的患者(0%)。

LVEF 仍是 MI 后患者生存率的最重要预测因子之一。在一项有 866 例急性 MI 患者的研究中,所有患者出院前均行核素显像,单因素分析示 LVEF<40%者 1 年心脏死亡率呈指数增加。LVEF 为 20%~39%的患者 1 年死亡率为 10%,LVEF<20%的患者 1 年死亡率上升至 50%。其他研究也同样证实,LVEF 为 35%~40%的患者死亡率显著升高。LVEF 为 40%~50%的患者 1 年死亡率为 1%~2%。患者 MI 后早期评价 LVEF,会低估 LVEF 值,但 MI 1~2 个月后因顿抑心肌的功能恢复,LVEF 会有所改善。

MI 后的 LV 容积也会影响患者的生存率,尤其是 LVEF<50%时。当 ESV 增加至 95mL 或至 130mL 时,患者的生存率会显著下降。

大量研究表明,运动负荷 MPI、潘生丁负荷 MPI、腺苷负荷 MPI 对远期心脏事件(死亡、MI、UA)的阳性预测值分别为 37%、30%和 50%,阴性预测值分别为 93%、94%和 97%。在一项关于急性 MI 患者且未进行血运重建治疗的研究中,患者均行次极量运动负荷 MPI,结果显示,无心肌缺血的患者 1 年心脏事件率为 7%,而有心肌缺血的患者为 19%。其中,有 1 或 2 个节段缺血的患者的心脏事件发生率为 12%,而有更多节段缺血的患者的心脏事件发生率上升至 38%。同样的结果也在药物负荷 MPI 患者中得到证实。

一项关于腺苷 MPI 的研究发现,急性 MI 发生后病情稳定的患者,随访 15.7 个月,其心脏事件发生率为 33%。多因素分析证实,缺血面积及 LVEF 是心脏事件的预测因子。在另一项研究中,126 例急性 MI 后病情稳定的患者于 MI 后平均(4.5±2.9)天行腺苷负荷 MPI,患者分为 3 组:低危组(<20% 的灌注缺损区)、中危组(20% 灌注缺损区且 <10% 缺血心肌)及高危组(20% 灌注缺损区且 >10% 缺血心肌),1 年内心脏事件的发生率分别为 19%、28% 和 78%,重要的多因素预测因子包括:女性[相对风险(RR)=2.90)]、LVEF(RR=1.34)和缺血面积(RR=1.46)。上述结果也被前瞻性多中心研究 INSPIRE 证实,该研究纳入 728 例急性 MI 后幸存且病情稳定的患者,于 MI 发生后 10 天内行腺苷负荷 MPI,总体心脏事件、死亡或再发 MI 事件在低危组患者中的发生率分别为 5.4% 和 1.8%,中危组患者分别为 14% 和 9.2%,高危组患者分别为 18.6% 和 11.6%。总体缺损面积或缺血面积绝对值增长 10% 导致上述事件的未校正 RR 分别增加 37% 和 64%。LVEF 也是心脏事件及死亡或再发 MI 事件的预测因子。LVEF>50% 预测年死亡率为 5%,LVEF<20% 则年死亡率增加至 27%。步进式 Logistic 回归分析显示,总体灌注缺损面积是心脏事件最重要的独立预测因子,而紧随其后的是缺血面积以及 LVEF。而总体灌注缺损面积是死亡或再发 MI 事件的唯一预测因子。

病例 9-4 多支病变 CAD 患者显像(图 9-4)

　　患者女,42 岁,非裔美国人,既往有终末期肾病、糖尿病、血脂异常、高血压及重度 LV 功能障碍病史,既往有 CAD,RCA 曾行 PCI。因气短加重就诊。患者体格检查及胸部 X 线图像均提示心力衰竭。心脏标志物轻度升高。后行热加腺苷 MPI 示侧壁心肌缺血,LVEF 为 35%(图 9-4A)。冠状动脉造影可见 RCA 中段清晰的支架影,小分支 PLB 重度狭窄,LCX 及第一钝缘支中度病变(图 9-4B),第一对角支重度狭窄(图 9-4C)。LCX 及第一对角支通过压力导丝测得 FFR 为 0.86。LCX 未作处理,第一对角支 PCI 置入 1 枚金属裸支架(图 9-4C)。

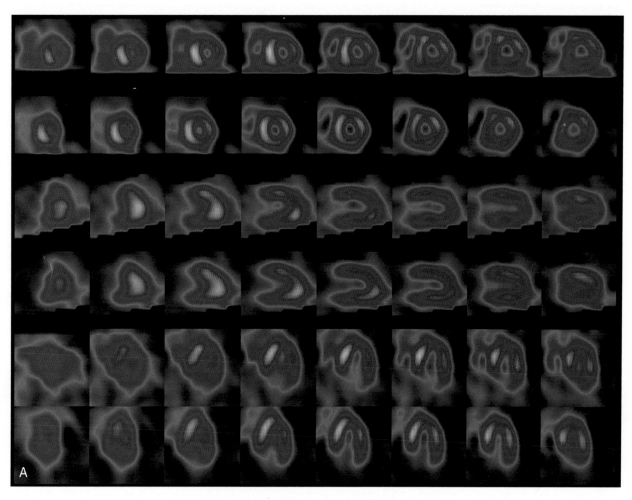

图 9-4　热加腺苷 MPI 示侧壁心肌缺血(A)。(待续)

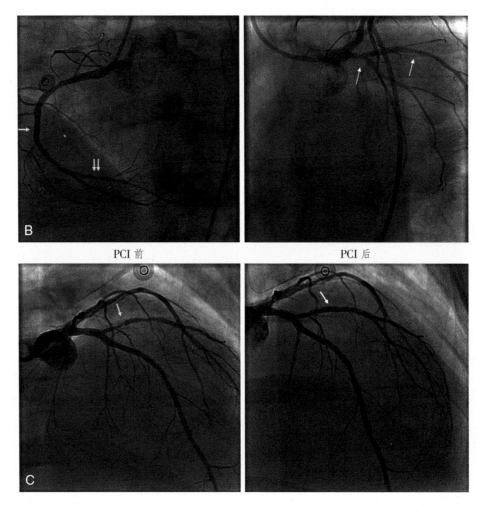

PCI 前　　　　　　　　　　　　PCI 后

图 9-4(续)　冠状动脉造影示 RCA 中段支架影(黄箭),PLB 重度狭窄(黄色双箭),LCX 及第一钝缘支中度病变(白箭)(B)。(C) 第一对角支重度狭窄(黄箭),PCI 置入 1 枚金属裸支架(白箭)。

病例 9-5　CABG 术后侧支病变致心肌缺血(图 9-5)

患者男,74 岁,白种人,既往有高血压、血脂异常、糖尿病、脑血管疾病、缺血性心肌病(ICM)病史,4 年前因冠状动脉多支病变行 CABG 后又行多次 PCI(LCX、钝缘支、LAD 远端–LIMA)。患者因最近一次 PCI 后出现不典型胸痛症状数月就诊。行运动负荷 MPI 进一步评估。患者在跑步机上步行 9min 30s,ECG 无变化。SPECT 图像示对角支支配区内小面积心肌缺血,LVEF 为 71%,LV 室壁运动正常(图 9-5)。之后患者继续药物治疗。

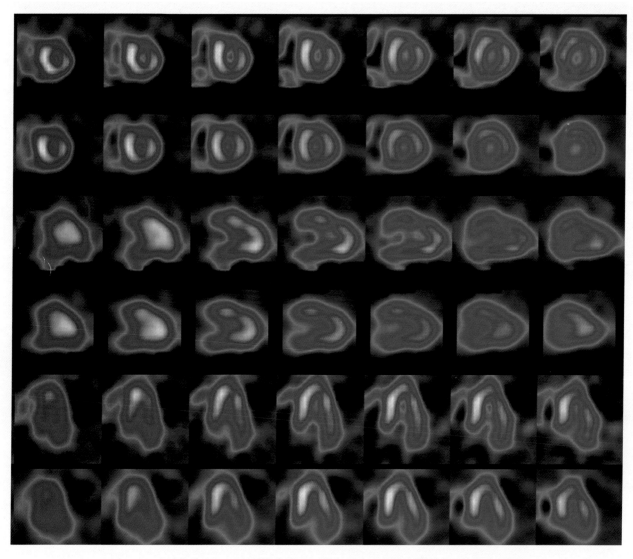

图 9-5　运动负荷 SPECT 示对角支支配区内小面积心肌缺血,累及 LV 前侧壁心肌。

点评(病例 9-4 和病例 9-5)

　　负荷 MPI 可用于评估初始行无创治疗的 UA 或 NSTEMI 患者, 并进行危险分层。INSPIRE 研究纳入 728 例病情稳定的急性 MI 患者(40% 为 NSTEMI),所有患者首先接受保守治疗方案,低危组患者(灌注缺损面积<10%)、中危组患者(灌注缺损面积<20% 且缺血心肌面积<10%)给予药物治疗。高危组患者(灌注缺损面积≥20% 且缺血心肌面积>10%) 且 LVEF<35% 者,行冠状动脉造影以备血运重建。高危组患者中 LVEF>35% 者则随机进入单独优化药物治疗组或血运重建术联合优化药物治疗组。结果显示,上述低

危组患者 1 年心脏事件发生率(死亡或再发 MI 事件)为 1.8%,且其他临床危险因素对心脏事件发生率无影响,表明心肌灌注显像结果是独立于临床危险因素的独立预后因子。行血运重建术的低危和中危组患者的心脏事件发生率无差异。但接受血运重建术的高危组患者心脏事件的发生率为 10%,而未行血运重建术的高危组患者为 32%。上述研究证实,对于仅有小面积心肌缺血的患者,血运重建对其预后无明显的改善作用。

　　如病例 9-5 所示,负荷 MPI 可评估 CAD 患者症状复发的原因。心脏事件的年发生率随着心肌灌注异常范围的增大而增加。在纳入研究的患者中,心肌灌注正常者死亡率为 0.6%/年,而灌注示高危者可上升至 8.5%/年。心肌灌注低危者和高危者 1 年心脏事件

的发生率分别为 2% 和 12%。虽然 MPI 正常或轻度异常者事件发生率在单独优化药物治疗组、优化药物治疗联合血运重建治疗组之间无显著差异,然而,中、重度 MPI 异常且接受血运重建的患者其事件发生率显著低于单独优化药物治疗组。

(王丽 译 杨敏福 审校)

推荐读物

Risk stratification and survival after myocardial infarction, *N Engl J Med* 309:331–336, 1983.

Anderson JL, Adams CD, Antman EM, et al: ACC/AHA 2007 guidelines for the management of patients with unstable angina/non-ST-Elevation myocardial infarction: a report of the American College of Cardiology/American Heart Association Task Force on Practice Guidelines (Writing Committee to Revise the 2002 Guidelines for the Management of Patients With Unstable Angina/Non-ST-Elevation Myocardial Infarction) developed in collaboration with the American College of Emergency Physicians, the Society for Cardiovascular Angiography and Interventions, and the Society of Thoracic Surgeons endorsed by the American Association of Cardiovascular and Pulmonary Rehabilitation, and the Society for Academic Emergency Medicine, *J Am Coll Cardiol* 50:e1–e157, 2007.

Bilodeau L, Théroux P, Grégoire J, et al: Technetium-99m sestamibi tomography in patients with spontaneous chest pain: correlations with clinical, electrocardiographic and angiographic findings, *J Am Coll Cardiol* 18:1684–1691, 1991.

Cerqueira MD, Maynard C, Ritchie JL, et al: Long-term survival in 618 patients from the Western Washington Streptokinase in Myocardial Infarction trials, *J Am Coll Cardiol* 20:1452–1459, 1992.

Dakik HA, Wendt JA, Kimball K, et al: Prognostic value of adenosine Tl-201 myocardial perfusion imaging after acute myocardial infarction: results of a prospective clinical trial, *J Nucl Cardiol* 12:276–283, 2005.

Hendel RC, Berman DS, Di Carli MF, et al: ACCF/ASNC/ACR/AHA/ASE/SCCT/SCMR/SNM 2009 Appropriate Use Criteria for Cardiac Radionuclide Imaging: A Report of the American College of Cardiology Foundation Appropriate Use Criteria Task Force, the American Society of Nuclear Cardiology, the American College of Radiology, the American Heart Association, the American Society of Echocardiography, the Society of Cardiovascular Computed Tomography, the Society for Cardiovascular Magnetic Resonance, and the Society of Nuclear Medicine, *J Am Coll Cardiol* 53:2201–2229, 2009.

Iskandrian A, Garcia E, editors: *Nuclear Cardiac Imaging: Principles and Applications*, ed 4, New York, 2008, Oxford University Press.

Kontos MC, Jesse RL, Schmidt KL, et al: Value of acute rest sestamibi perfusion imaging for evaluation of patients admitted to the emergency department with chest pain, *J Am Coll Cardiol* 30:976–982, 1997.

Kushner FG, Hand M, Smith SC, et al: 2009 focused updates: ACC/AHA guidelines for the management of patients with ST-elevation myocardial infarction (updating the 2004 guideline and 2007 focused update) and ACC/AHA/SCAI guidelines on percutaneous coronary intervention (updating the 2005 guideline and 2007 focused update) a report of the American College of Cardiology Foundation/American Heart Association Task Force on Practice Guidelines, *J Am Coll Cardiol* 54:2205–2241, 2009.

Lloyd-Jones D, Adams RJ, Brown TM, et al: Executive summary: heart disease and stroke statistics–2010 update: a report from the American Heart Association, *Circulation* 121:948–954, 2010.

Mahmarian JJ, Dakik HA, Filipchuk NG, et al: An initial strategy of intensive medical therapy is comparable to that of coronary revascularization for suppression of scintigraphic ischemia in high-risk but stable survivors of acute myocardial infarction, *J Am Coll Cardiol* 48:2458–2467, 2006.

Mahmarian JJ, Mahmarian AC, Marks GF, et al: Role of adenosine thallium-201 tomography for defining long-term risk in patients after acute myocardial infarction, *J Am Coll Cardiol* 25:1333–1340, 1995.

Mahmarian JJ, Shaw LJ, Filipchuk NG, et al: A multinational study to establish the value of early adenosine technetium-99m sestamibi myocardial perfusion imaging in identifying a low-risk group for early hospital discharge after acute myocardial infarction, *J Am Coll Cardiol* 48:2448–2457, 2006.

Miller TD, Christian TF, Hopfenspirger MR, et al: Infarct size after acute myocardial infarction measured by quantitative tomographic 99mTc sestamibi imaging predicts subsequent mortality, *Circulation* 92:334–341, 1995.

Schaeffer MW, Brennan TD, Hughes JA, et al: Resting radionuclide myocardial perfusion imaging in a chest pain center including an overnight delayed image acquisition protocol, *J Nucl Med Technol* 35:242–245, 2007.

Travin MI, Dessouki A, Cameron T, et al: Use of exercise technetium-99m sestamibi SPECT imaging to detect residual ischemia and for risk stratification after acute myocardial infarction, *Am J Cardiol* 75:665–669, 1995.

第 10 章

MPI 对非心脏手术术前的风险评估

Fadi G. Hage, Fahad M. Iqbal, Ami E. Iskandrian

要点

- 对于接受非心脏手术的患者,心脏风险是患者相关危险因素及手术固有风险的反映。
- 单纯为降低围术期风险而行心脏介入治疗是不恰当的,除非无论未来手术如何都需要进行介入。
- 围术期心脏评估经常为改善患者远期心脏预后提供机会,这种预后与计划内的手术本身无关。
- 根据目前的指南,ACS、失代偿性心力衰竭、严重心律失常、重度瓣膜性心肌病的患者应首先管理心脏情况,已计划好的手术应推迟或取消直至心脏状态稳定。
- 围术期风险随着患者临床危险因素的增加而呈比例上升,包括缺血性心脏病(IHD)、代偿性心力衰竭、脑血管疾病、糖尿病及 CKD。
- MPI 可用于患者危险分层,其目的是指导临床对接受中、高危手术且合并临床危险因素的患者制订治疗策略。
- 接受高危血管手术的患者,如果负荷 MPI 显示 LV 心肌灌注及功能均正常,则只有低度心脏风险。
- 合并心血管高危因素的终末期肾病患者在肾脏移植术前应进行负荷显像。心肌灌注异常提示有较高风险发生不良预后,但对这类患者进行冠状动脉血运重建的价值尚未阐明。
- LVEF 异常是等待肾脏移植的终末期肾病患者死亡的强力预测因子,尽管 LVEF 在肾脏移植术后可能会有所改善。
- 虽然接受原位肝脏移植术的终末期肝病患者的心血管并发症风险高,但如果负荷 MPI 正常则提示预后良好。

背景

接受非心脏手术的患者发生围术期心脏事件(MI、心力衰竭、严重心律失常、死亡)的风险取决于多种因素。临床仔细评估有助于对患者进行分类,如继续或取消拟定的手术,替换为风险低的治疗方法,在术前进行额外风险评估或采取措施以规避或减小风险。术前评估通常为远期心脏事件评估及干预提供机会,这些事件与计划内的手术没有相关性。

已更新的 ACC/AHA 指南为接受非心脏手术的患者进行心脏风险评估及制订临床决策提供了急需的基于循证医学的证据架构。鉴于不断出现的研究成果,这些指南多年来经历了重大的变革。上述指南基于如下前提:围术期风险是患者自身危险因素、患者的功能储备、外科手术固有风险(假设手术技术熟练,围术期护理良好)三个因素的反映。特别需要强调的是,指南一开始就强调冠状动脉介入治疗很少被用来单纯地降低围术期风险,除非不论计划手术如何都需要冠状动脉介入治疗。

关于患者相关的危险因素,不稳定的心脏状态意味着主要的临床风险需要加强控制,除紧急情况外,手术应延期或取消。这些危险因素包括 ACS(计划手术前 1 个月内发生 MI)、失代偿性心力衰竭、严重心律失常和重度瓣膜性心肌病(包括主动脉及二尖瓣重度狭窄)。对于其他患者,风险评估基于修正后的心脏危险指数,包括五个高危因素:IHD、代偿性心力衰竭、脑血管病、糖尿病和 CKD(血清肌酐≥2mg/dL)。围术期风险的发生随着这些危险因素的增加而呈比例上升。患者的功能储备是对患者自身危险因素整体评估的一个良好指标,通过踏车试验或患者日常活动情况即可做出判断。通常来说,4MET(代谢当量)对应步行

4 个水平地面的街区,或相当于步行 1~2 层楼。

根据外科手术固有风险,指南将手术分为三组:血管手术是最高危组;中危组包括腹腔、胸腔、头颈、整形和前列腺手术,颈动脉内膜剥脱术也是中危手术;低危组包括皮肤、非卧床的、白内障、乳腺以及内镜手术。

首先需要判断外科手术的紧急性。如果是,则直接手术,无需进行进一步评估而浪费时间。之后应该进行围术期的管理和监护,风险分层可以延迟至术后进行,此举有助于改善患者的长期预后。对于低风险的外科手术,即使是高危患者,发生围术期风险的可能性也较低。因此,无需考虑其他因素,患者都应接受手术,除非如前所述心功能状态不稳定需要立即处理。

对于功能储备良好且无症状(>4MET)、拟行中高危风险手术的患者,手术可以按计划进行。而对于功能储备差或功能储备未知的患者,临床制订决策过程较复杂。如果患者没有修正后心脏危险指标系统所包含的指标,手术可能可以如期进行。

对于其余患者,多数需要进行无创评估。β 受体阻滞剂治疗的角色随着研究的深入而逐渐演进,包括 β 受体阻滞剂治疗开始的时机、根据心率和血压应答对剂量进行灵活调整,以及患者自身危险因素。总体来说,外科手术前数周即开始使用优于仅术前几天使用,尤其是对围术期风险高的患者更有益处。

负荷 MPI 可以帮助识别低危患者,他们可以直接接受外科手术。而高危患者则需要强化药物治疗、冠状动脉造影或血运重建。

本章我们将阐明 MPI 评估特定患者接受非心脏手术发生围术期风险的价值。我们将着重分析 MPI 可提供的预后信息,以及如何运用这些信息来影响临床策略的制订。

病例 10-1　糖尿病患者血管术前的负荷试验(图 10-1)

　　患者男,60 岁,既往有高脂血症、糖尿病和 CKD 病史。因下肢跛行进行性加重就诊。相关检查确诊为右侧髂动脉重度狭窄,左侧髂动脉中度病变。首先给予患者阿司匹林及他汀类药物治疗,拟行血运重建术。术前评估包括热加腺苷 MPI,结果示 LCX、RCA 所支配心肌区域内大面积心肌缺血(图 10-1A,B)。LVEF 正常。冠状动脉造影示 LCX 的分支 OM2 完全闭塞,RCA 远端重度狭窄,LAD 发出侧支逆向充盈 OM2 (图 10-1C)。后给予患者 CAD 药物治疗,包括 β 受体阻滞剂,并控制危险因素。最终患者顺利进行外周血管重建术,且无任何并发症。

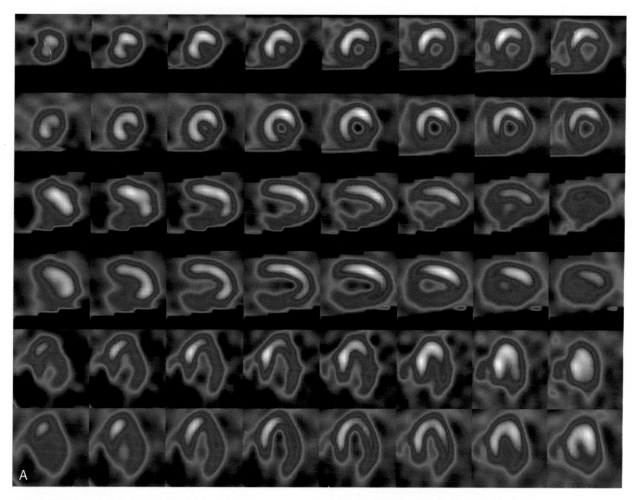

　　图 10-1　(A)和(B) 热加腺苷 MPI 及靶心图示 RCA、LCX 支配区大面积可逆性灌注异常,LVEF 为 69%。(待续)

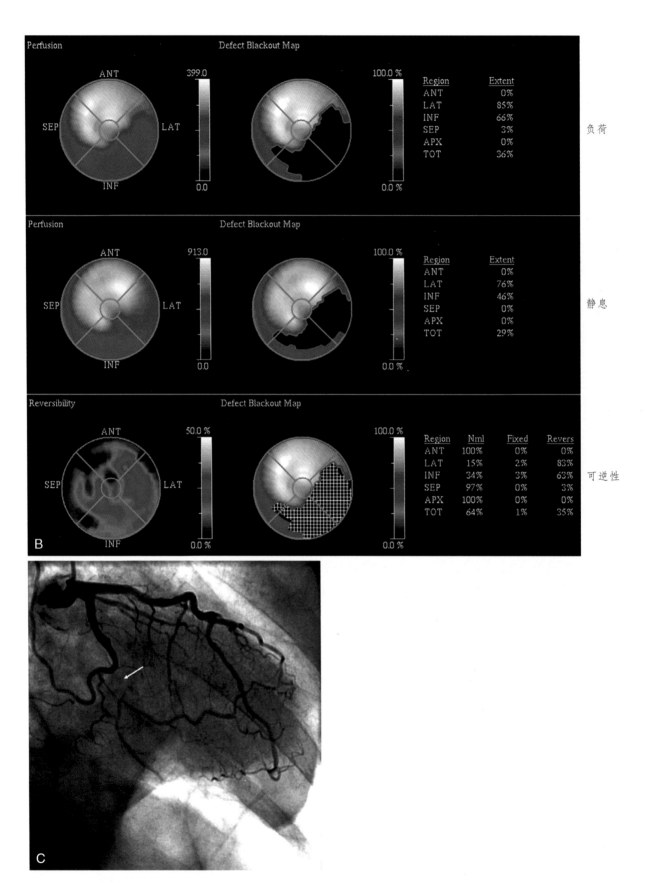

图 10-1(续) (C)冠状动脉造影示 RCA(远端小分支)重度病变,LCX 分支——OM2 闭塞(箭),LAD 发出侧支逆向充盈。LAD 及其分支仅为轻度病变。

点评

动脉粥样硬化是系统性疾病,所以发生外周血管病变的患者同样是 CAD 高危人群。接受外周血管手术的患者,如果心功能储备差或未做评估,且具有至少一个临床危险因素(修正后心脏危险因子),就应该行负荷 MPI 进行风险分层。MPI 正常者以及仅有小面积灌注异常者(缺血或瘢痕组织)均认为是低危人群。MPI 显示有大面积灌注异常者是发生围术期心脏事件的高危人群。

对高风险患者进行 CAD 相关的管理是合理的。正在接受 β 受体阻滞剂和(或)他汀类药物治疗的患者应继续药物治疗(推荐 I 级)。对于接受血管手术治疗而没有他汀类药物治疗的患者,推荐围术期开始他汀治疗是合理的(Ⅱa 级)。对于接受血管手术的患者,如果具备以下高风险因素还应该开始 β 受体阻滞剂治疗:CAD、负荷试验示心肌缺血、一个或多个临床危险因子(Ⅱa 级)。在近期 POISE 试验中,8351 例中、高危接受非心脏手术(包括血管手术)的患者随机进入安慰剂组或固定剂量美托洛尔药物治疗组(术前 2~4h,术后 6h),美托洛尔组患者的主要终点事件(包括心血管死亡、非致命性 MI、非致命性心搏骤停)低于安慰剂组,这主要是由于非致命性 MI 发生率较安慰剂组显著下降(3.6%对 5.1%,P=0.0008)。然而,美托洛尔治疗的潜在危险性死亡率是高于安慰剂组的(3.1%对 2.3%,P=0.03)。因此,美托洛尔治疗时机(计划手术前即开始用药优于手术前数小时才开始用药)和药物剂量(用药个体化优于固定剂量)的选择很重要。

围术期 CABG 的适应证与 CAD 患者人群一致。就此而言,CABG 的目的是改善远期预后而不仅仅是降低患者围术期心脏事件发生的风险。因此,大量随机试验证实围术期预防性冠状动脉血运重建术对患者没有益处。在 CARP 研究中,对于接受血管手术且心脏并发症风险高的患者,冠状动脉血运重建未降低远期死亡率(随机化后 2.7 年)。在 DECREASE V 研究中,对于有心脏高危因素(负荷诱发广泛心肌缺血)的接受主要血管手术的患者,随访 2.8 年后发现,预防性冠状动脉血运重建并未改善患者的生存率。

对于本例患者,闭塞 OM 由侧支供血,RCA 远端病变,因此,冠状动脉介入治疗被认为是没有必要的。本病例提示,并非所有 MPI 异常的患者都需进行冠状动脉造影,也并不是所有进行冠状动脉造影的患者都需要冠状动脉血运重建。

病例 10-2　主动脉瘤修复术前负荷试验(图 10-2)

患者女,76 岁,既往有糖尿病、阵发性房颤和 CKD。因胸腹主动脉瘤进行性增大(最大径为 6.6cm)就诊。患者拟行主动脉瘤修复术。因退行性关节病变活动受限。血管扩张药物 MPI 示心肌灌注和 LVEF 均正常(图 10-2)。患者术后出现并发症,包括胃肠道出血、房颤伴快速心室率,给予输血、心率控制药物治疗,身体康复 10 天后出院。无证据表明出现 MI 或心力衰竭。

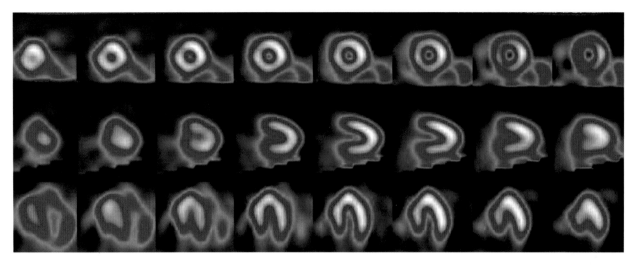

图 10-2　热加腺苷负荷 MPI 示心肌灌注正常。患者未行静息 MPI。LVEF 为 68%。

点评

在 Shaw 等进行的荟萃分析（10 项研究，1994 例拟行血管手术者）中，MPI 示 40% 的患者有心肌缺血，24% 有瘢痕组织，36% 为灌注正常，对应其心脏死亡或 MI 的发生率分别为 9%、7% 和 1%。最近，Dahlberg 和 Leppo 对血管手术的相关研究进行了回顾分析发现 42% 的患者 MPI 有心肌缺血。MPI 对围术期心脏事件（死亡或 MI）的阳性预测值为 12%，38% 的患者心肌灌注正常，MPI 的阴性预测值达到 99%。

病例 10-3　既往 CABG 者血管手术前行负荷试验（图 10-3）

患者男，71 岁，既往有外周血管疾病。因双下肢疼痛就诊，初始为劳累相关疼痛，后进展为静息痛，并且最近 4 周逐步加重。患者曾行外周血管手术，5 周前移植血管血栓形成，后给予溶栓治疗。CTA 示由右侧股总动脉至右侧腘动脉的移植血管完全闭塞，由左侧股总动脉至左侧股浅动脉和腘动脉的两条移植血管也完全闭塞。患者 13 年前因 CAD 行 CABG，既往还有糖尿病、高血压、高脂血症和阵发性房颤病史。行腺苷负荷 MPI 进行危险分层。负荷 MPI（图 10-3A，上排）可见前壁和侧壁心肌部分可逆性灌注缺损。冠状动脉造影示自身冠状动脉严重病变，向 OM 分支供血的移植血管发生闭塞（图 10-3B）。冠状动脉结构不适于进行介入或再次 CABG。优化药物治疗后，患者行高风险的外周血运重建术。患者手术耐受良好且围术期未出现并发症。

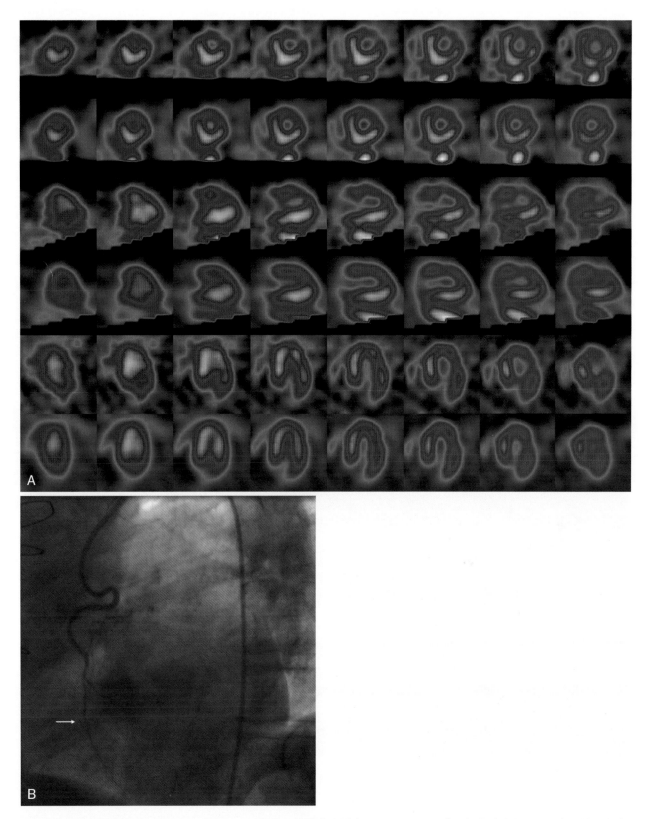

图 10-3　热加腺苷 MPI 示 LAD、LCX 支配区心肌部分可逆性灌注异常 (**A**)。LVEF 下降。冠状动脉造影示三支血管重度病变 CAD，LIMA 至 LAD 移植血管清晰可见，但其远端吻合口重度狭窄，因而导致 MPI 所示 LAD 支配区心肌缺血。供应 RCA 的静脉移植血管亦清晰可见，但远端吻合口出现中度病变(箭)。供应 OM 的静脉移植血管发生闭塞(**B**)。

点评

大面积心肌灌注异常且 LVEF 降低者是围术期发生心脏风险的高危人群。但临床需要紧急进行血运重建,以防患者下肢发生坏疽。因此,对于某些患者来说,尽管存在已知风险,但在综合评价风险和收益比之后还是倾向于继续计划中的血管手术。

病例 10-4　肾脏移植术前的负荷试验(图 10-4)

患者男,56 岁,有继发于高血压的终末期肾病,既往有糖尿病、高脂血症和 CAD,行肾脏移植术前评估。腺苷 MPI 示三支血管支配区心肌缺血伴 TID(图 10-4A)。冠状动脉造影示三支重度病变。患者在肾脏移植术前行 CABG,并实现了冠状动脉完全血运重建。在肾脏移植过程中和远期随访中患者均未出现并发症。

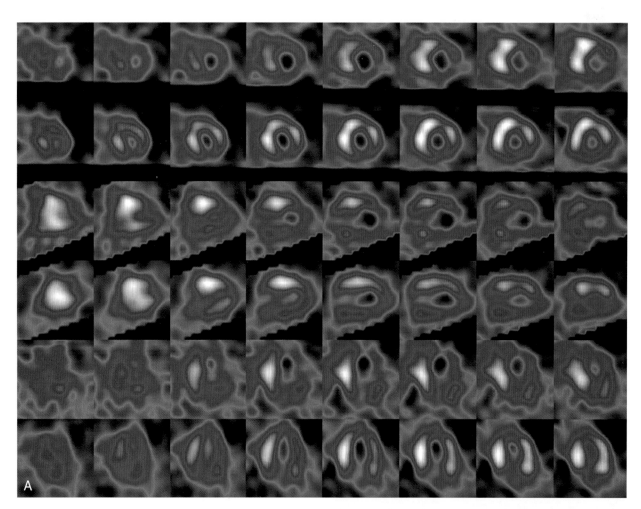

图 10-4　腺苷/静息 MPI 及靶心图可见三支血管支配区大范围心肌缺血(A,B)。(待续)

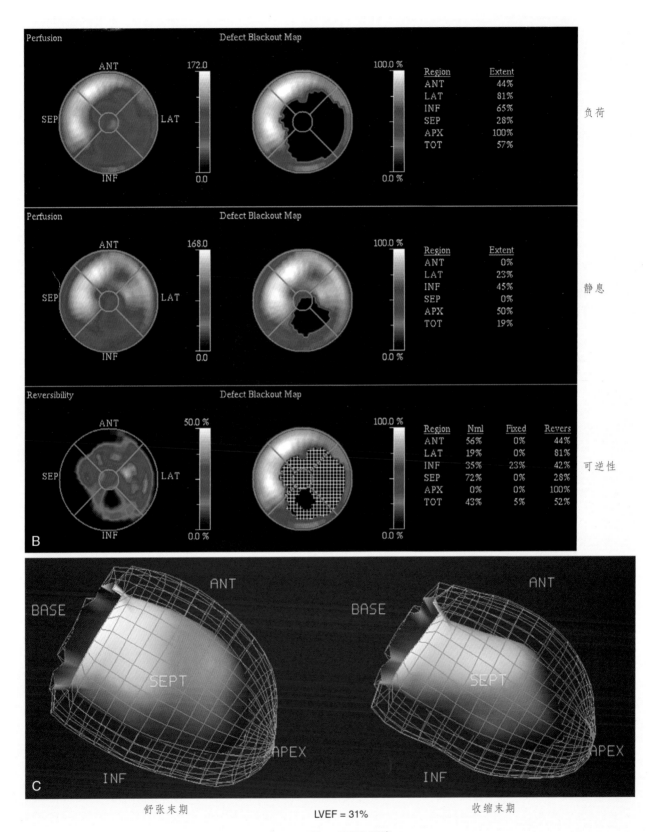

图 10-4(续)　LVEF 下降。

点评

接受肾脏移植术的终末期肾病患者术前需严格评估围术期风险。CKD,尤其是终末期肾病,心血管发病率及死亡率风险均增加。约半数终末期肾病患者死于心血管疾病。因此,应对终末期肾病者肾脏移植术前筛查 CAD,尤其是 50 岁以上患者或合并糖尿病,或其他 CAD 危险因素的年轻患者。上述患者行负荷 MPI 以评估有无 CAD,并预测围术期及远期风险。令人遗憾的是,几乎没有数据表明无症状患者是否需要冠状动脉血运重建术以改善预后。我们研究了 3698 名终末期肾病患者,对这些患者是否可以进行肾脏移植进行评估,其中 60% 的患者按照上述指南行负荷 MPI。1/5 的患者负荷 MPI 显示有异常灌注 (5% 为

MI,15% 为心肌缺血)。该研究中,异常心肌灌注是术后长期随访中发生死亡的强力预测因子。在同时行 MPI 及冠状动脉造影的患者,MPI 可以较冠状动脉造影提供更加有力的预后信息。在我们的回顾性分析中,除三支病变且既往未行 CABG 治疗的 CAD 患者外,冠状动脉血运重建术对生存没有影响。很显然,这个领域需要更多的随机对照试验建立冠状动脉干预治疗的循证学依据,然而,MPI 高度异常且准备接受肾脏移植术的患者(如本例患者 MPI 所见)很可能受益于肾脏移植前的冠状动脉造影及血运重建术,因为对这些患者来说,围术期风险是明确的。另外需要重点考虑的是,由于肾源短缺,等待肾脏供体的时间通常以年计算而不是月,而无论患者处于何种移植状态,这些患者应接受治疗以改善远期预后。

病例 10-5 二次肾脏移植术前且 LV 功能重度异常患者的临床决策(图 10-5)

患者男,45 岁,患继发性(肺出血肾炎综合征)终末期肾病及恶性高血压病。15 年前接受来源于其父的肾脏移植术,但数年后排异反应严重,现为接受二次肾脏移植行术前评估。患者行热加腺苷 MPI,示心肌灌注正常,但 LVEF 重度减低(图 10-5A,B)。经食管超声心动图示 LV、RV 功能下降,弥漫性室壁运动减低,二、三尖瓣重度反流证实存在肺动脉高压(图 10-5C)。给予控制心力衰竭治疗,包括使用 β 受体阻滞剂、血管紧张素转换酶抑制剂严格控制血压,严格血液透析以消除液体潴留。随后右心导管有创血流动力学检测示 LV 充盈压正常、CO 轻度减低、肺动脉压明显改善。患者随后接受肾脏移植术,未出现并发症。4 个月后复查示 LVEF 较前改善。

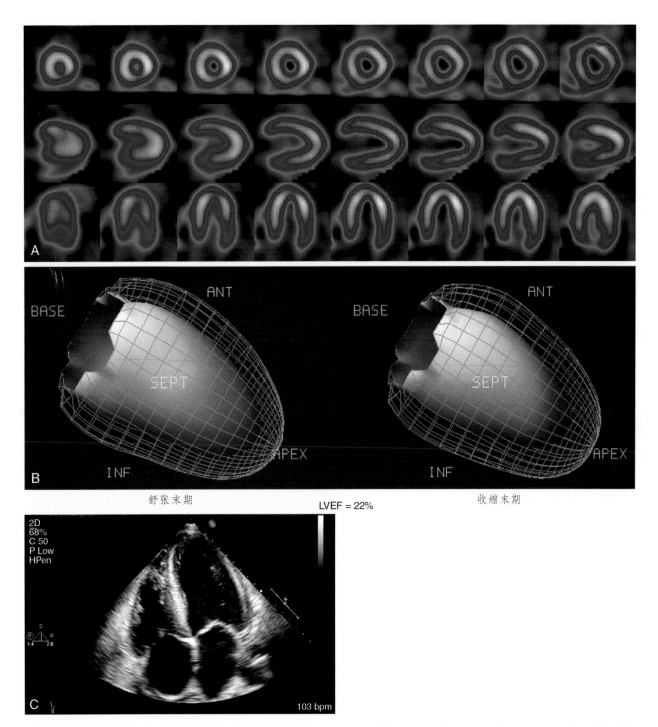

图 10-5　热加腺苷 MPI 示心肌灌注正常，LV 心腔扩大 (A)。LVEF 重度减低 (B)。经食管超声心动图示双心室收缩功能均减低，EF 为 25%，弥漫性室壁运动减低。(C) 多普勒超声示肺动脉压估计值为 63mmHg。优化药物治疗心力衰竭后右心导管示右心房压为 8mmHg，肺毛细血管压为 10mmHg，CI 为 2.24L/(min·m²)，肺动脉压为 41/14mmHg。

点评

几乎半数终末期肾病患者死因与心血管事件相关,其中 60% 以上为心脏性猝死(SCD)(26% 为全因死亡)。关于 CAD 与终末期肾病患者心脏性猝死的关系尚未得知。一些研究认为,猝死与 LV 结构的变化及自律功能紊乱相关,而这些与 CAD 无关。我们的研究纳入了 3698 例终末期肾病者,这些患者为可能行肾脏移植术接受评估,研究发现,LVEF 的下降是远期随访死亡率的强效预测因子。在随访(30±15)个月中累计发生 622 例死亡(17%),随着 LVEF 的下降,死亡率逐步上升。校正以下因素,包括年龄、性别、种族、异常负荷 MPI、吸烟史、LV 肥厚、糖尿病、肥胖及社会经济状态,LVEF 每下降 1%,死亡率则增加 2.7%。一项独立分析发现,对腺苷的应答(心室自律性紊乱的评估)迟钝是这类患者远期死亡的有效且独立的预测因子,它较有无 CAD 以及经冠状动脉造影评估 CAD 的严重程度具有更强的预测价值。目前尚不清楚的是,采取何种介入措施能够改善 LVEF 下降终末期肾病患者的生存率,然而,目前已被接受的心力衰竭的治疗措施提供了一个合理的起点。肾脏移植本身可以改善 LVEF,因此,尽管围术期风险会增加,LVEF 减低的患者仍应考虑接受肾脏移植。

病例 10-6 既往行 PCI 患者因出现气短症状需接受外科手术治疗(图 10-6)

患者男,76 岁,患 CAD,既往行冠状动脉支架置入术(3 年前、5 年前),既往有糖尿病史。近期因下腰痛进行性加重、步行受限就诊。几年前行腰骶部固定融合术。患者心绞痛表现为劳累后气短。尽管患者否认任何心脏症状,但因背痛,日常活动受限,功能状态评估也受限。血管扩张药物 MPI 示 LCX 支配区心肌缺血,LVEF 正常(图 10-6A,B)。冠状动脉造影示 LCX 主干近端支架内重度狭窄,再次置入 1 枚金属裸支架。之后患者如期进行外科手术,包括手术摘除内固定装置并于 2 个月后行脊柱解压融合术。患者未出现心脏并发症。

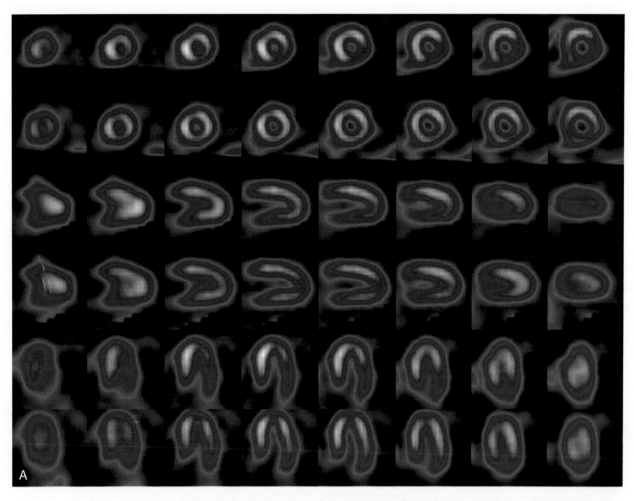

图 10-6　热加腺苷/静息 MPI 示 LCX 支配区域可逆性灌注异常(**A**)。(待续)

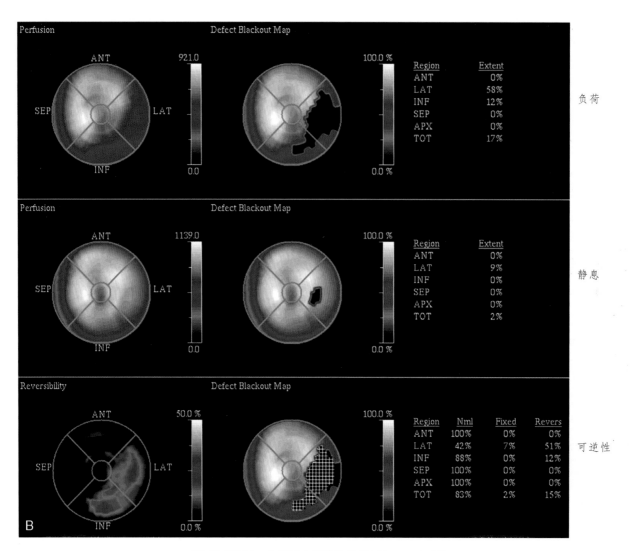

图 10-6(续)　大范围心肌灌注异常(B),LVEF 正常。

点评

对接受中危手术且有已知危险因素的患者进行风险评估(应用 MPI)存在争议(Ⅱb 级)。然而,大多数医师倾向于对这类患者进行危险分层。本例患者有 2 个临床危险因素(CAD 且支架置入 2 年以上,糖尿病)。此外,患者的心绞痛没有表现为胸痛症状。因心肌灌注异常范围大,该患者背部外科手术前进行冠状动脉造影及血运重建是合理的。显而易见的是,药物洗脱支架不是理想选择,因为外科手术术后 6 个月(术后 1 年为佳)内不能进行双联抗血小板治疗,这样会增加药物支架内血栓形成的风险。对于本例患者,如此长时间的停止抗凝治疗是不合适的。金属裸支架 PCI 后,在阿司匹林治疗时,短时停用氯吡格雷而导致的并发症的风险比较低,因此裸支架方案是可行的。单独进行球囊血管成形术是另外一种选择。

病例 10-7　肝脏移植术前负荷试验 (图 10-7)

　　患者女,60岁,因非酒精性脂肪性肝炎进展致终末期肝病,行肝脏移植术前评估。既往有糖尿病、高血压、高脂血症和肥胖,否认 CAD。热加腺苷 MPI 示 LAD、RCA 支配区大面积瘢痕组织及心肌缺血(图 10-7A)。由于肠系膜血管钙化严重,该患者不适合行肝脏移植术。冠状动脉造影示三支病变 CAD。

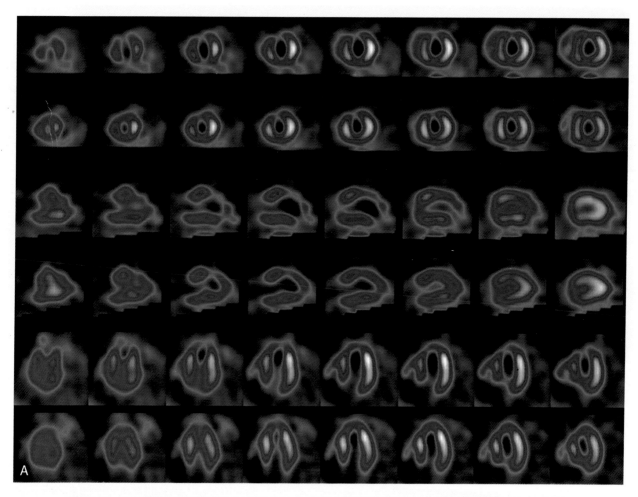

图 10-7　热加腺苷/静息 MPI 示 LAD 和 RCA 支配区大面积部分可逆性心肌灌注缺损区(A)。(待续)

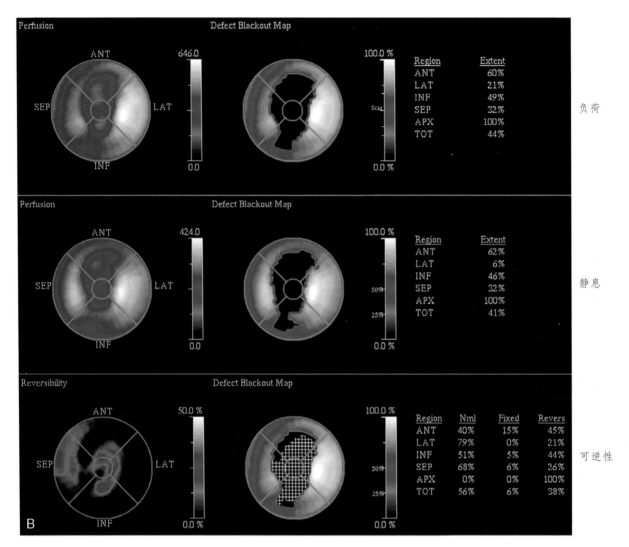

图 10-7(续)　可见一过性缺血性扩张,灌注缺损区面积大(B)。

点评

接受原位肝脏移植术的终末期肝病患者是心血管并发症的高危人群。已有 CAD 以及合并 CAD 危险因素的患者发生围术期并发症的风险更大。对等待肝脏移植的患者进行更准确的危险分层引起了人们较大的兴趣。不同于肾脏移植,对哪些患者需进行常规心脏评估并没有明确的指南,但通常来说,45 岁以上有 CAD 危险因素的患者建议行负荷 MPI。近期一项研究对 403 例行肝脏移植术的患者进行了为期 30 天的随访,其中 7% 发生 MI,9% 在围术期死亡。负荷 MPI 正常意味着死亡风险低 (比值比为 0.31,$P=$

0.03)。另外一项研究报道,339 例肝脏移植患者(87 例患者围术期行 MPI)平均随访 21 个月,死亡率达 10%(3% 在围术期死亡), 大部分为非心因性死亡,随访期间有 5 例(1%)发生 MI,其中仅有 1 例发生在围术期。在这项研究中,正常 MPI 对围术期心脏事件的阴性预测值达 99%,对迟发性心脏事件的阴性预测值为 96%。因此,看起来这些患者的生存率依赖于非心脏事件的发生,如败血症和排异反应。和本例患者不同, 我们实践中大部分患者的负荷 MPI 显示正常,这可能与患者人群的不同有关。

(王丽 译　杨敏福 审校)

推荐读物

Becker RC, Scheiman J, Dauerman HL, et al: Management of platelet-directed pharmacotherapy in patients with atherosclerotic coronary artery disease undergoing elective endoscopic gastrointestinal procedures, *J Am Coll Cardiol* 54:2261–2276, 2009.

Devereaux PJ, Yang H, Yusuf S, et al: Effects of extended-release metoprolol succinate in patients undergoing noncardiac surgery (POISE trial): a randomised controlled trial, *Lancet* 371:1839–1847, 2008.

Fleisher LA, Beckman JA, Brown KA, et al: ACC/AHA 2007 Guidelines on Perioperative Cardiovascular Evaluation and Care for Noncardiac Surgery: Executive Summary: A Report of the American College of Cardiology/American Heart Association Task Force on Practice Guidelines (Writing Committee to Revise the 2002 Guidelines on Perioperative Cardiovascular Evaluation for Noncardiac Surgery) Developed in Collaboration With the American Society of Echocardiography, American Society of Nuclear Cardiology, Heart Rhythm Society, Society of Cardiovascular Anesthesiologists, Society for Cardiovascular Angiography and Interventions, Society for Vascular Medicine and Biology, and Society for Vascular Surgery, *J Am Coll Cardiol* 50:1707–1732, 2007.

Fleisher LA, Beckman JA, Brown KA, et al: 2009 ACCF/AHA focused update on perioperative beta blockade incorporated into the ACC/AHA 2007 guidelines on perioperative cardiovascular evaluation and care for noncardiac surgery, *J Am Coll Cardiol* 54:e13–e118, 2009.

Hage FG, Smalheiser S, Zoghbi GJ, et al: Predictors of survival in patients with end-stage renal disease evaluated for kidney transplantation, *Am J Cardiol* 100:1020–1025, 2007.

Hage FG, Venkataraman R, Zoghbi GJ, et al: The scope of coronary heart disease in patients with chronic kidney disease, *J Am Coll Cardiol* 53:2129–2140, 2009.

Iskandrian A, Garcia E, editors: *Nuclear Cardiac Imaging: Principles and Applications*, ed 4, New York, 2008, Oxford University Press.

Kasiske BL, Cangro CB, Hariharan S, et al: The evaluation of renal transplantation candidates: clinical practice guidelines, *Am J Transplant* 1:3–95, 2001.

McFalls EO, Ward HB, Moritz TE, et al: Coronary-artery revascularization before elective major vascular surgery, *N Engl J Med* 351:2795–2804, 2004.

Poldermans D, Schouten O, Vidakovic R, et al: A clinical randomized trial to evaluate the safety of a noninvasive approach in high-risk patients undergoing major vascular surgery: the DECREASE-V Pilot Study, *J Am Coll Cardiol* 49:1763–1769, 2007.

Safadi A, Homsi M, Maskoun W, et al: Perioperative risk predictors of cardiac outcomes in patients undergoing liver transplantation surgery, *Circulation* 120:1189–1194, 2009.

Shaw LJ, Eagle KA, Gersh BJ, et al: Meta-analysis of intravenous dipyridamole-thallium-201 imaging (1985 to 1994) and dobutamine echocardiography (1991 to 1994) for risk stratification before vascular surgery, *J Am Coll Cardiol* 27:787–798, 1996.

Venkataraman R, Hage FG, Dorfman TA, et al: Relation between heart rate response to adenosine and mortality in patients with end-stage renal disease, *Am J Cardiol* 103:1159–1164, 2009.

Venkataraman R, Hage FG, Dorfman T, et al: Role of myocardial perfusion imaging in patients with end-stage renal disease undergoing coronary angiography, *Am J Cardiol* 102:1451–1456, 2008.

Zoghbi GJ, Patel AD, Ershadi RE, et al: Usefulness of preoperative stress perfusion imaging in predicting prognosis after liver transplantation, *Am J Cardiol* 92:1066–1071, 2003.

第11章

特殊患者的 MPI

Fadi G. Hage, Eva V. Dubovsky, Ami E. Iskandrian

要点

- 现行指南不建议使用负荷 MPI 对无症状患者进行常规筛查。显而易见，会有例外情况存在。
- 尽管糖尿病患者被认为是心血管事件高危人群，但不同患者的风险存在较大差异，因此 MPI 是对糖尿病患者进行危险分层的有效方法。近期多项前瞻性研究数据表明，无症状但治疗得当的患者实际发生心脏事件的风险较低。
- CKD 患者也是发生心脏事件的高危亚组人群。LV 肥厚，尤其是常见的室间隔肥厚，可能会通过降低侧壁心肌灌注影响 LV 心肌灌注的分布方式。
- MPI 所示心肌灌注的分布方式及 LVEF 是正在考虑接受肾脏移植的 ESRD 患者远期预后的重要预测因子。
- 女性患者具有一些独特的征象，包括非典型临床表现、小心脏、乳房组织衰减、更多接受血管扩张药物 MPI、冠状动脉细小以及更多的微循环病变。在负荷显像过程出现缺血性 ECG 改变但灌注正常的女性患者，其临床预后倾向良性。
- 血管扩张药物负荷试验可能是老年患者负荷显像的选择。与年轻患者相比，老年患者踏车试验往往无法达到目标心率。
- 无陈旧 MI 的 LBBB 患者静息 MPI 应为正常。即使冠状动脉造影证实 LAD 无病变，但约 40% 的患者运动试验(多巴胺或其他增快心率的药物)MPI 可能会显示出类似 LAD 病变所致的可逆性心肌灌注缺损。对于无心率增快的患者，血管扩张药物负荷 MPI 没有上述现象。任何 LAD 支配区外的异常灌注都不应该归咎于 LBBB。因此，血管扩张药物负荷试验，而不是运动试验或多巴酚丁胺，应该是这些患者的首选方法。
- LBBB 患者门控 MPI 常见到室间隔室壁运动异常，但室壁增厚率正常。室间隔室壁增厚率异常并同时出现灌注缺损区提示室间隔心肌瘢痕组织是导致 LBBB 的原因，而不是由 LBBB 导致上述状况的出现。
- 增加示踪剂剂量、延长显像时间可以保证病态肥胖患者获得优质的图像质量。否则，图像质量将较差而难以评估。
- 一些心律失常，而不是所有心律失常，会影响门控采集，造成假性 LVEF 减低。这也是为什么静息和负荷显像都应进行门控采集的原因。

背景

特定患者群对 MPI 的操作和图像解析提出了挑战。本章中所探讨的大部分患者并非经常遇到,但是,他们却是日常实践中必不可少的一部分。这些患者群包括无症状者、糖尿病者、CKD 者(尤其是终末期肾病患者)、女性患者、老年患者、病态肥胖者、LBBB 者以及心律失常者。这些患者的一些独特特征会在本章中进行讨论。

病例 11-1　糖尿病患者且出现气短症状行负荷试验(图 11-1)

患者女,74 岁,既往 2 型糖尿病 30 余年,否认 CAD 药物治疗病史。因近期出现气短进行性加重、偶感乏力建议行负荷 MPI。患者患有慢性阻塞性肺病、血脂异常、高血压及骨质疏松症,既往曾行髋关节手术。患者有明确的 CAD 家族史。腺苷/静息门控 SPECT MPI 示大面积可逆性灌注异常(图 11-1A,B)。随后冠状动脉造影示 LAD 重度狭窄、LCX 闭塞性病变。LVEF 为正常(图 11-1C)。LCX 可见良好的侧支形成,后 LAD 置入 1 枚药物支架,并且给予优化药物治疗。患者症状缓解。

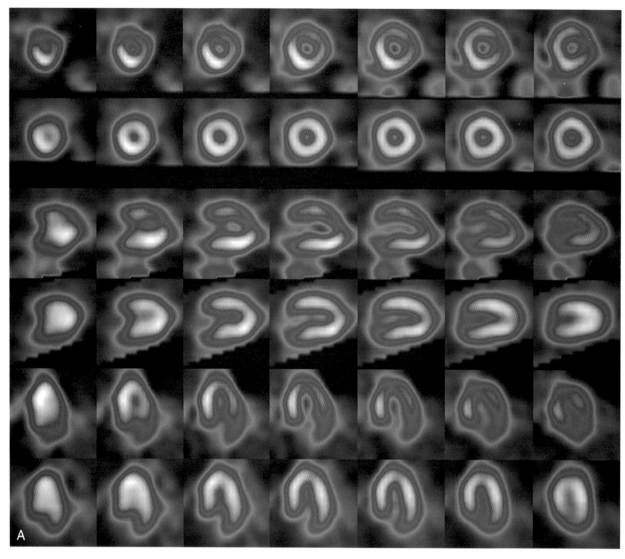

图 11-1　腺苷/静息 SPECT MPI 示前壁、侧壁、心尖部大面积可逆性灌注异常(**A**)。(待续)

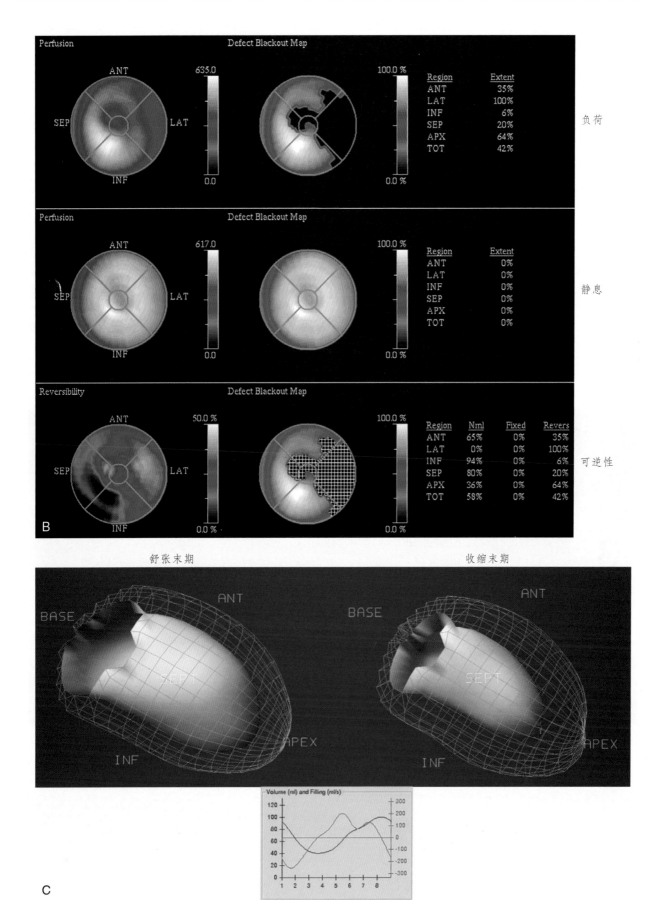

图 11-1(续) 靶心图显示异常灌注范围(B)。门控测得 LVEF 为 58%(C)。

点评

　　尽管糖尿病等同于 CAD 已是众所周知，即多项研究表明，无 CAD 的糖尿病患者与无糖尿病但有陈旧性 MI 的患者具有等价的心脏风险，但糖尿病患者常合并多种风险，若合并 CAD，则会从实质上增加心血管风险。一般来说，是否合并糖尿病并不会造成 MPI 诊断准确性的差异。心肌缺血的发生及其程度是未来心血管事件的强力预测因子。虽然如此，仍然存在糖尿病相关的剩余风险，即糖尿病者伴随异常 MPI 较无糖尿病者具有更高的心血管风险。更有意义的是，正常 MPI 的糖尿病者比非糖尿病者具有更高的风险。来自近期 BARI2D 研究数据表明，与单独药物治疗组相比，冠状动脉血运重建联合优化药物治疗后局部心肌缺血有所改善。糖尿病本身也会影响 LV 功能，与非糖尿病患者相比，糖尿病患者 LV 容积更大，EF 值会稍低。LV 舒张功能异常更常见，并且更早期发生。

病例 11-2　重度 CKD 患者行负荷试验（图 11-2）

　　患者男，60 岁，CKD Ⅳ 期，继发于长期的未控制的高血压，拟行高危外周血管手术，术前建议行负荷 MPI。静息 ECG 示重度 LVH。负荷及静息热加腺苷 MPI 均示室间隔明显肥厚，而侧壁心肌灌注相对性减低（图 11-2，仅展示负荷图像）。门控图像示 EF、室壁运动和室壁增厚率均正常。之后患者行外科手术，未出现并发症。

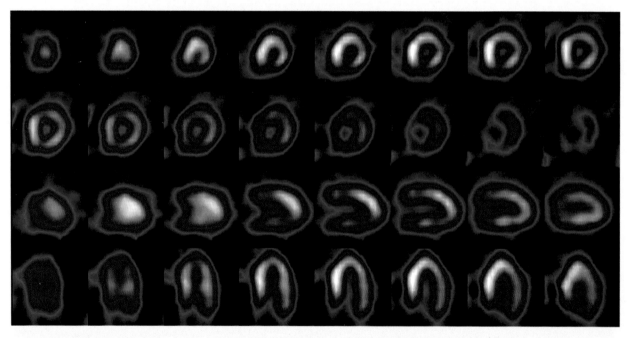

图 11-2　热加腺苷 SPECT MPI 示灌注正常，但室间隔为心肌最亮区域，导致侧壁灌注减低。静息图像显示类似的灌注模式（图中未展示）。LVEF 为正常。

点评

CKD 作为心血管疾病的重要危险因素正在逐渐被人们认识。现行的指南将 CKD 患者作为 CAD 最高风险类别进行危险因素控制。患者发生心血管事件的风险随着估算的肾小球滤过率(eGFR)的进行性下降而上升。此外,多数 CKD 患者在开始透析之前(CKD 5 期)死于心血管事件。已证实,MPI 所示异常灌注及其程度是危险预测因子;然而,MPI 正常的 CKD 患者比 MPI 正常而非 CKD 的患者具有更高的风险,这可能归咎于 CKD 本身影响患者心脏的结构和功能,后者与冠状动脉血流灌注不相关。至肾功能恶化进展至 V 期时,多数患者已发展为 LVH 和 (或)LV 功能异常。ESRD 患者合并 LVH 累及室间隔多于侧壁,具体原因未知,但我们认为由 LVH 导致的 LV 舒张功能障碍引起肺动脉高压,与容量负荷增加一起引发 RV 肥厚。因此,室间隔受 LVH 及 RV 肥厚/容量负荷增加的双重影响。这种独特的征象(也可见于 HCM)使得患者 MPI 表现为侧壁异常灌注,容易误诊为 LCX 支配区 MI 或缺血。对于重度 HCM 患者来说,由于 LV 内膜边界勾画不当会导致 EF 值低估。电影图像常可见心腔闭合,此时应视为正常表现。

病例 11-3　心脏疾病患者肾脏移植术前行负荷试验(图 11-3)

患者男,61 岁,继发于 IgA 肾病的 ESRD,肾脏移植术前行负荷 MPI。1 年前曾行 CABG 及主动脉瓣置换术,现已透析 6 年。腺苷 MPI 示大面积混合灌注异常(梗死与缺血并存)(图 11-3A,B)。门控图像示 LVEF 重度减低(图 11-3C)。冠状动脉造影示重度 CAD 和血运不良。患者拒绝接受肾脏移植术,继续行透析治疗。

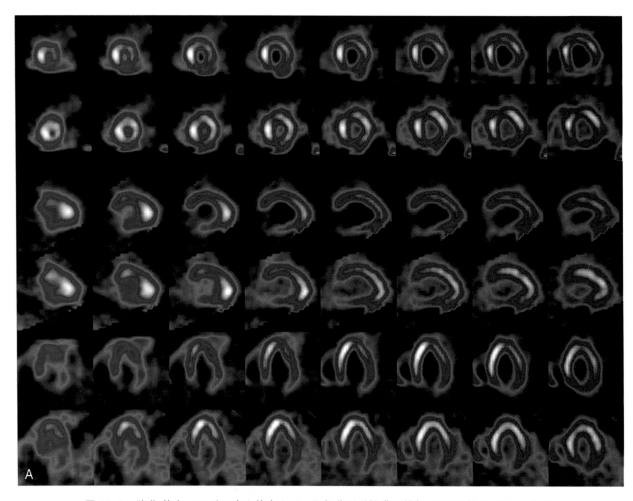

图 11-3　腺苷/静息 MPI 示三支血管支配区心肌部分可逆性灌注缺损,下壁局部 MI(A)。(待续)

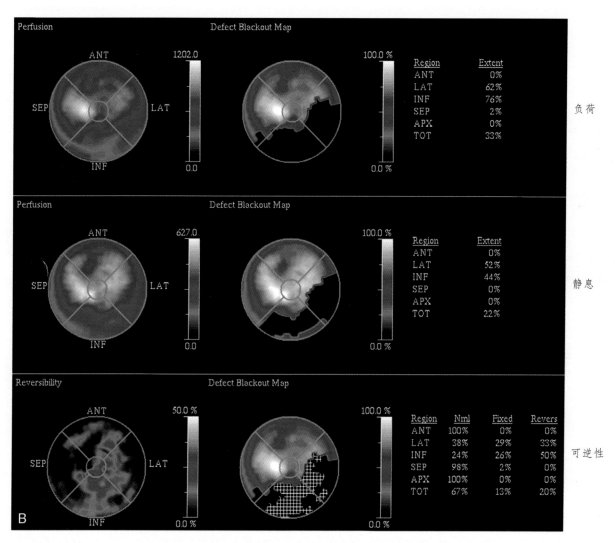

負荷

静息

可逆性

图 11-3(续)　靶心图可见大范围灌注缺损区(B)。(待续)

舒张末期　　　　　　　　　　　　　　　　　收缩末期

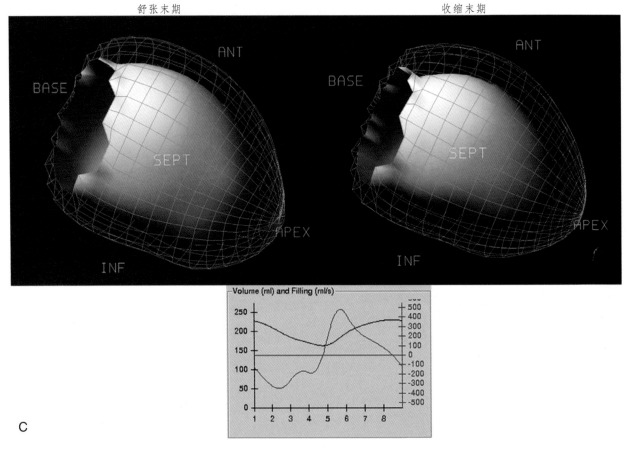

图 11-3(续)　LVEF 下降至 28%(C)。

C

点评

心血管死亡几乎占 ESRD 患者全因死亡的一半。多因素导致该类患者心血管死亡风险上升,伴随肾功能下降的一个重要的过程,即钙、磷稳态的变化,导致血管和瓣膜钙化。除增加血管硬度外,也可导致瓣膜发生病理性改变,如主动脉狭窄,正如本例患者出现早于预期年龄的征象。

由于风险上升,多数肾脏移植中心会对 50 岁以上患者及合并心脏危险因素的患者进行心脏评估(我们中心行负荷 MPI)。在上述人群中,尽管缺乏典型症状,但 MPI 异常仍预示着心血管事件和全因死亡事件的发生。实际上,与冠状动脉造影相比,MPI 可以提供更加具有诊断价值的信息。此外,移植术前 LVEF 下降是患者死亡事件发生的强力预测因子。尽管如此,虽然有大样本回顾性研究提示冠状动脉血运重建可以使三支病变 CAD 患者(而非轻度 CAD 患者)受益,但目前仍缺乏前瞻性随机研究证实冠状动脉血运重建可以改善患者生存率。

病例 11-4　钙化积分评估后行负荷试验(图 11-4)

患者男,56 岁,无症状,否认 CAD,行筛查性 EBCT 评估心脏风险。既往有高血压病史(Framingham 风险评分为中危)。EBCT 示 LAD、RCA 重度钙化,钙化积分为 800(Agatston)。首先给予患者合理的药物治疗并规律锻炼减重。2 年后,患者运动过程中出现气短及胸部紧缩感的症状,后行运动负荷 MPI,运动 11min 出现胸部紧缩感及 ST 段下移(图 11-4A)。LVEF 正常。MPI 示大面积心肌缺血(图 11-4B,C)。冠状动脉造影示 LAD 重度狭窄,后置入 1 枚药物支架。

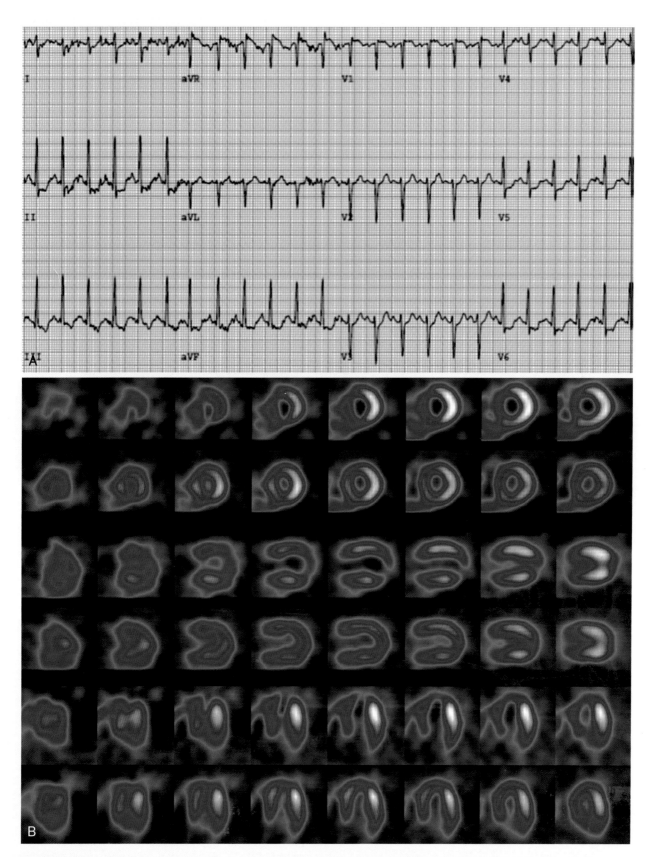

图 11-4　运动 ECG 示 ST 段下移(A)。运动/静息 SPECT MPI 示 LAD 支配区心肌可逆性灌注异常(B)。(待续)

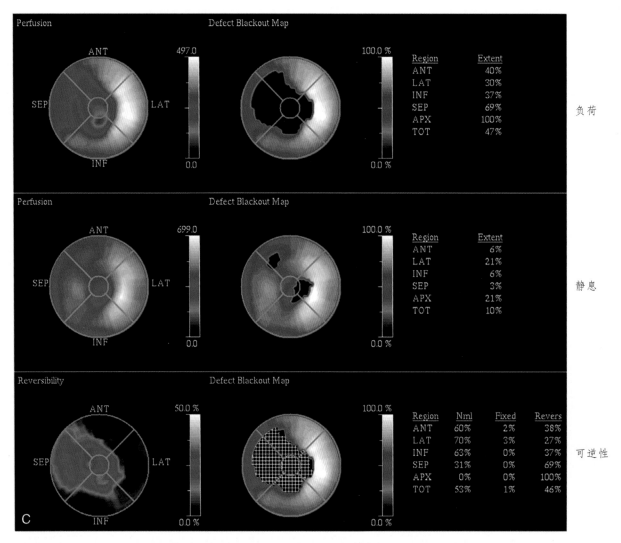

图 11-4(续)　如靶心图所示大范围缺损(C)。LVEF 为正常。

点评

许多发生急性 MI 和(或)心脏猝死的患者既往没有确诊 CAD。因此,关于无症状患者筛查方法的研究引起了广泛的兴趣。整体风险评分,如 Framingham 风险评分可用于危险分层,将患者分为低、中、高危,但即使为高危人群,仅有小部分患者发生心脏事件。钙化积分用于无症状的低危或高危患者是不合理的,在中危患者中有一定价值。糖尿病患者无症状心肌缺血检测(DIAD)研究发现,与常规治疗组患者相比,无症状糖尿病者进行 MPI 筛查不能降低心脏事件的发生率。

病例 11-5　房颤患者合并非典型心绞痛行负荷试验(图 11-5)

患者女,50 岁,既往有糖尿病、高血压、血脂异常和房颤,氟卡尼治疗开始前行 MPI。患者诉心悸及不典型胸部紧缩感。患者行踏车运动 10min ECG 无明显变化,心肌灌注及 LVEF 均正常(图 11-5)。后开始氟卡尼治疗,症状得以控制。

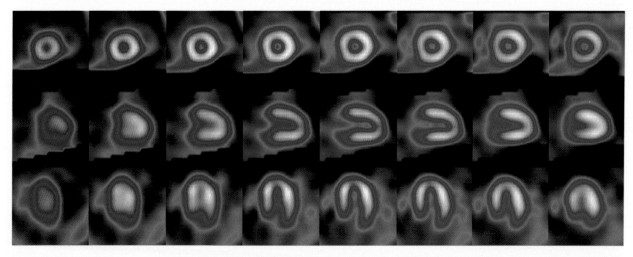

图 11-5 运动 SPECT MPI 示心肌灌注正常。运动试验 ST 段未见异常改变(图中未显示)。

点评

女性 CAD 患者常以非典型症状就诊,典型症状的发生率远低于男性。此外,年龄<70 岁的患者中女性 CAD 的发病率低于男性。虽然如此,与男性相比,却有更多女性患者死于 CAD,女性患者死于 CAD 的人数比死于肿瘤的总和都要多。目前已经清楚的是,并非所有有心绞痛症状、心肌缺血的女性患者都有冠状动脉主支的狭窄,这归咎于女性较男性更易发生小血管病变,后者更具有预后价值。因此,异常 MPI 不能被认为是假阳性。女性患者运动 ECG 诊断准确性低更加强调了 MPI 的重要性。根据目前的指南,无症状的房颤患者不应行负荷 MPI。

报告医师应考虑到女性患者体型的差异对 MPI 结果的影响,乳腺组织会导致明显的组织衰减(见第 3 章)。

病例 11-6 急诊就诊后行负荷试验(图 11-6)

患者女,45 岁,既往有高血压病史。因胸痛 3h,自发缓解性气短症状就诊急诊。ECG 未见缺血性改变,两次生化标志物检测均为阴性。后患者出院回家并于 2 天后行运动负荷试验。患者踏车运动 7min,后由于疲劳而停止。运动过程中 ECG 出现 ST 段压低(图 11-6A)。MPI 示心肌灌注和 LVEF 均正常(图 11-6B)。给予患者药物保守治疗,长期随访未发生心脏事件。

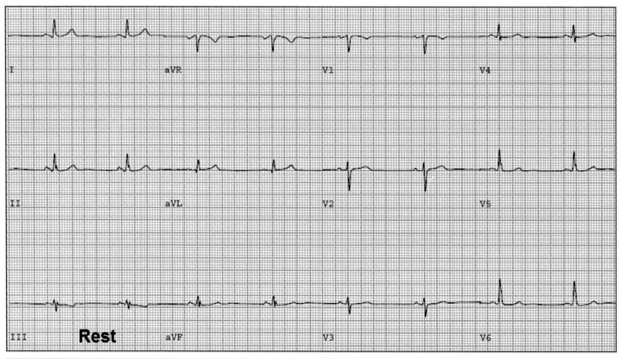

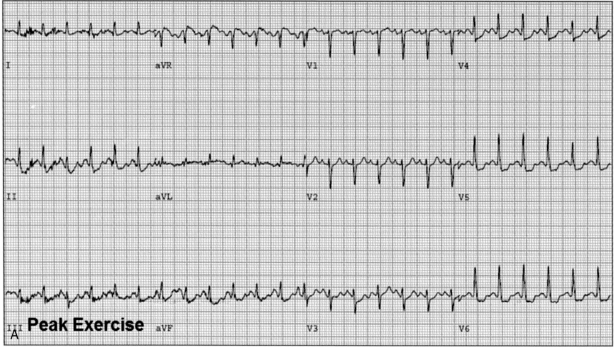

图 11-6　运动 ECG 示 ST 段压低 (A)。（待续）

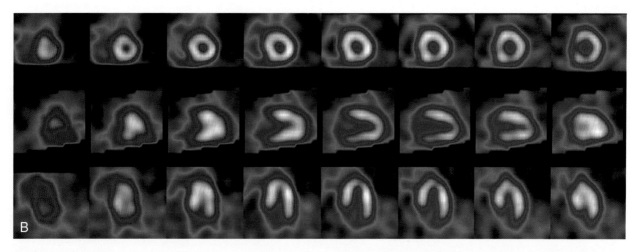

图 11-6(续)　运动负荷 SPECT MPI 示心肌灌注正常(B)。

点评

与男性患者相比，女性患者运动中出现缺血性 ECG 改变有更大的可能是假阳性。该现象被认为与雌激素的地高辛样作用相关。因此,ST 段下移不能增加心肌灌注显像的预后价值，因为大部分 ST 段下移的患者会出现异常灌注，而灌注正常的患者虽然 ST 段压低,但其预后良好。相似的,腺苷负荷试验中大部分出现 ST 段下移的患者有可逆性灌注缺损。根据我们的经验，腺苷负荷试验中 ECG 出现缺血性改变但心肌灌注正常的患者在长期随访中发生心血管事件的风险低。

病例 11-7　老年患者行负荷试验(图 11-7)

患者男,83 岁,既往有糖尿病、高血压和高脂血症。否认 CAD 病史。因新发胸痛症状行运动负荷 MPI。患者踏车运动至 3.5min 时由于乏力停止运动,达到预期最大心率的 65%。患者未出现胸痛症状,ECG 没有缺血性改变,心肌灌注正常(图 11-7A)。由于仅为次级运动试验,患者再次行腺苷负荷 MPI,MPI 示异常心肌灌注(图 11-7B)。

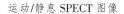

运动/静息 SPECT 图像

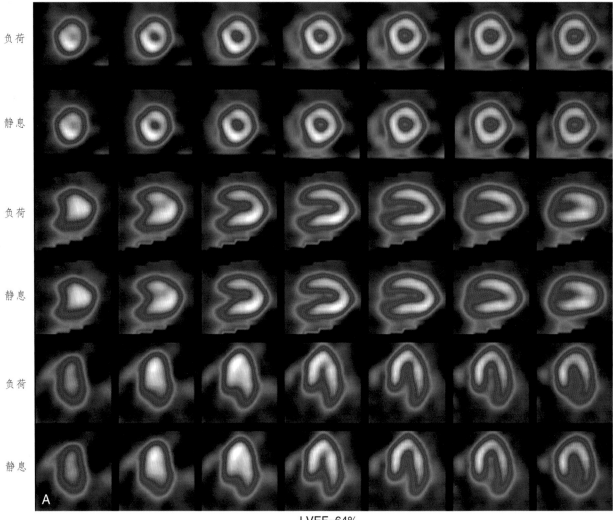

LVEF=64%

图 11-7　运动/静息 SPECT MPI 示次级量运动试验中心肌灌注正常(A)。(待续)

腺苷/静息 SPECT 图像

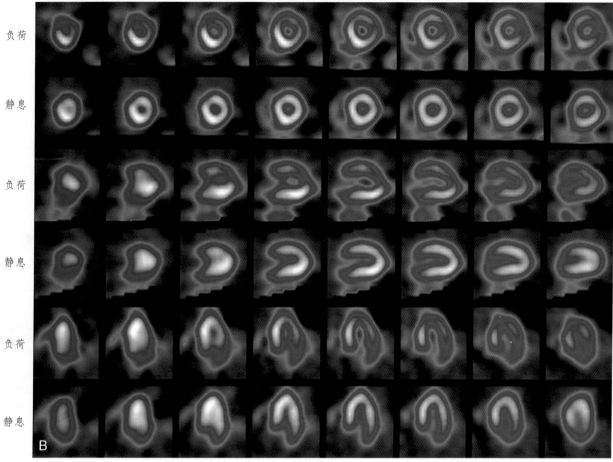

LVEF=64%

图 11-7(续)　同一患者再次行腺苷 MPI 示 LCX 支配区大范围异常灌注,静息后完全可逆性改变(B)。(待续)

运动(负荷 1)/腺苷(负荷 2)SPECT 图像

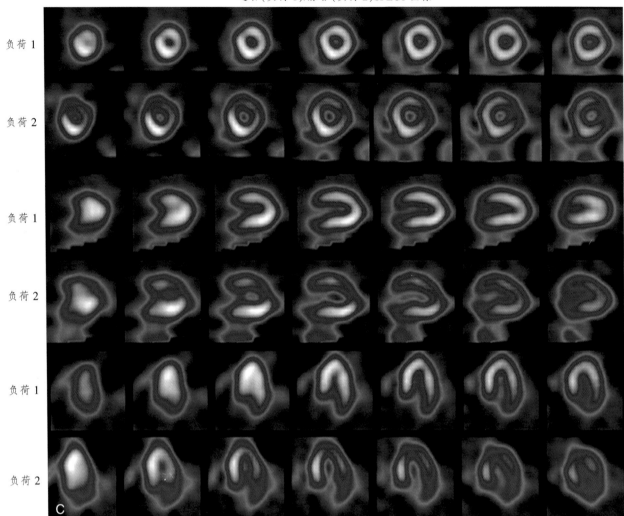

负荷 1

负荷 2

负荷 1

负荷 2

负荷 1

负荷 2

C

图 11-7(续) 运动及腺苷试验图像于图(C)并列显示。

点评

由于不同原因,许多老年患者在踏车试验中无法达到预期最大心率。次级量运动试验在很大程度上可能掩盖心肌灌注异常,此时推荐血管扩张药物负荷试验。

病例 11-8 明显肥胖患者行负荷试验(图 11-8)

患者女,42 岁,病态肥胖患者[体重 450 磅(约 204kg)],既往有糖尿病、高血压和血脂异常病史。因胸痛、气短就诊。腺苷负荷 MPI 示心肌灌注和 LVEF 均正常(图 11-8)。之后患者行保守治疗。

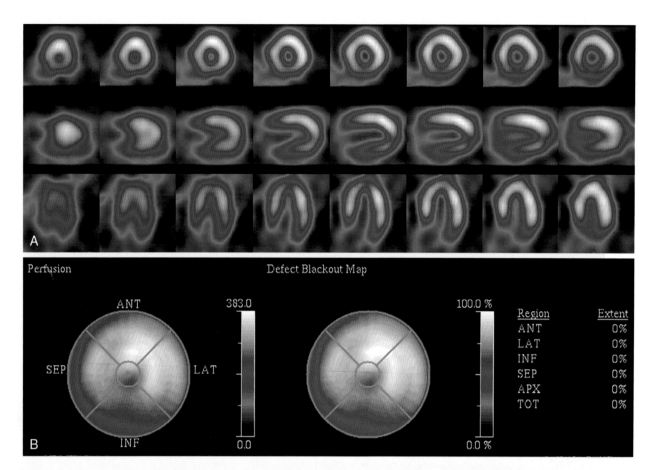

图 11-8　(A)腺苷负荷 MPI 示病态重度肥胖患者心肌灌注正常,(B)图示正常靶心图。

点评

相机/探头和心脏之间过多的软组织会造成衰减伪影、计数差及图像噪声明显。本例患者给予 40mCi ^{99m}Tc-MIBI,采集时间增加 5min,得以获得高质量负荷图像。负荷图像示心肌灌注正常,所以无需再次行静息 MPI。

病例 11-9　LBBB 患者负荷试验(图 11-9)

患者女,82 岁,既往有高血压、血脂异常和轻度痴呆。因胸痛就诊行运动负荷试验 MPI。基线 ECG 示 LBBB,运动 4min 后因乏力停止。图像示下壁和侧壁固定性缺损(图 11-9A),EF 下降(图 11-9B)。

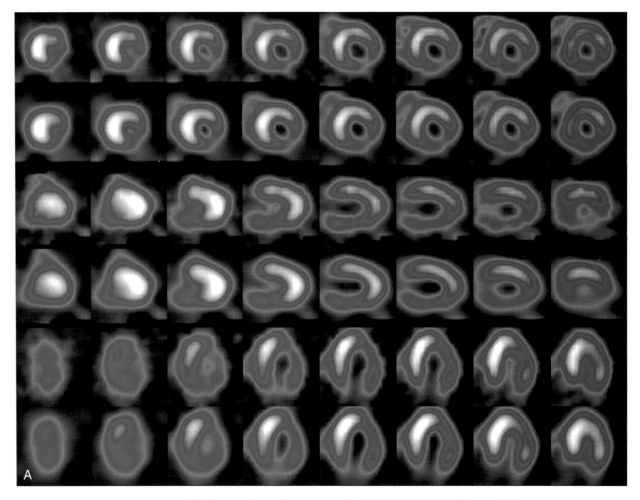

图 11-9　运动/静息 SPECT MPI 示 LCX、RCA 支配区大范围灌注缺损(**A**)。(待续)

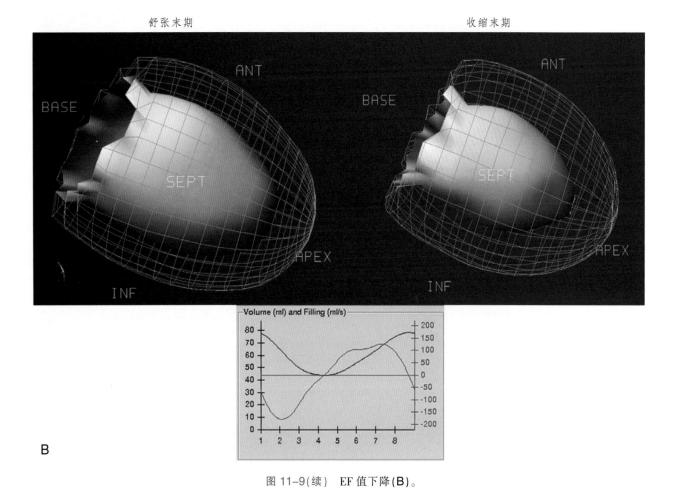

舒张末期　　　　　　　　　　　　　　收缩末期

B

图 11-9(续)　EF 值下降(B)。

点评

　　本例患者，心肌灌注的固定性缺损区不在 LAD 支配区域，因此和 LBBB 无关，而是由于 CAD 所致。血管扩张药物负荷试验此时更适用，可以检测到更多的可逆性灌注缺损区，因为患者运动试验仅为次级量运动。

病例 11-10　室性心律失常负荷试验(图 11-10)

　　患者男,55 岁,已有 CAD、陈旧性 MI 和室性心动过速复发,因气短症状行负荷 MPI。患者运动 4min 后由于气短症状终止。图像示多支血管支配区大面积 MI。运动后图像由于期前收缩频繁出现门控图像差(图 11-10A)。幸运的是,静息图像采集中仅有少数室早出现,门控图像较前改善(图 11-10B)。

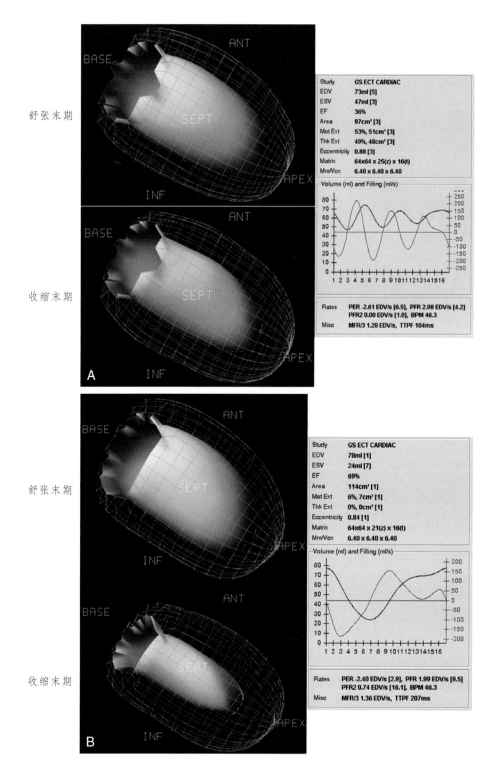

图 11-10　时间 - 活度曲线舒张末期和收缩末期 3D 门控图像示负荷后门控图像差 (A), 静息时门控图像改善, EF 值增高 (B)。

点评

　　门控 MPI 图像可以提供非常重要的信息。我们推荐静息和负荷均采用门控采集,门控采集过程中由于起搏器、LBBB、低电压 QRS 波或心律失常(除 LV 外门控采集有时会应用于其他结构,如肝脏、膀胱或肠袢)可能会出现失败。门控采集仍有可能用于大部分房颤或偶发期前收缩的患者。图像质量差的门控总是会导致 EF 值减低,而不是升高。因此,我们报告中采用两次显像中较高的 EF 值。建议通过监测各层面心脏边界勾画及时间活度曲线进行质量控制。

(王丽 译　杨敏福 审校)

推荐读物

Berman DS, Kang X, Hayes SW, et al: Adenosine myocardial perfusion single-photon emission computed tomography in women compared with men. Impact of diabetes mellitus on incremental prognostic value and effect on patient management, *J Am Coll Cardiol* 41: 1125–1133, 2003.

Burgstahler C, Beck T, Reimann A, et al: Diagnostic accuracy of multislice computed tomography for the detection of coronary artery disease in diabetic patients, *J Diabetes Complicat* 21:69–74, 2007.

Chung J, Abraszewski P, Yu X, et al: Paradoxical increase in ventricular torsion and systolic torsion rate in type I diabetic patients under tight glycemic control, *J Am Coll Cardiol* 47:384–390, 2006.

Go AS, Chertow GM, Fan D, et al: Chronic kidney disease and the risks of death, cardiovascular events, and hospitalization, *N Engl J Med* 351:1296–1305, 2004.

Haffner SM, Lehto S, Rönnemaa T, et al: Mortality from coronary heart disease in subjects with type 2 diabetes and in nondiabetic subjects with and without prior myocardial infarction, *N Engl J Med* 339:229–234, 1998.

Hage FG, Dubovsky EV, Heo J, et al: Outcome of patients with adenosine-induced ST-segment depression but with normal perfusion on tomographic imaging, *Am J Cardiol* 98:1009–1011, 2006.

Hage FG, Smalheiser S, Zoghbi GJ, et al: Predictors of survival in patients with end-stage renal disease evaluated for kidney transplantation, *Am J Cardiol* 100:1020–1025, 2007.

Hage FG, Venkataraman R, Zoghbi GJ, et al: The scope of coronary heart disease in patients with chronic kidney disease, *J Am Coll Cardiol* 53:2129–2140, 2009.

Hakeem A, Bhatti S, Dillie KS, et al: Predictive value of myocardial perfusion single-photon emission computed tomography and the impact of renal function on cardiac death, *Circulation* 118:2540–2549, 2008.

Hendel RC, Patel MR, Kramer CM, et al: ACCF/ACR/SCCT/SCMR/ASNC/NASCI/SCAI/SIR 2006 appropriateness criteria for cardiac computed tomography and cardiac magnetic resonance imaging: a report of the American College of Cardiology Foundation Quality Strategic Directions Committee Appropriateness Criteria Working Group, American College of Radiology, Society of Cardiovascular Computed Tomography, Society for Cardiovascular Magnetic Resonance, American Society of Nuclear Cardiology, North American Society for Cardiac Imaging, Society for Cardiovascular Angiography and Interventions, and Society of Interventional Radiology, *J Am Coll Cardiol* 48:1475–1497, 2006.

Htay T, Mehta D, Heo J, et al: Left ventricular function in patients with type 2 diabetes mellitus, *Am J Cardiol* 95:798–801, 2005.

Kang X, Berman DS, Lewin HC, et al: Incremental prognostic value of myocardial perfusion single photon emission computed tomography in patients with diabetes mellitus, *Am Heart J* 138:1025–1032, 1999.

Kang X, Berman DS, Lewin H, et al: Comparative ability of myocardial perfusion single-photon emission computed tomography to detect coronary artery disease in patients with and without diabetes mellitus, *Am Heart J* 137:949–957, 1999.

Korosoglou G, Humpert PM: Non-invasive diagnostic imaging techniques as a window into the diabetic heart: a review of experimental and clinical data, *Exp Clin Endocrinol Diabetes* 115:211–220, 2007.

Kwok Y, Kim C, Grady D, et al: Meta-analysis of exercise testing to detect coronary artery disease in women, *Am J Cardiol* 83:660–666, 1999.

O'Rourke RA, Brundage BH, Froelicher VF, et al: American College of Cardiology/American Heart Association Expert Consensus Document on electron-beam computed tomography for the diagnosis and prognosis of coronary artery disease, *J Am Coll Cardiol* 36:326–340, 2000.

Venkataraman R, Hage FG, Dorfman T, et al: Role of myocardial perfusion imaging in patients with end-stage renal disease undergoing coronary angiography, *Am J Cardiol* 102:1451–1456, 2008.

Young LH, Wackers FJT, Chyun DA, et al: Cardiac outcomes after screening for asymptomatic coronary artery disease in patients with type 2 diabetes: the DIAD study: a randomized controlled trial, *JAMA* 301:1547–1555, 2009.

第 12 章

MPI 在心力衰竭和心肌病患者中的应用

Ami E. Iskandrian, Jaekyeong Heo

要点

- 门控 SPECT 灌注显像有助于区分 ICM 与 DCM。

- 门控 SPECT 灌注显像和 RNA 有助于区分 LVEF 正常的心力衰竭患者(舒张性心力衰竭)和 LVEF 下降的心力衰竭患者(收缩性心力衰竭)。

- RNA 测得的 RVEF 可以为心力衰竭患者提供重要的预后信息。

- DCM 负荷和静息灌注显像通常显示为正常灌注,但有 1/3 的患者也可以表现为异常灌注。LV 容积扩大,EF 减低。"斑片"样是其灌注异常的最佳描述,通常不累及整支血管支配区心肌,可以表现为固定性或可逆性灌注异常(或两者都有)。

- ICM 的灌注特征为大面积的灌注缺损区,累及单支或多支血管支配区,可以为固定性或可逆性缺损(或两者都有),LV 心腔扩张,EF 下降。

- HCM 患者室间隔肥厚,可引起侧壁灌注相对性减低。

- 部分无 CAD 的 HCM 患者可以表现为可逆性或固定性灌注缺损,此时不应认为是假阳性。

- HCM 室间隔酒精消融术后常出现室间隔基底部小面积灌注缺损,通常会随着时间延长逐渐减小。

- 要注意的是,虽然在一些心功能正常的 HCM 患者视觉分析可以观察到心肌的强力收缩,甚至是伴随心腔闭合,但由于心内膜边界的错误追踪,会导致门控 SPECT 获得假性 EF 值减低。

- 门控 SPECT 灌注显像和 RNA 的相位分析可用于评价 LV 不同步。

背景

据估计，美国有 500 万以上的心力衰竭患者，且每年有 50 万以上的新发病例，其中 40% 的心力衰竭患者由舒张功能障碍导致，即舒张性心力衰竭或保留 EF 的心力衰竭。余下 60% 的患者为 EF 下降的收缩性心力衰竭(也就是通常所说的 EF 下降的心力衰竭)。多数心力衰竭患者合并 CAD，据估计可高达 90%(ICM 患者的存活心肌评价在第 15 章进行探讨)。尽管药物治疗以及 ICD 和 CRT 的应用改善了患者的预后，但这些患者的发病率和死亡率仍居高不下。

心力衰竭的分类方法之一见表 12-1。收缩性心力衰竭的 CAD 患者通常划分为 ICM(这是不恰当的说法，因为并不是所有患者都有心肌缺血)，而无 CAD 患者归为 DCM。这些患者通常无明确的病因，心力衰竭被认为由高血压、心肌炎或遗传因素所致。过去几十年中，许多示踪剂，如 ^{99m}Tc–焦磷酸盐、^{111}In-奥曲肽(生长抑素类)、^{111}In–肌凝蛋白抗体、^{99m}Tc-Annexin-V 和 ^{99m}Tc–葡萄糖酸都曾被用于检测炎症或坏死，但上述示踪剂在美国均未被批准，目前也无临床应用。

ICM 与 DCM 的比较

DCM 和 ICM 都是以 LV 心腔的扩张伴随室壁运动及室壁增厚率的异常(WMA)以及 EF 值的下降为特征。ICM 患者表现为局部 WMA，而 DCM 患者表现

为弥漫性 WMA，但是据此不足以诊断。因主要病理过程不但影响 LV，也会影响 RV，因此 DCM 患者 RV 常常也扩张、EF 下降。然而，这并不表示 ICM 患者 RV 功能和容积总是正常的。反之，在疾病终末期阶段，肺动脉高压、三尖瓣反流进展将会导致 RV 的功能和结构异常。因 DCM 和 ICM 可有相似症状，如胸痛、气短，MPI 和 RNA 对这些患者的鉴别诊断是有帮助的，还可以为新发难治性心力衰竭提供更多的预后信息。

表 12-1　不同类型心肌病的分类

原发性
　遗传性
　　肥厚型心肌病
　　致心律失常性 RV 心肌病
　　LV 心肌致密化不全
　　糖原贮存性相关
　　离子通道异常
　　　长 QT 综合征
　　　Brugada
　　混合性
　　　扩张型心肌病
　　　限制型心肌病
　获得性
　　炎症
　　应激性
　　围生期
继发性

病例 12-1 出现气短症状的 DCM 患者（图 12-1）

　　患者女,55 岁,因胸痛、劳累性呼吸困难和乏力 1 年就诊。既往高血压控制差,其母 50 岁死于心脏疾病。血压为 145/95mmHg,体格检查未见明确异常。ECG 示非特异性 T 波改变。

　　患者踏车试验 2min 时出现气短症状,运动负荷试验改为腺苷负荷试验,如图 12-1 所示。心脏导管检查示 LV 舒张末期压力为 25mmHg,冠状动脉造影结果正常。

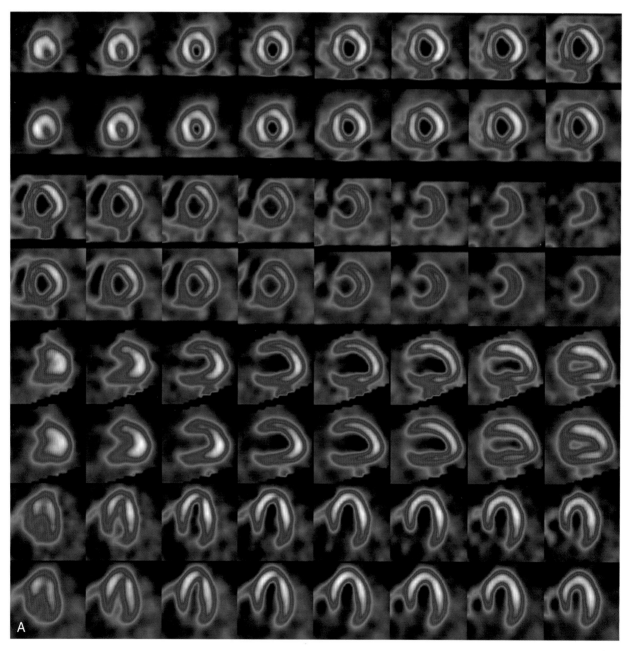

图 12-1　负荷/静息门控 ^{99m}Tc-MIBI SPECT MPI 示正常心肌灌注,LV 心腔扩张(**A**)。(待续)

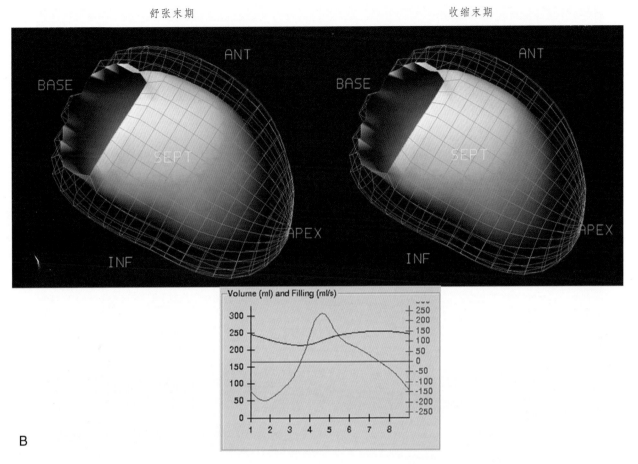

B

图 12-1(续)　门控 3D 图像舒张末期和收缩末期示弥漫性室壁运动减弱,EF 为 20%,时间–放射性曲线及由此生成的充盈率曲线(B)。

病例 12-2　出现胸痛症状的 DCM 患者(图 12-2)

　　患者男,44 岁,由于劳累后胸痛、气短症状 2 年,加重 6 个月行负荷试验。近期因上述症状于外院急诊就诊,评估后未发现急性 MI 的相关证据而出院。既往有吸烟史和高血压病史。体格检查正常。ECG 示左前分支阻滞。患者按 Bruce 方案运动 6min 后因气促症状终止,达到最大预期心率的 80%。如图 12-2 所示。之后心脏导管检查示 LV 充盈压升高、轻度肺动脉高压、RCA 30%狭窄。

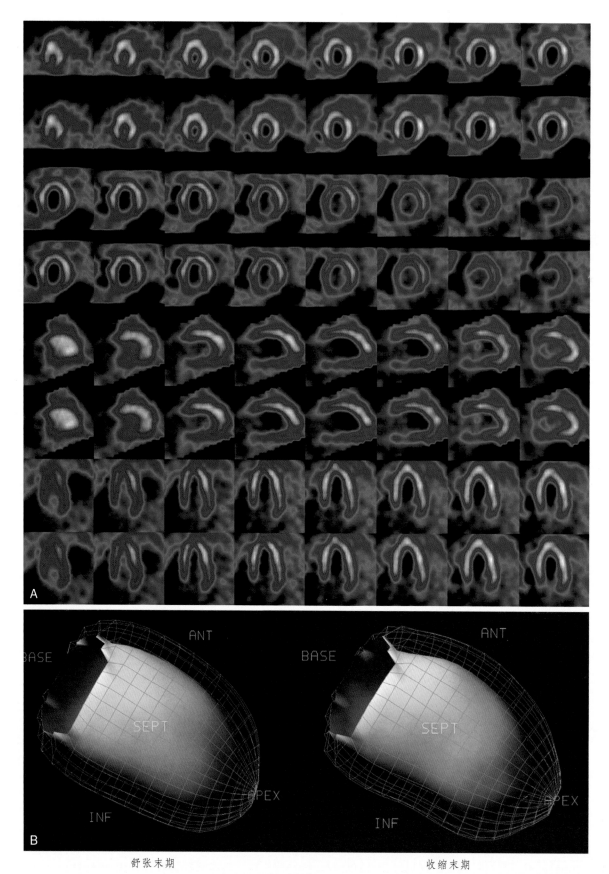

图 12-2　负荷/静息门控 ⁹⁹ᵐTc-MIBI SPECT MPI 均示小面积灌注异常(A)。LV 和 RV 的心腔均扩大。门控 3D 图像收缩末期和舒张末期示弥漫性室壁运动异常,EF 为 14%(B)。

点评(病例 12-1 和病例 12-2)

上述两例患者的图像展示了 DCM 患者的部分心肌灌注显像特征。心肌灌注可以为正常灌注、固定性或可逆性灌注缺损(或两者都有)。由于室壁变薄及部分容积效应,由衰减导致的假性灌注异常显得更加突出。当出现灌注缺损时,通常累及多支血管支配区的小面积心肌区域,这与 DCM 是弥漫性心肌受累的疾病性质是一致的。因此,这些小面积缺损区不同于在 CAD 患者见到的灌注异常。同样的,EF 值下降和 LV 扩张,与灌注的异常程度不呈比例,即前者大于后者。应用 PET 的研究表明,即使冠状动脉造影结果正常,这些患者的充血 MBF 下降(应用血管扩张药物后测得的 MBF),心肌能量代谢底物利用也发生改变。明确的是,这些异常反映出心肌微血管功能障碍以及微小瘢痕组织形成。

许多研究已经证明这些异常改变与患者的不良预后相关。通常来说,70% 的患者表现为正常心肌灌注,而 30% 显示为异常灌注。需要注意的是,因为心外膜下冠状动脉正常就将这些异常灌注认为是假阳性是不合适的。识别 CAD 并血运重建可以改善预后,因此目前的临床实践模式是无论灌注显像异常与否,上述患者都会行冠状动脉造影。然而,根据前面的讨论,更好的策略是只对灌注显像异常的患者进行冠状动脉造影。质疑者会说,心肌灌注显像正常会漏诊左主干病变导致的均衡性缺血。与 LV 功能差的 DCM 患者相比,这样的观点对 LV 心腔小且 EF 正常的患者更具有吸引力(见第 6 章)。对于冠状动脉造影结果正常的患者来说,仅静息显像足以排除既往 MI,后者由于冠状动脉闭塞且自发性血栓再通而致。

病例 12-3　ICM 患者(图 12-3)

患者男,79 岁,因长期气短,近一年进行性加重就诊。患者左腿活动时疼痛,亦呈进行性加重。体格检查示心尖搏动移位、轻度二尖瓣反流性杂音以及 S3 奔马律。ECG 示 LBBB。之后患者顺利行腺苷负荷试验,如图 12-3 所示。

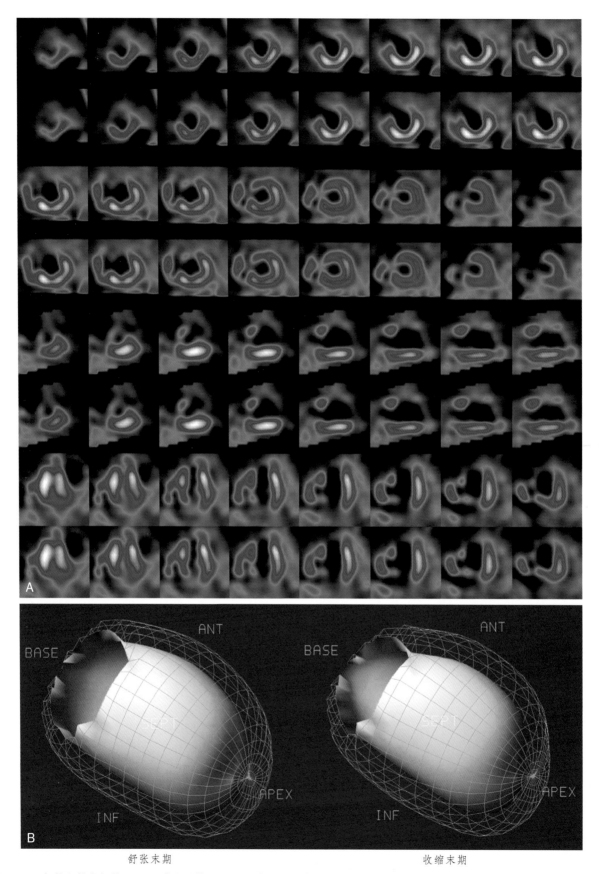

舒张末期　　　　　　　　　　　　　　　收缩末期

图 12-3　负荷和静息门控 SPECT 灌注图像(A),LAD 支配区见大面积严重的固定性灌注缺损、LV 心腔固定性扩张(勿与一过性扩张混淆),舒张末期和收缩末期门控 3D 图像示室壁运动显著异常,EF 为 33%(B)。

病例 12-4 和病例 12-5 ICM 患者（图 12-4 和图 12-5）

患者女，60 岁，因胸痛、气短、晕厥症状就诊。既往诊断为心力衰竭，但数年未就医，肥胖[210 磅（约 95kg）]，既往有高血压病史。患者行两日法腺苷药物负荷及静息 MIBI 显像，如图 12-4 所示。

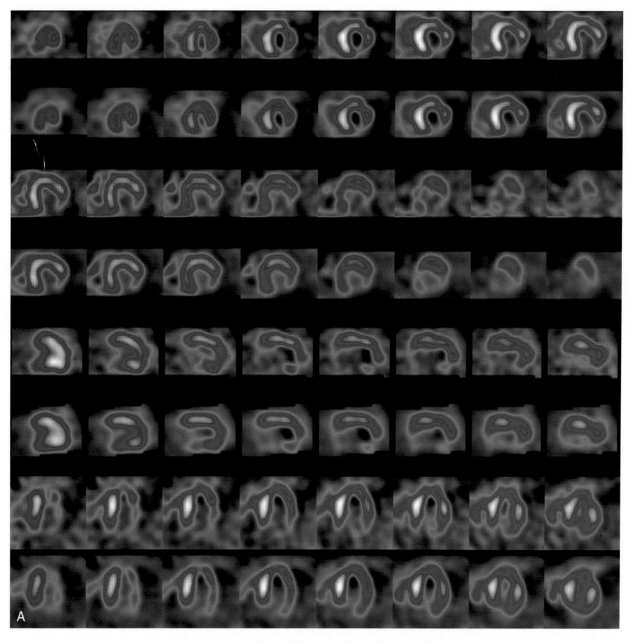

图 12-4　负荷/静息门控 SPECT 灌注图像(**A**)。（待续）

舒张末期   收缩末期

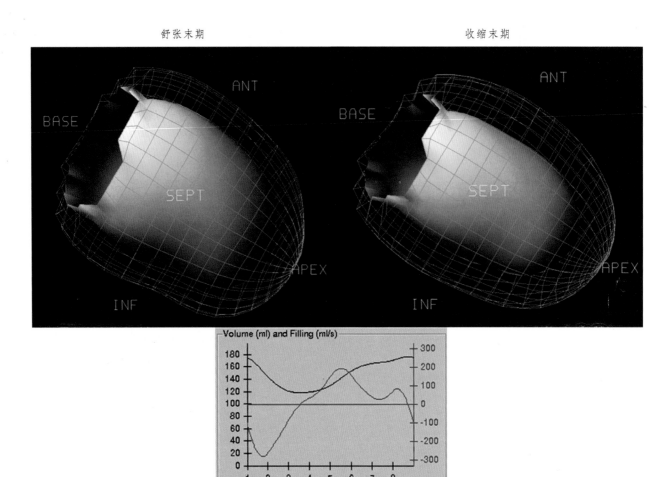

B

图 12-4(续)　LCX 和 RCA 支配区心肌大面积、重度固定缺损区、LV 心腔固定性扩张,3D 图像示 LV 功能异常(EF 为 34%);时间-放射性曲线及由此生成的充盈率曲线如图所示(B)。格式同图 12-1 至图 12-3。

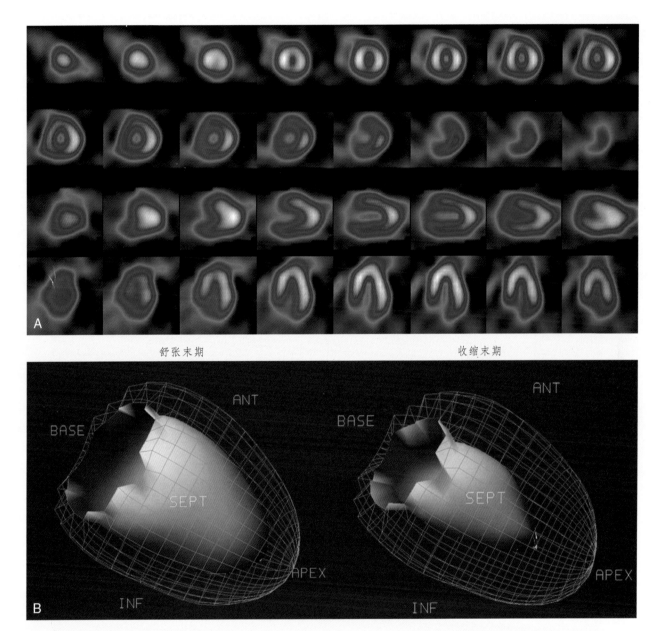

舒张末期　　　　　　　　　　　收缩末期

图 12-5　1 例明显肥胖的患者仅行负荷显像示正常心肌灌注(**A**)和正常的心室功能(**B**),图像质量非常好。实际上,该患者没有必要再次行静息显像,避免患者再次从距离医院 40km 的家中赶来就诊。患者之所以有气短症状,很可能是由病态肥胖所致。

点评(病例 12-3 至病例 12-5)

病例 12-3 和病例 12-4 中的患者均为 ICM 且合并大面积心肌灌注固定缺损区、LV 心腔扩大、重度 WMA 以及 EF 下降。RV 功能和容积均正常。第 1 例患者因 LBBB 掩盖了既往 MI,第 2 例患者梗死心肌没有在 ECG 上相应的位置显示 Q 波。虽然重度灌注缺损区室壁运动异常更严重,但 WMA 是弥漫性的。这两例患者与之前所讨论的两例 DCM 患者完全不同。

值得注意的是,肥胖患者也可获得良好的图像质量。这名患者并不是个例,通过调整示踪剂剂量、图像采集时间就可以获得良好的图像质量,这是不同于其他影像学方法的。1 例重达 360 磅(约 163kg)的患者获得良好的图像质量如图 12-5 所示(病例 12-5)。这个例子也同时证明了不受患者特征影响的核素显像的多功能性。同样,负荷显像可根据不同患者的需要进行个体化定制。

病例 12-6 HCM 患者（图 12-6）

患者男,58 岁,因胸痛、气短建议行负荷试验。患者有典型的心绞痛症状,持续 8 个月症状稳定。否认高血压或明确的 CAD 危险因素。有明确的家族史,其父 50 岁时发生心脏性猝死。患者体格检查正常。ECG 示 LV 肥厚。患者运动 5min 后由于气短症状终止运动。ECG 示 $V_4 \sim V_6$ 导联 ST 段压低 2mm。如图 12-6 所示。之后患者行 2DE。

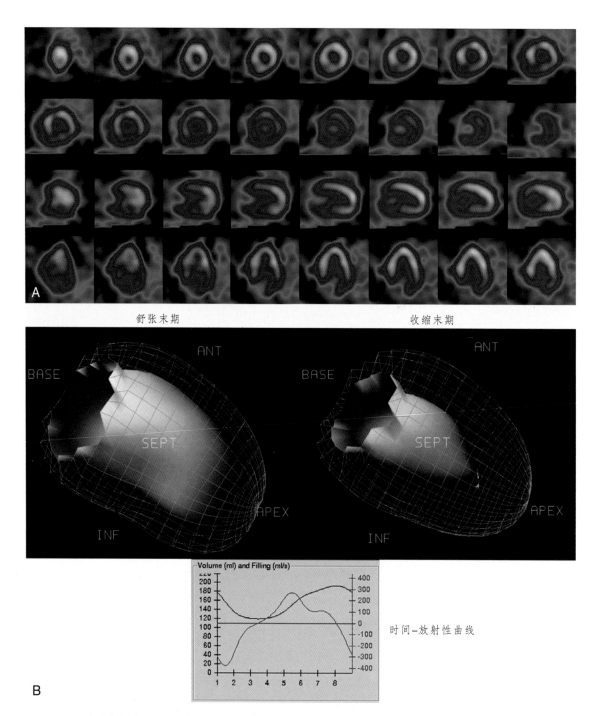

图 12-6 (A)HCM 患者行门控 SPECT,仅显示静息图像,见室间隔明显肥厚,而其他心肌节段灌注相应减低。(B)时间-放射性曲线示 EF 下降。(待续)

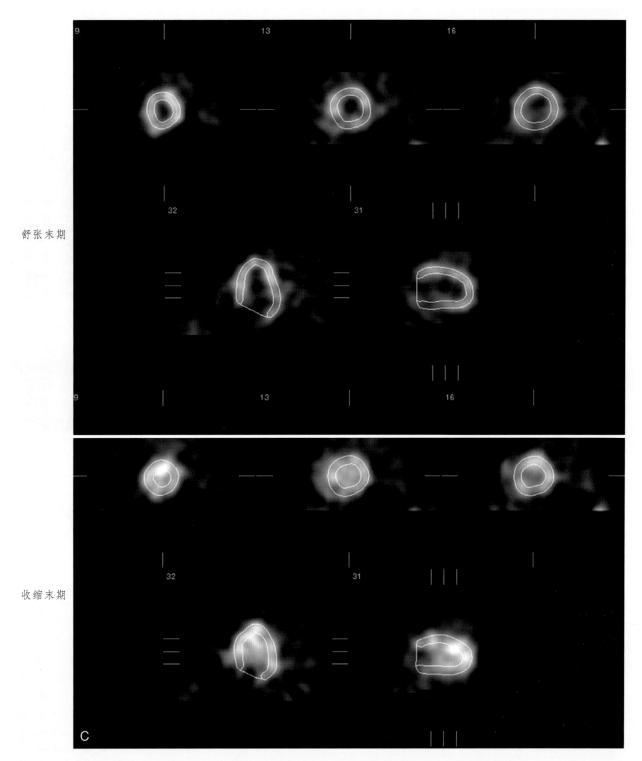

图 12-6(续)　(C)图像示心腔闭合。

病例 12-7 和病例 12-8　HCM 经皮室间隔酒精消融术前和术后(图 12-7 和图 12-8)

这 2 例有症状的患者均为梗阻性 HCM 伴 LV 流出道压力阶差增高。患者均行室间隔酒精消融术,术后症状均得到明显改善。患者于术前、术后 2 天、术后 3 个月分别行静息 MIBI 图像,如图 12-7 和图 12-8 所示。

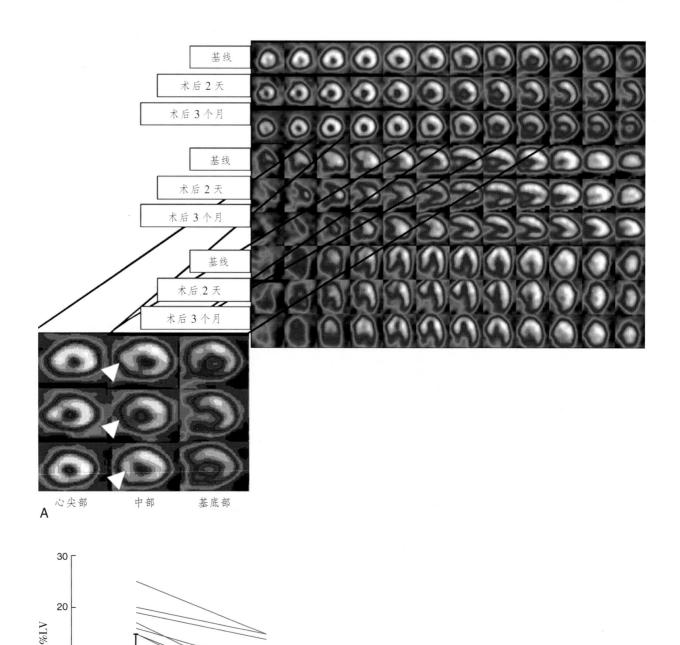

图 12-7　HCM 患者经皮室间隔酒精消融术前 1 天、术后 2 天、术后 3 个月静息 SPECT 图像(A)。基线图像示间隔肥厚,术后早期显像示间隔基底部小面积灌注缺损,占 LV 心肌 13%(对比性别匹配的靶心图,数据来自一组消融术前的 HCM 患者)。术后远期图像示原灌注缺损面积减小(8%)。本实验室大样本量相关研究结果已发表,如图(B)所示。(Reproduced from *Am J Cardiol* 101:1328–1333,2008.)

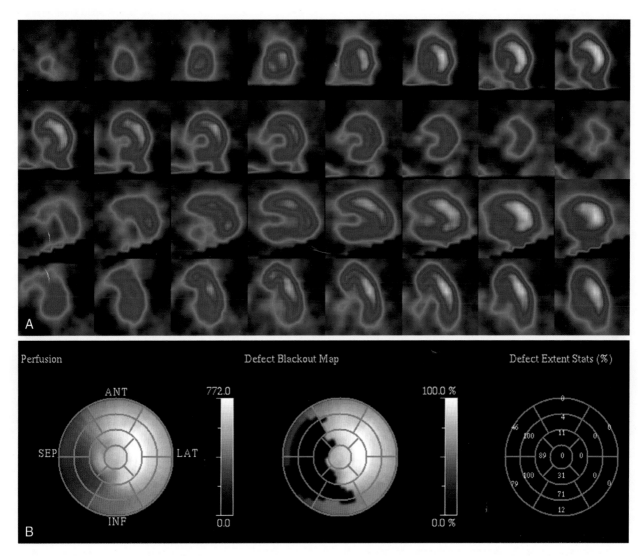

图 12-8　同 12-7 格式,不同的是该患者(我们经验中很少见)消融术后灌注缺损面积大,很可能是由于酒精溢出进入 LAD(A)。该患者由于房室传导阻滞需植入永久起搏器。靶心图可见大面积灌注异常(B)。(待续)

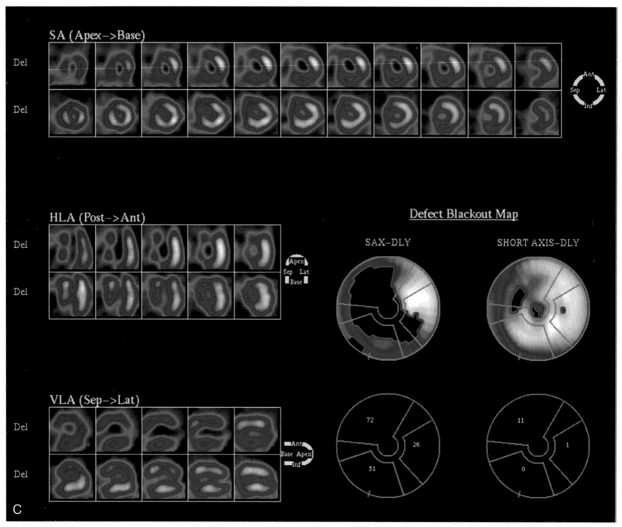

室间隔酒精消融术后 2 天和 2 个月行静息 SPECT MIBI

图 12-8(续)　2 个月后患者灌注缺损区面积减小(C)。

点评

HCM 患者门控 SPECT 灌注显像具有独特的征象及应用。许多这类患者因无流出道梗阻而缺乏典型症状和体征。因患者出现心绞痛、呼吸困难或晕厥症状,临床会建议其行负荷试验排除 CAD 的可能。而在部分患者,行心肌灌注显像前已怀疑或明确诊断为 HCM。2DE 所显示的室间隔异常肥厚,SPECT 显像同样可以看到。这并不表示 SPECT 显像可以取代 2DE 做出诊断,而是提醒报告医师注意室间隔肥厚的征象,在报告里提出 HCM 的可能性。室间隔肥厚可以导致侧壁显著的固定性缺损,自动分析软件会将侧壁标注为异常灌注,因为通常来说,侧壁,而不是室间隔,在正常人群放射性活度最高。此外,没有合并冠状动脉疾病的 HCM 患者可以表现为类似于 CAD 患者的固定性或可逆性灌注缺损区。灌注缺损区反映的是真正的缺血和梗死,后者是由于微循环障碍、小动脉中层厚度增加、间隔支或主干动脉收缩期心肌桥、肌细胞和毛细血管密度不成比例的增加以及散在的坏死区和纤维化区导致。灌注缺损区更常见于肥厚的室间隔,但也可见于其他心肌区域。

对于年轻患者,如果合并缺血,则猝死的风险会上升。显而易见,对于老年患者,合并的 CAD 可以是导致其心肌缺血和相关临床症状的另一个原因。我们也见过以下情况,尽管视觉可见心肌强力收缩、心腔闭合有力,软件却计算得出假性 EF 值减低。这种现象不仅见于 HCM,也见于其他类型重度 LV 肥厚的患者。上述问题应归咎于心内膜边界的追踪及勾画不当所致,我们发现软件确定的心内膜边界在心肌中层而不是近心内膜下(心肌中层从距离心内膜边界较远开始收缩,因此室壁增厚程度下降)。对于这种情况,我们在报告中会描述心肌收缩良好、心腔闭合有力,不列出 EF 值。

对于经过筛选的、有症状的梗阻性 HCM 患者,室间隔酒精消融术可有效缓解压力阶差并改善症状。消融术后,室间隔基底部有小面积的灌注缺损区,随着 LV 功能及容积的改善会逐渐缩小 (见图 12-7A),这也可消除如下忧虑, 即消融术会导致反向 LV 重塑、功能障碍以及严重心律失常。对于心尖部 HCM(HCM 的一种类型),心尖部受累会导致其他区域心肌的放射性活度下降,从而导致得出三支病变的错误诊断。

病例 12-9　应激性心肌病(Tako-Tsubo)(图 12-9)

患者女,71 岁,因胸痛行运动负荷 MIBI 显像。患者体格检查及 ECG 结果均正常。患者运动 5min 时出现胸痛症状且 ST 段下移,此时注射示踪剂(图 12-9A,B)。给予硝酸甘油后胸痛症状缓解,ST 段下移较前改善。

1h 后心肌灌注图像结果示正常,但心尖部室壁运动障碍(图 12-9C~E)。3h 后冠状动脉造影检查示冠状动脉正常。LV 造影结果异常(图 12-9F)。1 个月后 2DE 示 LV 功能正常。

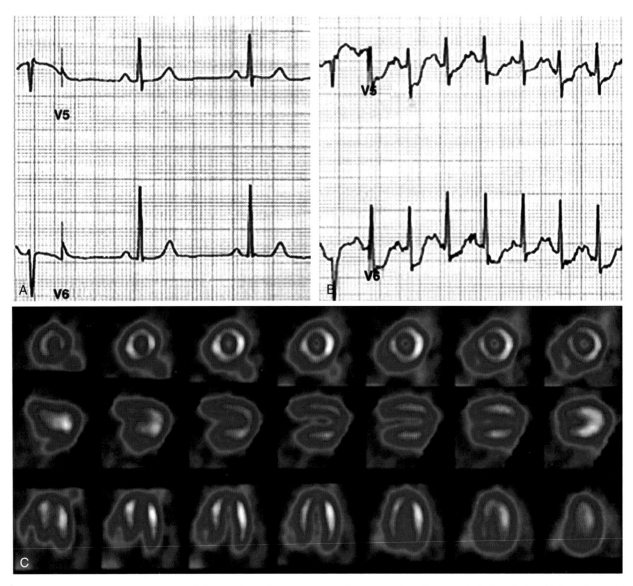

图 12-9 基线 ECG 示 V5、V6 导联正常窦性心律,也未出现提示心肌缺血的 ST 段变化(A)。在胸骨下疼痛开始出现时,运动高峰 ECG 示 V₆ 导联 ST 段下移 3mm(B)。运动后 MIBI 灌注图像示灌注正常(C)。(待续)

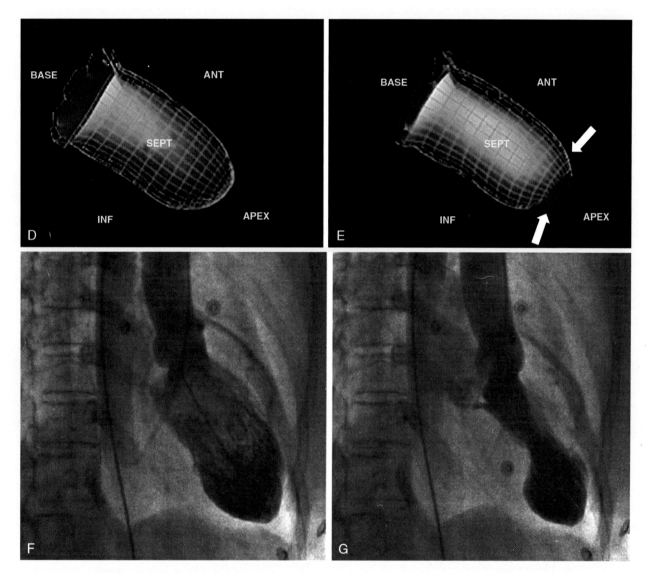

图 12-9(续)　3D 门控 SPECT 显像示舒张末期(D)和收缩末期(E),均可见心尖部运动障碍(箭)。舒张末期及收缩末期 LV 造影(F,G),示心尖部球样扩张、基底部室壁过度收缩(收缩亢进)(From *J Am Coll Cardiol* 49:1222–1225,2007.)

点评

Tako-tsubo CM,即应激性心肌病、心尖球形心肌病或心碎综合征,是公认的可逆性心肌病。其发作类似于急性 MI,LV 造影有特征性的表现, 正如本患者所展现的,常累及 LV 心尖部。患者通常为老年女性,因精神上或体力上应激或使用大剂量 β 受体激动剂所致。许多不同于上述典型病例的变异类型也见诸报道(一些被认为是围生期心肌病的病例现在也被推定为该病),包括年轻患者、男性、合并 CAD 的患者以及压力因素不明确的患者。部分患者 LV 功能障碍累及中部甚至基底部的心肌节段,而不是心尖部。

多数患者数日后可完全恢复,虽然鲜有恶性心律失常的发生,但死亡事件也有所报道。不同于由 CAD 导致的急性 MI,患者心肌酶轻度升高。部分患者由于心尖部功能障碍,基底部代偿性过度收缩导致 LV 流出道梗阻加重。而治疗低血压的 β 受体激动剂也会加重梗阻。本病的病理机制未知,可能是由于微循环障碍、神经源性因素、代谢障碍、大血管痉挛或上述因素综合作用所致。一些 CAD 导致急性 MI 的患者 LV 造影也可出现上述特征。复发较少见,但有可能被低报,也可能是轻度异常而未被发现所致。

病例 12-10　LV 收缩不同步(图 12-10)

　　患者女,51 岁,虽然已接受优化药物治疗(NYHA Ⅲ级),但仍有心力衰竭症状。既往多次 MI 并行冠状动脉血运重建。LVEF 为 22%。ECG 示 LBBB。患者拟植入 ICD 及双心室起搏装置。术前行负荷和静息 MIBI 显像评估局部心肌缺血以及是否需要再次冠状动脉造影。相位分析用于评估 LV 不同步性,如图 12-10 所示。

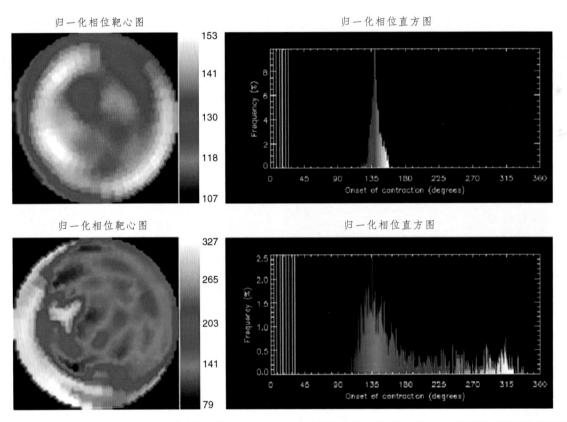

图 12-10　相位分析示 LV 功能正常的患者(第一排);由于 ICM,LV 功能异常的患者(第二排)。心肌病患者的相位标准差(SD)和带宽均更大。

点评

　　相位分析评价 LV 不同步是灌注显像应用的新发展。MUGA 相位分析已应用数十年,近几年也在不断改进。但现实是门控 SPECT 相位分析更具吸引力,因为许多患者由于多种原因会行 MPI, 而 MUGA 的临床应用较少。对于这些患者,相位分析只是额外增加的信息,不要求对门控 SPECT 显像进行任何调整。

而且不同于其他影像学方法,该技术可应用于既往已采集的图像。因其程序完全自动化,具有良好的可重复性。

　　没有 LBBB 的患者也可观察到 LV 不同步, 因此引发如下问题,如果双心室起搏仅适用于 LBBB 患者(LV 功能障碍),现有的标准是否过于严苛。我们观察到,LV 不同步越严重的患者,其死亡风险越高(可能为心脏猝死)。因此,这项新兴影像学技术的应用引起了人们更大的兴趣(见第 17 章)。

病例 12-11　围生期心肌病（图 12-11）

　　患者女，22 岁，产一健康男婴 2 周后出现心力衰竭症状，否认既往有心脏病史。体格检查提示容量负荷增加以及肺淤血。ECG 示心前区导联 R 波增宽。肌钙蛋白水平略升高。静息门控 SPECT MIBI 显像如图 12-11 所示。

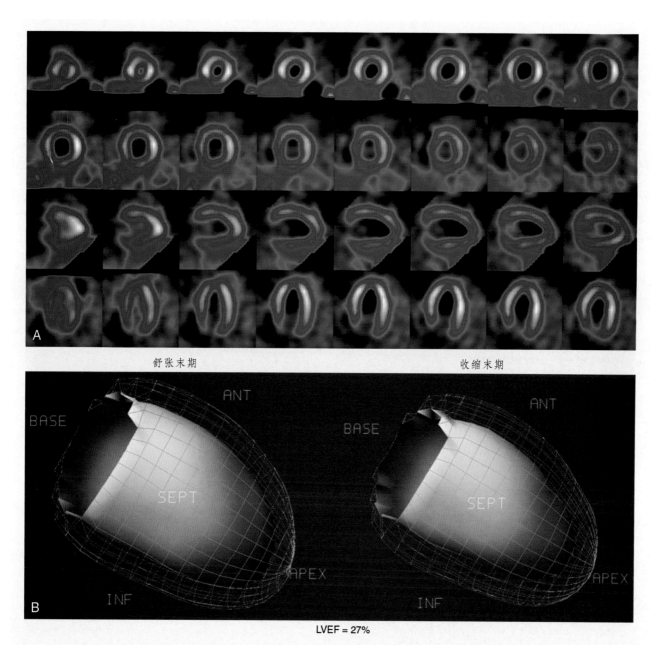

图 12-11　围生期心肌病患者行静息门控 SPECT 显像。心肌灌注正常但 LV 扩张（A），舒张末期和收缩末期 3D 图像示 EF 值减低（B）。

点评

妊娠期或产后短期内出现心力衰竭,一般是原有的心脏疾病(如风湿性心脏病)、先天性心脏病、围生期心肌病或自发性冠状动脉夹层所致。有人认为,应激性心肌病也可能是由于生产时的应激状态所导致的。静息灌注显像有助于区分这些病因。冠状动脉夹层(常累及 LAD)常会显示大面积心肌灌注异常。围生期心肌病通常为正常心肌灌注伴随 LV 扩大,EF 减低。应激性心肌病 LV 特征性表现如前所述(见病例 12-10)。冠状动脉夹层的临床表现为突然起病且进展迅速,需紧急血运重建诊治,ECG 常出现 ST 段抬高,但后期表现使得鉴别困难,一些患者可以发展为 LBBB。

病例 12-12 和病例 12-13 收缩性和舒张性心力衰竭患者 MUGA(图 12-12 和图 12-13)

图 12-12 中的女性患者否认 CAD 或相关危险因素,因乳腺癌拟行化疗。图 12-13 中的男性患者有高血压病史,因心力衰竭出现气短症状。

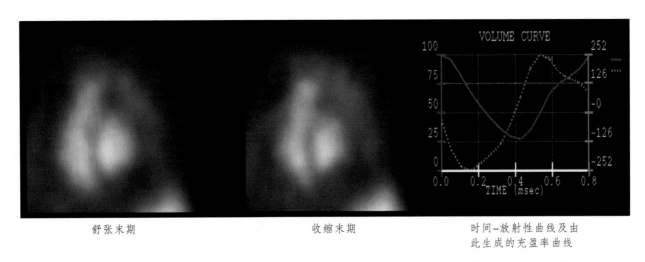

舒张末期　　　　　　　　　　收缩末期　　　　　　时间-放射性曲线及由
　　　　　　　　　　　　　　　　　　　　　　　　　此生成的充盈率曲线

图 12-12 　A 门控平衡法核素血管造影示舒张末期和收缩末期校正后的左前斜位投影,展示的是时间-放射性曲线及由此生成的充盈率曲线。EF、高峰充盈率、高峰充盈时间、心房对 LV 充盈的贡献均正常。

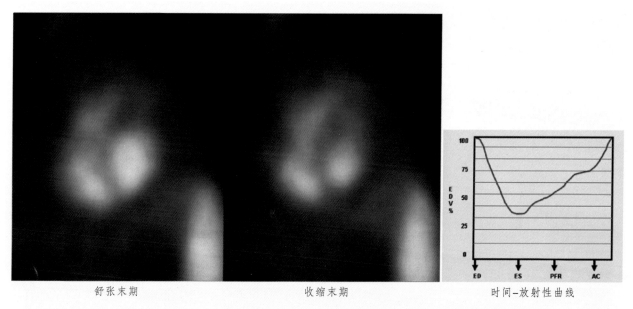

|舒张末期|收缩末期|时间−放射性曲线|

图 12-13　格式相同。虽然 LVEF 正常，但 PFR 下降、心房对 LV 充盈的贡献增加，提示 LV 舒张功能障碍。ED 和 ES 分别表示舒张末期和收缩末期。

点评

　　MUGA 不仅可以评估 LV 收缩功能，也可评估舒张功能。舒张功能指标包括 PFR（以舒张末期容积为标准）、峰值充盈时间和心房对 LV 充盈的贡献。舒张功能障碍表现为高峰充盈率下降（斜率不够陡峭），峰值充盈时间延长，心房对 LV 充盈的贡献增加。上述指标类似于多普勒超声所测 E/A 比值。如图 12-12 所示，EF 和舒张功能均正常，而图 12-13 所示 EF 正常但舒张功能异常。MUGA 仍广泛应用于监测化疗患者以及 2DE 示声窗差的患者。

病例 12-14　**起搏器导致的 LV 功能障碍（图 12-14）**

　　患者男，60 岁，患有病态窦房结综合征，因症状性心动过缓置入单导 RV 起搏器。起搏器置入前 LV 功能正常，置入后患者出现劳累后气短症状，患者行运动负荷显像，如图 12-14 所示。

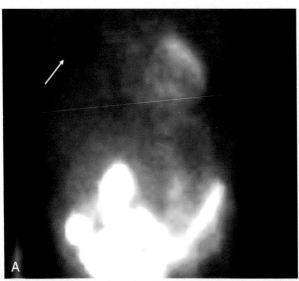

图 12–14　起搏器置入患者门控 SPECT MIBI 灌注显像，原始图像示起搏器(**A**, 白箭)。除心尖部心肌变薄外心肌灌注正常(**B**)。(待续)

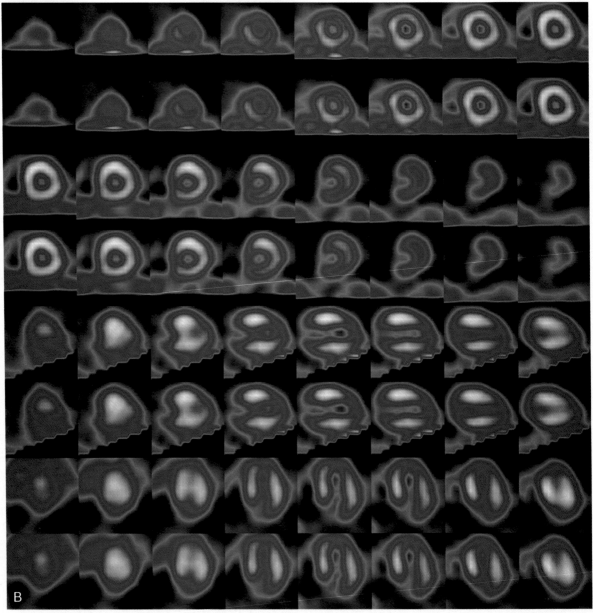

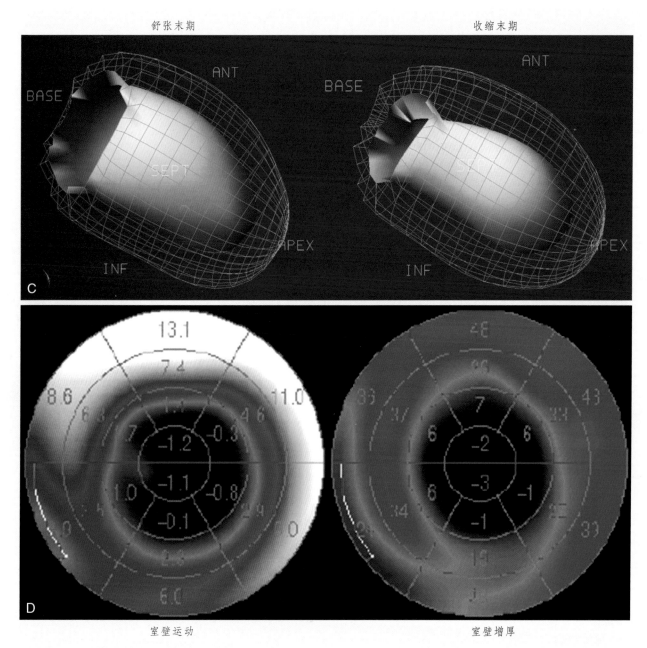

图 12-14(续)　舒张末期和收缩末期 3D 图像示心尖部室壁运动异常(C)。采用 20 节段模型进行室壁运动及增厚率定量分析见图(D)。

点评

当不同步收缩导致 WMA 以及 EF 值显著下降时，说明患者发生了起搏器综合征。如图所示，虽然没有异常灌注，但心尖部显示室壁运动障碍；灌注-功能不匹配是其特征。有时由于严重 WMA，部分容积效应导致出现轻度灌注缺损区。为解决起搏器综合征，部分患者需使用双心室起搏。

（王丽 译　杨敏福 审校）

推荐读物

Agarwal S, Tuzcu EM, Desai MY, et al: Updated meta-analysis of septal alcohol ablation versus myectomy for hypertrophic cardiomyopathy, *J Am Coll Cardiol* 55:823–834, 2010.

Aqel RA, Hage FG, Zohgbi GJ, et al: Serial evaluations of myocardial infarct size after alcohol septal ablation in hypertrophic cardiomyopathy and effects of the changes on clinical status and left ventricular outflow pressure gradients, *Am J Cardiol* 101:1328–1333, 2008.

Atchley AE, Kitzman DW, Whellan DJ, et al: Myocardial perfusion, function, and dyssynchrony in patients with HF: baseline results from the single-photon emission computed tomography imaging ancillary study of the heart failure and a controlled trial investigating outcomes of exercise training (HF-ACTION) trial, *Am Heart J* 158:S53–S63, 2009.

The BEST investigators: A trial of the beta-blocker bucindolol in patients with advanced chronic HF, *N Engl J Med* 344:1659–1667, 2001.

Carrió I, Cowie MR, Yamazaki J, et al: Cardiac sympathetic imaging with mIBG in HF, *JACC Cardiovasc Imaging* 3:92–100, 2010.

de Groote P, Millaire A, Foucher-Hossein C, et al: Right ventricular ejection fraction is an independent predictor of survival in patients with moderate HF, *J Am Coll Cardiol* 32:948–954, 1998.

Dorfman TA, Iskandrian AE: Takotsubo cardiomyopathy: state-of-the-art review, *J Nucl Cardiol* 16:122–134, 2009.

Fang J, Mensah GA, Croft JB, et al: Heart failure-related hospitalization in the U.S., 1979 to 2004, *J Am Coll Cardiol* 52:428–434, 2008.

Ghali JK, Krause-Steinrauf HJ, Adams KF, et al: Gender differences in advanced HF: insights from the BEST study, *J Am Coll Cardiol* 42:2128–2134, 2003.

Hogg K, Swedberg K, McMurray J: Heart failure with preserved left ventricular systolic function; epidemiology, clinical characteristics, and prognosis, *J Am Coll Cardiol* 43:317–327, 2004.

Hunt SA, Abraham WT, Chin MH, et al: ACC/AHA 2005 Guideline Update for the Diagnosis and Management of Chronic Heart Failure in the Adult: a report of the American College of Cardiology/American Heart Association Task Force on Practice Guidelines (Writing Committee to Update the 2001 Guidelines for the Evaluation and Management of Heart Failure): developed in collaboration with the American College of Chest Physicians and the International Society for Heart and Lung Transplantation: endorsed by the Heart Rhythm Society, *Circulation* 112(12):e154–e235, 2005.

Levy D, Kenchaiah S, Larson MG, et al: Long-term trends in the incidence of and survival with HF, *N Engl J Med* 347:1397–1402, 2002.

Iskandrian AE, Garcia EV: *Nuclear Cardiac Imaging: Principles and Applications*, ed 4, New York, 2008, Oxford University Press.

Manno BV, Iskandrian AS, Hakki AH: Right ventricular function: methodologic and clinical considerations in noninvasive scintigraphic assessment, *J Am Coll Cardiol* 3:1072–1081, 1984.

Maron BJ, Maron MS, Wigle ED, et al: The 50-year history, controversy, and clinical implications of left ventricular outflow tract obstruction in hypertrophic cardiomyopathy from idiopathic hypertrophic subaortic stenosis to hypertrophic cardiomyopathy: from idiopathic hypertrophic subaortic stenosis to hypertrophic cardiomyopathy, *J Am Coll Cardiol* 54:191–200, 2009.

Maron MS, Olivotto I, Maron BJ, et al: The case for myocardial ischemia in hypertrophic cardiomyopathy, *J Am Coll Cardiol* 54:866–875, 2009.

Meyer P, Filippatos GS, Ahmed MI, et al: Effects of RV ejection fraction on outcomes in chronic systolic HF, *Circulation* 121:252–258, 2010.

Persson H, Lonn E, Edner M, et al: Diastolic dysfunction in HF with preserved systolic function: need for objective evidence: results from the CHARM Echocardiographic Substudy-CHARMES, *J Am Coll Cardiol* 49:687–694, 2007.

第 13 章

MPI 在其他心脏疾病中的应用

Fadi G. Hage, Fahad M. Iqbal, Ami E. Iskandrian

要点

- 许多冠状动脉粥样硬化外的其他疾病也可导致心肌缺血,比如内皮功能障碍、冠状动脉肌桥、冠状动脉痉挛、LVH 及特定类型的冠状动脉起源异常。负荷 MPI 同样可检测到上述患者的心肌缺血。
- 儿童患者左主干起源于肺动脉会导致心肌缺血(冬眠心肌)及重度 LV 功能异常,尽早治疗可挽救冬眠心肌。
- 首次通过法 RNA 可用于检测和定量分析心内分流,随着其他替代方法的广泛应用,该方法目前很少使用。
- 未识别的右位心会造成图像误判,明确 RV 位置对诊断极其重要。
- 心脏移植后,冠状动脉血管病变可表现为弥漫性或局灶性,对这类患者的诊断颇具挑战性。静息及运动 RNA 和 MPI 相结合可能对该类患者有特殊的价值。
- RV 的大小及 MPI 示踪剂的摄取为评价 LV 灌注正常而有胸痛的患者提供诊断线索 (如可疑肺血栓栓塞症)。
- MPI 上偶然发现的心外异常摄取并不少见,将会在第 16 章探讨。
- 随着越来越多的先天性心脏病儿童存活至成年,他们中的很多人因胸痛、心力衰竭及心律失常需要进行临床评估。川崎病、冠状动脉异常起源、LV/RV 肥厚等是引起上述患者胸痛症状的原因。熟悉上述疾病的解剖对于正确分析 RNA 或 MPI 异常图像是十分重要的。
- 对于合并 CAD 的成年瓣膜性心脏病患者,MPI 和 RNA 可用于评价 LV/RV 功能、心肌缺血、LV 功能异常。
- 一些可逆性心肌病,包括心脏毒性、围生期心肌病、应激性心肌病将会在第 12 章进行讨论。

背景

本章中，我们将讨论 MPI 和 RNA 在一些特殊心脏病的非常规应用。一些可替代的影像学方法，如超声心动图、MRI、CT 更加广泛合理地应用于这些患者，但是对于部分患者来说，核素显像仍然是重要的影像学方法。这些疾病很多，核素的应用价值在本章概述中介绍，因此，这里仅列出少量病例。

病例 13-1 右位心（图 13-1）

患者男，71 岁，患有终末期肾病及外周血管疾病，冠状动脉造影示重度三支 CAD（图 13-1A），主动脉中度狭窄，因心力衰竭症状就诊。右心导管示肺毛细血管楔压显著升高、重度肺动脉高压、CI 下降。LV 功能差。患者行静息及 4h ^{201}Tl 延迟显像评价心肌活力。原始图像示右位心及内脏转位（图 13-1B）。MPI 示 LAD、RCA 支配区大面积心肌异常灌注，部分再分布。

LV 严重扩张、LV 功能异常（图 13-1C，未校正图像，图 13-1D，校正后图像）。如果未识别右位心，心肌异常灌注可能被误判为 LCX 和 RCA 病变支配区域。建议患者行 CABG 及主动脉瓣置换术，但是患者拒绝。后患者很快发生心脏猝死。

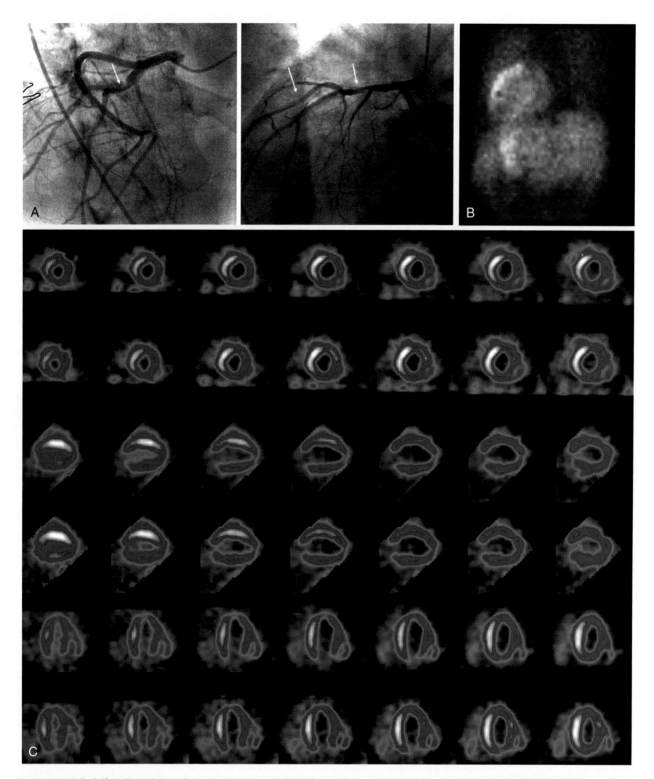

图 13-1　冠状动脉造影示重度三支 CAD(箭)(**A**)。旋转图像显示右位心及内脏转位。注意肝脏位于左侧(**B**)。静息及 4h ^{201}Tl MPI 延迟显像示大面积心肌异常灌注,包括室间隔及下壁,延迟显像后部分改善 (**C**,未校正图像)。(待续)

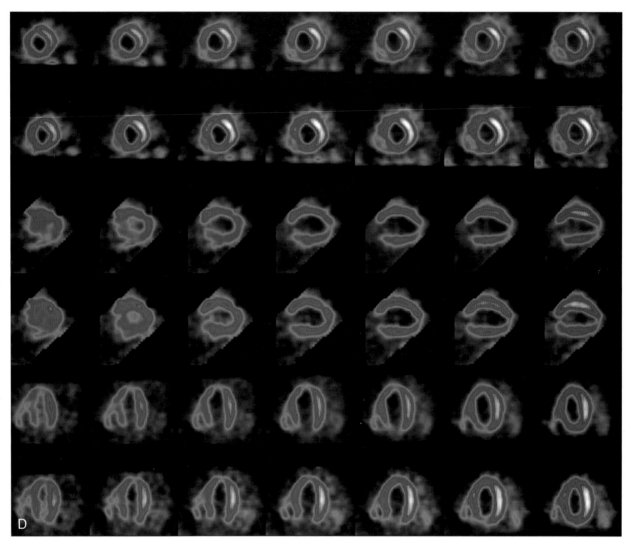

图 13-1（续） 采集后经过校正的图像，室间隔在图像的左侧，而侧壁在右侧，这样就与未发生心脏转位的患者的 MPI 显示相同 (D)。如果未进行校正，上述灌注异常会被归咎于 LCX 及 RCA 病变所致。LV 显著扩张，EF 为 11%。

点评

右位心是罕见的先天性心脏病，可以单发或者与其他严重的先天性异常疾病并发。右位心是内脏转位的一部分（镜像右位心），腹部器官也可以发生镜像转位。如果未识别右位心，因为变短的室间隔位于侧壁通常所在的位置而导致诊断错误。调整的方法既可以是在采集结束后进行图像校正，也可以将 180° 采集由标准的 RAO→LPO 改为 LAO→RPO。

病例 13-2 冠状动脉起源异常（图 13-2）

患者女，68 岁，CT 示可疑肺动脉栓塞。CT 造影结果为阴性，但发现 RCA 起源异常。后冠状动脉造影证实 RCA 起源于左冠状瓦氏窦（图 13-2A）。患者踏车试验运动 7min 达到最大心率，期间未出现心绞痛症状或 ST 段异常变化。MPI 显示正常（图 13-2B）。后给予患者保守治疗。

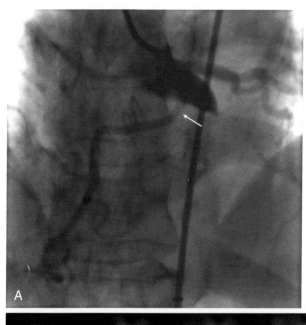

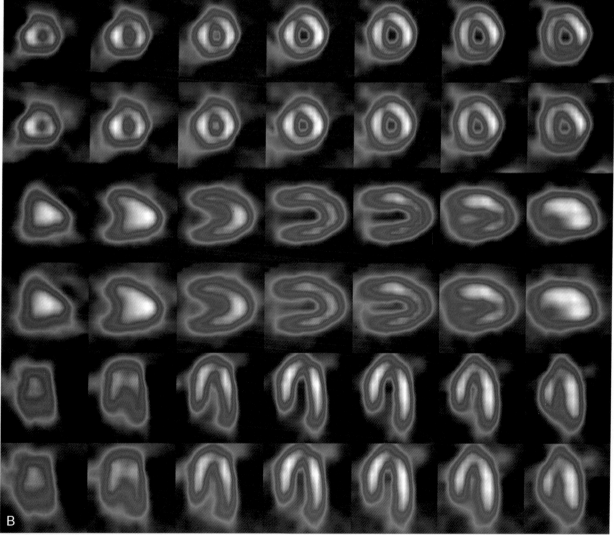

图 13-2　冠状动脉造影示 RCA 起源异常,开口自左冠状窦(**A**,白箭)。运动 MPI 示正常心肌灌注(**B**)。LVEF 正常。

点评

　　冠状动脉异常包括起源、走行、心外膜冠状动脉结构异常这一系列异常。尽管上述异常单个来说都很罕见，但是合起来并不少见，可见于1%的人群。大部分冠状动脉异常是良性的，通常不会影响患者的寿命，但是一些与猝死和（或）心力衰竭相关。因为首发症状通常是猝死，而且大部分患者没有特殊症状，对需要外科手术矫正治疗的候选者进行风险分层是非常重要的。冠状动脉异常导致心肌缺血提示预后不良，尤其是左主干异常走行在主、肺动脉之间，LAD室间隔内走行以及单支冠状动脉，冠状动脉起源自肺动脉均被认为与心肌缺血相关。MPI可评估上述异常的功能意义。对于上述患者，运动负荷MPI是首选，而不是药物负荷MPI。因为运动负荷可以通过心脏需氧量增加而引起心脏做功增加和CO增加，上述变化可以牵拉大动脉、压迫或扭转主动脉和肺动脉之间异常起源的冠状动脉。

病例 13-3 冠状动脉肌桥（图 13-3）

　　患者男，62岁，血脂异常，因胸痛行左心导管检查。冠状动脉造影示LAD中远段心肌桥合并近端重度狭窄（图 13-3A）。运动负荷MPI示LAD支配区心肌缺血，累及前间隔（图 13-3B）。LAD置入支架后症状缓解，后期随访MPI未见心肌缺血（图中未展示）。

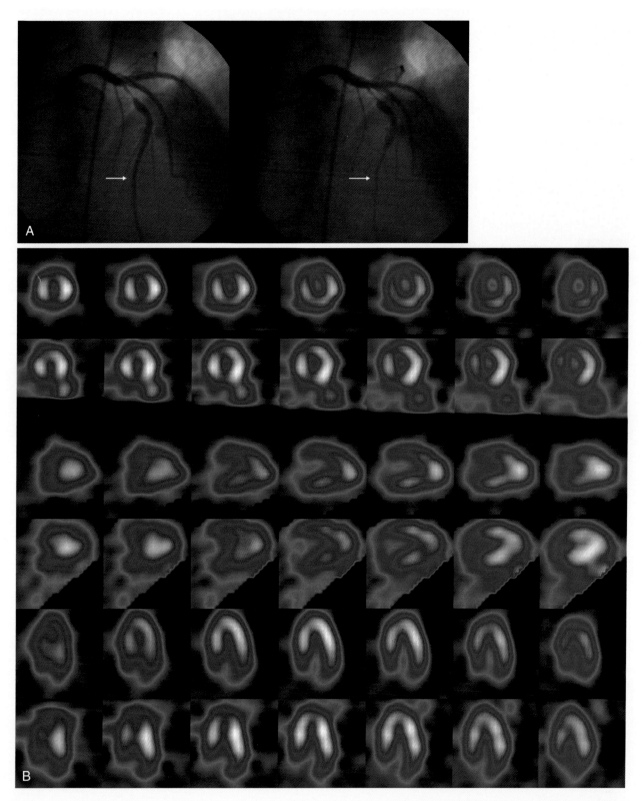

图 13-3　(**A**)冠状动脉造影示舒张期(左)和收缩期(右)LAD 近端狭窄,LAD 跨越较长节段心肌桥(箭)。(**B**)运动负荷 MPI 示 LAD 支配区心肌缺血。

点评

心肌桥是冠状动脉走行心外膜下心肌内的先天性异常。当这段心肌内的冠状动脉走行于心肌深部时,收缩期心肌压迫冠状动脉。压迫可以很严重,并累及较长节段。少数研究应用多普勒超声或血管内超声发现心肌血流受损。对冠状动脉的压迫常常延伸至舒张早期,而大部分的心肌血流灌注正是在舒张早期,因此此时的压迫对心肌的灌注影响很大。心肌桥通常发生于 LAD 或间隔穿支,但是 LCX 及 RCA 心肌桥也有报道。LAD 和间隔穿支心肌桥在 HCM 患者中并不少见,这也是导致这类患者发生心肌缺血的机制之一。心动过速也可能是引起这类患者心肌缺血的重要原因,因为其缩短了舒张期,延长了冠状动脉受压的时间。相应治疗包括药物治疗如 β 受体阻滞剂、钙通道阻剂,相应血管节段支架置入,CABG 以及心肌桥切开松解术。

病例 13-4　先天性心脏病(13-4)

患者女,21 岁,因胸痛就诊,既往有法洛四联症及肺动脉闭锁,儿童时行 RV-肺动脉移植术,随后置入支架并进行扩张。患者行热加腺苷 MPI,显示心肌灌注及 LV 功能均正常。RV 明显扩张、肥厚,表明严重肺动脉高压(图 13-4)。右心室导管术证实了肺动脉高压的存在。后患者行导管球囊扩张,肺动脉压及症状均得到改善。

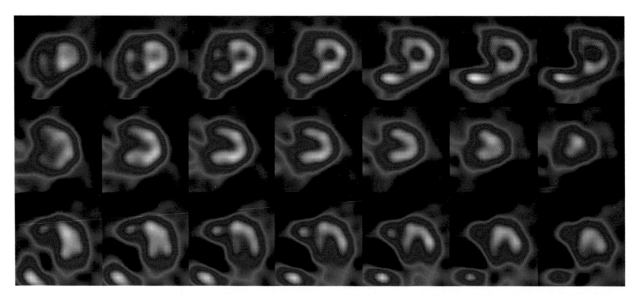

图 13-4　热加腺苷 MPI 示 RV 显著扩张、肥厚。LV 心肌灌注正常。

点评

　　RV 的几何形状及心肌厚度不像 LV,LV 通过标准的 2D 影像学方法如超声心动图、SPECT 进行显像评估。MRI、首次通过法核素心室造影、门控心血池显像(门控血池 SPECT 将在第 4 章讨论)等方法有助于评价 RV 功能。可靠的 RVEF 在许多疾病中非常重要,包括肺源性心脏病、肺动脉高压、瓣膜性心脏病、RV 发育不良以及心力衰竭。MPI 研究中也可见到 RV 显影,RV 功能可以通过门控显像进行定性评价。MPI 出现右心室扩张、肥厚或功能异常可以是肺动脉栓塞的胸痛患者的首发线索,不应该忽视。

病例 13-5　心脏移植术后冠状动脉血管病变(图 13-5)

　　这是 1 例冠状动脉病变短时间内快速进展,需要进行多种影像学检查和冠状动脉造影的患者,上述检查对于监测病情的恶化、指导介入治疗非常有帮助。但是,对于如此快速进展的患者,唯一可行的选择是再次心脏移植!

　　患者男,59 岁,2009 年 2 月因 ICM 行心脏移植。开始阶段病情很稳定,2DE 评估正常 LVEF 为 70%,负荷/静息 MPI 均示心肌灌注正常(图 13-5A,B)。2010 年 2 月,患者出现劳累后呼吸困难、易乏力。2DE 评估 LVEF 为 65%。SPECT 图像显示异常(图 13-5C)。冠状动脉造影示 LAD 狭窄 60%,对角支闭塞,LCX 及 OM1 狭窄 75%,RCA 远端闭塞。之后于 LCX 及 OM1 置入支架。2010 年 3 月,患者继续出现劳累后呼吸困难,PET/CT 示 LAD 支配区心肌缺血、MI,RCA 支配区心肌缺血(图 13-5D)。再次冠状动脉造影示 LAD 近端 70% 狭窄并置入支架。2010 年 9 月,患者出现心力衰竭症状,再次 PET 示三支病变血管支配区心肌缺血(图 13-5E)。2010 年 10 月,冠状动脉造影示三支重度病变,再次置入 4 枚支架(LAD 1 枚,LCX 3 枚)。由于患者症状持续且无法对弥漫性冠状动脉病变进行血运重建,因此该患者进入再次心脏移植术名单。

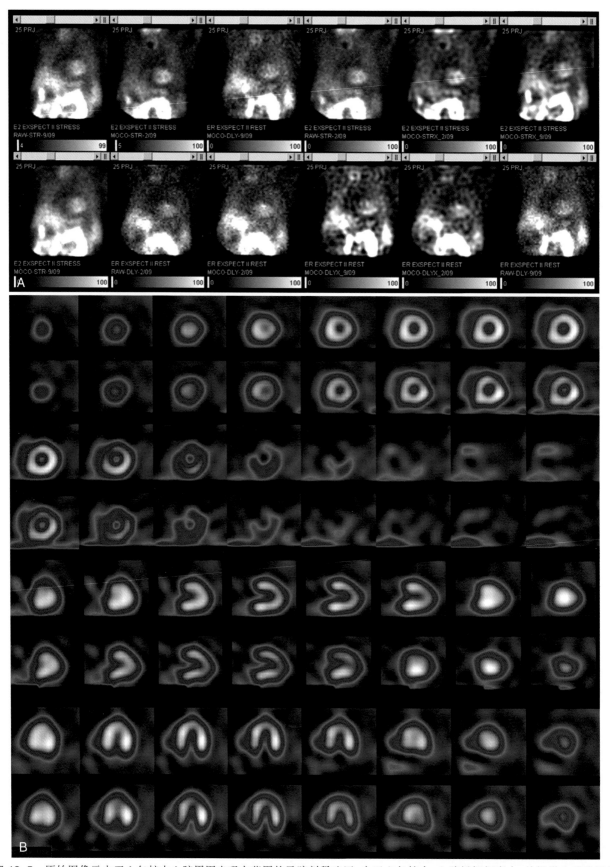

图 13-5 原始图像示由于心包扩大心脏周围出现大范围的示踪剂稀疏区;由于心包扩大,心脏摇摆幅度大,从视觉上无法区分心腔;扩大的 RV(A)。静息/负荷 MIBI SPECT 示正常心肌灌注(B)。

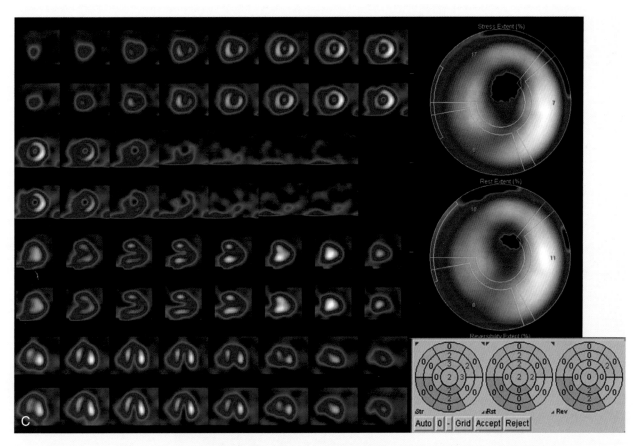

图 13-5(续)　1 年后患者出现静息/负荷 MIBI SPECT 异常,前壁远端、心尖部、前侧壁远端可逆性灌注缺损(C)。

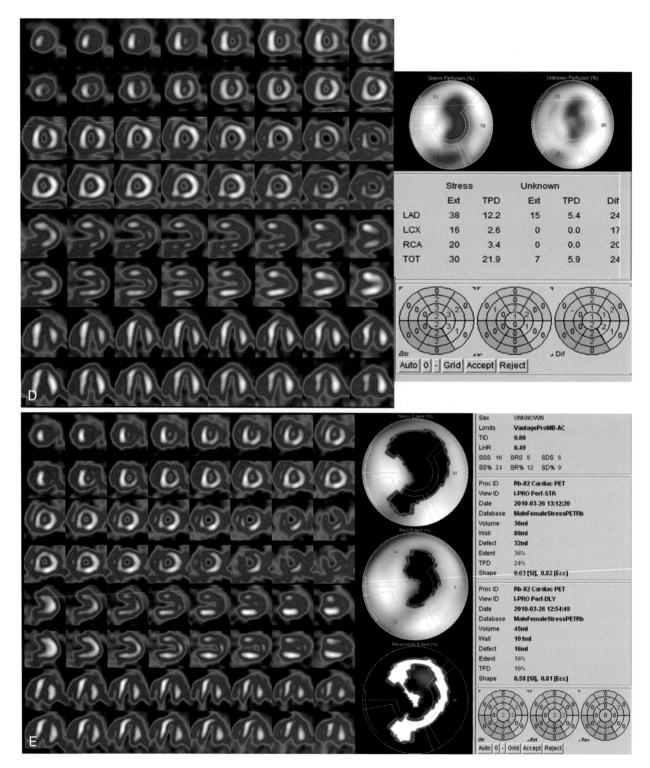

图 13-5(续)　1 个月后患者静息/负荷 ^{82}Rb-PET 图像示明显异常,前壁、侧壁及下壁可逆性缺损区(D)。6 个月后静息/负荷 ^{82}Rb-PET 显示更多的异常节段(E)。每幅图像中,第一排为负荷图像,第二排为对应的静息图像。靶心图及节段评分均可见。

点评

冠状动脉血管病变是心脏移植术后患者死亡的主要原因。大部分心脏移植中心为识别该风险的发生和严重程度进行了常规冠状动脉造影筛查。因此，无创方法的发展引起了人们广泛的兴趣。血管病变可以是局灶性的或弥漫性的。局灶性重度病变可通过负荷MPI 识别。弥漫性病变却很难被检测到，对于这些患者结合首次通过法静息/负荷 RNA 及 MPI 综合评价（第 4 章）会更有帮助，但还需要更多的研究数据加以证实。本例中，MIBI-SPECT 及 ⁸²Rb-PET 对患者的管理非常有帮助。

（该病例由美国中部心脏研究所心血管放射学部副主任 Timothy M. Bateman 教授提供。）

（王丽 译　杨敏福 审校）

推荐读物

Avakian SD, Grinberg M, Meneguetti JC, et al: SPECT dipyridamole scintigraphy for detecting coronary artery disease in patients with isolated severe aortic stenosis, *Int J Cardiol* 81:21–27, 2001.

Bonow RO, Carabello BA, Chatterjee K, et al: 2008 Focused Update Incorporated into the ACC/AHA 2006 Guidelines for the Management of Patients With Valvular Heart Disease: A Report of the American College of Cardiology/American Heart Association Task Force on Practice Guidelines (Writing Committee to Revise the 1998 Guidelines for the Management of Patients With Valvular Heart Disease). Endorsed by the Society of Cardiovascular Anesthesiologists, Society for Cardiovascular Angiography and Interventions, and Society of Thoracic Surgeons, *J Am Coll Cardiol* 52:e1–142, 2008.

Chen M, Lo H, Chao I, et al: Dipyridamole Tl-201 myocardial single photon emission computed tomography in the functional assessment of anomalous left coronary artery from the pulmonary artery, *Clin Nucl Med* 32:940–943, 2007.

De Luca L, Bovenzi F, Rubini D, et al: Stress-rest myocardial perfusion SPECT for functional assessment of coronary arteries with anomalous origin or course, *J Nucl Med* 45:532–536, 2004.

Demirkol MO, Yaymaci B, Debeş H, et al: Dipyridamole myocardial perfusion tomography in patients with severe aortic stenosis, *Cardiology* 97:37–42, 2002.

Lee YS, Moon DH, Shin JW, et al: Dipyridamole TI-201 SPECT imaging in patients with myocardial bridging, *Clin Nucl Med* 24:759–764, 1999.

Tamás E, Broqvist M, Olsson E, et al: Exercise radionuclide ventriculography for predicting post-operative left ventricular function in chronic aortic regurgitation, *JACC Cardiovasc Imaging* 2:48–55, 2009.

Thomas GS, Kawanishi DT: Situs inversus with dextrocardia in the nuclear lab, *Am Heart Hosp J* 6:60–62, 2008.

Turgut B, Kitapci MT, Temiz NH, et al: Thallium-201 myocardial SPECT in a patient with mirror-image dextrocardia and left bundle branch block, *Ann Nucl Med* 17:503–506, 2003.

Vallejo E, Morales M, Sánchez I, et al: Myocardial perfusion SPECT imaging in patients with myocardial bridging, *J Nucl Cardiol* 12:318–323, 2005.

Wu Y, Yen R, Lee C, et al: Diagnostic and prognostic value of dobutamine thallium-201 single-photon emission computed tomography after heart transplantation, *J Heart Lung Transplant* 24:544–550, 2005.

Yasuda H, Taniguchi K, Takahashi T, et al: Thallium-201 single-photon emission computed tomography: quantitative assessment of left ventricular perfusion and structural change in patients with chronic aortic regurgitation, *Clin Cardiol* 28:564–568, 2005.

Zurick AO, Klein JL, Stouffer GA: Scintigraphic evidence of severe myocardial hypoperfusion in a patient with left anterior descending coronary artery bridging–case report and review of the literature, *Am J Med Sci* 336:498–502, 2008.

第 14 章

MPI 在急诊科胸痛患者中的应用

Fadi G. Hage, Eva V. Dubovsky, Ami E. Iskandrian

要点

- 病史、体格检查、12 导联 ECG、血清标志物常用于 ACS 诊断,但在部分患者上述方法不足以诊断 ACS 及危险分层。
- MPI 有助于急诊科可疑 ACS 患者临床决策的制订,如果患者选择合理,MPI 是经济可行的。
- 对急诊科患者进行显像并非无法克服,但是需要急诊科工作人员与核医学科充分沟通并合作。
- 急诊科胸痛患者静息 MPI 示正常心肌灌注,尤其是在胸痛症状发作时或缓解后即刻注射示踪剂进行显像,往往提示发生心血管事件风险低。
- 中危或高危 ACS 患者即使静息 MPI 正常,也应于门诊择期行负荷 MPI 进一步评价。
- 急诊科患者静息心肌灌注异常可见于心肌缺血患者(无 MI),上述患者血清肌钙蛋白正常,且 ECG 没有急性 ST/T 变化。
- 如果急诊科可疑 ACS 患者就诊时无胸痛症状、心脏标志物正常且无急性缺血性 ECG 改变,首选负荷 MPI,而非静息 MPI。
- 既往无 MI 且静息 MPI 示心肌灌注缺损的急诊科胸痛患者,应即刻入院尽早行冠状动脉造影。上述异常灌注提示心肌缺血或坏死。局部室壁运动/增厚异常对于区分缺血或坏死没有帮助,但是如果局部心肌功能正常则倾向是心肌缺血。
- 如果注射示踪剂的时间距患者胸痛症状缓解的时间过长,即使有心肌缺血,MPI 也可以是正常的。虽然精确的示踪剂注射时间窗尚未明确,但是有人建议为症状发生后 2h 以内。为了提高敏感度,我们认为时间窗应尽可能窄,最好小于 1h。
- 静息 $^{123}I-\beta-$甲基$-p-$碘苯基十五烷酸(BMIPP)显像可能对症状已缓解的急诊科胸痛患者的诊断有所帮助。但是该示踪剂尚未在美国获得批准用于临床。

背景

评估因胸痛就诊急诊科的可疑 ACS 患者仍是急诊医生和心脏病学专家面临的一个挑战。首要问题包括：

1.是否需要在急诊科进行紧急处置？

2.如何安排患者的下一步诊疗：入院治疗、急诊留观或出院回家？

美国数百万患者以及全球大量患者都面临这个问题。相应的临床决策会产生很多个人、社会以及经济的影响。如果采取过度保守的策略将所有可疑 ACS 患者收治入院，将会给医保和床位周转带来严重的压力。另一方面，急诊科医生清醒地意识到，一小部分 ACS 患者在出院后不久就发生了 MI 或猝死，事实证明这些患者不应该被打发回家，这也常常引起司法问题。

患者应该在就诊后 5min 内行 ECG，ST 段抬高者行紧急冠状动脉造影和 PCI 或溶栓药物治疗。ECG 也有助于确诊 ACS 以及对无 ST 段抬高的患者进行危险分层。然而，胸痛或等同症状的患者 ECG 正常（或非特异性改变者）也并不少见，因此 ECG 正常并不能排除 ACS。同样的，心肌肌钙蛋白升高表示患者高危，但是心肌肌钙蛋白升高要在症状发作数小时后才可被检测到，因此就诊时若肌钙蛋白没有升高也不能除外 ACS。此外，即使患者心脏标志物正常，未来也可能发生 MI，因为静息心绞痛（不稳定性心绞痛）并不一定会导致血清标志物升高。

在图 14-1，我们展示了对胸痛和（或）等同症状如呼吸困难、下颌痛患者就诊后的评估流程示意图。根据我们的经验，ECG 筛查并排除 STEMI 后，详细的病史询问是确定下一步诊疗过程的最重要的因素。临床评估需综合考虑病史、体格检查、ECG、实验室检测（包括肌钙蛋白）以及其他相关结果如胸片。MI 或短期内会发生恶性心脏事件的高危人群应入院进一步治疗和评估，可能需冠状动脉造影。另一方面，如果患者为非心源性胸痛或低危人群则可安全出院，并由他们的首诊医师继续随访观察，这样的处置显然是恰当的。

MPI 有助于中危患者制订临床决策。以下病例将阐释 MPI 对这些患者的价值以及应该避免的误区。

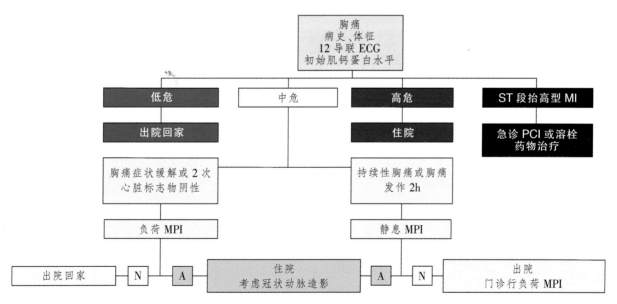

图 14-1　因胸痛、呼吸困难或下颌痛症状急诊科就诊可疑 ACS 的患者评估流程示意图。中危患者推荐行 MPI。A：异常 MPI；N：正常 MPI。

病例 14-1　心脏标志物阴性的胸痛（图 14-2）

　　患者女,43 岁,既往有高血压病史,因驾车时出现胸痛症状并放射至左臂就诊。否认吸烟史,但有明确的早期 CAD 家族史。患者就诊急诊科时胸痛已缓解。体格检查未见明确异常。ECG 未见急性缺血改变,初始心脏标志物阴性。静息 MPI 如图所示（图 14-2A）,心肌灌注及 LV 功能均正常。示踪剂注射时间为胸痛发作后 2h。后患者出院回家。2 天后行热加腺苷负荷 MPI（由于近期下肢外伤患者无法行踏车试验）。负荷显像结果也为正常（图 14-2B）。后患者接受危险因素调控治疗。

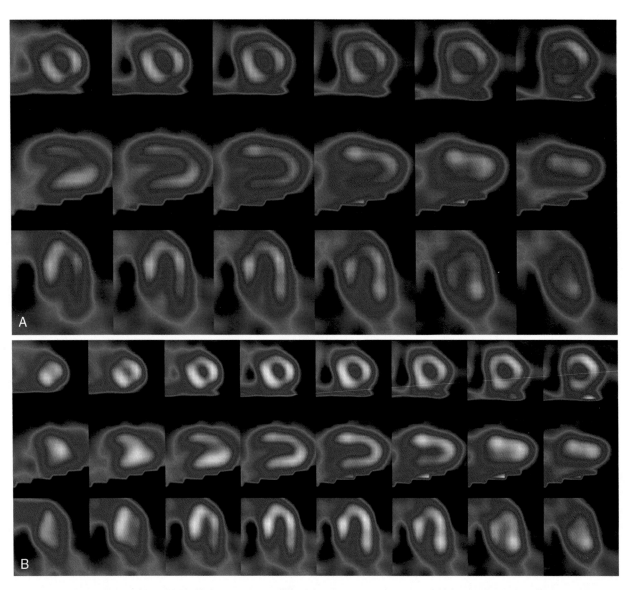

图 14-2　急诊科就诊后注射示踪剂行静息 MPI 示心肌灌注正常(A)。LVEF 为 71%。2 天后热加腺苷负荷显像示心肌灌注正常(B)。

点评

大部分因胸痛就诊急诊科的患者 ECG 表现为正常或非诊断性结果。如果仅通过临床检查、ECG、初始肌钙蛋白水平指导制订临床决策,将会有很重要的一部分 ACS 患者(包括 MI)被漏诊。

将近 50% 的患者入院治疗,而其中有 50% 以上的患者最终诊断不是 ACS。许多观察性和随机性研究表明,与常规诊疗程序相比,静息 MPI 可减少可疑 ACS 患者不必要的住院及花费。当静息 MPI 完全正常时,其价值是不言而喻的。当患者因活动性胸痛发作期就诊急诊科时,静息 MPI 阴性结果可以排除 MI,并且对于未来数月内心脏事件的发生具有很高的阴性预测值。在一项大的 ERASE 临床研究中,2475 例有胸痛症状或其他提示 ACS 症状的患者,其 ECG 为正常或非诊断性结果,随机进入常规诊疗组和由 ^{99m}Tc-MIBI 或替曲膦静息 MPI 指导治疗组。研究发现,没有确诊 ACS 患者的住院率显著下降(42% 对 52%,$P<0.001$);确诊 ACS 的患者(包括 MI 者)的分流(指留观、住院、出院等)及 30 天的预后均未见差异。该研究中,静息 MPI 虽然延长了评估时长(平均 30min),但是减少了不必要的住院,并且没有影响患者的预后,也没有减少具备指征的住院比例。由 Heller 等进行的一项多中心研究关于成本效益的分析显示,应用 MPI 可以使每例患者节省 4258 美元(约 27 352 元)。一项小型随机试验中,Stowers 等发现 MPI 组每例患者的平均住院费用可节省 1843 美元(约 11 839 元)。

病例 14-2 胸痛患者的异常静息 MPI(图 14-3)

患者女,34 岁,否认心脏病史或 CAD 危险因素,因胸痛伴恶心发作 1h 就诊急诊科。否认家族早发 CAD 病史,否认任何药物服用史。血压升高,153/92mmHg,其体格检查无其他异常。ECG 示非特异性 T 波改变,ST 段无变化,无 Q 波。初始肌钙蛋白水平正常。胸痛症状发作期行静息 MPI,示 LCX 供血区中等面积的灌注缺损,LVEF 正常(图 14-3A,B)。患者进入心脏监护中心按照 ACS 给予治疗。一系列心脏标志物检查示肌钙蛋白 I 和 CK-MB 升高。冠状动脉造影(图 14-3C)示 LCX OM2 开口处闭塞性病变,成功置入 1 枚药物洗脱支架。

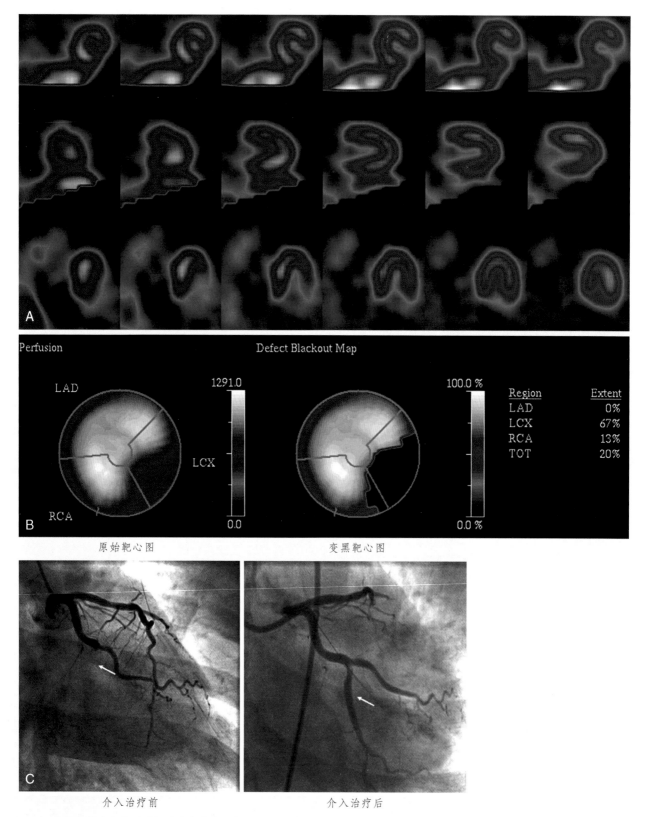

图 14-3 急诊科内患者活动性胸痛发作期注射示踪剂行静息 MPI。LCX 供血区病变 (A)。靶心图示中等面积的灌注异常 (B)。冠状动脉造影示罪犯血管为 OM2(箭)(C)。

点评

　　静息 MPI 检测急性非 STEMI 的敏感度高于 ECG 或初始心脏标志物。心肌肌钙蛋白检测心肌坏死具有很高的敏感度和特异度,但是通常在缺血事件发生延迟数小时后才可被检测到。患者出现以下情况应积极干预而无需其他影像学评价, 包括 ST 段抬高、ST 段下移、血流动力学不稳定、电活动不稳定。但是,许多患者基线 ECG 的异常会对正常 ECG 或非特异性 ECG 改变的判断造成干扰。胸痛发作期注射 MPI 示踪剂,尽管心脏标志物正常,静息 MPI 异常提示心肌缺血,而非 MI。在本例中,后壁 MI 患者的 ECG 可能漏诊。在 Varetto 等的研究中,64 例疑诊 ACS 患者就诊急诊科,显示为非诊断性 ECG,静息 ^{99m}Tc-MIBI MPI 检测 MI 或严重 CAD 的敏感度可达 100%(13 例患者为 MI,14 例患者为严重 CAD),特异度为 92%,随访 18 个月对心脏事件的阴性预测值为 100%。

病例 14-3　静息 MPI 后行负荷试验(图 14-4)

　　患者男,49 岁,既往有 2 型糖尿病、高脂血症及哮喘病史。因间歇性胸痛数日就诊急诊科,就诊时其胸痛症状缓解 2h。患者的初始检查包括 ECG 及心脏标志物,二者均正常。静息 MPI 后行运动负荷试验。当患者运动至 4.5min 时达到高峰心率 124 次/分,并出现胸痛症状。MPI 示可逆性缺损区(图 14-4B)。冠状动脉造影示严重三支 CAD。后行 CABG,未出现并发症。

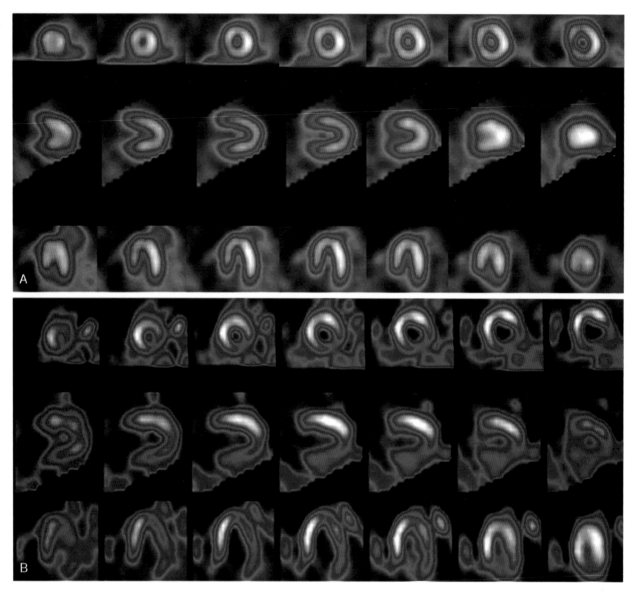

图 14-4　静息 MPI 示正常心肌灌注(A)。运动 MPI 示 RCA、LCX 供血区心肌灌注异常,在运动较低强度时出现 TID(B)。LVEF 为 57%。冠状动脉造影示三支病变(图中未展示)。

点评

　　静息 MPI 检测异常灌注的敏感度随着症状缓解时间的延长而下降。如胸痛发作期注射示踪剂,MPI 检测心肌缺血敏感度可达 100%。特别强调的是,示踪剂(⁹⁹ᵐTc)注射的时间而不是显像时间(通常注射后 1h 显像)。另一方面,LV 功能表示的是显像时的功能,而不是注射示踪剂时的功能。因此,心肌缺血症状缓解一段时间后显像,尽管仍可见到灌注异常,节段性室壁运

动异常将不明显。室壁运动异常并不表示心肌坏死,也可能是由于缺血后心肌顿抑所致。如本例所见,对于中危和高危患者,症状缓解后的静息 MPI 即使正常也应进一步行负荷试验显像,这点非常重要。研究发现,PCI 术中球囊放气后 90~120min 注射 ⁹⁹ᵐTC-MIBI,则大部分患者灌注正常;在球囊放气后 30~60min 注射示踪剂,仅有 15% 的患者示异常灌注;而在球囊闭塞过程中注射示踪剂,所有患者均显示灌注异常。显而易见,球囊封堵所致的闭塞不同于自发性心肌缺血(无诱发因素)对缺血检测阈值的影响,但其原理是相同的。

病例 14-4　衰减伪影与真实的灌注缺损（图 14-5）

　　患者男，78 岁，因胸部紧缩感、气短症状就诊急诊科。静息 MPI 示下壁心肌灌注减低，LVEF 下降以及弥漫性室壁运动异常（图 14-5A）。患者入院接受治疗。腺苷负荷 MPI 示下壁心肌固定性灌注缺损区，并且与静息 MPI 相比无变化。后使用钆线源衰减校正后下壁异常灌注被校正，因此该异常被认为是由于膈肌衰减叠加异常室壁运动引起的部分容积效应所致（图 14-5B）。3 年前患者 MPI 显示相似的结果，但是 LV 储备功能更好。患者按照非缺血性心力衰竭治疗，没有再次行冠状动脉造影而出院。长期随访未发生血管事件。后患者在另外一家机构进行了左心导管检查，显示冠状动脉完全正常。

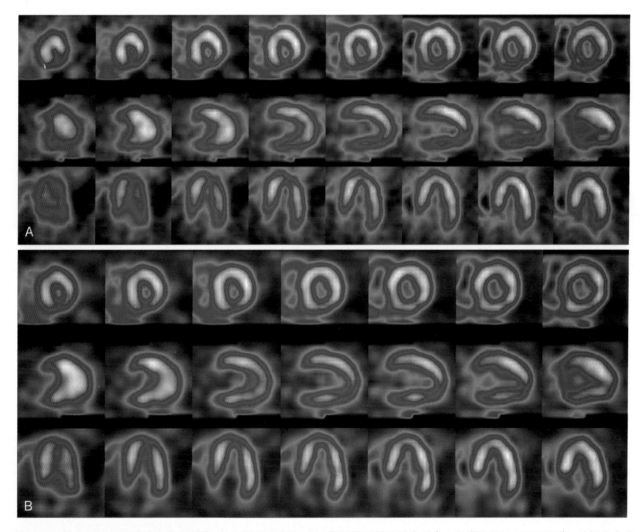

图 14-5　静息 MPI 示下壁灌注轻度异常，与 3 年前无变化（A）。衰减校正后显示为正常心肌灌注（B）。LVEF 下降。已知患者有 DCM。

点评

静息 MPI 只对既往无 MI 的患者有用,但却无法区分陈旧性和新发的 MI(也包括心肌缺血),因为二者均会显示心肌灌注异常。实际上,无 CAD 但有其他心肌病的患者也可因胸痛症状就诊。很显然,LVEF 下降的患者,尤其是既往未确诊者需要入院接受治疗。

衰减伪影是急诊科患者行 MPI 需要注意的重要环节,尤其是对于心脏增大的患者,即男性易发生膈肌衰减,女性易发生乳腺组织衰减。不同于常规负荷/静息显像,此时仅能根据单一显像制订临床决策。因此,衰减校正对于识别伪影更加重要。毋庸置疑,高质量图像是正确诊断的前提,如果移动伪影或心外摄取干扰对图像的判断应该再次显像。

病例 14-5 代谢显像(图 14-6)

患者女,73 岁,既往有糖尿病、高血压、高脂血症 20 余年,否认心脏疾病史。因夜间间断性胸痛 4h 于次日中午就诊急诊科。就诊时无胸痛症状,除 LVH 外,ECG 未见异常。心脏肌钙蛋白在连续检测中均为阴性。患者行 ^{123}I-BMIPP 静息显像结合 ^{201}Tl 显像。后者示侧壁轻度异常,BMIPP 显像示更加明确的 LV 侧壁中度缺损(图 14-6)。患者进入心脏监护中心后进行冠状动脉造影,证实 LCX 狭窄,需行 PCI 治疗。

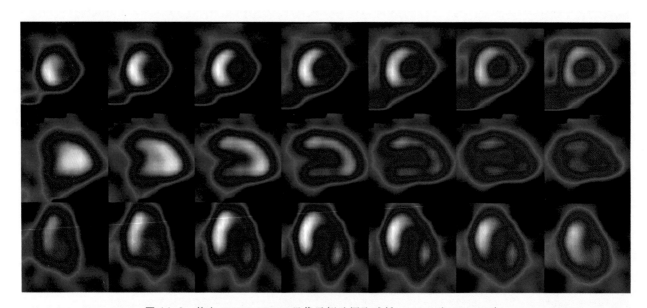

图 14-6 静息 BMIPP SPECT 显像示侧壁摄取减低。LVEF 为 56%,正常。

点评

如前所述,当使用 ^{201}Tl 或 ^{99m}Tc 标记的灌注示踪剂时,随着患者症状缓解后时间的延长,检测异常灌注的敏感度下降。如果 ^{123}I-BMIPP 获得批准应用,将会是检测远程心肌缺血(指发生心肌缺血与显像之间的时间较长)的理想示踪剂。长链脂肪酸是心脏有氧氧化的主要能量来源。BMIPP 是不需经过 β 氧化的甲基支链修饰的脂肪酸,因此可通过代谢途径进入心肌而洗脱较慢,允许进行高质量显像。心肌灌注恢复正常后,脂肪酸代谢延迟恢复的现象被称为“缺血记忆”。本质上,缺血事件后脂肪酸代谢异常可能持续数小时至数天,因此,当患者症状缓解数小时后就诊,尽管静息 ^{99m}Tc(或 ^{201}Tl)MPI 显示为正常,但是静息 BMIPP 显像仍可能显示出持续性代谢异常的心肌。因此,静息 BMIPP 显像可与负荷 MPI 相媲美，尤其是对于在急诊科就诊时症状不稳定且不适合行负荷显像的患者。近期一项研究评估了 BMIPP 应用于急诊科的有

症状提示 ACS 患者的安全性和有效性。BMIPP 显像为早期诊断 ACS 增加了更多的临床有效信息，允许更早评估和制订临床决策。

病例 14-6 运动负荷 MPI 异常(图 14-7)

　　患者女,72 岁,既往有糖尿病、高血压、吸烟史。因偶有非典型性胸痛症状数周就诊急诊科,就诊时无胸痛症状,ECG 及肌钙蛋白均为正常。因患者为夜间就诊,早晨前检测 2 次心脏标志物,后行运动负荷 MPI。踏车试验 4min 时,ECG 示 ST 段下移并出现胸痛症状。MPI 示前壁、间隔和下壁心肌示踪剂摄取减低(图 14-7A)。LVEF 正常。冠状动脉造影示 LAD 闭塞、RCA 重度病变(图 14-7B)。后患者行 PCI,RCA 置入 1 枚支架。连续检测心脏标志物证实患者未发生 MI。

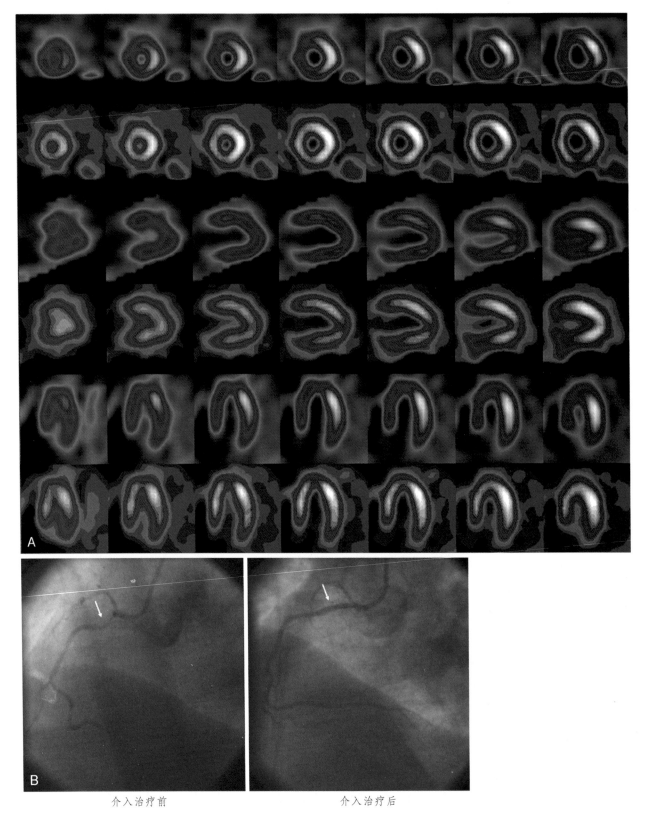

介入治疗前　　　　　　　　　　　　介入治疗后

图 14-7　运动/静息 MPI 示 LAD、RCA 供血区可逆性灌注异常(**A**)。靶心图示异常灌注面积较大,累及 30% 心肌(图中未展示)。冠状动脉造影示 RCA(箭)重度狭窄,置入支架(**B**)。LAD 中段闭塞,远端血运差(图中未展示)。

点评

　　尽管急诊科患者静息 MPI 正常时通常是安全的，但是有少数患者仅会在负荷试验中显示出心肌缺血，因此患者离开急诊后短期内应进行负荷试验。对于就诊时无胸痛症状发作的患者，静息 MPI 的作用会下降（详见病例 14-5）。通过连续监测心脏标志物排除心肌梗死后，运动或药物负荷显像有助于指导治疗。这种方法是安全的，并且由于能够可靠地识别负荷诱发的心肌缺血，可有效减少不必要的入院治疗，因此大大缩短住院时间、降低成本。当没有 24h 可行的影像学方法评估时，这种方法对于夜间或晨起就诊急诊科的患者也是非常有用的。理想的做法是于次日早行负荷试验，并且最好是在得到两次心脏标志物的检测结果之后。对于本例患者，运动负荷显像再次诱发胸痛症状，与 ST 段下移及多支血管病变导致可逆性灌注异常相关。同日行冠状动脉造影显示三支病变，后患者顺利进行 CABG。

病例 14-7　**单一负荷显像**（图 14-8）

　　患者女，60 岁，既往有高血压、高脂血症病史，否认心脏疾病。因 8h 前出现胸痛症状就诊急诊科。患者描述胸痛如灼烧感并放射至左侧颈肩部。患者有长期 GERD 病史，导致上腹部烧灼感，有时也发生在胸部。此次胸痛不同于以往反流所致胸痛，就诊前至少 2h 口服 325g 阿司匹林后症状缓解。ECG 和心脏标志物均正常。同日下午患者行踏车试验，Bruce 踏车运动方案超过 10min 未出现胸痛症状。MPI 示心肌灌注正常，LVEF 正常（图 14-8）。患者未行静息 MPI，后出院回家，由她个人的首诊医师进行随诊进一步评估，并控制食管疾病。

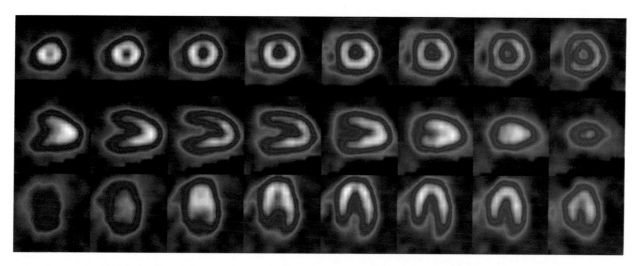

图 14-8　单一负荷 MPI 示 Bruce 踏车运动方案 10min 10s 后心肌灌注正常，LVEF 正常。

点评

尽管 MPI 有多种方案，单独负荷 MPI 仍有许多优势。首先进行负荷显像，如果图像完全正常，没有必要再行静息 MPI。这种方案更便于患者节省费用和时间，更重要的是可减少不必要的辐射。有证据表明，单一负荷显像正常的患者与负荷/静息 MPI 均正常的患者相比具有相似的低死亡率。事实上，先行负荷 MPI 已是我们机构多年的规范流程。为了避免漏诊有明确异常灌注的患者，如果负荷显像心肌有可疑或明确的灌注异常，则应行静息 MPI，这是非常重要的。同样的规则适用于急诊科患者，正如本例，患者行负荷 MPI 是合理的。当然，这样的程序要求图像质量高并且对图像的分析经验丰富。定量分析和衰减校正是非常有用的，但并非必需。

（王丽 译 杨敏福 审校）

推荐读物

Abbott BG, Abdel-Aziz I, Nagula S, et al: Selective use of single-photon emission computed tomography myocardial perfusion imaging in a chest pain center, *Am J Cardiol* 87:1351–1355, 2001.

Aqel RA, Hage FG, Ellipeddi P, et al: Usefulness of three posterior chest leads for the detection of posterior wall acute myocardial infarction, *Am J Cardiol* 103:159–164, 2009.

Aqel R, Zoghbi GJ, Bender LW, et al: Myocardial perfusion imaging after transient balloon occlusion during percutaneous coronary interventions, *J Nucl Cardiol* 14:221–228, 2007.

Barnett K, Feldman JA: Noninvasive imaging techniques to aid in the triage of patients with suspected acute coronary syndrome: a review, *Emerg Med Clin North Am* 23:977–998, 2005.

Chang SM, Nabi F, Xu J, et al: Normal stress-only versus standard stress/rest myocardial perfusion imaging: similar patient mortality with reduced radiation exposure, *J Am Coll Cardiol* 55:221–230, 2010.

Dilsizian V, Bateman TM, Bergmann SR, et al: Metabolic imaging with beta-methyl-p-[(123)I]-iodophenyl-pentadecanoic acid identifies ischemic memory after demand ischemia, *Circulation* 112:2169–2174, 2005.

Forberg JL, Hilmersson CE, Carlsson M, et al: Negative predictive value and potential cost savings of acute nuclear myocardial perfusion imaging in low risk patients with suspected acute coronary syndrome: a prospective single blinded study, *BMC Emerg Med* 9:12, 2009.

Fram DB, Azar RR, Ahlberg AW, et al: Duration of abnormal SPECT myocardial perfusion imaging following resolution of acute ischemia: an angioplasty model, *J Am Coll Cardiol* 41:452–459, 2003.

Heller GV, Stowers SA, Hendel RC, et al: Clinical value of acute rest technetium-99m tetrofosmin tomographic myocardial perfusion imaging in patients with acute chest pain and nondiagnostic electrocardiograms, *J Am Coll Cardiol* 31:1011–1017, 1998.

Iskandrian AE: Stress-only myocardial perfusion imaging a new paradigm. *J Am Coll Cardiol* 55:231–233, 2010.

Knott JC, Baldey AC, Grigg LE, et al: Impact of acute chest pain Tc-99m sestamibi myocardial perfusion imaging on clinical management, *J Nucl Cardiol* 9:257–262, 2002.

Kontos MC, Dilsizian V, Weiland F, et al: Iodofiltic acid I 123 (BMIPP) fatty acid imaging improves initial diagnosis in emergency department patients with suspected acute coronary syndromes: a multicenter trial, *J Am Coll Cardiol Cardiol* 56:290–299, 2010.

Kontos MC, Jesse RL, Schmidt KL, et al: Value of acute rest sestamibi perfusion imaging for evaluation of patients admitted to the emergency department with chest pain, *J Am Coll Cardiol* 30:976–982, 1997.

Radensky PW, Hilton TC, Fulmer H, et al: Potential cost effectiveness of initial myocardial perfusion imaging for assessment of emergency department patients with chest pain, *Am J Cardiol* 79:595–599, 1997.

Stowers SA, Eisenstein EL, Th Wackers FJ, et al: An economic analysis of an aggressive diagnostic strategy with single photon emission computed tomography myocardial perfusion imaging and early exercise stress testing in emergency department patients who present with chest pain but nondiagnostic electrocardiograms: results from a randomized trial, *Ann Emerg Med* 35:17–25, 2000.

Swinburn JM, Stubbs P, Soman P, et al: A. Rapid assessment of patients with non-ST-segment elevation acute chest pain: troponins, inflammatory markers, or perfusion imaging? *J Nucl Cardiol* 9:491–499, 2002.

Tatum JL, Jesse RL, Kontos MC, et al: Comprehensive strategy for the evaluation and triage of the chest pain patient, *Ann Emerg Med* 29:116–125, 1997.

Udelson JE, Beshansky JR, Ballin DS, et al: Myocardial perfusion imaging for evaluation and triage of patients with suspected acute cardiac ischemia: a randomized controlled trial, *JAMA* 288:2693–2700, 2002.

Varetto T, Cantalupi D, Altieri A, et al: Emergency room technetium-99m sestamibi imaging to rule out acute myocardial ischemic events in patients with nondiagnostic electrocardiograms, *J Am Coll Cardiol* 22:1804–1808, 1993.

Wackers FJ: Chest pain in the emergency department: role of cardiac imaging, *Heart* 95:1023–1030, 2009.

Wackers FJ, Lie KI, Liem KL, et al: Potential value of thallium-201 scintigraphy as a means of selecting patients for the coronary care unit, *Br Heart J* 41:111–117, 1979.

第 15 章

存活心肌的评价

Ami E. Iskandrian, Jaekyeong Heo

要点

- 心肌存活性评价对严重 CAD 伴严重 LV 功能不全的患者有帮助。

- 每例缺血性心脏病患者都有不同程度的存活心肌,但是只有足够多的存活心肌,患者才能受益于冠状动脉血运重建。

- 冠状动脉血运重建的益处在于改善局部心肌功能、EF、生活质量和生存。

- PET 是通过心肌血流和代谢不匹配探测功能受损但仍存活的心肌。

- SPECT 是通过示踪剂在局部心肌的摄取探测存活心肌。

- ^{201}Tl、^{99m}Tc-MIBI 和 ^{99m}Tc- 替曲膦分别进入细胞质和线粒体内,因此它们的摄取有赖于细胞膜完整,完整的细胞膜表明细胞存活。

- LV 功能障碍可能由多种不同病理生理过程复合存在所致,如冬眠、顿抑、重构和瘢痕,无论在特定患者还是血管区域均是如此。其他因素如瓣膜性心脏病和高血压性心肌病等也可导致 LV 功能障碍。

- 恰当的患者选择、显像方案和报告可影响患者的治疗决策和预后。

- 相比药物治疗,有存活心肌的患者更适宜行冠状动脉血运重建。

- 有大量非存活心肌的患者不能从冠状动脉血运重建中获益;相反,这类患者适合于药物治疗。

背景

1975 年,Heyndricks 首次描述了心肌顿抑,随后于 1982 年 Braunwald 和 Kloner 对其进行了修订。1978 年,Diamond 首次提出了心肌冬眠的概念,随后 1985 年 Rahimtoola 首次将其应用于研究。自 1980 年以来,随着影像学的进步,人们对心肌冬眠的关注日益增加,随后相关研究的报道也与日俱增(图 15-1)。Rahimtoola 在 1989 年提出心肌冬眠是静息 MBF 减少时的一种相对少见的反应,心肌降低其功能使 MBF 和心肌功能再次达到新的平衡,以避免缺血症状加重和心肌的进一步坏死。但并不是所有患者都存在以上调节。

CAD 患者出现 LV 功能障碍的原因包括 MI(瘢痕)、冬眠、顿抑和重构(即远离罪犯血管区域的心肌局部功能障碍)。显然,CAD 患者发生 LV 功能障碍经常是由多种疾病综合引起的,如高血压、瓣膜性心脏病(先前存在的如主动脉瓣疾病,或由 LV 功能不全引起的如二尖瓣反流)或 DCM 等。

简而言之,功能障碍可以是可逆的,也可以是不可逆的,如果 MBF 恢复正常,顿抑心肌和冬眠心肌(存活心肌的两种类型)的功能可恢复;而瘢痕心肌则不可恢复;重构区域能否恢复取决于该区域是瘢痕还是冬眠/顿抑心肌(假设没有其他导致功能障碍的原因且进行了完全的冠状动脉血运重建并维持较长的时间)。

许多 PET 研究证实了 Rahimtoola 的观察结果,显示冬眠心肌静息状态下 MBF 降低但葡萄糖利用率(通过测量 ^{18}F-FDG)增加,即血流-代谢不匹配。正常心肌有多种能量底物,但其优先利用葡萄糖或脂肪酸。乏氧代谢时每摩尔葡萄糖在细胞质中产生 2mol ATP,有氧代谢时每摩尔葡萄糖在线粒体中产生 36mol ATP。在同等氧耗情况下,糖酵解所产生的 ATP 比脂肪酸高 17%,这也是为什么在缺血状态下葡萄糖成为心肌能量底物的原因。

然而,其他研究(包括一些动物模型的研究)对 MBF 和 LV 功能障碍实时变化的关系提出了质疑。主要问题有:在冠状动脉发展为重度狭窄的早期,即使静息状态下 MBF 正常,局部 LV 功能也会下降。严重的冠状动脉狭窄不能使 MBF 有效充血,因此任何耗氧增加的情况将产生心肌顿抑(血流恢复正常后局部功能障碍仍持续存在),称之为血流-功能不匹配(静息状态下 MBF 正常但局部功能下降)。如果心肌顿抑持续反复存在,其功能则无法恢复正常。随着心功能的恶化,MBF 进一步下降。与最初的假设不同,MBF 降低是继发现象,而不是初始因素。反复顿抑的过程本身即表现为慢性 LV 功能障碍。适应导致心肌结构的改变,包括细胞内、外结构的退化,这些统称为去分化。这些改变和 LV 扩张的程度将决定冠状动脉血运重建后心功能能否快速、完全地恢复正常。由于这种供需关系难以维系,这些患者发生 MI 和死亡的风险极高。最后,一些研究表明,由室性心律失常引起的猝死主要是由于交感神经受累的范围大于血流或代谢受累的范围,也称之为灌注-神经支配不匹配。

多种成像方法分别依赖于各种不同的原理以阐明什么是存活及非存活的心肌,我们称之为存活性评价。这意味着我们可以利用此项技术筛选出可能从冠状动脉血运重建中获益的 CAD 和 LV 功能障碍患者,因为其功能障碍是继发于冬眠或顿抑心肌的。需要强调的是,"获益"曾被定义为局部功能、EF、症状、生活质量和(或)生存的改善,但目前尚缺乏标准的定义;同时也没有指南提出何时评估"获益",如前所述,心肌退化性改变的恢复可能需要很长一段时间(6~12个月)。

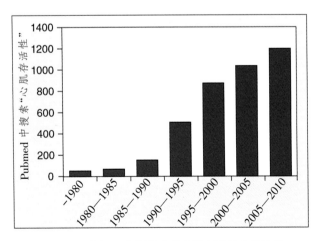

图 15-1 过去 30 年间发表的心肌存活性文章数量。

患者的选择

心肌存活性评价的适宜人群是伴严重 LV 功能障碍（LVEF<35%）的严重 CAD 患者。其不适用于 LVEF 正常、舒张性心力衰竭、轻度 CAD 伴 LV 功能障碍或 DCM 患者。上述患者选择的条件看似简单明了，但实际工作中并非如此。

本书不涉及其他评价心肌存活性的成像方法，因为该部分在其他配套书中已介绍。

核素显像评估心肌存活性

第 20 章介绍了 PET 的使用，以下介绍的是关于单光子示踪剂[^{201}Tl 和 ^{99m}Tc 标记的 sestamibi（MIBI）和 tetrofosmin（TF）]的使用。^{201}Tl 和 ^{99m}Tc 都是血流示踪剂，它们进入细胞内（细胞质和线粒体）的前提是细胞具备完整的膜结构，因此这项技术也被称为细胞膜完整性检测。静息状态下，心肌摄取示踪剂的量与局部 MBF 成正比；但实际上，这可能高估了静息状态下的 MBF。作为示踪剂，^{201}Tl 和 ^{99m}Tc 之间的区别在于是否具有再分布，^{201}Tl 有再分布而 ^{99m}Tc-MIBI/TF 没有（或相当小），两者的差异决定了如何进行显像。使用 ^{201}Tl 显像有以下几种方式：静息和 4h 后再分布显像、负荷和 4h 延迟再注射显像及负荷、4h 延迟和 24h 延迟显像。^{99m}Tc 示踪剂的显像方式有静息显像、负荷和静息显像以及静息和负荷显像。许多研究发现，在评价心肌存活性上使用 ^{201}Tl 和 ^{99m}Tc 示踪剂效能相近，但我们的大多数研究中都使用 ^{201}Tl（无论有无 ^{99m}Tc-MIBI）。近 20 年来我们使用 ^{201}Tl 显像评价心肌存活性，这是因为我们认为，^{99m}Tc 示踪剂可能会低估或漏诊某些心肌节段静息状态下的 MBF 下降。

心肌存活性的显像方案

在冠状动脉造影提示严重 CAD 或血流动力学不稳定的患者中，我们使用静息和 4h 延迟 ^{201}Tl 显像，但不进行负荷试验，因为需要解决的问题很简单：是否有足够多的存活心肌使患者从血运重建中获益？我们使用移动式 γ 相机和平面显像在不稳定患者的床边进行这项检查。

在其余的患者中，我们先进行静息和 4h 延迟 ^{201}Tl 显像，然后进行血管扩张剂负荷 ^{99m}Tc-MIBI 显像，将两次 ^{201}Tl 显像图像对比，将其中较好的一次 ^{201}Tl 显像与 ^{99m}Tc-MIBI 显像进行比较（所有显像均使用门控 SPECT 技术）。我们尝试在血管扩张剂负荷 ^{99m}Tc-MIBI 显像后，注射低剂量多巴酚丁胺再次进行 ^{99m}Tc-MIBI 显像以研究收缩储备功能。由于不能获得更多的额外诊断信息，我们不再做低剂量多巴酚丁胺 ^{99m}Tc-MIBI 显像。

图像分析和评价方面，主要是测定肺/心（L/H）比值，判断延迟 ^{201}Tl 显像有无再分布及负荷诱发的心肌缺血。静息 ^{201}Tl 心肌节段灌注异常、4h ^{201}Tl 延迟显像有再分布基本反映 PET 的灌注–代谢不匹配。静息 ^{201}Tl 显像反映的是心肌血流，4h 延迟 ^{201}Tl 显像反映心肌代谢，这是因为 ^{201}Tl 交换跨越有代谢活性的细胞膜。通常使用自动方法量化示踪剂的摄取。如果两次 ^{201}Tl 显像均提示严重和广泛的固定性缺损，不再做负荷显像。如果静息 ^{201}Tl 显像正常，不再做 4h 延迟 ^{201}Tl 显像。

功能障碍心肌的特点

通过评价心肌灌注和局部功能，对功能障碍心肌（或血管区域心肌）做以下定义：

1. 瘢痕（非存活）：静息 ^{201}Tl 显像示严重灌注缺损（示踪剂摄取活性<50%），延迟 ^{201}Tl 显像无再分布，无负荷诱发的心肌缺血（如果进行了负荷试验）。这些心肌节段在静息状态下有严重的室壁运动/增厚异常。

2. 冬眠：静息 ^{201}Tl 显像示示踪剂摄取减低，4h 延迟 ^{201}Tl 显像示再分布。负荷显像（如果进行了负荷显像）示更严重或广泛的灌注异常。这些心肌节段在静息状态下有严重的室壁运动/增厚异常。

3. 顿抑：静息 ^{201}Tl 显像示示踪剂摄取减低，4h 延迟 ^{201}Tl 显像无再分布，但有负荷诱发的心肌缺血（判断顿抑心肌需行负荷试验）。这些心肌节段在静息状态下有严重的室壁运动/增厚异常。

4. 重构：静息 ^{201}Tl 显像示示踪剂摄取减低，4h 延迟 ^{201}Tl 显像无再分布且无负荷诱发的心肌缺血。

整个显像方案可在 5h 内完成，能够提供静息和负荷状态下心肌灌注和功能的综合信息。我们在 ^{201}Tl

注射前不常规给予硝酸甘油,但大多数患者在服用长效硝酸盐类药物。此外,我们不行 24h 延迟显像,原因是图像质量差、结果不可靠。

在某些心肌节段中,^{201}Tl 显像有轻微的再分布或 ^{99m}Tc-MIBI 显像有轻微的负荷诱发的心肌缺血,但这些心肌节段示踪剂的最高摄取仍然是非常低的。例如,示踪剂最高摄取从静息 ^{201}Tl 显像的 10% 增加到延迟显像的 20%。心肌节段最高的示踪剂摄取仅有 20%,这些心肌对改善预后微不足道。因此,并非所有的可逆性缺损都对预后产生积极影响。与此类似,并非所有的固定性缺损都对预后产生不良影响。示踪剂摄取在 50% 以上的固定性缺损心肌节段表明有足够多的存活心肌(心外膜下),这对预防进一步的心室重构、严重的心律失常和保留舒张功能有很大作用;虽然其可能不会改善静息时的局部功能,但是可以保护运动时的收缩功能及改善临床症状。

心肌示踪剂摄取的多少与功能恢复密不可分。有一种简单的推测法则是:示踪剂摄取 80% 的心肌节段预示冠状动脉血运重建后有 80% 的改善机会,示踪剂摄取 40% 的心肌节段预示冠状动脉血运重建后有 40% 的改善机会。一般来说,如果有良好的靶血管,缺血心肌预测功能恢复的准确性大于 90%。可逆性缺损通常需要负荷试验诱发,这也是在显像方案中加入负荷试验的原因。

可逆性与存活性的比较

传统探测心肌缺血显像时,“缺血”和“瘢痕”通常分别指可逆性和固定性缺损。随着心肌存活性评价的出现,上述术语的使用应该更加谨慎。例如,轻微的固定性缺损表明瘢痕心肌和存活心肌并存,将其诊断为瘢痕心肌并不准确(玻璃杯是半满的还是半空的?)。传统的诊断为玻璃杯是半空的(瘢痕)。而从心肌存活性的角度,我们建议采用“半满”的诊断(存活)。一般来说,一些研究和我们的经验证实,ICM 患者的存活心肌要远远多于显像所见。通常情况下可逆性缺损(静息显像时心肌节段示踪剂摄取>50%),轻度或中度固定性缺损 (心肌节段示踪剂摄取分别为>70%

和>50%)和正常的心肌节段都是存活心肌。因此,存活心肌未必是濒危心肌,缺血性心肌也未必是濒危心肌,我们不建议使用濒危这个术语。实际上,缺血性心肌在冠状动脉血运重建后更可能恢复,虽然其他类型的心肌也可能改善。

评价心肌存活性的意义

多个单中心的研究表明,有存活心肌的患者行冠状动脉血运重建术较优化药物治疗好,而有大面积无存活心肌的患者更适合于优化药物治疗。对于有并发症的患者,CABG 比经皮冠状动脉介入术好。最近的研究数据如图 15-2 所示。存活心肌的节段对患者的影响并不相同。应该分别计算出整个 LV 及每个血管供血区域的存活心肌数量。单个节段异常不太可能对预后产生重大影响, 无论是否对其进行了正确归类。三个血管区域中两个血管区域存活心肌占 50% 以上是选择行冠状动脉血运重建术的阈值。最后一个值得的关注的问题是, 存活心肌的位置和范围同等重要。例如, 第一间隔支和第一对角支发出后 LAD 闭塞的患者, 前壁近心尖和间壁(加上心尖)是瘢痕心肌, 前壁近基底是存活心肌。虽然 LAD 供血区域瘢痕和存活心肌各占一半, 但经内乳动脉至远端血管行冠状动脉血管重建对该患者的功能恢复没有帮助。

急性 MI

有时, 对于伴局部功能障碍和冠状动脉闭塞的急性 MI 患者而言, 明确罪犯血管供血区域的心肌活性非常重要。一般来说, 是否需要进行负荷显像的原则如前所述(见本章显像方案)。然而, 在急性冠状动脉闭塞时, 闭塞血管开通前后进行心肌显像常用于评估可挽救心肌的范围。冠状动脉闭塞血管开通前, 心肌显像灌注缺损的大小代表危险心肌的范围, 而闭塞血管开通后缺损的大小则代表坏死心肌的范围。两者之间的差值代表可挽救心肌的范围。在冠状动脉闭塞的患者中, 示踪剂到达梗死区域是通过侧支循环, 而侧支循环通常被冠状动脉造影低估。

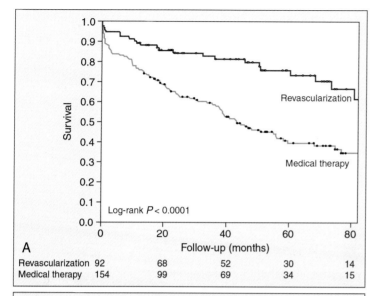

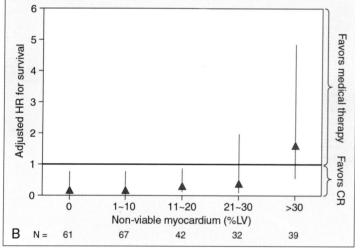

图 15-2　(A)Kaplan-Meier survival curves of patients undergoing viability testing treated medically and with coronary revascularization. The survival is better with coronary revascularization. (B)The hazard ratios for medical management versus revascularization in patients undergoing viability testing. Those with large nonviable myocardium do better with medical management, while those with small nonviable myocardium do better with coronary revascularization. (From Hage FG, Venkataraman R, Aljaroudi W, et al. The impact of viability assessment using myocardial perfusion imaging on patient management and outcome, *J Nucl Cardiol* 17:378–387, 2010.)*

病例 15-1　心力衰竭患者(图 15-3)

　　患者男,64 岁,已确诊 CAD 并伴气短、夜间呼吸困难和偶尔出现的轻度劳累性心绞痛。近 9 个月来上述症状逐渐加重。危险因素有高血压、高脂血症和吸烟。异常查体结果包括窦性心动过速、S₃奔马律、心尖部 1/6 收缩期杂音和双肺底部啰音。ECG 示 ST-T 波改变。2DE 示轻微的二尖瓣反流,LVEF 为 25%。冠状动脉造影显示严重的三支病变,LV 充盈压为 25mmHg。心肌存活性显像如图 15-3 所示。患者随后成功地进行了 CABG,术后 3 个月 LVEF 恢复正常。

---

* 应版权方要求,此图须为英文原文。译文如下:(A) 行心肌存活性评价的患者进行药物治疗或冠状动脉血运重建术的 Kaplan-Meier 生存曲线。(B)行心肌存活性评价的患者进行药物治疗或冠状动脉血运重建术的风险比,那些具有大面积无存活心肌的患者应行药物治疗,而那些有大量存活心肌者应选择冠状动脉血运重建术。Survival:生存率;Follow-up:随访;Revascularization Medical therapy:血运重建术、药物治疗;Adjusted HR for survival:调整后的生存风险比;Non-viable myocardium:无存活心肌。

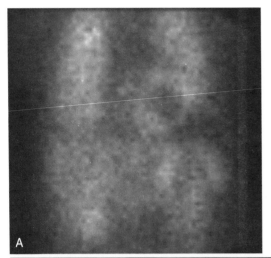

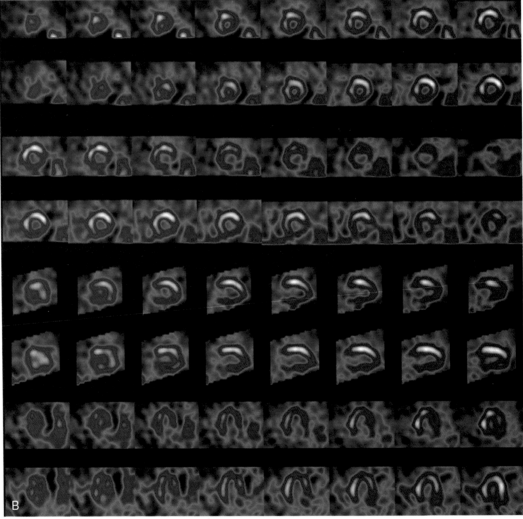

图 15-3　(A)静息状态下和 4h 再分布(延迟)²⁰¹Tl 门控 SPECT 显像。L／H 比值明显增加,与 LV 充盈压升高相符。(B)静息灌注显像示大范围的灌注异常,延迟显像示上述灌注异常区域示踪剂摄取明显增加(再分布),提示为冬眠心肌。上图显示的为经选择的图像。注意:应确保静息显像在上排而延迟显像位于下排,因为许多计算机软件可能会以相反的顺序显示或者重复显示同一组图像。(待续)

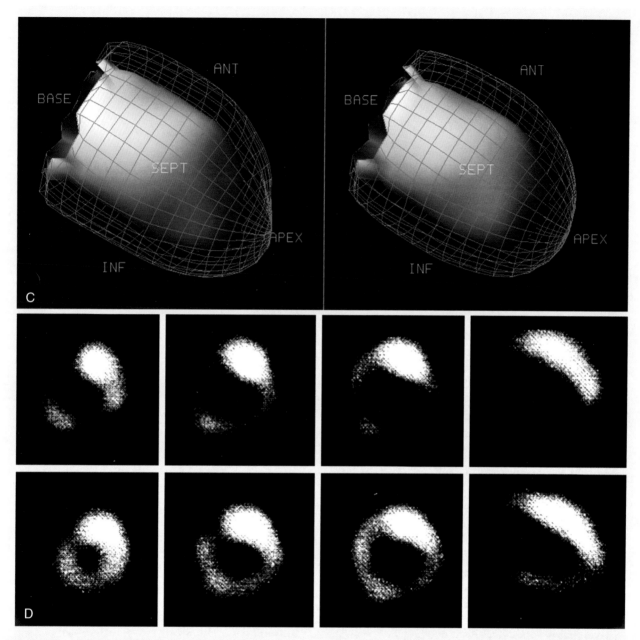

图 15-3(续) (C)3D 门控图像示严重的 LV 功能障碍。(D)1 例患有严重 LV 功能障碍患者的静息/延迟 ^{201}Tl 显像示 LV 心肌明显的再分布。

病例 15-2 已确诊 CAD 伴严重 LV 功能障碍的患者(图 15-4)

患者女,66 岁,因胸痛和气短(NYHA,ⅡB 级)进行负荷试验。服用药物包括血管紧张素转换酶抑制剂、地高辛、利尿剂、β 受体阻滞剂、阿司匹林和他汀类药物。ECG 示 LBBB。2DE 示严重的 LV 功能障碍。腺苷负荷/静息 ^{99m}Tc-MIBI 门控心肌显像如图 15-4A 和 C(顶部 2 排)所示。随后行冠状动脉造影,提示严重的三支病变和严重的 LV 功能障碍。该患者进行了静息-再分布 ^{201}Tl 显像。如图 15-4B 和 C(底部 2 排)所示。成功进行了 CABG,术后 2 个月 LVEF 恢复正常。

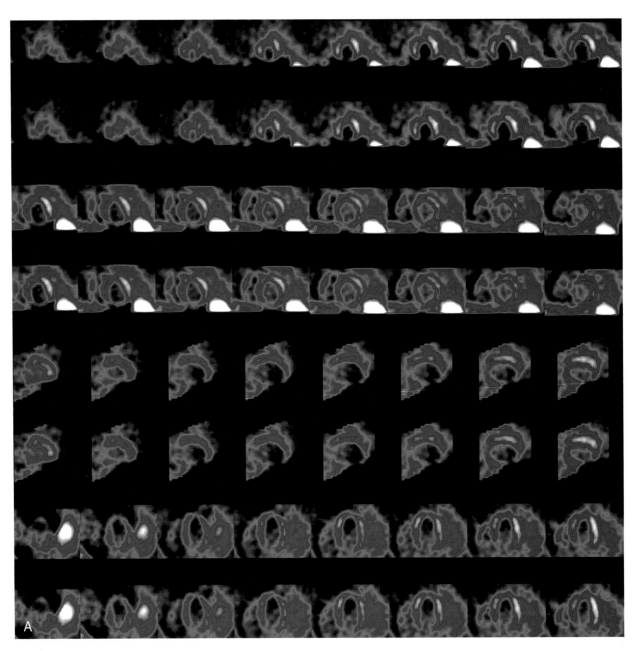

图 15-4 (A)腺苷负荷/静息 ^{99m}Tc-MIBI 门控心肌显像示大面积的灌注异常。(待续)

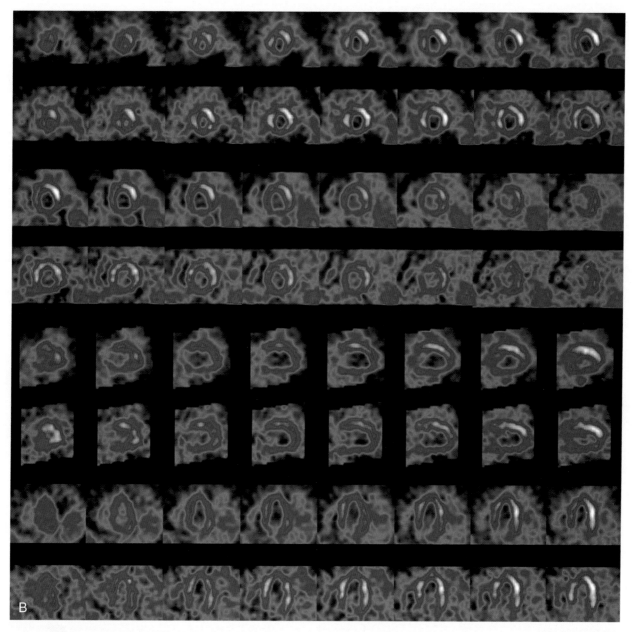

图 15-4(续) (B)静息-延迟 ^{201}Tl 显像。静息 ^{201}Tl 显像与 ^{99m}Tc-MIBI 显像所见灌注异常区域基本一致。然而, ^{201}Tl 延迟显像示上述区域有明显的再分布。

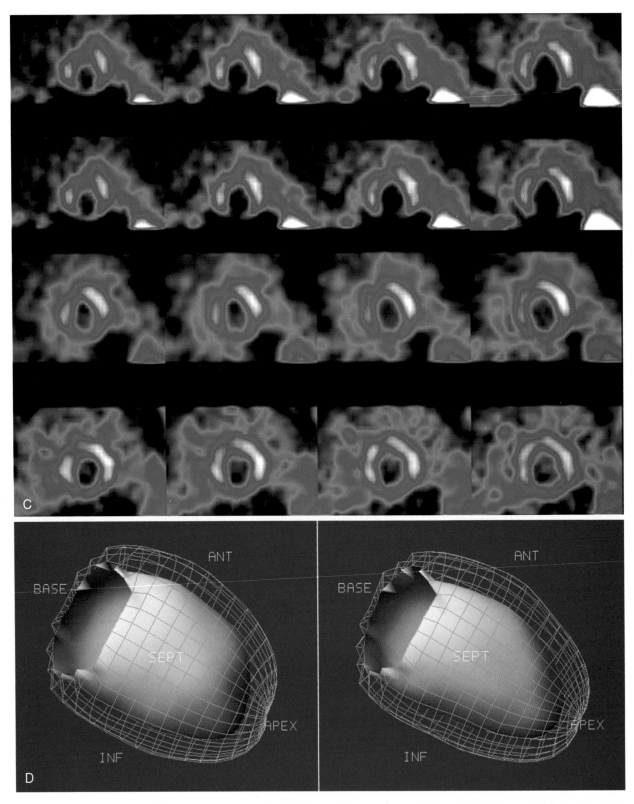

图 15-4(续) (C)为方便比较将 4 次显像相同层面的断层图像一并显示。(D)3D 门控图像示严重的 LV 功能障碍。该患者 ^{201}Tl 延迟显像对心肌存活性的评价至关重要。

病例 15-3 拟行心脏移植的患者(图 15-5)

患者男,49 岁,CAD 伴心力衰竭、低 LVEF,拟行心脏移植术。术前行心肌存活性评价,显像结果如图 15-5 所示。随后他成功地进行了 CABG 并且疗效好,LVEF 和症状均显著改善。

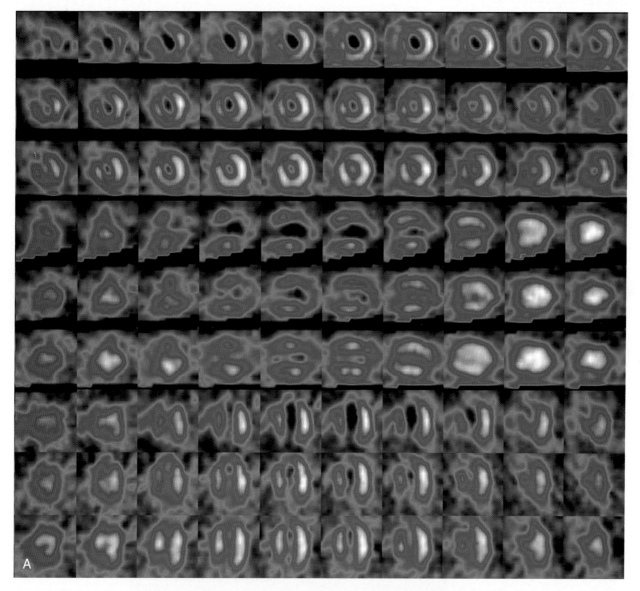

图 15-5　静息/4h 延迟 ^{201}Tl 显像和热加腺苷负荷 ^{99m}Tc-MIBI 显像(**A**)。　静息 ^{201}Tl 显像示大范围的灌注异常(中排),延迟显像有再分布(下排)。负荷 ^{99m}Tc-MIBI 显像示更为严重和广泛的心肌缺血(顶排)伴一过性缺血性扩张(TID)。^{201}Tl 肺摄取增高(图中未展示),LV 功能显著下降,LVEF 为 22%。(待续)

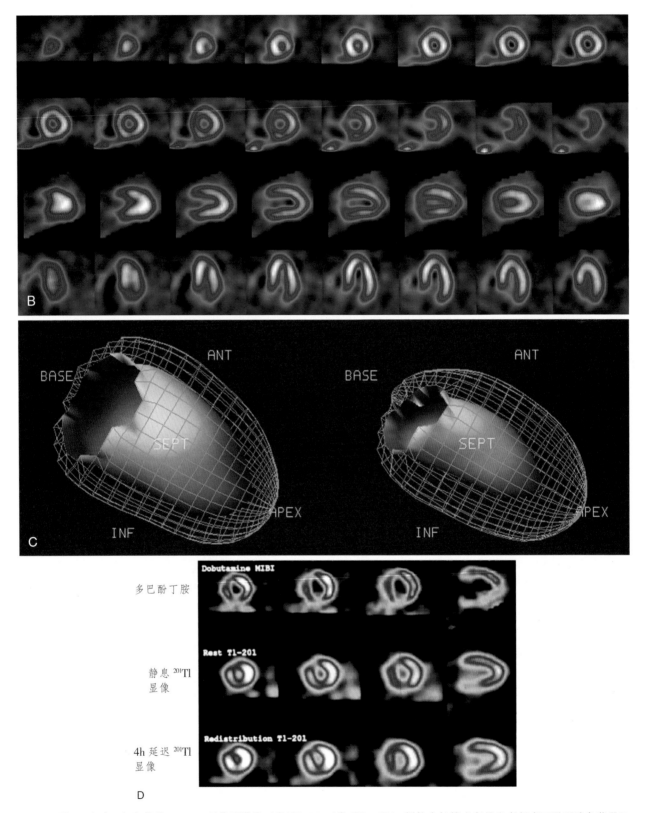

图 15-5(续)　术后 1 年负荷 ^{99m}Tc-MIBI 显像示灌注正常(B),EF 正常(C)。(D)1 例伴支气管痉挛的患者行多巴酚丁胺负荷 ^{99m}Tc-MIBI 显像,显像示其灌注异常较静息 ^{201}Tl 显像更为严重。

病例 15-4　心力衰竭但无冠状动脉血运重建适应证的患者(图 15-6)

　　患者女,74 岁,因心力衰竭症状行心肌存活性评价,有糖尿病、高血压、高脂血症病史,既往行 CABG 和冠状动脉介入治疗。ECG 示 RBBB。异常的查体结果包括心脏扩大、S_3 奔马律和二尖瓣反流的杂音。由于运动受限,她进行了腺苷负荷试验。显像如图 15-6 所示。冠状动脉造影示严重的 CAD,伴远端血流减低。2DE 示中至重度二尖瓣反流和心脏扩大,LV 功能较差。该患者无冠状动脉血运重建术适应证,随后植入了 ICD。

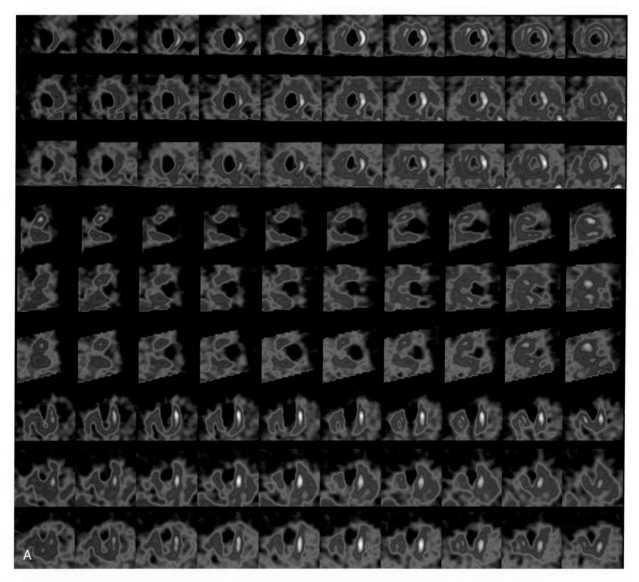

图 15-6　腺苷负荷 ^{99m}Tc-MIBI 和静息–再分布 ^{201}Tl 显像如图 (A) 所示。静息 ^{201}Tl 显像 (中排) 示大量和广泛的灌注缺损,延迟 ^{201}Tl 显像 (下排) 和负荷 ^{99m}Tc-MIBI 显像 (上排) 示上述灌注缺损无变化。(待续)

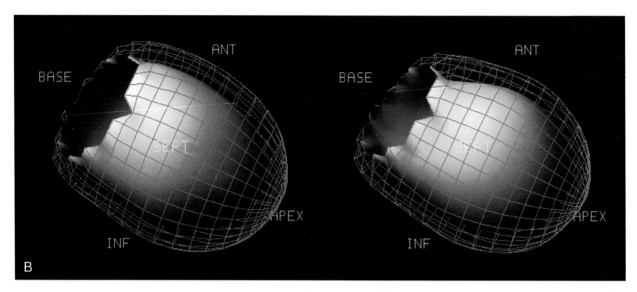

图 15-6(续) 门控图像示严重的 LV 功能障碍伴左心腔扩大(B)。该患者 ^{201}Tl 和 ^{99m}Tc-MIBI 显像所得信息相同。

病例 15-5 心力衰竭伴心绞痛患者的负荷试验(图 15-7)

患者男,67 岁,因心力衰竭和胸痛症状行运动负荷试验。有多种 CAD 危险因素,包括吸烟等。除高血压外,其余体格检查均正常。ECG 示 LVH 伴 ST-T 改变。行 TET,运动持续 5min,因气短停止运动。由于基础状态下有 ST-T 改变,运动 ECG 无法判断心肌缺血,显像如图 15-7 所示。随后行冠状动脉造影和血运重建术,术后恢复良好。该患者 ^{99m}Tc-MIBI 显像提供了重要信息。CABG 后 3 个月,LVEF 改善至 64%,局部功能障碍改善。

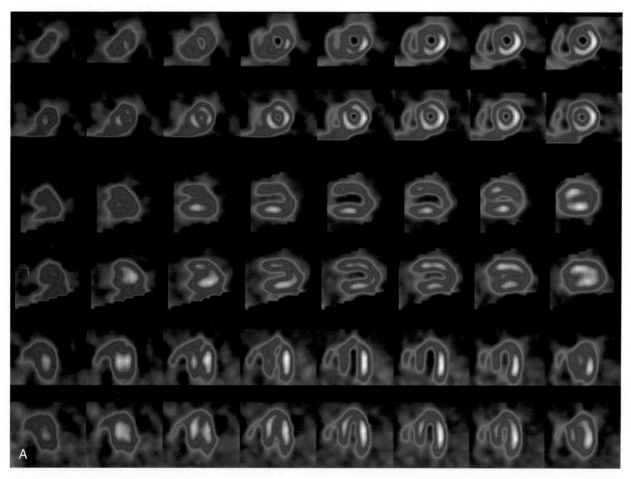

图 15-7 运动负荷和静息 ^{99m}Tc-MIBI 显像(A)。静息显像示大范围可逆性灌注缺损。(待续)

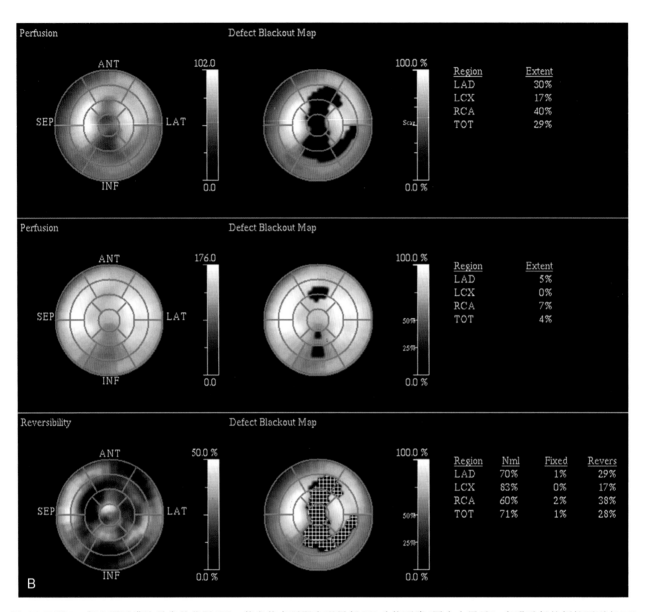

图 15-7(续)　靶心图示灌注异常的范围(B)。静息状态下即出现局部 LV 功能下降(图中未展示),表明反复的顿抑可引起 LV 功能障碍。

点评(病例 15-1 至病例 15-5)

这 5 个病例展示了心肌灌注显像在 ICM 患者中的应用。在病例 15-1 中,基于静息-延迟 ^{201}Tl 显像评价存活心肌,这些存活心肌代表冬眠心肌,负荷-静息 ^{99m}Tc-MIBI 显像可能低估了存活心肌。这在病例 15-2 中表现得很明显,其中负荷和静息 ^{99m}Tc-MIBI 显像均显示瘢痕心肌,而 ^{201}Tl 显像则提示为存活心肌。在病例 15-3 中,负荷 ^{99m}Tc-MIBI 显像比静息 ^{201}Tl 显像显示更严重的心肌缺血,这是由于冠状动脉严重狭窄,其血流储备功能受限。通过比较静息与延迟 ^{201}Tl 显像(顶排和中排)、静息 ^{201}Tl 显像与负荷 ^{99m}Tc-MIBI 显像(顶排和底排),可以更好地理解 ^{201}Tl 显像的作用。因此,^{201}Tl 显像增加了有用的诊断信息。在病例 15-4 中无论使用哪种示踪剂或显像方法,均显示大量非存活心肌(瘢痕)。另一方面,在病例 15-5 中,负荷和静息 ^{99m}Tc-MIBI 显像有明确的心肌缺血,这意味着存在存活心肌。因此,^{201}Tl 显像对该患者无增益价值。最后需要注意的是:当使用 ^{99m}Tc 示踪剂时,静息-负荷显像方案可能优于负荷-静息显像方案,因为这种显像方案中静息显像不受负荷显像示踪剂残留放射性活性的影响。

这 5 个病例还证实了局部功能障碍与灌注的关系。在灌注正常(重构)、严重固定性缺损(瘢痕)、静息可逆性缺损(冬眠)和负荷诱发的可逆性缺损(顿抑)的心肌节段中均可见局部功能障碍。

(张飞飞 译　王跃涛 审校)

推荐读物

Allman KC, Shaw LJ, Hachamovitch R, et al: Myocardial viability testing and impact of revascularization on prognosis in patients with coronary artery disease and left ventricular dysfunction: a meta-analysis, *J Am Coll Cardiol* 39:1151–1158, 2002.

Bax JJ, Schinkel AF, Boersma E, et al: Extensive left ventricular remodeling does not allow viable myocardium to improve in left ventricular ejection fraction after revascularization and is associated with worse long-term prognosis, *Circulation* 110:II18–II22, 2004.

Beanlands RS, Nichol G, Huszti E, et al: F-18-fluorodeoxyglucose positron emission tomography imaging-assisted management of patients with severe left ventricular dysfunction and suspected coronary disease: a randomized, controlled trial (PARR-2), *J Am Coll Cardiol* 50:2002–2012, 2007.

Beller GA, Budge LP: Viable: yes, no, or somewhere in the middle? *JACC Cardiovasc Imaging* 2:1069–1071, 2009.

Canty JM Jr., Fallavollita JA: Chronic hibernation and chronic stunning: a continuum, *J Nucl Cardiol* 7:509–527, 2000.

Chareonthaitawee P, Gersh BJ, Araoz PA, et al: Revascularization in severe left ventricular dysfunction: the role of viability testing, *J Am Coll Cardiol* 46:567–574, 2005.

Cleland JG, Pennell DJ, Ray SG, et al: Myocardial viability as a determinant of the ejection fraction response to carvedilol in patients with heart failure (CHRISTMAS trial): randomised controlled trial, *Lancet* 362:14–21, 2003.

Dilsizian V, Narula J: Qualitative and quantitative scrutiny by regulatory process: is the truth subjective or objective? *JACC Cardiovasc Imaging* 2:1037–1038, 2009.

Gioia G, Powers J, Heo J, et al: Prognostic value of rest-redistribution tomographic thallium-201 imaging in ischemic cardiomyopathy, *Am J Cardiol* 75:759–762, 1995.

Hage FG, Venkataraman R, Aljaroudi W, et al: The impact of viability assessment using myocardial perfusion imaging on patient management and outcome, *J Nucl Cardiol* 17:378–387, 2010.

Moore CA, Cannon J, Watson DD, et al: Thallium 201 kinetics in stunned myocardium characterized by severe postischemic systolic dysfunction, *Circulation* 81:1622–1632, 1990.

Narula J, Dawson MS, Singh BK, et al: Noninvasive characterization of stunned, hibernating, remodeled and nonviable myocardium in ischemic cardiomyopathy, *J Am Coll Cardiol* 36:1913–1919, 2000.

Rizzello V, Poldermans D, Biagini E, et al: Prognosis of patients with ischaemic cardiomyopathy after coronary revascularisation: relation to viability and improvement in left ventricular ejection fraction, *Heart* 95:1273–1277, 2009.

Schinkel AF, Bax JJ, Poldermans D, et al: Hibernating myocardium: diagnosis and patient outcomes, *Curr Probl Cardiol* 32:375–410, 2007.

Schinkel AF, Poldermans D, Elhendy A, et al: Assessment of myocardial viability in patients with heart failure, *J Nucl Med* 48:1135–1146, 2007.

Velazquez EJ, Lee KL, O'Connor CM, et al: The rationale and design of the Surgical Treatment for Ischemic Heart Failure (STICH) trial, *J Thorac Cardiovasc Surg* 134:1540–1547, 2007.

第 16 章

MPI 心外异常摄取的临床意义

Wael AlJaroudi, Eva V. Dubovsky, Ami E. Iskandrian

要点

- SPECT MPI 的心外异常摄取并不少见,并且易漏诊。
- 心外异常摄取可见于 1.7%(0~2.8%)的病例,其中有 50%在显像前是未知的。
- 心外异常摄取的发生率存在很大差异,这要取决于阅片者的专业水平。
- 27%的乳腺组织摄取病灶和 46%的肺组织局部摄取病灶是恶性的。
- 如下类型的心外异常摄取可以表现出类似心脏疾病的临床症状,如食管裂孔疝、心包积液、肺栓塞、主动脉夹层、脾大、胆囊疾病、骨损伤。
- 识别并报道心外异常摄取可提示临床医生改变诊断方向。
- 在电影(电影投影)上观察原始数据(未处理的图像)是识别心外异常摄取最好的方法。
- 心外异常摄取可以大小不等,可以单发或多发。
- ROI 内的心外异常摄取可因为对示踪剂摄取的增加(血管化增加)或减少(衰减)而被检测到。
- 示踪剂摄取增加见于炎症、代谢活性增强以及恶性病变(原发性或转移性)。

背景

灌注示踪剂如 ^{201}Tl、^{99m}Tc-MIBI、^{99m}Tc-替曲膦在不同的组织器官分布情况取决于局部 MBF。静息 MBF 约等于 4% 的心输出量，其余大部分的示踪剂分布于心外组织，包括肌肉、肝脏、肾脏、大脑(仅见于 ^{201}Tl 病例)、肠道、唾液腺、甲状腺等。肺组织弥漫性摄取(见于 ^{201}Tl 病例)一直被用作左心室充盈压升高的标志。这种形式的活性增加不应与本章所讨论的心外局部组织摄取增高相混淆。有时,在不应该出现的位置检测到示踪剂,而在应该出现的位置没有示踪剂,这些也属于心外异常摄取。对于特定患者,这比心肌灌注研究本身更重要。这些异常如果没有被发现或报告,可能会导致不良预后(如未诊断的乳腺癌或肺癌)。通过仔细审阅原始图像,多数异常摄取均可被发现,少数会在断层图或靶心图显示。

常见的心外异常摄取归纳在表 16-1。我们将会展示一系列病例进行相关阐述。

表 16-1　最常见的心外摄取

异常摄取	部位	原因
摄取减低	胸部	永久性心脏起搏器/除颤器
		胸腔积液
		心包积液
		纵隔增宽/主动脉瘤/主动脉夹层
		乳腺植入物
	腹部	肝脏(囊肿、肝硬化、腹水)
		胆结石/胆囊炎
		肾脏(囊肿、先天性缺如)
摄取增加	头颈部	甲状腺(标记率差、腺瘤、恶性、甲状腺肿)
		甲状旁腺(腺瘤、增生、恶性)
	胸部	胸腺瘤
		食管裂孔疝
		单侧膈肌升高
		结节病(肺门/纵隔/肺纤维化)
		^{201}Tl 摄取肺/心比(L/H)增高
		肺结节(原发或转移)
		乳腺(癌、结节、哺乳期)
		腋窝(污染/淋巴管扩张)
		骨(多发性骨髓瘤、重度贫血)
	腹部	肝脏(肝细胞癌、转移)
		胃(标记率差)
		脾大
	衣物/皮肤	污染/局部注射点活性滞留
	其他	RV 扩大/肺血栓栓塞

病例 16-1　ICD/起搏器(图 16-1)

患者男,64 岁,患 ICM(LVEF 为 25%),ICD 置入后行 ^{99m}Tc-MIBI 负荷/静息 SPECT MPI 评估胸痛复发的原因。静息原始图像显示心脏扩大,左胸上部见 ICD 处放射性缺损区。

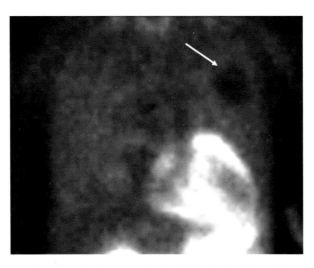

图 16-1 平面图像示心脏扩大,左胸上部(白箭)ICD 处有明确的放射性缺损区。

点评

永久性起搏器和 (或)ICD 通常位于左侧或右侧锁骨下区域。原始图像显示为明确的放射性缺损区,容易识别。如使用小视野 γ 照相机定位心脏于视野底部而不是中心位置,则无法检测到。

病例 16-2 胸腔积液(图 16-2)

患者男,58 岁,肝脏移植术前因劳累后呼吸困难行负荷 MPI。体格检查阳性发现包括左肺野呼吸音减弱、肝大、液波震颤阳性及足部水肿。实验室阳性检查结果包括全血细胞减少、急性肾损害、胆红素轻度升高、低白蛋白血症。负荷 SPECT MPI 显示心肌灌注正常,LVEF 为 75%。原始电影图像(图 16-2A)示几乎整个左肺野呈大范围放射性摄取缺损区,对应胸腔积液区。胸片见大量胸腔积液,证实上述诊断(图 16-2B)。原始电影图像肝脏周围对应腹水的区域也显示放射性摄取缺损(图 16-2C)。投照视野虽不包括脾脏,但是腹部超声提示腹水、脾大。

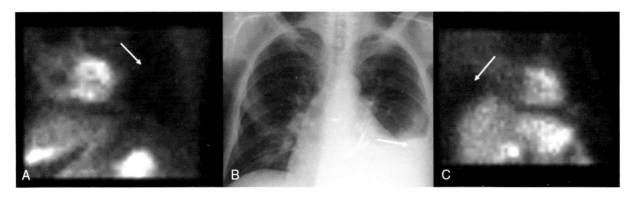

图 16-2 (A)静息平面图像示左肺野呈大范围放射性摄取缺损区(箭),对应胸片所示胸腔积液(B,箭)。(C)同一原始电影图像右前斜位示肝脏周围大范围放射性摄取减低,对应为腹水(箭)。

点评

胸腔积液常见于肝硬化、低蛋白血症患者,也见于充血性心力衰竭、肺癌以及其他疾病。大量渗出液压缩肺组织,减弱肺组织放射性摄取,导致肺组织活性可逆性改变(活性减低而不是增加)。

病例 16-3 心包积液(图 16-3)

患者女,61 岁,患有 DCM,否认 CAD 病史,NYHA Ⅲ~Ⅳ 级,初始因症状性房颤建议行射频消融肺静脉电隔离术。体格检查示容量负荷增加。给予利尿剂后,行 99mTc-MIBI 负荷 SPECT MPI 示心肌灌注正常,LVEF 为 57%。原始电影图像(图 16-3A)示心脏周围大范围放射性摄取缺损区,对应为心包积液。门控 SPECT 显像(图 16-3B)示心脏摆动。2D 经食管超声心动图证实大量(25mm)心包积液,但未提示心脏压塞征象。

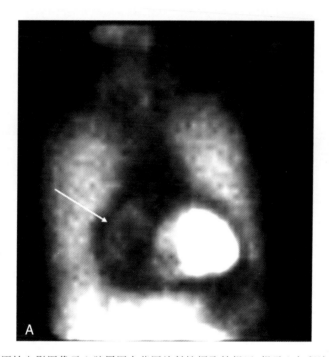

图 16-3 (A)原始电影图像示心脏周围大范围放射性摄取缺损区,提示心包积液(箭)。(待续)

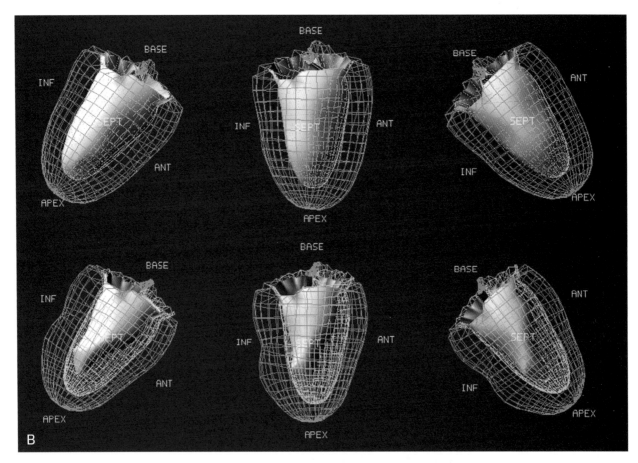

图 16-3(续) 门控 SPECT 图像(B)示心脏摆动/平移运动。

点评

SPECT MPI 诊断心包积液较少见,但也有许多已发表的病例报道。虽然患者病史或体征均未有所提示,但是原始电影图像显示心脏周围大范围放射性摄取减低区,即提示心包积液。本例 ECG 示心房颤动但无电交替活动,而门控 SPECT 可显示心脏摆动/平移运动(图 16-3B)。

病例 16-4 主动脉夹层(图 16-4)

患者女,71 岁,因突发胸部锐痛并放射至颈部和左肩部就诊。该疼痛伴随恶心、出汗、呼吸困难、吞咽困难症状,含服硝酸甘油略缓解。既往有高血压、高脂血症、心房颤动病史,均接受药物治疗。所用药物包括华法林、地高辛、赖诺普利、HCTZ 及阿替洛尔。否认吸烟、饮酒或服用违法药物史。其母亲 40 岁时死于心脏疾病。

体格检查中患者虚弱且感疼痛。血压为 152/68mmHg,脉搏紊乱,81 次/分,呼吸频率为 24 次/分。无发热症状,2L 鼻套管维持氧饱和度为 98%。其他的阳性体征还包括左颈静脉怒张(10cm)、胸骨左下缘闻及 2:6 级收缩期喷射性杂音。

除治疗性的国际标准化比值及肌钙蛋白中度升高外,其他实验室检查未见明确异常。ECG(图 16-4A)示心房颤动伴非特异性 T 波改变。胸片(图 16-4B)示纵隔增宽,对比 1 年前结果未见明显变化。患者于急诊科在胸痛发作时注射示踪剂行静息 ^{99m}Tc-MIBI SPECT MPI。静息 SPECT MPI 示心肌灌注正常（图 16-4C），门控显像 LVEF 为 50%。后进入心脏中心监护。不久,患者心脏停止跳动,电活动停止。尽管全力抢救,患者仍然死亡。尸检发现典型的 A 型主动脉夹层伴随逆行性剥离导致血胸和心包出血(图 16-4D,E)。原始图像示纵隔增宽,心脏周围放射性减低区,对应为心包积血(图 16-4F)。

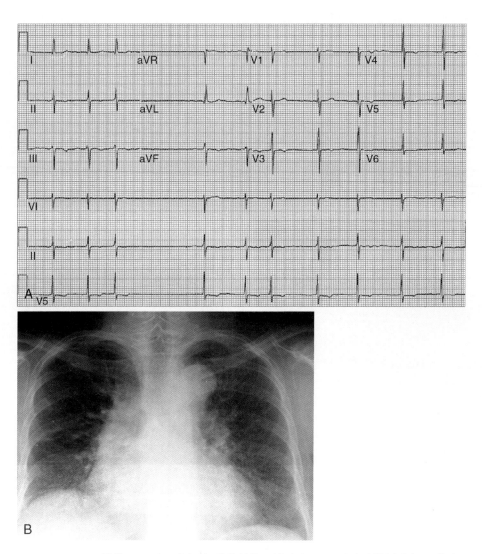

图 16-4　(A)12 导联 ECG 示心房颤动、非特异性 T 波改变。(B)胸片示纵隔增宽。(待续)

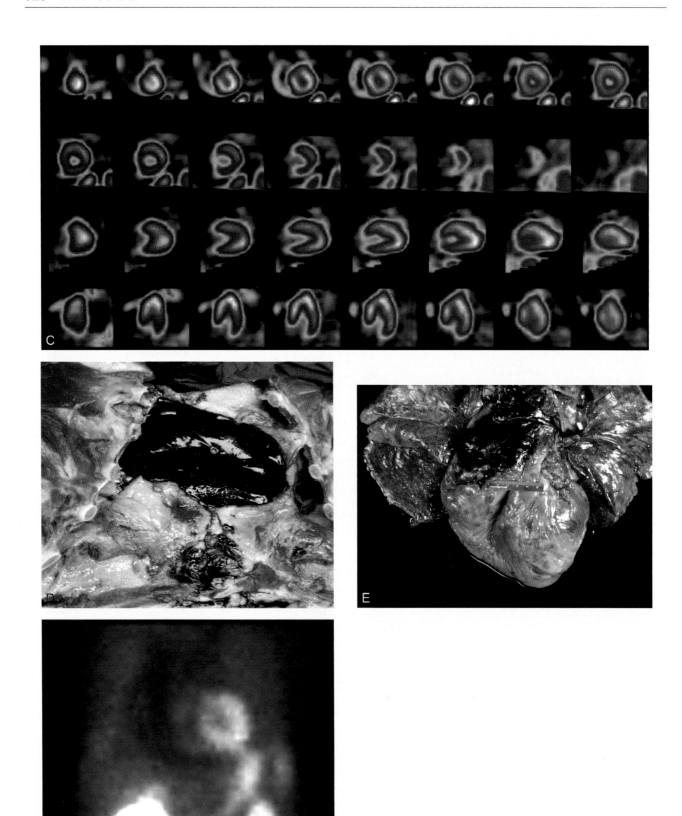

图 16-4(续) (C)胸痛发作期注射 ^{99m}Tc-MIBI 行静息 SPECT MPI,示心肌灌注正常。(D,E)尸检后大体病理示 A 型主动脉夹层伴逆行性剥离致心包积血、胸腔积血。(F)静息电影图像示纵隔增宽伴大范围放射性摄取缺损区、心包积液。

点评

升主动脉夹层者症状类似于 ACS,有如此临床表现时一定要进行 ACS 和主动脉夹层的鉴别诊断。若可疑,应立即行胸部 CT 或经食管超声心动图,如果结果阳性,应立即进行急诊手术。

病例 16-5　乳腺植入物(图 16-5)

患者女,55 岁,酒精性肝硬化患者,肝脏移植术前行负荷 ^{99m}Tc-MIBI SPECT MPI。原始电影图像示清晰的对称的乳腺阴影区,对应乳腺植入物(图 16-5A)。

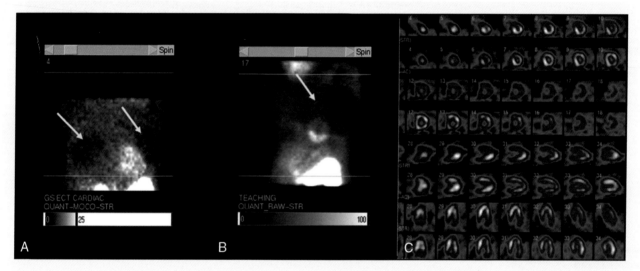

图 16-5　平面图像示双侧乳腺区域放射性摄取减低区,对应乳腺植入物(**A**,箭)。(**B**)原始电影图像示前壁因乳腺造成明确的衰减伪影(箭),负荷 SPECT 心肌灌注图像示前壁灌注减低(**C**,第一排),衰减校正后恢复为正常灌注区域(**C**,底排)。

点评

美容虽然是乳腺植入假体的原因,但是许多患者因乳腺癌乳腺切除植入假体。审阅原始图像避免漏诊复发的乳腺癌是非常重要的。正常乳腺组织的边缘在前位叠加于植入物上,电影图像最便于观察。乳腺阴影对称且定位于中心位置。自身乳腺或植入假体组织造成的衰减表现不一,与大小无关。乳腺组织比脂肪组织更易造成衰减,后者在巨乳中含量丰富(图 16-5B,C)。

病例 16-6　肝囊肿(图 16-6)

患者女,91 岁,因恶心、呕吐、右侧不典型胸痛、上腹痛就诊急诊科。负荷/静息 ^{99m}Tc-MIBI SPECT MPI 示心肌灌注正常。然而原始电影图像示肝区放射性摄取缺损区,提示肝囊肿(图 16-6A)。后患者行腹部 CT 示肝内多发性低密度灶,主要位于肝左叶内侧段,与肝囊肿特征相符,最大者约 6.1cm(图 16-6B)。

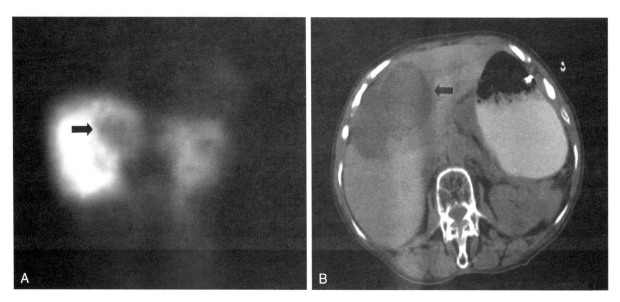

图 16-6 平面图像示肝内多发性放射性摄取缺损区(A,箭),腹部 CT 证实为肝囊肿,多发低性密度区,主要位于肝左叶内侧段,最大者 6.1cm,没有囊壁或分隔(B,箭)。(Reproduced from Venkatarman R,et al. *J Nucl Cardiol* 15:e23–e24,2008.)

点评

　　肝包虫囊肿是另一种类型肝囊肿,也曾在心肌灌注显像中被偶然发现并报道。

病例 16-7　**腹膜炎**(图 16-7)

　　患者男,51 岁,患肝硬化,继发于慢性饮酒及乙型肝炎的门脉高压,因终末期肾病行血液透析,目前准备接受肝脏和肾脏移植术前评估。体格检查示重度黄疸、蜘蛛痣、显著的腹水致液波震颤、凹陷性水肿 3+。实验室检查明显异常,包括血小板减少、肌酐升高、凝血异常、高氨血症、重度低蛋白血症以及高胆红素血症。患者术前行负荷 99mTc-MIBI MPI 评估。SPECT 灌注显像示心肌灌注正常,LVEF 为 73%。原始电影图像示肝脏周围大范围放射性摄取缺损区,对应为腹水(图 16-7A,箭)、脾大(图 16-7B,星号)。腹部 CT 证实上述发现(图 16-7C)。

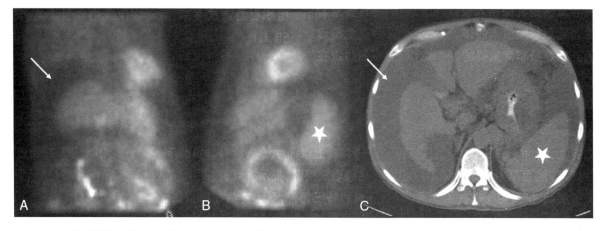

图 16-7　平面图像示腹水(A,箭)、脾大、放射性摄取增高(B,星号)。腹部 CT 证实显著腹水(C,箭)、脾大(C,星号)。

点评

肝硬化患者通常有腹水,导致心肌灌注显像膈肌衰减。严重患者也可见胸水和心包积液。脾大也常发生,但不是肝硬化的特异性表现,可继发于白血病、淋巴瘤和其他疾病。

病例 16-8　肝硬化(图 16-8)

患者女,61 岁,丙型肝炎导致肝硬化,行肝脏移植术前评估。体格检查示明显的蜘蛛痣和轻度黄疸。患者无肝大或腹水。腺苷门控 SPECT MIBI MPI 示心肌灌注、LVEF 均正常。原始电影图像示肝脏放射性摄取缺损(图 16-8A)。

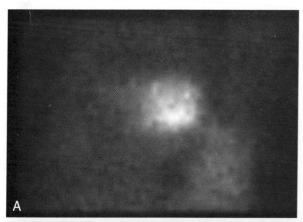

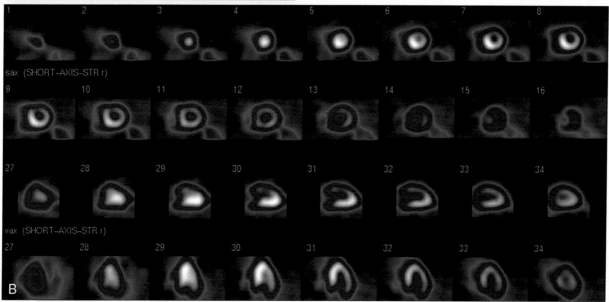

图 16-8　平面图像示硬化的肝脏放射性摄取缺损(A)。(B)SA、VLA、HLA 示心肌灌注正常。靶/本比增高,图像质量好。

点评

血管扩张药物负荷显像时肝脏摄取示踪剂增高，放射性活度增高。这也是注射示踪剂后延迟 1h 进行图像采集的原因。MIBI 通过肝脏胆道分泌至肠道而清除，因此，肝脏和肠道的活性会与心脏放射性重叠。本例患者有严重的肝脏疾病，肝脏基本无放射性摄取，有助于增加靶/本比，提高图像质量(图 16-8B)。

病例 16-9 甲状腺结节(图 16-9)

患者女，78 岁，因有多个心脏危险因素，行负荷 99mTc-MIBI MPI 评估左侧胸痛。负荷显像见大面积心肌缺血，后行冠状动脉造影示三支冠状动脉病变。原始图像示甲状腺内局灶性放射性摄取增加，对应为甲状腺结节(图 16-9)。不幸的是，患者因术后并发症去世。

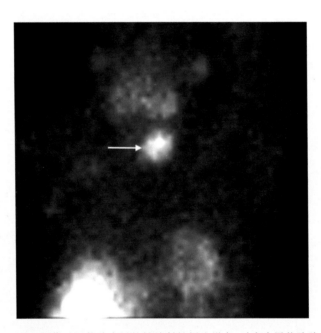

图 16-9　平面图像示甲状腺内局灶性放射性摄取增高，对应为甲状腺腺瘤(箭)。

点评

所有血管源性肿瘤均会摄取 99mTc-MIBI，包括甲状腺、甲状旁腺腺瘤或恶性肿瘤。

病例 16-10 甲状腺肿大(图 16-10)

患者男，58 岁，甲状腺功能正常，因终末期肾病行血液透析，在肾脏移植术前行负荷 MPI 评估。阳性检查结果包括左前臂动静脉瘘管以及甲状腺肿大。促甲状腺激素、游离 T4 水平正常。99mTc-MIBI 负荷 MPI 示正常心肌灌注。原始电影图像示甲状腺肿大，放射性摄取增高，多发复杂结节(图 16-10)。甲状腺超声证实上述发现。建议患者行细针穿刺活检，但是后期失访。

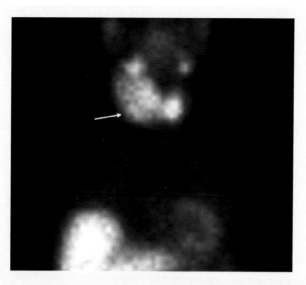

图 16-10　平面图像示甲状腺肿大,放射性摄取增加,多发复杂结节(箭)。

点评

甲状腺结节、甲状腺肿及恶性病变均会增加示踪剂的摄取。甲状腺"热"结节并不表示为恶性病变,但需进一步评价。在一项 399 例甲状腺疾病患者的研究中,患者均行颈部超声和 ^{99m}Tc 核素检查。SPECT 显像可提高诊断的准确性,并且改变了 2/3 患者的临床治疗策略。据报道,也有许多研究对 ^{99m}Tc-MIBI 显像在甲状腺癌诊断和分期中的作用进行了评估。

病例 16-11　甲状旁腺腺瘤(图 16-11)

患者女,61 岁,CKD Ⅴ期,继发甲状旁腺腺瘤,甲状旁腺激素水平显著升高(2105pg/mL,正常范围为 12~65pg/mL),肾脏移植术前行负荷 MPI。原始电影图像示甲状旁腺放射性摄取增加,对应为甲状旁腺增生/腺瘤。

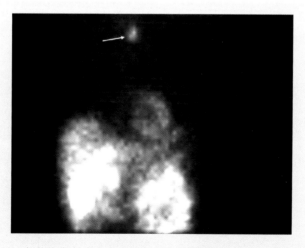

图 16-11　平面图像示 1 例终末期肾病患者甲状旁腺放射性摄取增加(箭),继发甲状旁腺功能亢进症。

点评

　　终末期肾病患者甲状旁腺增生或腺瘤很常见。⁹⁹ᵐTc-MIBI SPECT 评估甲状旁腺具有高度的敏感性。甲状旁腺显像常规用于术前指导,也有助于异位甲状旁腺的诊断,后者是甲状旁腺术后复发最常见的原因。在一项 44 例患者的研究中, 与超声相比,⁹⁹ᵐTc SPECT 可提高诊断的准确率,并且改变 1/3 患者的临床治疗策略。

病例 16-12　胸腺瘤(图 16-12)

　　患者女,66 岁,既往有糖尿病、因终末期肾病行血液透析、高血压病史。因胸骨下疼痛及呼吸困难就诊急诊科。体格检查示血压升高,余未见明确异常。ECG 示正常窦性节律、LVH。实验室检查无明显异常,包括连续 3 次心脏标志物均阴性。

　　患者行药物门控 SPECT 负荷/静息 ⁹⁹ᵐTc-MIBI MPI。灌注显像示 LCX 供血区心肌缺血(图 16-12A)。原始图像上偶然发现右胸部心外的放射性活性(图 16-12B)。行胸部 CT 扫描证实右胸有一边界光滑、密度均匀的肿块,与升主动脉关系密切但未浸润(图 16-12C)。同时 CT 也发现了胸主动脉夹层(图 16-12D),从主动脉弓延伸至降主动脉近端,并可见中等量的心包积液(图 16-12E)。患者成功实施了主动脉夹层修补术并切除了纵隔 6cm 大小的包裹性肿块。心包积液为漏出液,LCX 弥漫性病变。病理报告证实包裹性肿块为混合上皮细胞和淋巴细胞,诊断为 B3 型胸腺瘤(图 16-12F,G)。

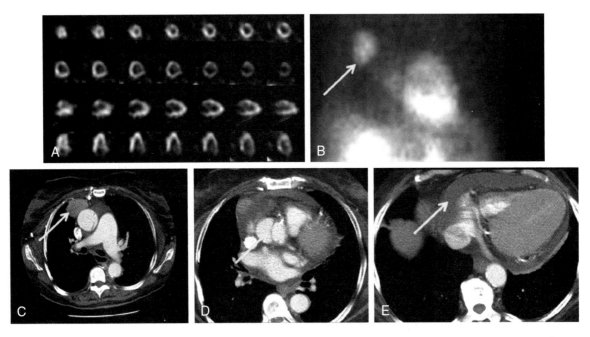

图 16-12　Stress-rest SPECT MPI images (short, vertical, and long axes) demonstrate mild ischemia in the left circumflex coronary artery (A). B shows an extracardiac mass in the right hemithorax on the raw anterior planar images (*arrow*). Contrastenhanced chest CT confirms the mass (C, *arrow*), dissection flap (D, *arrow*), and pericardial effusion (E, *arrow*). *(待续)

＊应版权方要求,此图须为英文原文。译文如下:负荷/静息 SPECT MIBI(SA、VLA、HLA)示 LCX 供血区心肌轻度缺血(A)。(B)前位原始图像可见右胸心外肿块(箭)。胸部增强 CT 示肿块(C,箭)、夹层活瓣(D,箭)、心包积液(E,箭)。(待续)

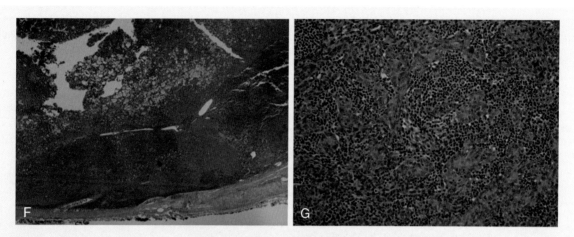

图 16-12（续）　Low-power **(F)** and high-power **(G)** microscopy of the resected mass show well-encapsulated mass with a smooth surface and a mixture of epithelial cells and lymphocytes, consistent with type B3 thymoma. (Reproduced from Bhambhvani PG, Dubousky E, Nath H, et al: Unusual incidental findings by SPECT myocardial perfusion imaging and CT in the same patient. *J Nucl Cardiol* 17; 937–938, 2010.) *

点评

通常来说胸腺瘤较少见，但可占纵隔肿瘤的 20%（其他肿瘤包括畸胎瘤、甲状腺癌以及淋巴瘤）。患者因心脏症状，如胸部不适感或呼吸困难就诊。将近半数患者有重症肌无力症状，包括乏力、复视或吞咽困难。胸腺瘤可进展为恶性肿瘤，因此，手术切除是其治疗方法，有助于缓解重症肌无力。本例患者的特别之处是临床既未怀疑胸腺瘤也未怀疑夹层。

病例 16-13　食管裂孔疝（图 16-13）

患者男，78 岁，否认 CAD，但有多个心脏危险因素，因上腹部疼痛烧灼感、不典型性胸痛症状就诊。负荷 99mTc-MIBI MPI 示心肌灌注正常（图 16-13A）。原始电影图像（图 16-13B）示较大食管裂孔疝。

---

* 应版权方要求，此图图说须为英文原文。译文如下：低倍 **(F)** 和高倍 **(G)** 显微镜示切除的肿块边界清楚、表面光滑、混合上皮细胞和淋巴细胞，诊断为 B3 型胸腺瘤。

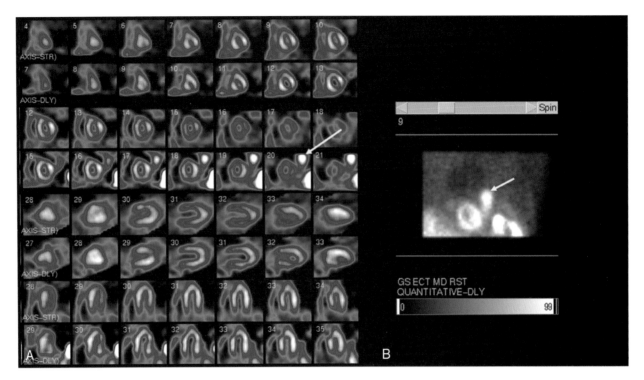

图 16-13　一日法负荷/静息 99mTc-MIBI SPECT 显像（A）。SA、HLA 示示踪剂摄取增高（箭）。原始投影图示心后区域放射性摄取增高（B），提示食管裂孔疝。

点评

99mTc MPI 示踪剂经肝胆系统排泄。有食管裂孔疝的患者，胃十二指肠反流导致示踪剂反流至胃部及食管下端，显示为心后区域示踪剂摄取增加的"热区"。患者产生疼痛烧灼感是由于 GERD 和食管裂孔疝导致。给予质子泵抑制剂治疗后，患者在 2 年随访期内未再出现胸痛症状。

病例 16-14　结节病（图 16-14）

患者女，57 岁，既往有高血压、糖尿病病史，因不典型胸痛及劳累后呼吸困难行负荷 MPI 检查。负荷 MPI 示心肌灌注正常、LVEF 正常。然而，原始电影图像可见双肺多发局灶性示踪剂摄取（图 16-14）。进一步行胸部 CT 及肺功能检查，证实为肺结节病活动期伴间质性纤维化，合并阻塞性及限制性肺功能障碍。

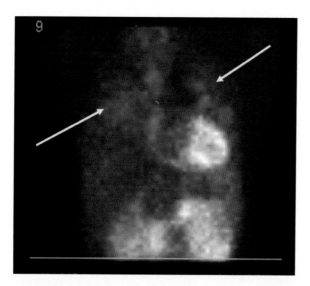

图 16-14　平面图像示结节病患者双肺斑片状摄取 ^{99m}Tc-MIBI(箭)。

点评

结节性心脏病的经典类型为肺受累,伴或不伴肺动脉高压以及右心室功能异常。至少部分患者仅在肺纤维化进展前见到肺结节。结节病也可累及心肌,导致心律失常、心肌瘢痕化以及心肌病。尽管这些肉芽肿性病变可压迫冠状动脉,但是可逆性灌注缺损仍不常见。如果检测到心肌缺血,更有可能是微血管病变所致。

病例 16-15　肺组织 ^{201}Tl 摄取增加(图 16-15)

患者男,79 岁,CAD ICM,LVEF 为 20%,NYHA Ⅲ 级。因胸痛行负荷 MPI。体格检查发现患者有容量负荷增加、S_3 奔马律。原始电影图像示双肺 ^{201}Tl 弥漫性摄取增加,肺/心比值为 0.8(正常上限为 0.5)。

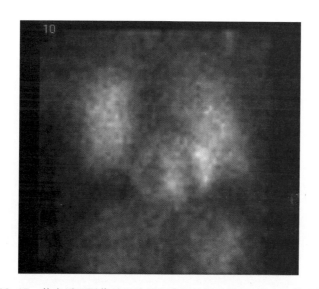

图 16-15　静息平面图像示双肺 ^{201}Tl 弥漫性摄取增加,肺/心比值增加。

点评

　　本例患者的特征是肺放射性摄取弥漫性增加,非局灶性。肺活性增加反映了 LV 充盈压升高。该现象不是 CAD 的特异表现,但是当 CAD 患者出现时,提示重度心肌缺血以及预后不良。我们有非心源性肺水肿患者肺活性增加的病例(如左心室充盈压正常),我们认为上述现象是由于肺毛细血管内皮通透性增加所致。

病例 16-16 **病例 16-16**　肺癌(图 16-16)

　　患者男,78 岁,因劳累后呼吸困难行负荷 MPI,灌注显像示正常。但是,原始电影图像示右肺局灶性放射性摄取增加,胸部 CT 提示肺癌可能。患者手术切除后证实为鳞状细胞癌。

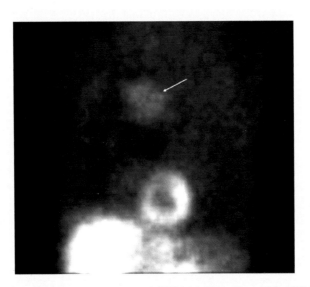

图 16-16　平面图像示右肺上叶局灶性放射性摄取增加(箭)。活检示鳞状细胞癌。

点评

　　示踪剂摄取增加对可疑肺肿块诊断的敏感度、特异度、阳性和阴性预测值分别为 80%、70%、84% 和 64%。一项大型回顾性研究表明,有半数患者的原始电影图像偶然发现的异常摄取的肺部肿块是恶性的。

　　^{99m}Tc-MIBI 通过 P-糖蛋白受体主动吸收进入细胞内。近期的研究表明,这是无创诊断 P-糖蛋白相关的肺癌和其他多种实体瘤多药耐药的标志。^{99m}Tc-MIBI 识别化疗应答的敏感度、特异度、准确性分别为 94%、90%、92%。

病例 16-17　乳腺癌(图 16-17)

　　患者男,50 岁,既往有糖尿病及高血压病史,因右侧胸痛就诊。负荷 ^{99m}Tc-MIBI MPI 示心肌灌注正常。原始电影图像示右侧乳腺肿块放射性摄取增加。活检后病理示导管癌,患者拟行手术切除进一步治疗。

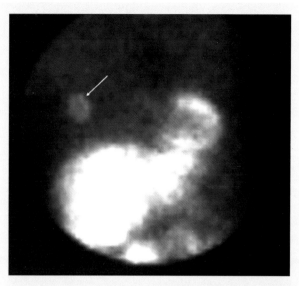

图 16-17　平面图像示男性右侧胸痛,患者右侧乳腺肿块放射性摄取增加(箭)。

点评

男性乳腺癌发病率占所有恶性肿瘤的 0.17%,每年有 900 例新发病例。危险因素包括睾丸异常(如隐睾、睾丸切除)。雌激素水平升高、胸部辐射和家族史。尽管男性乳腺癌患者常伴乳腺发育症,但二者不互为因果关系,更可能继发于雌激素水平升高。浸润性导管癌是最常见类型, 常为非钙化性肿块。肿块 ^{99m}Tc-MIBI 摄取增加常见,已有少数病例报道。

病例 16-18　**乳腺肿块**(图 16-18)

患者女,72 岁,既往有周围血管疾病、糖尿病、终末期肾病;因胸痛就诊,负荷 MPI 示心肌灌注正常,但是原始图像示乳腺组织局灶性放射性摄取增加。

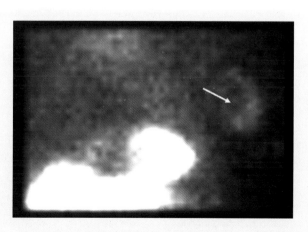

图 16-18　平面图像示左侧乳腺较大的局灶性摄取(箭)。活检示导管内腺癌。

点评

乳腺癌是女性患者最常见的恶性肿瘤。公众认识及筛查增加了乳腺癌的检出率和早期治疗。由 ⁹⁹ᵐTc SPECT 偶然发现的乳腺肿块约 1/4 为恶性。近期，美国食品和药品管理局(FDA)已批准使用 ⁹⁹ᵐTc-MIBI 诊断原发、复发以及转移性乳腺癌，而不管是否有淋巴管转移。该示踪剂也是无创诊断 P-糖蛋白相关的多药耐药的标志，可能有助于监测化疗应答。

病例 16-19 哺乳期乳腺(图 16-19)

患者女,36 岁，产后哺乳期，因胸部不适以及呼吸困难行 MIBI 负荷 MPI 评估。灌注图像正常,LVEF 为 60%。但是，原始电影旋转图像示双侧乳腺组织弥漫性放射性摄取增加。

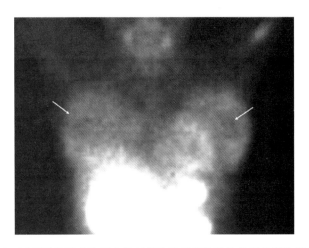

图 16-19　平面图像示哺乳期女性双侧乳腺组织弥漫性放射性摄取增加(箭)。

点评

已有 2 例报道哺乳期女性双侧乳腺组织摄取 ⁹⁹ᵐTc 增加，被认为是生理现象。⁹⁹ᵐTc 半衰期短(6h)，小于初始剂量的 0.03% 通过乳汁分泌。基于保守措施，建议停止哺乳 12~24h。因此，尽管乳腺组织会导致衰减伪影，但是哺乳期女性恰恰相反，会出现放射性摄取增加，注意不要与肺摄取相混淆。

需要注意的是,MPI 可能有助于评估围生期新发心力衰竭的病因，包括对围生期心肌病和冠状动脉夹层的鉴别。这些患者 ECG 可能同时合并 LBBB，使得诊断更加困难。

病例 16-20 腋窝淋巴结(图 16-20)

患者男,50 岁,行 2 日法静息/负荷 ⁹⁹ᵐTc-MIBI SPECT MPI。静息原始电影图像示右侧腋窝淋巴结摄取(图 16-20A,箭)和右臂注射部位局部放射性摄取增加(箭)。负荷原始图像未见淋巴结示踪剂摄取增加(图 16-20B)。

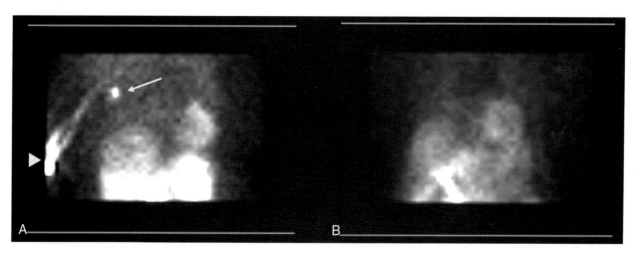

图 16-20　静息平面图像示右侧腋窝淋巴结(箭)以及右臂皮肤注射部位(A,箭)。(B)第二天行负荷原始电影图像未见右侧腋窝淋巴结示踪剂摄取增加。

点评

腋窝淋巴结摄取示踪剂可继发于炎症或恶性病变(如淋巴瘤或淋巴管扩张),更常见于注射示踪剂渗漏。因此明确注射部位非常重要。通常情况下,淋巴结同侧可以见到局部皮肤污染或皮下示踪剂渗漏,这些有助于明确诊断。由于 ^{99m}Tc 半衰期短,24h 后行负荷原始图像未见腋窝淋巴结放射性摄取。

病例 16-21　多发性骨髓瘤(图 16-21)

患者男,59 岁,CAD 患者,既往行冠状动脉旁路移植术,因非典型左侧胸壁疼痛行负荷 MPI。负荷灌注显像示轻度缺血,随后左心导管检查示移植血管通畅和自身血管的残存病变。原始电影图像(图 16-21A,B)示骨骼(胸骨和肋骨)放射性摄取增加。胸部 CT 示溶骨性骨质破坏。进一步行骨髓穿刺活检,证实了多发性骨髓瘤的诊断。

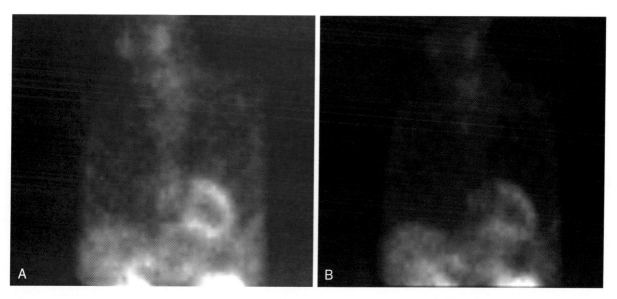

图 16-21　平面图像示肋骨、胸骨放射性摄取增加,显示为黑白(A)、彩色(B)。

点评

^{99m}Tc-MIBI 应用于多发性骨髓瘤的诊断、分期、管理、化疗后复发监测方面已经十几年。大量病例报道骨髓恶性病变由原始电影图像偶然发现。与弥漫性摄取增加相比,局灶性放射性摄取增加更能表明病变的活动性。

病例 16-22 肝细胞肝癌(图 16-22)

患者男,49 岁,继发于丙型肝炎的进展期肝硬化,肝脏移植术前因气短加重行负荷 MPI。灌注 SPECT 及 LVEF 均正常。但是,原始电影图像发现肝右叶肿块放射性摄取增加(图 16-22A)。腹部增强 CT 示肝脏肿块影,大小约 4.0cm×3.6cm,证实为肝细胞癌(图 16-22B)。

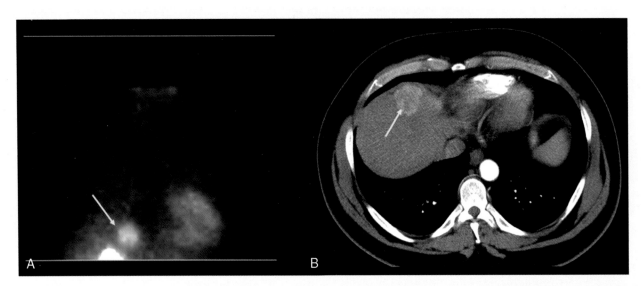

图 16-22 静息平面图像示肝右叶肿块,示踪剂摄取增加(A,箭)。腹部 CT 证实肝脏肿块(B,箭)。

点评

^{99m}Tc-MIBI 并不是诊断肝细胞癌的敏感示踪剂。一项关于已确诊患者的小样本研究中,22 例肝细胞癌患者中仅有 2 例在 SPECT 灌注图像被识别。然而,其他研究表明 ^{99m}Tc-MIBI 摄取缺损与 P-糖蛋白表达相关,是多药抗药的标志,在预测患者化疗应答方面可能具有临床意义。

病例 16-23 污染(图 16-23)

患者女,61 岁,患 ICM 和心力衰竭,因气短和胸痛症状加重行负荷 ^{99m}Tc MPI。原始图像示右胸上部 ICD 处放射性摄取缺损区及体外示踪剂摄取增加,证实为污染。

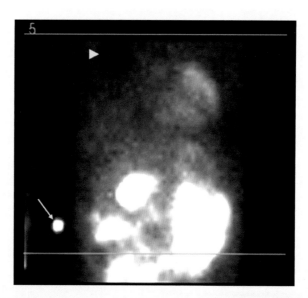

图 16-23　静息平面图像示体外示踪剂摄取增加(箭),很可能因衣物污染所致。另外一个偶然发现为右胸上部 ICD 处放射性缺损区(箭)。

点评

　　注射示踪剂时发生污染是较少见的。示踪剂落在患者衣物或皮肤上。通过观察原始旋转图像识别体外示踪剂的摄取非常重要。

病例 16-24　**肺血栓栓塞症**(图 16-24)

　　患者女,61 岁,骨盆术后 3 天突发气短、出汗及胸部锐痛症状。阳性体征包括低血压、呼吸急促、低氧。双侧肺野清晰。肌钙蛋白水平升高。12 导联 ECG 示窦性心动过速、$S_1Q_3T_3$(图 16-24A)。 胸部 CT 证实双侧肺栓塞(图 16-24B,箭)。患者初始给予抗凝治疗,疗效好。

　　出院前行负荷 MPI,示心肌灌注及 LVEF 均正常。门控图像示室间隔变平、右心室扩大及功能减退(最小室壁增厚率、舒张期至收缩期容积的变化幅度小)(图 16-24C)。

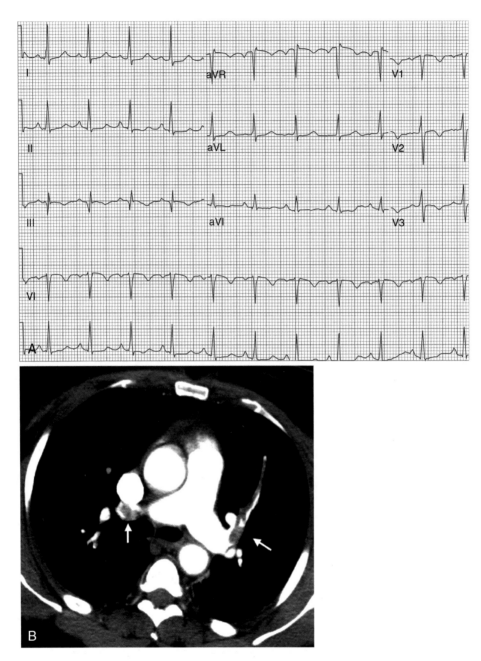

图 16-24　12 导联 ECG 示窦性心动过速、$S_1Q_3T_3$（提示肺栓塞）。胸部 CT 增强造影示双侧肺动脉充盈缺损（箭），即血栓。（待续）

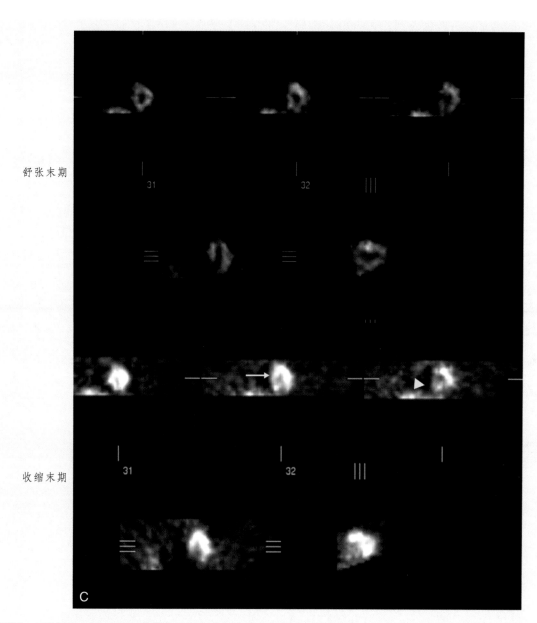

图 16-24(续)　(C)门控 SPECT 显像示舒张末期和收缩末期室间隔变平(D 型,箭)、右心室扩大且大于左心室(箭头)、室壁增厚率减小及心动周期中容量变化幅度缩小。

点评

当图像按断层投影显示时,⁹⁹ᵐTc-MIBI 门控 SPECT 可以评估 RV 的大小和功能。许多病例的急性 RV 功能障碍初始由门控 SPECT 发现,并最终形成肺栓塞的诊断。⁹⁹ᵐTc-MIBI 与对比剂心室造影法、超声心动图、平衡法门控心血池显像具有良好的相关性。在我们展示的病例中,⁹⁹ᵐTc-MIBI 门控 SPECT 图像示室间隔变平,提示容量负荷和压力负荷增加、右心室扩大、收缩功能减弱,而这往往提示预后不良。

(王丽　译　杨敏福　审校)

推荐读物

Austin BA, Kwon DH, Jaber WA: Pericardial effusion on Tc-99m SPECT perfusion study, *J Nucl Cardiol* 15:e35–36, 2008.

Bhambhavani P, Dubousky E, Nath H, et al: Unusual incidental findings by SPECT myocardial perfusion imaging and CT the same patient, *J Nucl Cardiol* 17:937–938, 2010.

Chadika S, Kokkirala AR, Giedd KN, et al: Focal uptake of radioactive tracer in the mediastinum during SPECT myocardial perfusion imaging, *J Nucl Cardiol* 12:359–361, 2005.

Duarte PS, Zhuang H, Blasbalg R, et al: Hepatic cysts detected on myocardial perfusion scintigraphy, *Clin Nucl Med* 26:468–469, 2001.

Dunnwald LK, Gralow JR, Ellis GK, et al: Residual tumor uptake of [99mTc]-sestamibi after neoadjuvant chemotherapy for locally advanced breast carcinoma predicts survival, *Cancer* 103:680–688, 2005.

Eguchi M, Tsuchihashi K, Hotta D, et al: Technetium-99m sestamibi/tetrofosmin myocardial perfusion scanning in cardiac and noncardiac sarcoidosis, *Cardiology* 94:193–199, 2000.

Gedik GK, Bozkurt FM, Ugur O, et al: The additional diagnostic value of a single-session combined scintigraphic and ultrasonographic examination in patients with thyroid and parathyroid diseases, *Panminerva Med* 50:199–205, 2008.

Gedik GK, Ergün EL, Aslan M, et al: Unusual extracardiac findings detected on myocardial perfusion single photon emission computed tomography studies with Tc-99m sestamibi, *Clin Nucl Med* 32:920–926, 2007.

Hawkins M, Scarsbrook AF, Pavlitchouk S, et al: Detection of an occult thymoma on 99mTc-Tetrofosmin myocardial scintigraphy, *Br J Radiol* 80:e72–e74, 2007.

Herzog E, Krasnow N, DePuey G: Diagnosis of pericardial effusion and its effects on ventricular function using gated Tc-99m sestamibi perfusion SPECT, *Clin Nucl Med* 23:361–364, 1998.

Hindié E, Zanotti-Fregonara P, Just P, et al: Parathyroid scintigraphy findings in chronic kidney disease patients with recurrent hyperparathyroidism, *Eur J Nucl Med Mol Imaging* 37:623–634, 2010.

Ho YJ, Jen LB, Yang MD, et al: Usefulness of technetium-99m methoxyisobutylisonitrile liver single photon emission computed tomography to detect hepatocellular carcinoma, *Neoplasma* 50:117–119, 2003.

Kalaga RV, Kudagi V, Heller GV: Role of Tc-99m sestamibi myocardial perfusion imaging in identifying multiple myeloma, *J Nucl Cardiol* 16:835–837, 2009.

Kamínek M, Myslivecek M, Skvarilová M, et al: Increased prognostic value of combined myocardial perfusion SPECT imaging and the quantification of lung Tl-201 uptake, *Clin Nucl Med* 27:255–260, 2002.

Karkavitsas N, Damilakis J, Tzanakis N, et al: Effectiveness of Tc-99m sestamibi compared to Ga-67 in patients with pulmonary sarcoidosis, *Clin Nucl Med* 22:749–751, 1997.

Kim YS, Cho SW, Lee KJ, et al: Tc-99m MIBI SPECT is useful for noninvasively predicting the presence of MDR1 gene-encoded P-glycoprotein in patients with hepatocellular carcinoma, *Clin Nucl Med* 24:874–879, 1999.

Langah R, Spicer K, Gebregziabher M, et al: Effectiveness of prolonged fasting 18f-FDG PET-CT in the detection of cardiac sarcoidosis, *J Nucl Cardiol* 16:801–810, 2009.

Liu M, Husain SS, Hameer HR, et al: Detection of male breast cancer with Tc-99m methoxyisobutyl isonitrile, *Clin Nucl Med* 24:882–883, 1999.

Mathew J, Perkins GH, Stephens T, et al: Primary breast cancer in men: clinical, imaging, and pathologic findings in 57 patients, *AJR Am J Roentgenol* 191:1631–1639, 2008.

Mohan HK, Miles KA: Cost-effectiveness of 99mTc-sestamibi in predicting response to chemotherapy in patients with lung cancer: systematic review and meta-analysis, *J Nucl Med* 50:376–381, 2009.

Moreno AJ, Carpenter AL, Pacheco EJ, et al: Large thoracic aortic aneurysm seen on equilibrium blood pool imaging, *Clin Nucl Med* 19:1113–1114, 1994.

Oskoei SD, Mahmoudian B: A comparative study of lung masses with 99mTechnetium Sestamibi and pathology results, *Pak J Biol Sci* 10:225–229, 2007.

Papantoniou V, Tsiouris S, Koutsikos J, et al: Scintimammographic detection of usual ductal breast hyperplasia with increased proliferation rate at risk for malignancy, *Nucl Med Commun* 27:911–917, 2006.

Pereira N, Klutz WS, Fox RE, et al: Identification of severe right ventricular dysfunction by technetium-99m-sestamibi gated SPECT imaging, *J Nucl Med* 38:254–256, 1997.

Ramakrishna G, Miller TD: Significant breast uptake of Tc-99m sestamibi in an actively lactating woman during SPECT myocardial perfusion imaging, *J Nucl Cardiol* 11:222–223, 2004.

Sanders GP, Pinto DS, Parker JA, et al: Increased resting Tl-201 lung-to-heart ratio is associated with invasively determined measures of left ventricular dysfunction, extent of coronary artery disease, and resting myocardial perfusion abnormalities, *J Nucl Cardiol* 10:140–147, 2003.

Shih W, Justice T: Massive left pleural effusion resulting in false-positive myocardial perfusion, *J Nucl Cardiol* 12:476–479, 2005.

Shih W, Kiefer V, Gross K, et al: Intrathoracic and intra-abdominal Tl-201 abnormalities seen on rotating raw cine data on dual radionuclide myocardial perfusion and gated SPECT, *Clin Nucl Med* 27:40–44, 2002.

Shih W, McFarland KA, Kiefer V, et al: Illustrations of abdominal abnormalities on 99mTc tetrofosmin gated cardiac SPECT, *Nucl Med Commun* 26:119–127, 2005.

Shih W, Shih GL, Huang W, et al: Duodenogastric reflux in a hiatal hernia seen as retrocardiac activity on 99mTc-tetrofosmin cardiac SPECT raw-data images, *J Nucl Med Technol* 35:252–254, 2007.

Shih WJ, Collins J, Kiefer V: Visualization in the ipsilateral lymph nodes secondary to extravasation of a bone-imaging agent in the left hand: a case report, *J Nucl Med Technol* 29:154–155, 2001.

Tallaj JA, Kovar D, Iskandrian AE: The use of technetium-99m sestamibi in a patient with liver cirrhosis, *J Nucl Cardiol* 7:722–723, 2000.

Teirstein AT, Morgenthau AS: "End-stage" pulmonary fibrosis in sarcoidosis, *Mt Sinai J Med* 76:30–36, 2009.

Thet-Thet-Lwin, Takeda T, Wu J, et al: Diffuse and marked breast uptake of both 123I-BMIPP and 99mTc-TF by myocardial scintigraphy, *Ann Nucl Med* 14:315–318, 2000.

Venkataraman R, Heo J, Iskandrian AE: Hepatic cysts detected on Tc-99m sestamibi gated cardiac SPECT images, *J Nucl Cardiol* 15:e23, 2008.

第 17 章

相位分析在评价心力衰竭中的应用

Ji Chen

要点

- ^{123}I- 间碘苄胍(MIBG)对心脏肾上腺素受体进行常规平面显像或 SPECT 显像。
- ^{123}I-MIBG 平面显像或 SPECT 显像测得心脏/纵隔比值(H/M)为心力衰竭患者提供重要的预后信息,尤其是对 SCD 的预测能力高于 LVEF。
- 已证实 ^{123}I-MIBG 显像或 SPECT 显像测得 H/M 和心力衰竭患者合理的 ICD 放电以及 CRT 疗效相关,提示 MIBG 显像可能有助于筛选未来受益于 ICD 和(或)CRT 的心力衰竭患者。
- 存活但去神经化的心肌对交感神经的刺激非常敏感,提示 IHD 发生心律失常与其相关。
- 已证实 MIBG 和 MPI SPECT 的不匹配与室性心律失常相关,提示 MIBG 和 SPECT MPI 有助于筛查未来可能受益于 ICD 治疗的 IHD 患者。
- 门控 SPECT MPI 相位分析已研发并证实可用于评估 LV 收缩不同步。
- 门控 SPECT MPI 相位分析评估收缩不同步与组织多普勒超声所测得收缩不同步具有相关性,可预测心力衰竭患者对 CRT 的应答。
- 已证实门控 SPECT MPI 相位分析可用于评估机械性激动部位,定位最晚机械激动位点。
- 已证实接受 CRT 治疗的心力衰竭患者,如果 LV 起搏电极放置的位置与 MPI 相位分析确定的最晚机械激动位点一致,则有更大可能性对 CRT 产生应答;反之则应答的可能性低。
- 门控 SPECT MPI 多谐波近似法相位分析可用于测量 LV 舒张不同步。已证实后者较收缩不同步更多见,而且与 LVEF 正常的终末期肾病患者的心脏危险因素和舒张功能障碍具有相关性。

背景

最近有两种心脏核素显像方法用于评价心力衰竭患者。一种是用 ^{123}I-MIBG常规平面或SPECT显像对心脏肾上腺素受体进行显像。^{123}I-MIBG显像可以测量一个定量分析的指标,即H/M,用于评估受体密度和交感神经系统。有研究表明H/M异常是独立预测因子,与LVEF相比,H/M对心力衰竭患者发生SCD具有更大的预测效能。不仅如此,H/M与心力衰竭合理的ICD放电以及CRT疗效均相关,表明MIBG显像可能有助于筛查未来受益于ICD和(或)CRT的心力衰竭患者。此外,也有研究表明,MIBG缺损区评分以及MIBG–灌注不匹配评分与IHD患者发生室性心律失常相关,进一步提示MIBG和SPECT MPI有助于筛查可能受益于ICD治疗的IHD患者。

另一项主要的方法是门控SPECT相位分析评价心力衰竭患者收缩、舒张不同步。已证实,门控SPECT MPI相位分析评价LV收缩不同步与组织多普勒超声评价不同步具有良好的相关性。并且已证实,相位分析可识别CRT LV起搏电极的最佳位置且预测心力衰竭患者对CRT的应答。近期,门控SPECT MPI多谐波近似法相位分析已用于评价LV舒张不同步——一个由MPI提供的LV新指标。本章中,将用具体患者举例说明两项前沿的核心脏显像工具评估心力衰竭。

病例 17-1 ^{123}I-MIBG平面显像评价患者 MIBG 正常或异常摄取(图 17-1)

图 17-1A,患者男,68 岁,NYHA Ⅱ 级,ICM,LVEF 为 35%。MIBG 显像测得 H/M 为 1.69。给予合理的药物治疗,未行 ICD。2 年随访期内无心脏事件发生。图 17-1B,患者男,51 岁,NYHA Ⅱ 级,ICM,LVEF 为 33%。H/M 为 1.38,同样行合理药物治疗,无 ICD。MIBG 显像后 8 个月死于心脏事件。

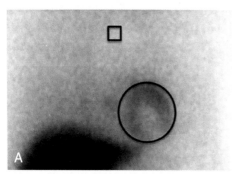 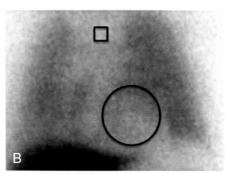

正常摄取 MIBG 患者 　　　　异常摄取 MIBG 患者

图 17-1 ^{123}I-MIBG平面显像示 MIBG 正常或异常摄取者。2 例患者如图所示。(A)为 MIBG 正常摄取患者。(B)为 MIBG 异常摄取患者。平面图像上分别勾画 ROI 测量 H/M(心脏 ROI 的平均计数除以纵隔平均计数)。

点评

^{123}I-MIBG 平面显像测得的 H/M 可预测心力衰竭患者不良心脏事件的发生,其最佳界值为 1.60。上述病例中,2 例患者的基线资料相似,1 例患者 H/M>1.60,而另 1 例患者 H/M<1.60。两个病例表明,与基线特征包括 NYHA 分级、心力衰竭病因和 LVEF 相比,^{123}I-MIBG 平面显像所测的 H/M 值可以为心力衰竭患者提供独立的和额外的预测价值。

病例 17-2　[123]I-MIBG SPECT 显像评估 MIBG 正常、异常摄取的患者（图 17-2）

MIBG 多中心研究中的正常对照患者（图 17-2A）。该受试者 MIBG 摄取正常。[123]I-MIBG SPECT 所测 H/M 为 3.56。在同一研究中的心力衰竭患者，MIBG 摄取异常（图 17-2B）。[123]I-MIBG SPECT 所测 H/M 为 0.93。

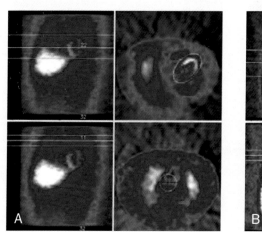

正常摄取 MIBG 患者　　　　　　　　异常摄取 MIBG 患者

图 17-2　[123]I-MIBG SPECT 显像示 MIBG 正常或异常摄取者。2 例患者如图所示。(A) 为 MIBG 正常摄取患者。(B) 为 MIBG 异常摄取患者。每位患者均分别在断层图像上的心脏和纵隔勾画 ROI（FBP 重建），对应旁边轴位图像上的红线。心脏和纵隔的感兴趣区容积重建，将像素包括于心脏和纵隔的 ROI 内，与之分别对应的是绿线。SPECT H/M 通过心脏感兴趣区容积内的平均计数除以纵隔感兴趣区容积内的平均计数计算获得。

点评

^{123}I-MIBG 所测 H/M 可用于区分 MIBG 正常与异常摄取。区分 MIBG 正常与异常摄取的 H/M 最佳界值取决于图像重建方法。对于 FBP、OSEM、OSEM 联合铅栅穿透效应反卷积处理（DSP），最佳界值分别为 2.7、2.6、4.0。DSP H/M 值高于 FBP 以及 OSEM，是由于间隔穿透效应，DSP 减少了本底计数，纵隔感兴趣区容积计数低于其他两种方法计算所致。无论采用何种重建方法，有研究表明 ^{123}I-MIBG SPECT 所测 H/M 值可用于区分 MIBG 的正常或异常摄取，并且与平面显像相比具有不逊色的敏感度和特异度。本例阐述了 ^{123}I-MIBG SPECT 正常受试者和心力衰竭者不同的 MIBG 摄取情况以及重建方法对诊断界值的影响。

病例 17-3　MIBG 和 SPECT MPI 图像不匹配和匹配缺损区（图 17-3）

1 例 IHD 患者显示为不匹配性 MIBG 摄取和心肌灌注（图 17-3A）。MIBG SPECT 靶心图示大面积缺损区，而相应区域心肌灌注良好，如 MPI SPECT 靶心图所示。第 2 例 IHD 患者为匹配性 MIBG 摄取和灌注缺损区（图 17-3B）。该患者 MIBG 和 MPI SPECT 靶心图上均可见到几乎相同部位、相同程度的大面积放射性摄取缺损区。

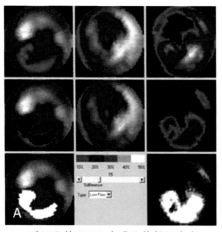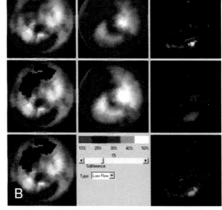

不匹配性 MIBG 和灌注缺损区患者　　　　　　匹配性 MIBG 和灌注缺损区患者

图 17-3　MIBG 和 MPI SPECT 图像示匹配性和不匹配性放射性缺损区。2 例患者如图所示。(A)为不匹配性 MIBG 摄取和心肌灌注,而(B)为匹配性 MIBG 和 SPECT 心肌灌注。(A)第一排从左向右分别为 MIBG、灌注、靶心图差值。左侧第二排示 MIBG 变黑靶心图,通过对比正常的数据库,MIBG 缺损区可识别(变黑区域),其余正常区域可用于标准化处理。正常摄取 MIBG 整体区域的平均计数通过 MIBG 和灌注图像计算得出,然后调整灌注图像使其正常心肌灌注区域的平均值与相应的 MIBG 平均值相同(如中间第二排所示)。从心肌灌注的标准化分布除去 MIBG 的正常分布(见于第二排右侧图),两者之间的分布差异以占心肌灌注标准化分布的百分比表示(见于第三排右侧图)。该百分比差值的界值可在任何水平设定。高于界值的标准化灌注分布区域,也为异常 MIBG 摄取,表示该区域心肌灌注的增加与 MIBG 摄取的相对减低并存(如第三排左侧白色区域内所示的不匹配区域)。(B)MIBG 和灌注靶心图像上该患者有同样较大的缺损区(即匹配)。

点评

　　上述病例中 IHD 患者有 MIBG 和心肌灌注缺损区,可以为不匹配或匹配模式。数据表明 MIBG-灌注不匹配的范围表示了去神经活性但存活的心肌的范围,这与未来发生室性心率失常相关。值得注意的是,本例中该技术至今尚未被批准,关于 MIBG-灌注不匹配的最佳界值有待商榷。

病例 17-4　LV 收缩同步性正常患者(图 17-4)

　　患者男,55 岁,LVEF、QRS 间期、LV 同步性均正常。LV 所有区域几乎同时开始收缩,因此,相位靶心图示相位分布一致,相宽窄、相峰尖。

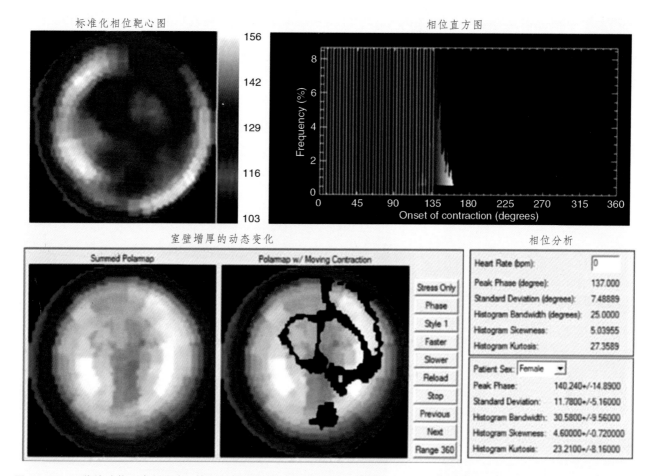

图 17-4　LV 收缩功能正常的患者。第一排示患者的相位靶心图和时相图。第二排示两幅灌注靶心图和定量分析的结果。时相图的光标示心动周期内特定的时间窗。第二张灌注图上光标所示的时间窗内的像素黑化。随着光标的连续显示，第二张灌注图就可以进行动态展示，用以显示 LV 各个部位开始机械收缩的情况。

点评

本例展示了门控 SPECT MPI 相位分析软件的使用界面。患者的相位分布以靶心图展示。时相图位于靶心图旁。相位范围包括 0°~360°，表示一个完整的心动周期。如果知道患者的心率，时相图 x 轴的范围可转换为时间。时相图 y 轴示频率的百分比，表示在心动周期内同一时间窗内开始收缩心肌的比例。通过调整光标的放置位置，可以显示心动周期内特定的时间窗。当光标按顺序从左向右移动时，可以对 LV 的收缩进行动态显示（第二排 LV 灌注靶心图的右侧）。使用者可以停止和重新开始光标移动，调整其速度，或者将光标移至任何时间窗内。5 个定量指标可用于描述相位分布（相位峰值、相位标准差、带宽、偏度以及峰态），并可与标准数据库进行对比。

病例 17-5 CRT 应答与 CRT 无应答(图 17-5)

患者男,67 岁,心力衰竭 Ⅲ 级合并 LBBB。患者基线示无 LV 不同步,相位分布较均匀,相峰高、分布范围窄(图 17-5A)。随访 6 个月,患者对 CRT 无应答,表现为 NYHA Ⅲ 级进展至 Ⅳ 级,LVEF 也无改善(基线 LVEF 为 32%,随访 6 个月 LVEF 为 33%)。另一方面,图 17-5B 所示患者为 CRT 应答者。患者女,58 岁,患心力衰竭合并 LBBB,NYHA Ⅲ 级,基线示 LV 不同步。相位分布非常不均匀,对应的时相分布范围大。随访 6 个月后,患者 NYHA 从 Ⅲ 级改善至 Ⅱ 级,LVEF 从基线的 27% 提高至 33%。

CRT 无应答者相位分析示例

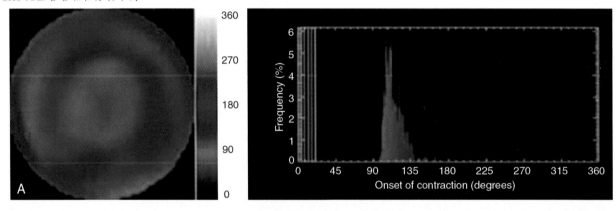

CRT 应答者相位分析示例

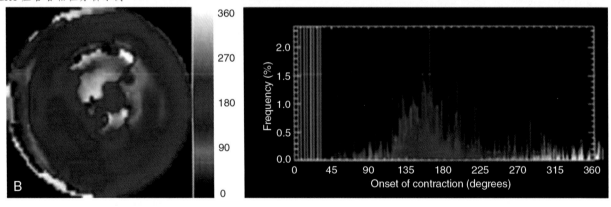

图 17-5 CRT 无应答者和 CRT 应答者。(A)示 CRT 无应答者基线时相位靶心图和时相图。(B)示 CRT 应答者基线相位靶心图和时相图。(Courtesy of Ami Iskandrian,MD.)

点评

基线时患者 LV 不同步性是预测 CRT 应答的重要因素。研究表明,约 1/3 的窄 QRS 波的患者有严重 LV 不同步,而约 1/3 QRS 波增宽的患者无 LV 不同步。上述发现解释了为什么 30%~40% 接受 CRT 的患者无应答。目前患者接受 CRT 的标准即 NYHA Ⅲ 级或 Ⅳ 级,LVEF 为 35%,且 QRS 间期 120ms,尚未包括利用影像学方法评价 LV 不同步。

病例 17-6　CRT 后即刻 LV 同步性应答良好的患者（图 17-6）

　　患者男,72 岁,ICM,NYHAⅢ级。CRT 术前患者 LV 重度不同步,表现为靶心图的不均匀分布以及时相范围增大。患者有大量心肌瘢痕组织。7 节段模型局部瘢痕组织范围分析示室间隔、下壁和侧壁的心肌瘢痕组织分别达 51%、100% 以及 58%。局部相位分析示下壁为最晚机械收缩激动位点,同时侧壁也是最晚机械收缩激动位点且该区域无大量心肌瘢痕组织形成(白箭)。LV 起搏电极置于有存活心肌且为最晚激动位点的侧壁(红箭)。对比 CRT 前、后的相位靶心图和时相图,患者 CRT 应答良好(相位标准差从 28.9° 下降至 15.4°,时相图宽度从 88° 缩窄至 50°),QRS 波由 142ms 缩短至 132ms。经过 1 年随访,患者表现良好,未发生心脏事件(心脏死亡、心力衰竭入院、ICD 放电、CRT 失活)。

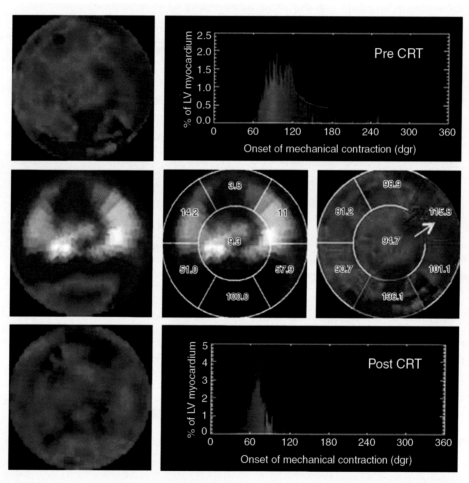

　　图 17-6　患者 CRT 后 LV 同步性应答良好。第一排示 CRT 前相位靶心图和时相图。第二排左侧示该患者灌注靶心图。中间图像示心肌瘢痕组织分析。灌注靶心图像素的计数小于最大计数的 50%,显示为变黑区域。灌注靶心图分为 7 个节段,瘢痕组织范围按 7 节段计算得出。第二排右侧图像示 7 节段局部平均相位。白箭示含最晚激动位点的相应节段(最大的平均相位)且无瘢痕。红箭为 LV 起搏电极实际置入的位置。第三排示患者 CRT 后即刻行相位分析的相位靶心图和时相。(Courtesy of Prem Soman, MD,PhD.)

点评

　　除基线 LV 不同步外,LV 起搏电极定位以及心肌瘢痕负荷也是 CRT 应答的重要预测因子。已有研究表明, 为了 CRT 应答更佳,LV 起搏电极的最佳位置是最晚开始机械收缩且有存活心肌的部位。

病例 17-7 LV 起搏电极位置不当致 CRT 后短期 LV 同步性应答不良 (图 17-7)

　　患者女, 65 岁, 非缺血性心肌病, NYHA Ⅲ 级。CRT 前患者 LV 重度不同步, 表现为靶心图的不均匀性及时相增宽。患者没有心肌瘢痕, 局部相位分析示下侧壁含最晚激动位点(白箭); 但是, LV 起搏电极定位于前间隔(红箭)。对比 CRT 前、后的相位靶心图和时相图, 患者 CRT 后迅速恶化(相位标准差从 19.8°增加至 37.4°, 相位带宽从 59°增至 113°)。由于症状加重, 患者于 CRT 植入 15 天后终止 CRT。

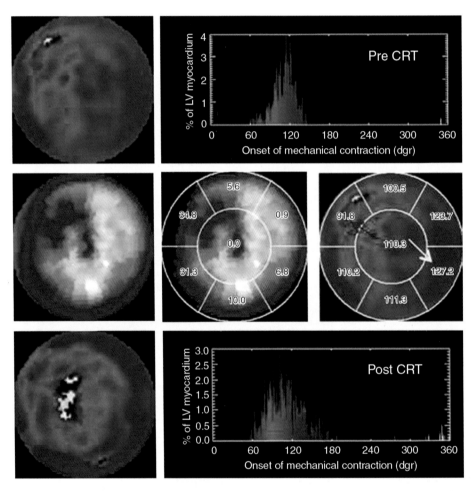

图 17-7　患者 LV 起搏电极位置不当致 CRT 后短期出现 LV 同步性应答恶化。第一排示 CRT 前相位靶心图和时相图。第二排左侧示灌注靶心图, 中间图像示心肌瘢痕组织分析。灌注靶心图像素的计数小于最大计数的 50%, 显示为变黑区域。灌注靶心图分为 7 个节段, 瘢痕组织范围按 7 节段计算得出。第二排右侧图像示 7 节段局部平均相位。白箭示含最晚激动位点的相应节段(最大的平均相位)。红箭为 LV 起搏导线实际置入的位置。第三排示患者 CRT 后即刻行相位分析的相位靶心图和时相图。(Courtesy of Prem Soman, MD, PhD.)

点评

　　本例表明 LV 起搏电极位置不当将导致 LV 同步性恶化。已证实, 为了 CRT 应答更佳, LV 起搏电极的最佳位置是最晚开始机械收缩且有存活心肌的部位。

病例 17-8　心肌瘢痕组织负荷过大致 CRT 后短期 LV 同步性应答不良（图 17-8）

　　患者女,61 岁,ICM,NYHA Ⅲ 级,CRT 前患者 LV 重度不同步,表现为靶心图的不均匀性及时相增宽。患者有大量的心肌瘢痕组织,达 LV 的 52%。局部相位分析示下侧壁最晚激动位点(白箭),LV 起搏电极定位于下侧壁(红箭)。尽管起搏电极的位置与最晚激动位点对应,但是该区域心肌瘢痕组织很多。对比 CRT 前、后的相位靶心图和时相图,患者 CRT 后迅速恶化(相位标准差从 33.4° 增加至 229°,相位带宽从 49.1° 增至 259°)。CRT 后 4 个月因心力衰竭再次入院。

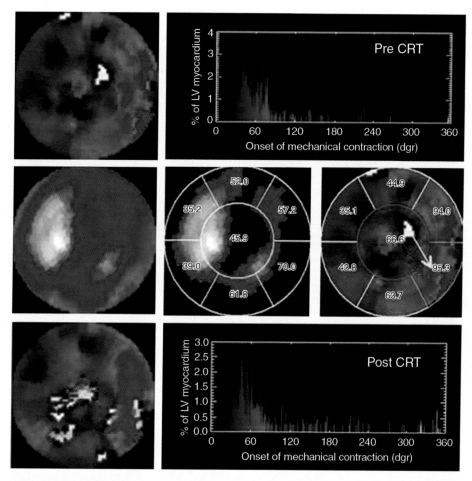

图 17-8　患者因大量心肌瘢痕组织致 CRT 术后短期出现 LV 同步性应答不良恶化。第一排示 CRT 前相位靶心图和时相图。第二排左侧示灌注靶心图,中间图像示心肌瘢痕组织分析。灌注靶心图像素的计数小于最大计数的 50%,显示为变黑区域。灌注靶心图按 7 个节段划分,瘢痕组织范围按 7 节段计算得出。第二排右侧图像示 7 节段局部平均相位。白箭示最晚激动位点的相应节段(最大的平均相位)。红箭为 LV 起搏电极实际置入的位置。第三排示患者 CRT 后即刻行相位分析的相位靶心图和时相图。(Courtesy of Prem Soman, MD, PhD.)

点评

　　本例表明心肌瘢痕负荷过大可导致 CRT 无应答,实际上会导致 LV 功能、LV 同步性恶化以及临床症状的加重。有研究表明,心肌瘢痕过多的患者 CRT 良好应答率明显低于心肌瘢痕少或无瘢痕的患者。

（王丽　译　杨敏福　审校）

推荐读物

Arora R, Ferrick KJ, Nakata T, et al: I-123 MIBG imaging and heart rate variability analysis to predict the need for an implantable cardioverter defibrillator, *J Nucl Cardiol* 10:121–131, 2003.

Boogers MJ, Chen J, van Bommel RJ, et al: Optimal left ventricular lead position assessed with phase analysis on gated myocardial perfusion SPECT, *Eur J Nucl Med Mol Imaging*, 38: 230-238, 2011.

Chen J, Bax JJ, Henneman MM, et al: Is nuclear imaging a viable alternative technique to assess dyssynchrony? *Europace* 10(Suppl 3): III101–III105, 2008.

Chen J, Faber TL, Cooke CD, et al: Temporal resolution of multi-harmonic phase analysis of ECG-gated myocardial perfusion SPECT studies, *J Nucl Cardiol* 15:383–391, 2008.

Chen J, Garcia EV, Folks RD, et al: Onset of left ventricular mechanical contraction as determined by phase analysis of ECG-gated myocardial perfusion SPECT imaging: development of a diagnostic tool for assessment of cardiac mechanical dyssynchrony, *J Nucl Cardiol* 12:687–695, 2005.

Chen J, Garcia EV, Galt JR, et al: Optimized acquisition and processing protocols for I-123 cardiac SPECT imaging, *J Nucl Cardiol* 13:251–260, 2006.

Gould PA, Kong G, Kalff V, et al: Improvement in cardiac adrenergic function post biventricular pacing for heart failure, *Europace* 9:751–756, 2007.

Henneman MM, Bengel FM, van der Wall EE, et al: Cardiac neuronal imaging: application in the evaluation of cardiac disease, *J Nucl Cardiol* 15:442–455, 2008.

Henneman MM, Chen J, Dibbets P, et al: Can LV dyssynchrony as assessed with phase analysis on gated myocardial perfusion SPECT predict response to CRT? *J Nucl Med* 48:1104–1111, 2007.

Henneman MM, Chen J, Ypenburg C, et al: Phase analysis of gated myocardial perfusion SPECT compared to tissue Doppler imaging for the assessment of left ventricular dyssynchrony, *J Am Coll Cardiol* 49:1708–1714, 2007.

Jacobson AF, Senior R, Cerqueira MD, et al, for the ADMIRE-HF Investigators: Myocardial iodine-123 meta-iodobenzylguanidine imaging and cardiac events in heart failure. Results of the prospective ADMIRE-HF (AdreView Myocardial Imaging for Risk Evaluation in Heart Failure) study, *J Am Coll Cardiol* 55:2212–2221, 2010.

Kioka H, Yamada T, Mine T, et al: Prediction of sudden death by using cardiac iodine-123 metaiodobenzylguanidine imaging in patients with mild to moderate chronic heart failure, *Heart* 93:1213–1218, 2007.

Lin X, Xu H, Zhao X, et al: Repeatability of left ventricular dyssynchrony and function parameters in serial gated myocardial perfusion SPECT studies, *J Nucl Cardiol* 17:811–816, 2010.

Patel AD, Iskandrian AE: MIBG imaging, *J Nucl Cardiol* 9:75–94, 2002.

Simoes MV, Barthel P, Matsunari I, et al: Presence of sympathetically denervated but viable myocardium and its electrophysiologic correlates after early revascularised, acute myocardial infarction, *Eur Heart J* 25:551–557, 2004.

Trimble MA, Smalheiser S, Borges-Neto S, et al: Evaluation of left ventricular mechanical dyssynchrony as determined by phase analysis of ECG-gated myocardial perfusion SPECT imaging in patients with left ventricular dysfunction and conduction disturbances, *J Nucl Cardiol* 14:298–307, 2007.

Trimble MA, Velazquez EJ, Adams GL, et al: Repeatability and reproducibility of phase analysis of gated SPECT myocardial perfusion imaging used to quantify cardiac dyssynchrony, *Nucl Med Commun* 29:374–381, 2008.

Udelson JE, Shafer CD, Carrio I: Radionuclide imaging in heart failure: assessing etiology and outcomes and implications for management, *J Nucl Cardiol* 9:S40–S52, 2002.

第 18 章

MPI 新技术的临床应用

Ernest V. Garcia, Tracy L. Faber, Fabio P. Esteves

要点

- 重建软件的更新和心脏专用机的研发实现了 MPI 高效超快速采集。在不影响图像质量的前提下可缩短采集时间或者减少放射性药物注射剂量。

- 采集时间与剂量减少近似呈线性关系。因此,剂量为 30mCi、采集时间为 2min 的超快速 MPI 方案可被剂量为 15mCi、采集时间为 4min 的方案代替,而且任一方案都可获得非常相似的图像质量和诊断准确性。

- 使用分辨率恢复-降噪(RRNR)的新型重建算法,用标准成像一半的时间获得的 MPI 图像,与标准 SPECT 成像相比,具有更高的图像对比度和分辨率,并具有相似的灌注和功能诊断效能。

- RRNR 重建算法所得的 LV 容积与标准 SPECT 所得的 LV 容积相关,但更小;尽管两者之间的 LVEF 也具有相关性,但由于 RRNR 所得的 EDV 较小,故所得 LVEF 较低。

- 心脏专用机的设计通常由许多个探头组成,可同时采集心脏影像,探头可以由常规的 NaI 晶体和光电倍增管(PMT),或者效率更高的固态探测器如镉锌碲(CZT)或碘化铯(CSI)制成。

- 与标准 SPECT 装置相比,固态探测器探测能量和辐射吸收的定位并将其转换为电子脉冲的效率更高,因此显著提高了能量和空间分辨率。

- 与标准 SPECT 相比,这些新型超快速 SPECT 在不损失甚至提高对比度和空间分辨率的情况下可使计数灵敏度提高 5~10 倍。

- 使用固体探测器和钨准直器的新型超快速 SPECT 不仅可对 ^{99m}Tc 成像进行优化, 还可对 ^{201}Tl 和 ^{123}I 等其他能量光子的成像进行优化。更高的能量分辨率允许同时进行双核素成像。

- 临床研究证明,使用新型超快速 γ 相机行一日法 ^{99m}Tc-替曲膦静息/负荷 MPI 方案采集(分别采集 4min 和 2min)与传统静息/负荷 SPECT 采集(分别采集 14min 和 12min)的诊断一致性高达 90%。

- 新型 SPECT 多角度采集,有些从衰减体上方或下方进行采集,可减少乳腺的衰减伪影。此外,也可应用 CT 透射扫描进行衰减校正。

背景

尽管 MPI 在临床上已得到普及，但仍需要进一步提高心肌灌注 SPECT 成像的相关硬件和软件，以应对现代医疗的需求和挑战。目前大多数核心脏病学实验室在现有设备的基础上难以实现软硬件的提升。

本章通过病例对常规双探头 SPECT 与新 RRNR 算法和新型心脏专用超快速 SPECT 所采集的 MPI 进行比较。这些病例表明，通过减少检查时间及患者接受的辐射剂量，提高图像质量并最终降低检查费用以更好地应对当前医疗的挑战。

图像重建技术的进展

近年来，重建软件有了进一步的改进和提高，迭代重建算法可解决平行孔准直器与距离有关的空间分辨率损失。结合迭代重建技术与系统的成像特性，可对损失的空间分辨率进行数学校正，称为分辨率恢复。同时，通过正确计算额外放射性计数而不是将其视为噪声，迭代重建技术明显抑制了图像的噪声。此外，对于局部计数密度的预期噪声，应用噪声调整技术而不是简单的平滑技术进行处理。与 FBP 相比，分辨率恢复实际上是减少了图像噪声，同时提高了空间分辨率。在相同信号/噪声的情况下，利用分辨率恢复技术重建的图像所需原始图像采集时间更短。

新型超快速相机

目前一些制造商已经从传统的 SPECT 成像技术转向新型心脏专用机的研发。这些心脏专用机的共同之处在于所使用的探测器仅对心脏区域进行成像，但扫描探头或固态探测器的数量和类型（NaI、CSI 晶体或 CZT 固态探测器）有所不同。这些心脏专用机均有可能在不降低甚至提高分辨率的情况下将计数灵敏度提高 5~10 倍，并在常规注射剂量下 2min 或更短时间内完成负荷 MPI。在增加灵敏度的同时减少放射性药物注射剂量，以降低患者受到的辐射剂量。因此，快速的心脏专用机在使用常规放射性药物剂量的情况下可使采集灵敏度增加 10 倍，当减少一半注射剂量时，仍然保持 5 倍的灵敏度增益。

减少剂量与提高效能

更高效的硬件/软件显像系统使注射低剂量放射性药物来获得高质量图像这一目标得以实现，从而减少患者和工作人员受到的辐射剂量。新型显像系统在注射低剂量放射性药物显像时，需要适当地增加采集时间，但总时间仍比常规 SPECT 显像时间明显缩短。

最近，美国核心脏病学会发布的相关文件指出，到 2014 年，建议 MPI 检查的平均辐射剂量应降低至 9mSv 以下，或在原有基础上降低 50%。尽管可以应用许多不同的方案来实现这个预期目标，但是使用本章中描述的更高效的硬件/软件将极大地促进这一目标的实现，即便使用当前的成像方案也可以提高工作效率。

病例 18-1　正常患者半时间采集结合分辨率恢复重建法的 MPI(图 18-1)

患者男,52 岁,身高 5 英尺 8 英寸(约 1.73m),体重 181 磅(约 82kg),既往有高血压、高胆固醇血症、吸烟史及早发 CAD 家族史,2000 年血管造影发现 LAD 狭窄,该患者应用标准双探头 SPECT 采集运动和静息影像。常规静息和门控负荷 MPI 采集方式为每帧采集 20s,共采集 60 幅投影图像(10min+),并应用 OSEM 法进行重建。半时间 MPI 采集条件设为每帧采集 10s,共采集 60 幅投影图像(5min+),应用 OSEM 法进行重建,并结合探测器校正和准直器应答。

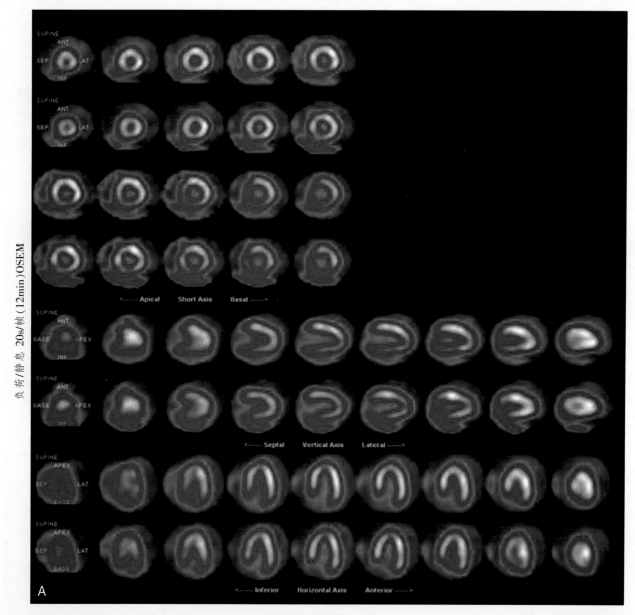

图 18-1　半时间采集分辨率恢复重建法的正常研究。(A)负荷和静息(交替行)的 SA、VLA 和 HLA 断层图像。采用标准显像时间(10min+)获得该图像,并应用 OSEM 进行重建,不进行校正,该心肌图像放射性分布正常。(待续)

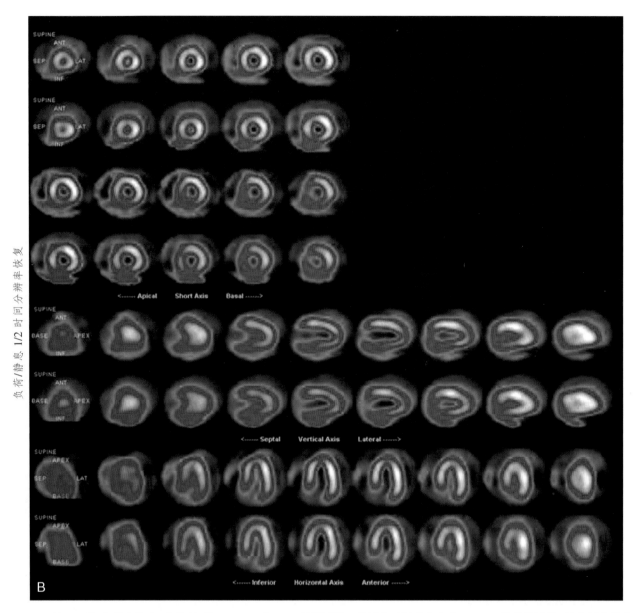

图 18-1(续) (B)负荷和静息(交替行)的 SA、VLA 和 HLA 断层图像。采用半时间采集方案(5min+)获得该图像,并使用分辨率恢复和迭代重建法。注意该患者心肌放射性分布正常,与全时间采集方案获得的图(A)相似,但对比度更高。(待续)

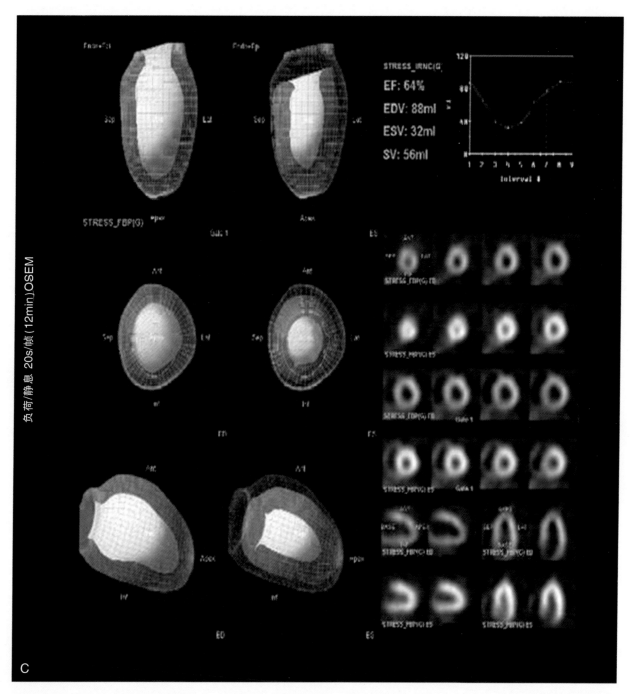

图 18-1(续)　(C)左图为具有绿色网状心外膜和实心白色心内膜的 LV 3D 视图。最左边一列从上到下分别显示 3D 舒张末期前壁、心尖部和间壁。下一列为收缩末期同一视图。右侧顶部为 LV 容积曲线，下四排分别为舒张末期和收缩末期心肌 SA 断层图像。底部两排分别显示心肌 VLA 和 HLA 断层图像，顶部为舒张末期，底部为收缩末期。该图像与图(A)相对应，采用全时间采集方案重建，未使用分辨率恢复技术。(待续)

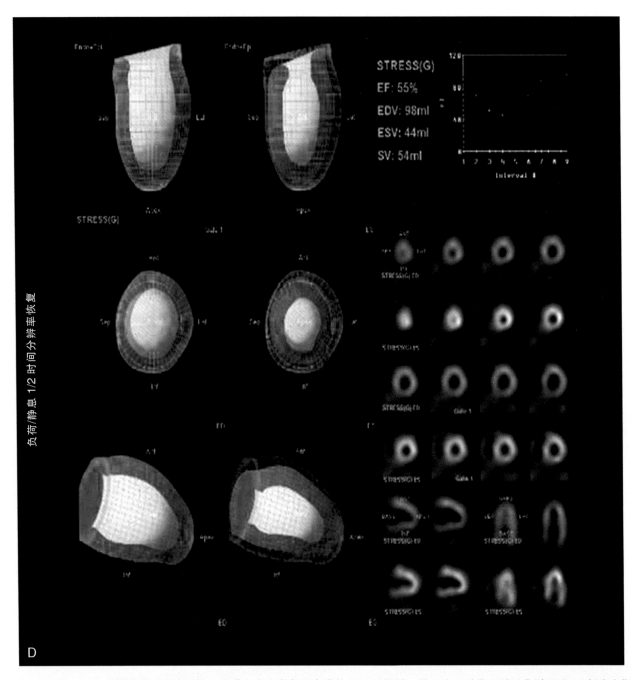

图 18-1(续) （D)左图为具有绿色网状心外膜和实心白色心内膜的 LV 3D 视图。最左边一列从上到下分别显示 3D 舒张末期的前壁、心尖部和间壁。下一列为收缩末期同一视图。右侧顶部为 LV 容积曲线，下四排分别为舒张末期和收缩末期心肌 SA 断层图像。底部两排分别显示心肌 VLA 和 HLA 断层图像，顶部为舒张末期，底部为收缩末期。该图像与图(B)相对应，并应用分辨率恢复技术行半时间采集重建。与图(C)相比，该图 LV 腔的图像分辨率与对比度更高。

点评

该病例为心肌灌注正常患者,其采用半时间采集以及分辨率恢复重建法所得的图像与全时间采集但未应用分辨率恢复重建法所得的图像的诊断价值是一致的。由于分辨率恢复重建法提高了图像分辨率,使得心肌显影更清晰,心肌/心腔对比度更高。尽管某些研究使用分辨率恢复重建法后,由于收缩末期容积增加导致 LVEF 有所降低,但两项研究心功能所测结果仍然相似。半时间采集成像导致的计数率降低似乎并不会对门控图像质量产生不利影响;然而,探测器应答校正后图像分辨率的增加可能会导致 LV 容积测定产生差异。

病例 18-2 半时间采集分辨率恢复技术可提高灌注缺损对比度(图 18-2)

患者男,75 岁,身高 6 英尺 1 英寸(约 1.85m),体重 157 磅(约 71kg),有高血压、高胆固醇血症及 CAD 史(1年前冠状动脉造影诊断为 CAD),应用标准双探头 SPECT 行潘生丁 ECG 门控负荷和静息显像。常规静息和门控负荷 MPI 采集方式为每帧采集 20s,共采集 60 幅投影图像(10min+),并应用 OSEM 法进行重建。半时间 MPI采集条件设为每帧采集 10s,共采集 60 幅投影图像(5min+),应用 OSEM 法进行重建,并结合探测器校正和准直器应答。

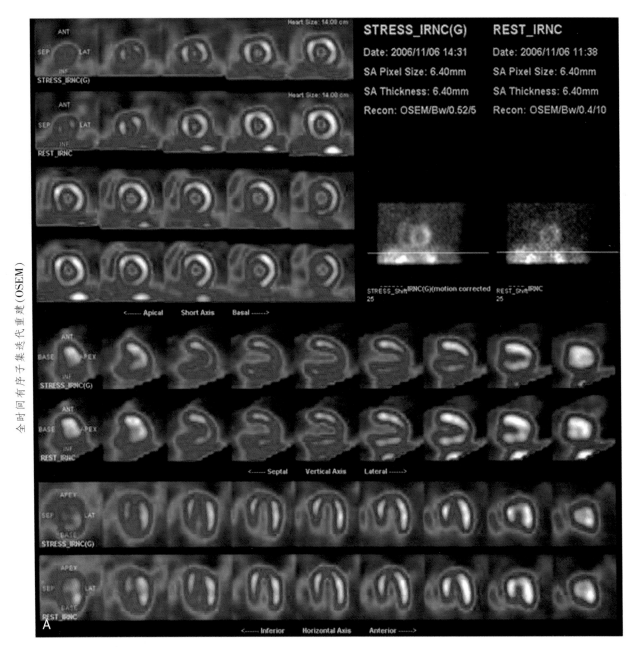

图 18-2　半时间采集分辨率恢复技术可提高灌注缺损对比度。(A)负荷和静息(交替行)的 SA、VLA 和 HLA 断层图像。右上方为负荷(左)和静息(右)显像的平面投影。应用标准显像时间获得该图像并使用 OSEM 进行重建,不进行校正。该患者 LV 心尖部存在小范围灌注缺损。(待续)

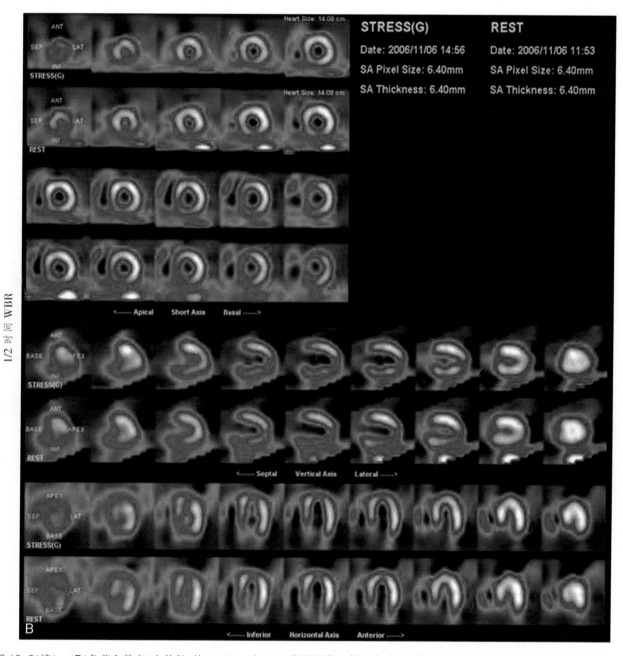

图 18-2(续)　(B)负荷和静息(交替行)的 SA、VLA 和 HLA 断层图像。使用半时间采集方案获得该图像,并使用分辨率恢复技术和迭代重建法。注意与图(A)相比,该图像分辨率更高,提高了心尖部缺损的辨识度。(待续)

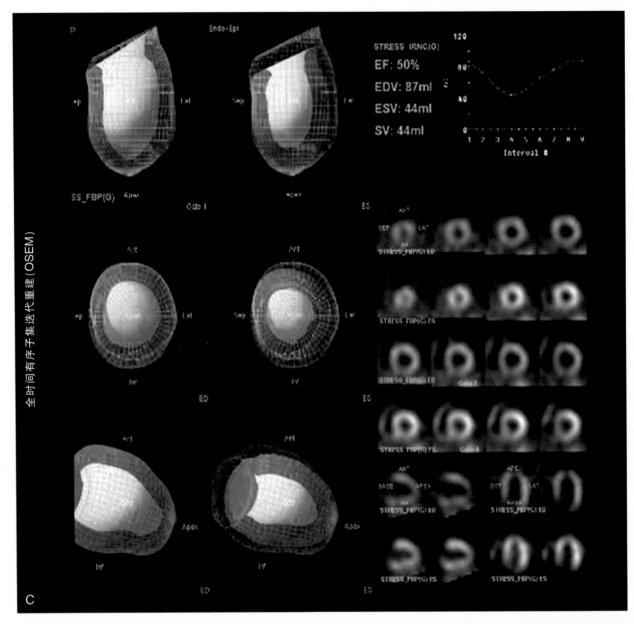

图 18-2(续)　(C)左侧为具有绿色网状心外膜和实心白色心内膜的 LV 3D 视图。最左边一列从上到下分别显示 3D 舒张末期前壁、心尖部和间壁。下一列为收缩末期同一视图。右侧顶部为 LV 容积曲线,以下四排分别为舒张末期和收缩末期心肌 SA 断层图。底部两排分别显示心肌 VLA 和 HLA 断层图像,顶部为舒张末期,底部为收缩末期。该图像与图(A)相对应,采用全时间采集重建,未使用分辨率恢复技术。(待续)

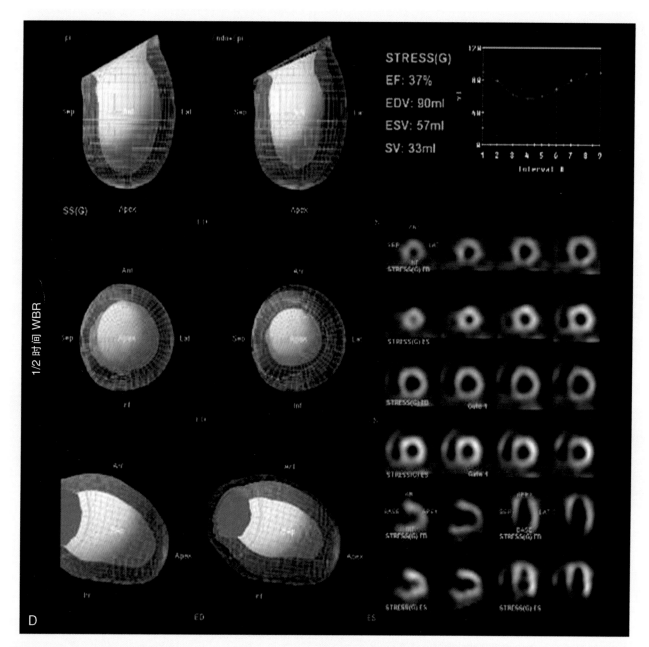

图 18-2(续)　(D)左侧为具有绿色网状心外膜和实心白色心内膜的 LV 3D 视图。最左边一列从上到下分别显示 3D 舒张末期前壁、心尖部和间壁。下一列为收缩末期同一视图。右侧顶部为 LV 容积曲线，下四排分别为心肌舒张末期和收缩末期 SA 断层图像。底部两排分别显示心肌 VLA 和 HLA 断层图像，顶部为舒张末期，底部为收缩末期。该图像与图(B)相对应，该图像使用半时间采集结合分辨率恢复重建。与图(C)相比，该图有更大的收缩末期容积，LV 轮廓显示清晰。分辨率的提高，使所得 EF 值更加精确。(待续)

点评

该病例为心尖部有小范围灌注缺损的患者。应用分辨率恢复技术采集的图像灌注缺损显示更清楚。此外,两种采集技术在图像诊断性能方面是相似的。但由于通过分辨率恢复技术测定的收缩末期容积增加,导致两者测量的 EF 值明显不同。分辨率增加和心腔容积对比度增加使 EF 值测量更加精确。

病例 18-3 正常女性应用固态超快速 SPECT 心肌灌注显像(图 18-3)

患者女,52 岁,身高 5 英尺 1 英寸(约 1.55m),体重 117 磅(约 53kg),有非心绞痛性胸痛,既往无心脏病史。使用一日法静息(12mCi)/负荷(35mCi)方案行腺苷 ^{99m}Tc-替曲膦心肌灌注 SPECT。静息和负荷研究采集时间分别为 4min 和 2min。静息 ECG 正常。负荷试验过程中患者无胸痛,ECG 无明显变化。应用 DNM(Discovery)530c 固态多针孔 19 探头 SPECT 显像。静息和负荷 ECG 门控显像均采用每个心动周期 8 帧模式。

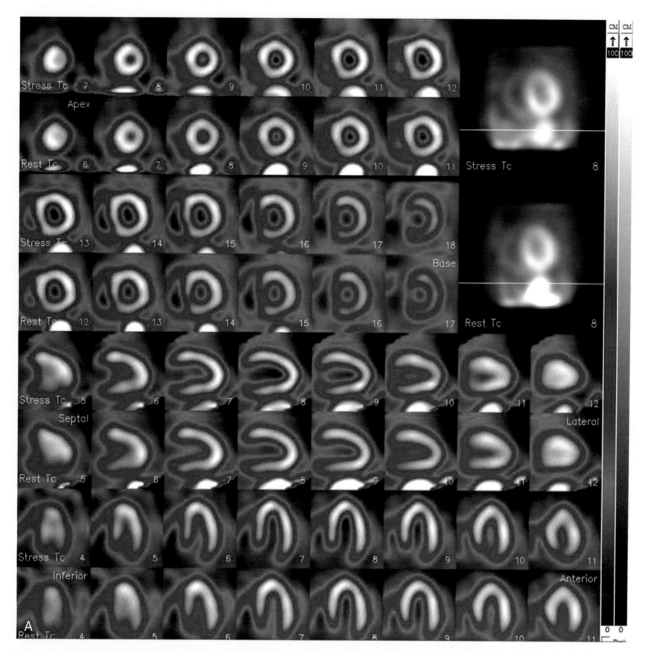

图 18-3　正常女性应用固态超快速 SPECT 心肌灌注显像。(A)右上黑-白图像显示平面投影图像对比度良好。彩色图像分别显示相应静息/负荷心肌断层图像。前四排为 LV 心尖部(左上)到基底部(右下)的心肌 SA 断层图像。下两排为负荷和静息心肌 VLA 断层图像,最后两排为负荷和静息心肌 HLA 断层图像。静息采集(4min)和负荷采集(2min)的图像可见 LV 心肌示踪剂摄取均匀,并具有更高空间分辨率和对比度。(待续)

正常显像：女性一日法静息/负荷 myoview NM530c SPECT 显像 加权靶心图

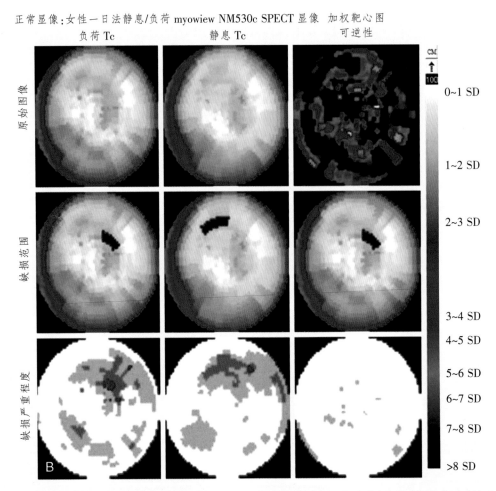

图 18-3(续) (B)该患者的靶心图和 LV 心肌示踪剂摄取量化。第一排的三个图分别对应负荷、静息和可逆性(标准化静息–负荷)LV 分布。较亮的颜色代表较高的放射性计数(灌注)，较暗的颜色代表较低的放射性计数，如最右转换表所示。负荷和静息靶心图示踪剂摄取相对均匀。中间一排为显示缺损范围的靶心图，与本方案正常数据库相比异常区域以黑色显示。在该图上有两个小范围但无明显意义的黑色区域(一个在负荷图像上，一个在静息图像上)，表示这是一个完全正常的病例。最后一排为显示缺损严重程度的靶心图，其中每个像素(体素)用颜色编码，编码依据低于平均分布色阶的标准差，在转换表旁显示转换比例。(待续)

评分

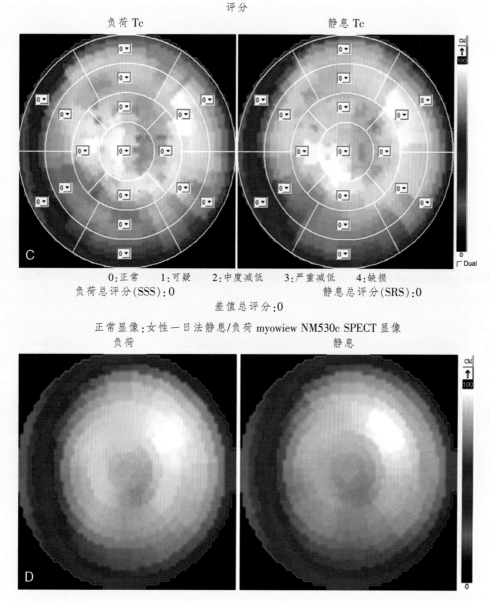

负荷 Tc　　　　　　　　　　　静息 Tc

0：正常　　1：可疑　　2：中度减低　　3：严重减低　　4：缺损

负荷总评分（SSS）：0　　　　　　　　　　静息总评分（SRS）：0

差值总评分：0

正常显像：女性一日法静息/负荷 myoview NM530c SPECT 显像

负荷　　　　　　　　　　　　静息

图 18-3（续）　（C）LV 负荷和静息 17 节段心肌灌注靶心图，使用 0~4 分对每一节段进行灌注评分。该患者 17 节段负荷总评分（SSS）和静息总评分（SRS）均为 0，表明这是一个灌注正常的病例。（D）女性 LV 负荷和静息 ^{99m}Tc 心肌灌注分布平均正常值来源于 30 例 CAD 验前概率<5%的女性。该患者灌注分布均匀，与传统 SPECT 采集的正常女性一致（见图 1-2D）。与传统 SPECT 的正常结果相比，通常无前壁放射性计数减低（衰减）。（待续）

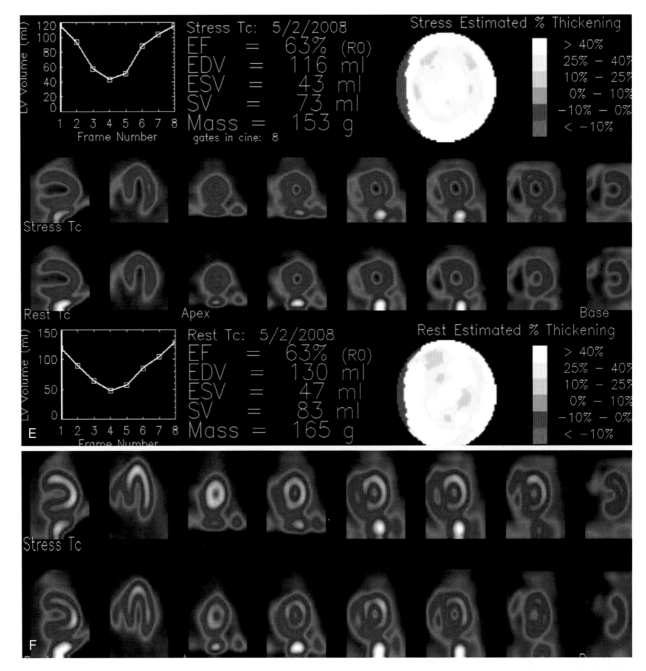

图 18-3(续) (E,F)该彩色图像为负荷后(顶部)和静息(底部)ECG 门控显像的 LV 舒张末期(E)和收缩末期(F)心肌断层图像。心功能正常者,从舒张期到收缩期,心内膜均匀一致向内收缩。室壁增厚正常者,从舒张期到收缩期也可见均匀一致的变化。图(E)中彩色靶心图代表了负荷后(顶部)和静息(底部)显像局部增厚的定量分析。图右侧条形图显示不同增厚率,用不同颜色表示。左上(负荷后)和左下(静息)图像分别为每个心动周期平均容积-时间曲线、LVEF、EDV、ESV、SV 和 LV 质量。静息和负荷后 LVEF 均高于 50%(正常)。(待续)

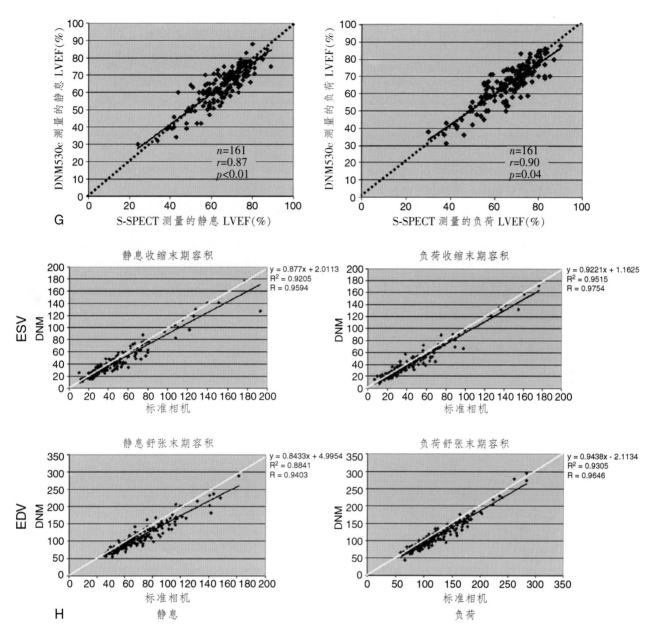

图 18-3(续)　(G)8 帧 DNM 和 S-SPECT 静息和负荷 LVEF 图像之间的相关性好。(H)静息和负荷 LV 收缩末期容积和舒张末期容积之间的相关性好。深色线代表回归线，虚线代表标识线。(G,H from *J Nucl Cardiol* 16:927-934,2009. Multicenter trial performed at Rambam Medical Center,Mayo Clinic and Emory University.)

点评

该病例属于新型超快速 SPECT 在正常女性中的应用。与病例 1-2 中应用传统 SPECT 的同一患者进行比较（静息采集时间为 14min，负荷采集时间为 12min）。应用固态 SPECT 获得的负荷和静息断层图像的空间和对比分辨率更高，如心内膜、心外膜边界以及 LV 腔勾画更为准确。LV 心肌放射性分布均匀。同时从线性散点图可见，新型 DNM 530c 和标准 SPECT（S-SPECT）静息和负荷 LVEF 和 LV 容积具有良好相关性。

病例 18-4　正常男性应用固态超快速 SPECT 行静息 ^{201}Tl/负荷 ^{99m}Tc-替曲膦心肌灌注显像（图 18-4）

患者男，57 岁，身高 5 英尺 5 英寸（约 1.65m），体重 136 磅（约 62kg），可疑 CAD 患者，有高血压和终末期肾病病史。使用一日法行静息 ^{201}Tl（3mCi）/负荷 ^{99m}Tc-替曲膦（15min）双核素心肌灌注 SPECT。DNM 530c SPECT 静息和负荷采集时间分别为 5min 和 3min，传统 SPECT 系统静息和负荷采集时间分别为 20min 和 14min。该患者按改良 Bruce 方案行运动负荷试验。静息 ECG 正常。负荷试验过程中患者无胸痛，ECG 无明显变化。负荷后 ECG 门控显像均采用每个心动周期 8 帧模式。

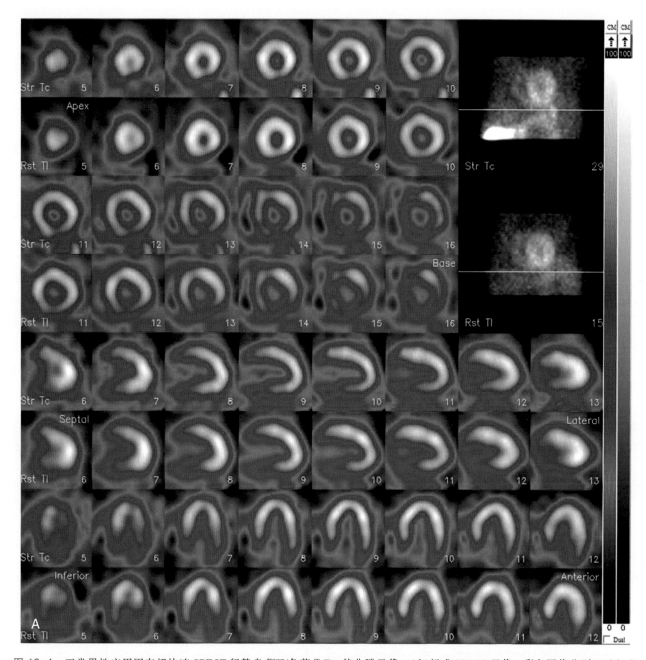

图 18-4　正常男性应用固态超快速 SPECT 行静息 ²⁰¹Tl/负荷 ⁹⁹ᵐTc-替曲膦显像。(A)标准 SPECT 显像。彩色图像分别显示相应静息和负荷心肌断层图像。前四排为 LV 心尖部(左上)到基底部(右下)的 SA 断层图像,下两排为负荷和静息心肌 VLA 断层图像,最后两排为负荷和静息心肌 HLA 断层图像。LV 心肌图像质量良好、示踪剂摄取均匀。(待续)

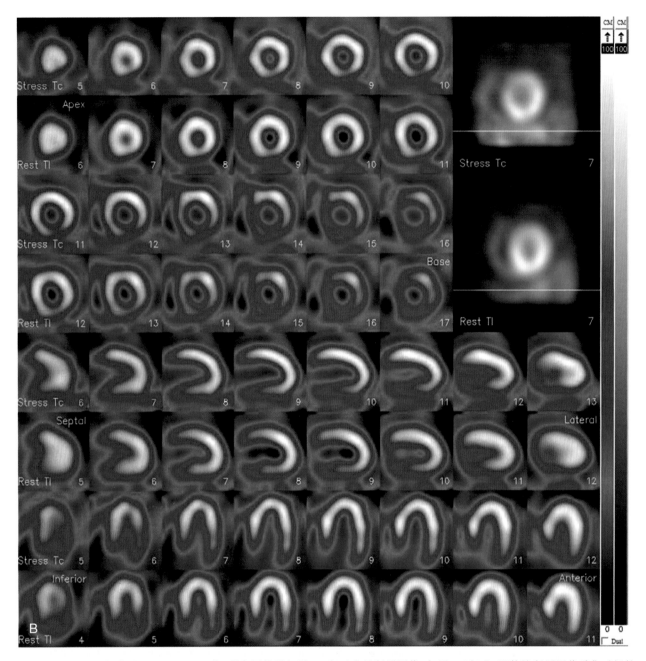

图 18-4(续) (B)超快速 CZT SPECT 显像。彩色图像是与图(A)相对应的断层图像。与图(A)相比,即使该断层图像采集时间较短,仍可获得更高的空间分辨率和良好的对比度。所获得的 ²⁰¹Tl 图像质量良好,前乳头肌清晰可见。(待续)

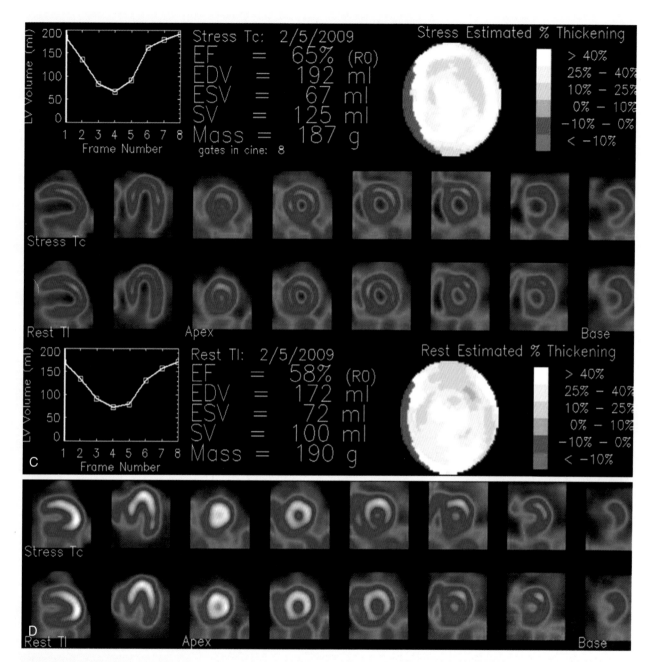

图 18-4(续)　(C,D)该彩色图像为应用固态相机获得的负荷后 ECG 门控 LV 舒张末期(C)和收缩末期(D)的 VLA、HLA 和 SA 心肌断层图像。心功能正常者,从舒张期至收缩期,心内膜均匀一致向内收缩。室壁增厚正常者,从舒张期到收缩期,也可见均匀一致的变化。^{201}Tl 与 ^{99m}Tc ED 和 ES 的图像质量好,因此 CZT 探测器具有更高的分辨率。所得静息和负荷后 LVEF 值正常。

点评

该病例为双核素显像的男性患者。DNM 530c 的

采集时间仅是传统 SPECT 的 25%，仍具有卓越的空间分辨率和良好的对比度，特别是能提高 ^{201}Tl 显像质量。

病例 18-5 男性 LCX 病变的 MPI：标准和超快速 SPECT 显像的比较（图 18-5）

患者男，87 岁，身高 5 英尺 11 英寸（约 1.8m），体重 146 磅（约 66kg），有血脂异常、LV 肥厚及 CAD 病史（包括陈旧性 MI），行静息/负荷 ^{99m}Tc-替曲膦 MPI（静息剂量为 10mCi；负荷剂量为 30mCi）。标准双探头 SPECT 静息和负荷采集时间分别为 14min 和 12min。超快速 SPECT 静息和负荷采集时间分别为 4min 和 2min。该患者按 Bruce 方案行运动负荷试验。负荷 ECG 门控显像采用每个心动周期 8 帧模式。

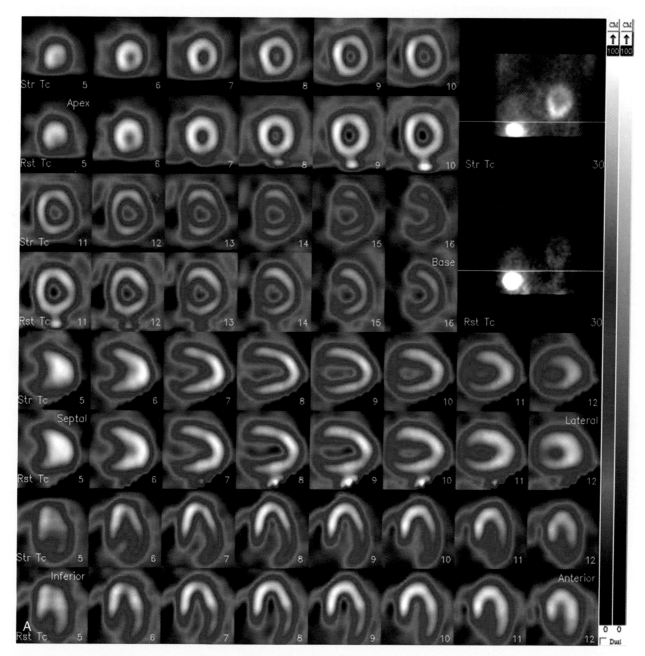

图 18-5　**LCX 病变男性患者的 MPI 显像：标准和超快速 SPECT 显像的比较。(A)** 标准 SPECT 显像。右上黑-白图像所示负荷和静息平面投影图像对比度良好。彩色图像分别显示静息/负荷心肌断层图像。前四排为 LV 心尖部（左上）到基底部（右下）的 SA 断层图像。下两排为负荷和静息心肌 VLA 断层图像，最后两排为负荷和静息心肌 HLA 断层图像。所示图像质量良好，LV 侧壁存在可逆性灌注缺损。（待续）

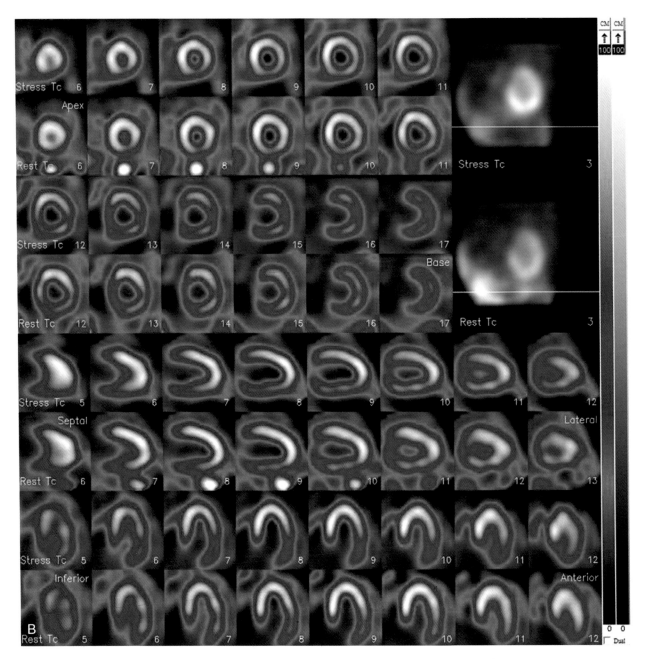

图 18-5(续)　(B)超快速 SPECT 显像。右上黑-白图像所示平面再投影图像对比度良好。彩色图像分别显示静息/负荷心肌断层图像。格式与图(A)相同。超快速 SPECT 所获得的 LV 心肌静息(4min)和负荷(2min)图像具有更高的空间分辨率和对比度。与图(A)标准 SPECT 相比,侧壁的可逆性异常更明显。(待续)

正常显像：男性一日法静息/负荷 myoview NM530c SPECT 显像　　加权靶心图

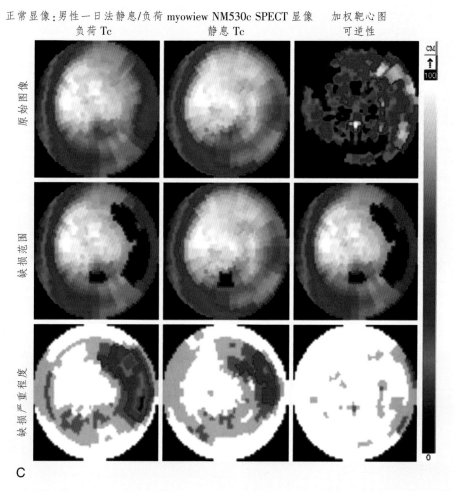

图 18-5(续)　(C)应用超快速 SPECT 获得的靶心图和 LV 示踪剂摄取量化。第一排的三幅图像分别对应负荷、静息和可逆性(标准化静息–负荷)LV 心肌示踪剂分布。较亮的颜色代表较高的放射性计数(灌注)，较暗的颜色代表较低的放射性计数，如最右转换表所示。中间一排为显示缺损范围的靶心图，与正常数据库相比，异常区域以黑色显示。负荷靶心图侧壁区域存在大范围黑色区域，表明该区域心肌血流灌注减低。最后一排为显示缺损严重程度的靶心图，其中每个像素(体素)用颜色编码，编码依据低于平均分布色阶的标准差。(待续)

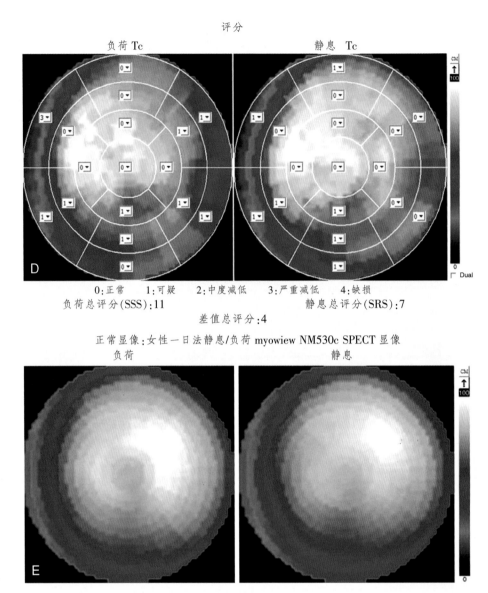

评分

负荷 Tc　　　　　　　静息 Tc

0:正常　　1:可疑　　2:中度减低　　3:严重减低　　4:缺损

负荷总评分(SSS):11　　　　　　静息总评分(SRS):7

差值总评分:4

正常显像:女性一日法静息/负荷 myoview NM530c SPECT 显像

负荷　　　　　　　　　静息

图 18-5(续)　(D)负荷和静息 LV 心肌灌注靶心图与 17 节段坐标系统相叠加,并使用 0~4 分对每一节段进行评分。该患者 17 节段 SSS 为 11,SRS 为 7。(E)男性 LV 负荷和静息 ^{99m}Tc 心肌灌注分布平均正常值来源于 30 例 CAD 验前概率<5%的男性。正常患者灌注分布均匀一致。在正常男性与女性人群中,应用超快速 SPECT 显像所得的 MPI 放射性分布非常相似(见图 18-3D)。(待续)

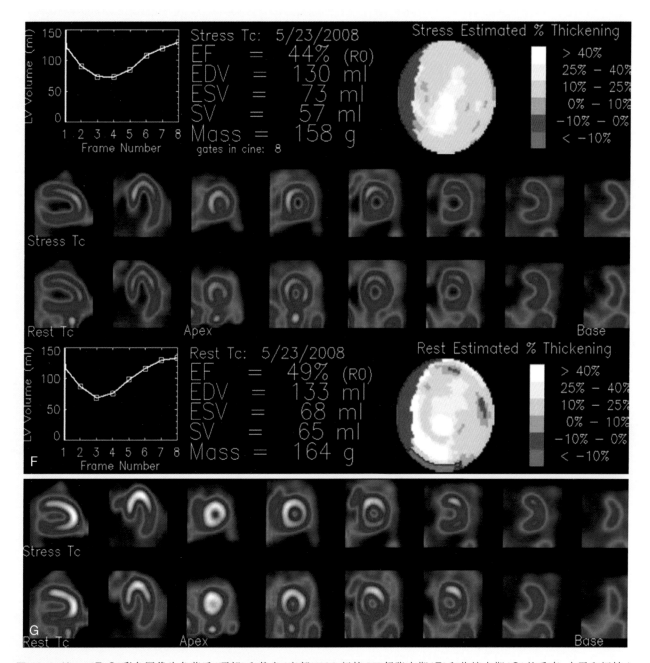

图 18-5(续)　(F,G)彩色图像为负荷后(顶部)和静息(底部)ECG 门控 LV 舒张末期(F)和收缩末期(G)的垂直、水平和短轴心肌断层图像。与图 18-3 所示正常人群相比,LV 舒张期和收缩期向内的室壁运动和室壁增厚(通过颜色变化表示)有所降低。静息和负荷后 LVEF 分别为 49%和 44%,均低于 50%(正常)。

点评

该男性患者在同一时期接受标准和超快速固态 SPECT 显像并进行比较。图 18-5A 显示传统 MPI 断层图像具有较高图像质量,LV 侧壁存在可逆性灌注异常,提示 LCX 供血区存在心肌缺血。图 18-5B 显示应用固态 DNM 530c SPECT 所获得的心肌断层图像具有良好的空间分辨率和对比度, 图像质量更优,而采集时间仅为传统显像的 1/6(负荷)到 1/4(静息)。在超快速 SPECT 心肌显像中侧壁可逆性灌注异常更加明显。

病例 18-6 正常女性 MPI:标准 SPECT 显像中可见乳腺衰减但在超快固态 DNM 530c SPECT 显像中消失 (图 18-6)

患者女,77 岁,身高 5 英尺 4 英寸(约 1.63m),体重 206 磅(约 93kg),有高血压病、糖尿病、血脂异常以及已知 CAD 病史(LAD 曾植入心脏支架),行静息/负荷 ^{99m}Tc-替曲膦 MPI(静息剂量为 10mCi;负荷剂量为 30mCi)。标准双探头 SPECT 静息和负荷采集时间分别为 14min 和 12min。超快速 SPECT 静息和负荷采集时间分别为 4min 和 2min。该患者按 Bruce 方案进行运动负荷试验。负荷和静息 ECG 门控显像均采用每个心动周期 8 帧模式。

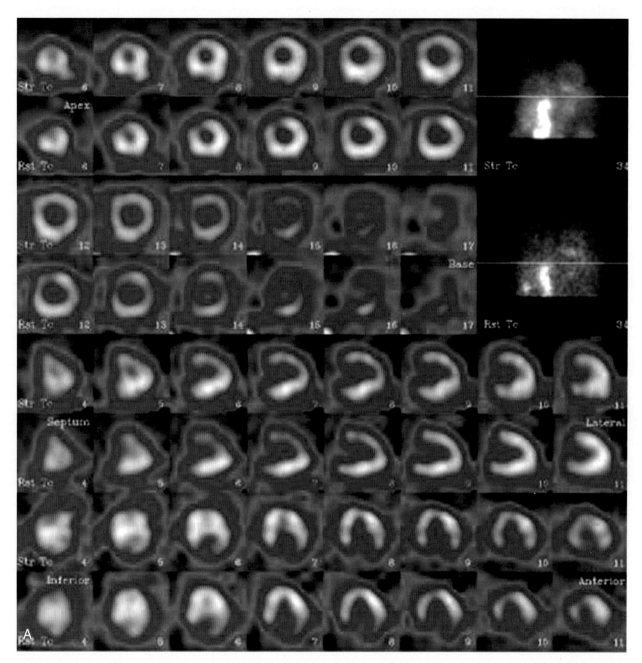

图 18-6　正常女性 MPI,标准 SPECT 显像可见乳腺衰减但在超快固态 DNM 530c SPECT 显像中消失。(A)标准 SPECT 显像。右上黑-白图像所示负荷和静息平面投影图像,由于乳腺衰减造成 LV 前壁和前侧壁放射性计数减低。彩色图像分别显示静息/负荷心肌断层图像。由于乳腺衰减,LV SA 和 VLA 层面前壁和前侧壁存在类似固定性放射性计数减低。(待续)

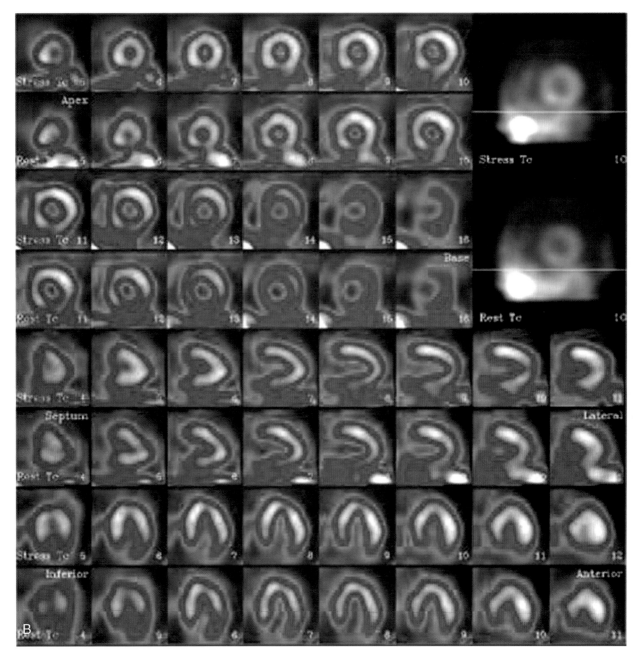

图 18-6(续)　(B)超快速固态 SPECT 显像。右上黑-白图像图所示平面投影图像不存在乳腺衰减伪影。彩色图像分别显示静息/负荷心肌断层图像。格式与图(A)相同。该图像空间分辨率较高，对比度好，LV 前壁和前侧壁无乳腺衰减。下壁由于膈肌衰减存在轻度固定性放射性计数减低。(待续)

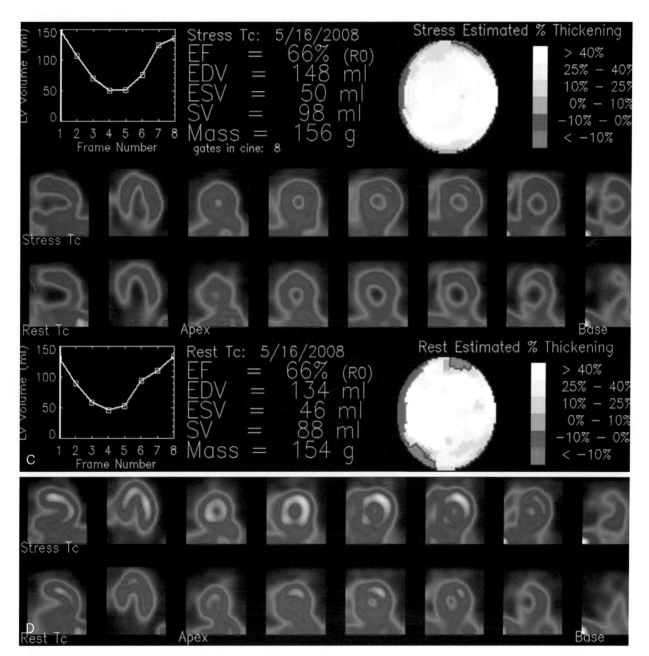

图 18-6(续)　(C,D)该彩色图像为应用固态 SPECT 获得的负荷后(顶部)和静息(底部)ECG 门控 LV 舒张末期(E)和收缩末期(F)的 VLA、HLA 和 SA 心肌断层图像。心功能正常者,从舒张期到收缩期,心内膜均匀一致向内收缩。室壁增厚正常者,从舒张期到收缩期也可见均匀一致的变化。图(E)中彩色靶心图代表负荷后(顶部)和静息(底部)的局部室壁增厚的量化。右侧条形图显示不同增厚率用不同颜色表示。静息和负荷的 LVEF 均高于 50%。整体和局部 LV 功能正常进一步证实上述稀疏区为衰减所致。

点评

该女性患者在同一时期接受了标准和超快速固态 SPECT 显像并进行比较。图 18-6A 显示传统 MPI 断层图像质量合格，在断层图像和黑-白投影图像中均显示与乳腺衰减一致的 LV 前壁和前侧壁固定性灌注异常。图 18-6B 显示应用固态 DNM 530c 所获得的心肌断层图像由于具有良好空间分辨率和对比度，图像质量更佳。而采集时间仅为传统显像的 1/6（负荷）到 1/4（静息）。DNM 530c 系统所获得的黑-白平面投影和断层图像在 LV 前壁和前侧壁均未出现衰减伪影，主要由于这种固态系统中探测器分布呈 3D 几何结构。下壁轻度衰减伪影可见。如图 18-6 C 和 D 所示，整体和局部 LV 功能正常进一步证实上述稀疏区为衰减所致。

（信文冲 译 王跃涛 审校）

推荐读物

DePuey EG, Gadraju R, Clark J, et al: Ordered subset expectation maximization and wide beam reconstruction "half-time" gated myocardial perfusion SPECT functional imaging: a comparison to "full-time" filtered back projection, *J Nucl Cardiol* 15:547–563, 2008.

Garcia EV, Faber TL: New trends in camera and software technology in nuclear cardiology, *Cardiol Clin* 27:227–236, 2009.

Garcia EV, Faber TL: Advances in nuclear cardiology instrumentation, clinical potential of SPECT and PET, *Curr Cardiovasc Imaging Rep* 2(3):230–237, 2009.

Garcia EV, Faber TL, Esteves FP: Cardiac dedicated ultrafast SPECT cameras: new designs and clinical implications, *J Nucl Med*, 2011; 52:210-217.

Sharir T, Slomka PJ, Berman DS: Solid-state SPECT technology: fast and furious, *J Nucl Cardiol* 17(5):890–896, 2010.

第 19 章

心肌灌注 SPECT/CT：CT 的增益价值

Fabio P. Esteves, Cesar A. Santana, Paolo Raggi, Ernest V. Garcia

要点

- 如果重建之前 CT 图像与 SPECT MPI 图像未能准确配准，衰减校正图像中可能会出现人为的灌注缺损，因此，在解读 SPECT 图像之前应对图像进行配准质控。
- CT 衰减校正产生的辐射剂量很小。
- 衰减校正消除了体型对 MPI 正常计数分布的影响。因此，衰减校正图像的诊断特异性和正常率均高于非衰减校正图像。
- 线源透射扫描是另一种衰减校正方法。
- 非增强 CT 可用于评价有无冠状动脉钙化及其范围。由于冠状动脉钙化是 CAD 的特征性病理改变，对于 SPECT MPI 正常的无已知 CAD 患者，冠状动脉钙化可改变其危险分层。
- 无冠状动脉钙化者 SPECT 显像诱发心肌缺血的可能性非常低(<5%)，这一信息与 CAD 验前概率相结合有助于增加临床医师排除阻塞性 CAD 的诊断信心。
- 评估冠状动脉钙化积分所产生的辐射剂量很小。
- 由于灌注分布的相对性，SPECT MPI 可能会低估多支血管病变的阻塞性 CAD 患者的心肌缺血程度和范围。此时，CTA 可能有助于明确 CAD 病变的范围和程度。
- SPECT 和 CTA 图像融合有助于明确罪犯血管。
- SPECT 与 CTA 联合应用增加了辐射剂量，这可能是阻碍其常规应用的原因之一。

背景

SPECT/CT 在核心脏病学领域中的应用日益广泛。无论这两种成像模式是否在同一设备中进行,都可以为评估 CAD 提供更多的综合信息。CT 成像可以对 CAD 进行解剖学的诊断和定位,而 SPECT 显像反映 CAD 的功能性变化。非增强 CT 可用于 SPECT 衰减校正和评价冠状动脉钙化积分,对比增强 CT 可用于冠状动脉血管造影。但 SPECT/CT 的临床应用价值和对卫生经济学的影响尚未明确。受检者的合理选择、严格进行质控对获得最佳临床应用至关重要。

用于 SPECT 衰减校正的衰减图像可通过钆线源或 CT 扫描获得。钆源衰减扫描与 SPECT 同时进行,但 CT 衰减成像是在 SPECT 显像之前或之后进行,这就增加了两者不配准的可能性。如果 CT 图像在 SPECT 重建之前未能与 SPECT 图像正确配准,则衰减校正图像可产生伪影。

病例 19-1　SPECT/CT 配准伪影:LV-肺不匹配(图 19-1)

患者女,60 岁,因胸部不适 2 周就诊,每次发作持续 5~10min。胸痛与劳累无关并可自行缓解。其 CAD 危险因素仅有高胆固醇血症。体格检查无明显异常。该患者行 TET,运动持续 5min,达到最大预期目标心率的 92%。基线 ECG 无明显异常。负荷 ECG 无缺血性改变。该患者应用多针孔固态探测器的 SPECT 行静息/负荷(5/20mCi)MIBI 心肌灌注显像。静息 SPECT 显像前,使用异机 64 排 CT 获得 CT 衰减图像,分别对静息和负荷 SPECT 图像进行衰减校正。

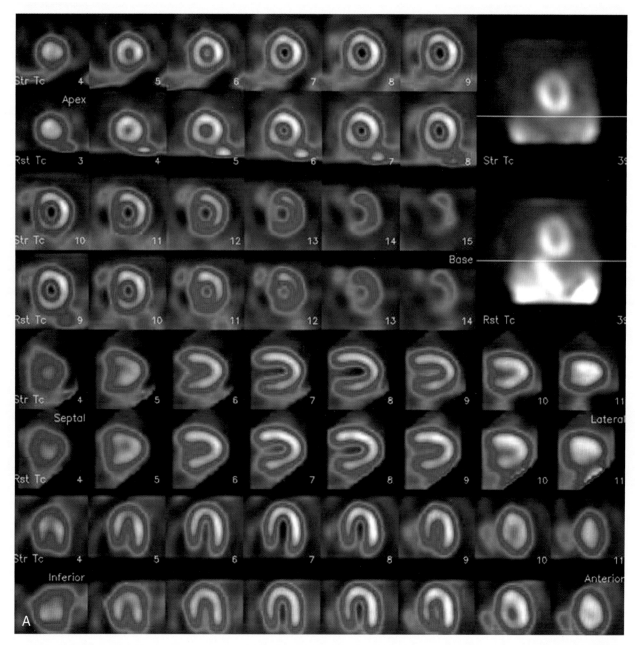

图 19-1　SPECT/CT 配准伪影：LV-肺不匹配。**(A)** 目测分析可见非衰减校正断层 SPECT 显像正常。下壁膈肌衰减，出现轻度固定性放射性计数减低。负荷显像中前壁也存在小范围的轻度放射性计数减低区(第一排)。

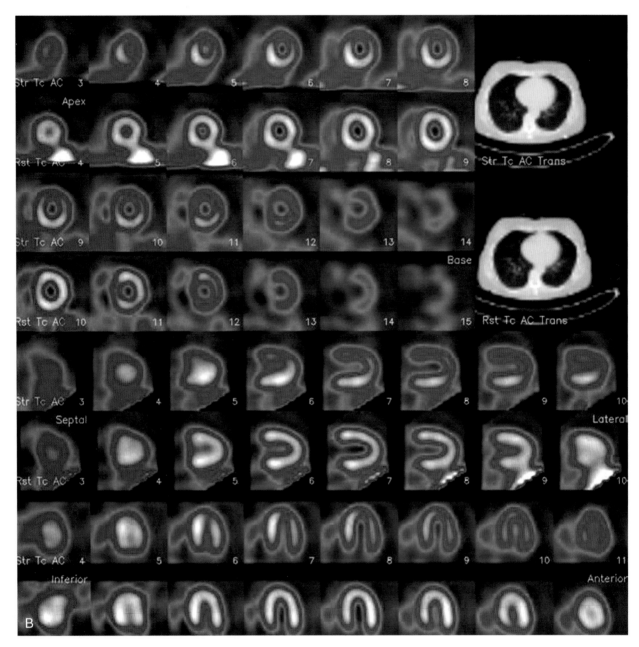

图 19-1(续) (B)衰减校正断层 SPECT 图像异常。心尖部、前壁和侧壁存在大范围严重可逆性灌注缺损。(待续)

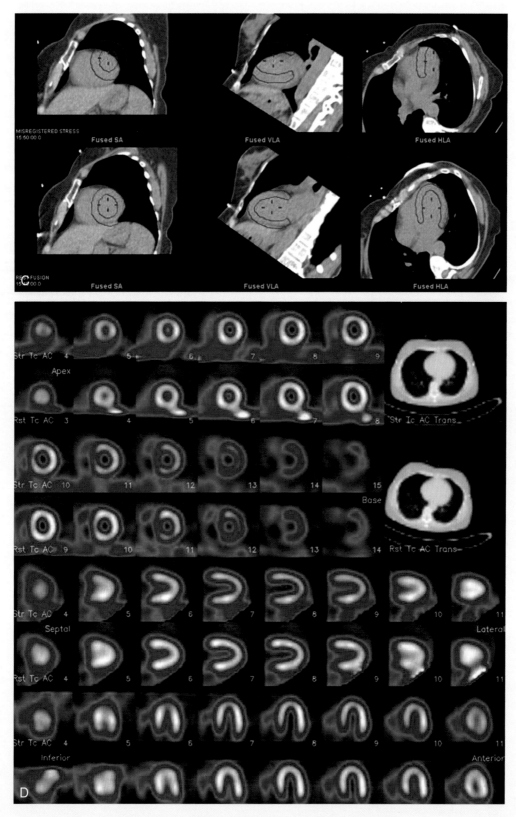

图 19-1(续)　(C)负荷(第一排)和静息(底排)融合图像。基于 SPECT 勾画的红色轮廓代表 LV 的心内膜和心外膜边界。负荷心肌图像与 CT 图像存在严重配准不良。所勾画的负荷心肌图像的心尖部、前壁和侧壁与 CT 图像上的肺组织相重叠。静息心肌图像与 CT 图像配准良好。随后应用相关软件对负荷心肌图像进行精准手动配准并重建图像,衰减校正 SPECT 图像不再显示灌注缺损(D)。

点评

负荷心肌显像 SPECT/CT 配准不良(而静息心肌显像配准良好) 导致在衰减校正 SPECT 图像中出现大范围人为的可逆性灌注缺损。当SPECT 图像的 LV 壁与 CT 图像上的肺组织相重叠时，通常会造成心肌放射性计数显著缺失。CT 图像质量可能会对衰减校正 SPECT 图像质量产生极大影响。例如，植入金属器械(例如除颤器导联)患者的 CT 图像常见条形伪影和暗带，相应衰减校正 SPECT 图像由于 CT 值(HU)转换至衰减图中的比例不当可能会人为增加心肌伪影。同样，CT 中肺吸气不足或过度吸气也是造成衰减校正 SPECT 图像出现伪影的原因之一(见图 20-2)。对 SPECT 图像进行解读时应结合 CT 图像和融合图像，以确保 CT 图像质量和 SPECT/CT 正确配准。

病例 19-2 SPECT/CT:使用衰减校正改善图像质量(图 19-2)

患者男,45 岁,因近 1 个月每天发作不典型胸痛门诊就诊,不伴有气短、恶心或呕吐等症状。其 CAD 危险因素包括 10 年吸烟史和 CAD 家族史。体格检查无明显异常 [体重 215 磅 (约 98kg),BMI 28kg/m²)]。静脉注射 0.4mg 热加腺苷行血管扩张药物负荷试验。基线 ECG 显示正常窦性心律和 I 度房室传导阻滞。负荷 ECG 无缺血性改变。应用多针孔固态探测器的 SPECT 行静息/负荷(5/20mCi)MIBI 心肌灌注显像。静息 SPECT 显像前,使用异机 64 排 CT 获得衰减图像,分别对静息和负荷 SPECT 图像进行衰减校正。SPECT/CT 图像配准良好。

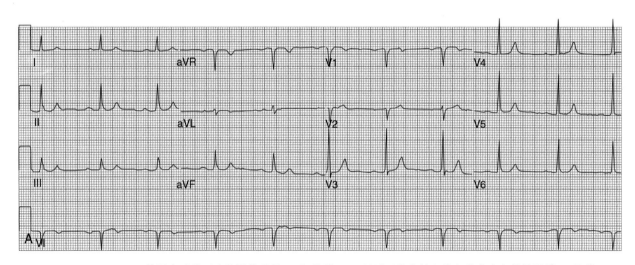

图 19-2　SPECT/CT:使用衰减校正改善图像质量。(A)基线 ECG 显示正常窦性心律和 I 度房室传导阻滞。(待续)

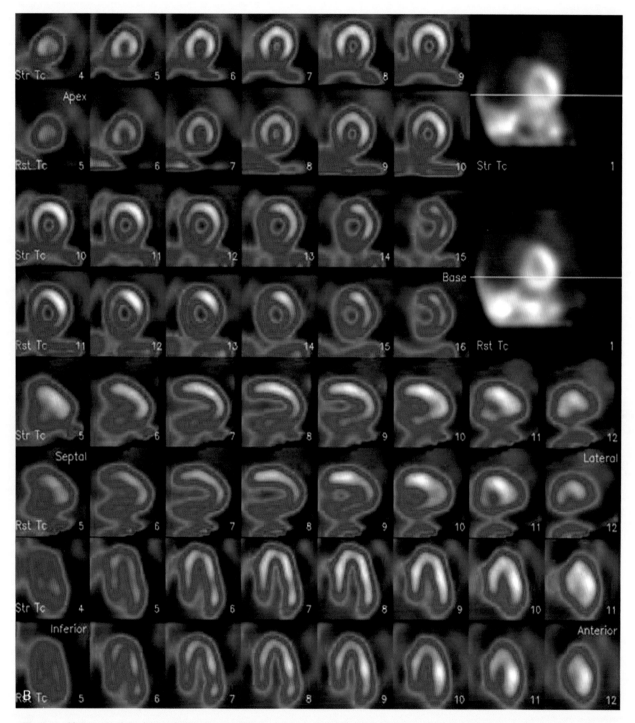

图 19-2(续)　(B)非衰减校正断层 SPECT 图像示下壁轻至中度的固定性放射性计数减低,累及下间壁和下侧壁。(待续)

负荷 Tc　　　　　　　　　　　　静息 Tc

原始图像

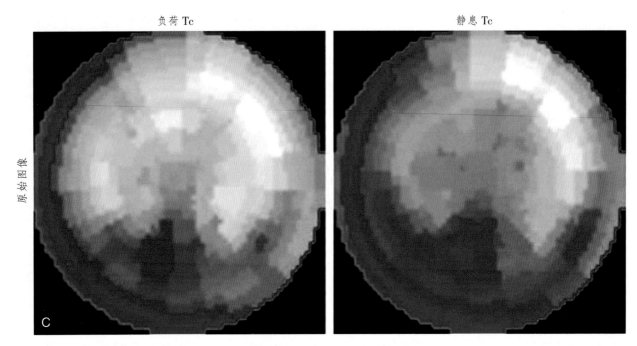

C

图 19-2(续)　**(C)** 负荷(左)和静息(右)靶心图显示下壁大范围轻至中度放射性计数减低,其余 LV 壁心肌灌注正常。(待续)

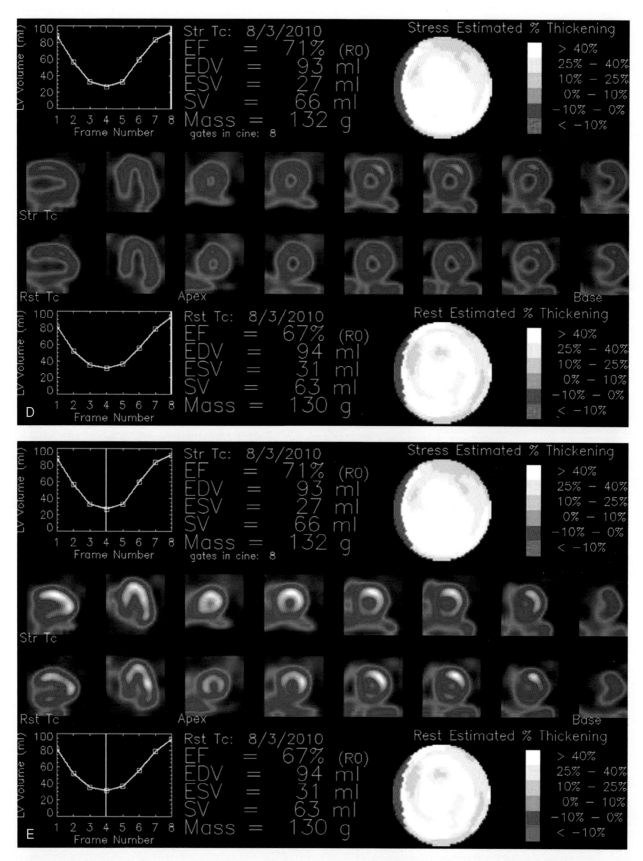

图 19-2(续)　负荷后(上)和静息(下)ECG 门控舒张末期(D)和收缩末期(F)的 VLA、HLA 和 SA 断层图像。静息和负荷后门控显像示 LV 室壁运动、LV 容积和 LVEF(静息,67%;负荷后,71%)均正常。(待续)

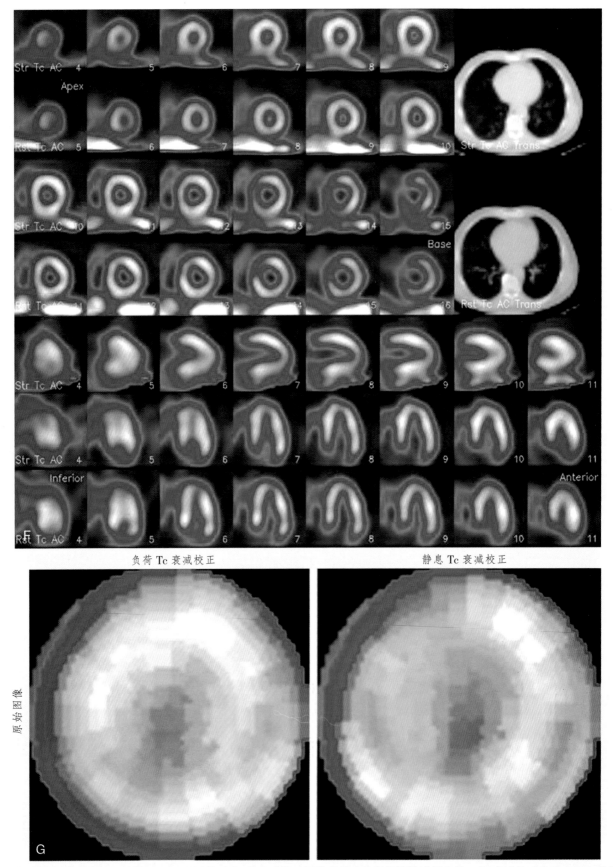

图 19-2(续) **(F)** 衰减校正断层 SPECT 图像正常。非衰减校正图像中下壁放射性计数减低改善。**(G)** 衰减校正负荷(左)和静息(右)靶心图示衰减校正后放射性计数均匀,无明显灌注缺损。

点评

　　心肌灌注 SPECT 显像易受软组织衰减产生伪影。这些伪影可被错误地解读为灌注缺损而增加 SPECT 显像假阳性率。由于衰减校正消除了因体型所产生的正常放射性计数分布的差异，正常患者衰减校正图像的 LV 放射性分布比非衰减校正更均匀一致。衰减校正算法不仅包括光子吸收校正，还包括散射校正和深度组织分辨率校正。上述校正方式可提高图像质量并增加临床医师对图像解读的确定性。

　　对软组织衰减和散射的补偿可使 LV 心肌放射性分布更均匀一致。下壁稀疏/缺损判断为膈肌衰减的依据为：衰减校正图像下壁灌注缺损得到改善；门控图像下壁室壁运动正常；ECG 无 Q 波。

　　越来越多的证据表明衰减校正图像对提高特异性和正常率高于非衰减校正。然而衰减校正并不完美。由于 CT 伪影、图像截断、配准不良等因素，衰减校正 SPECT 的图像质量可能会受到影响，因此解读衰减校正 SPECT 图像前应进行质量控制。目前，美国核心脏病学学会推荐：衰减校正可作为心肌灌注 SPECT 显像的辅助手段以提高诊断效能。

病例 19-3　SPECT/CT：利用冠状动脉钙化积分提高 CAD 危险分层（图 19-3）

　　患者男，56 岁，无已知 CAD，因 1 周内出现 2 次不典型胸痛就诊。胸部不适症状与劳累无关且自行缓解。无其他相关症状。CAD 危险因素包括 40 年吸烟史和 CAD 家族史。体格检查无明显异常，按 Bruce 方案行运动负荷试验。基线 ECG 正常。运动持续 11min，达到目标心率并因疲劳终止运动。负荷 ECG 无缺血性改变。应用标准双探头 SPECT 行静息/负荷（10/30mCi）MIBI 心肌灌注显像。静息 SPECT 显像前，使用异机 64 排 CT 获得非增强屏气 ECG 门控胸部 CT 图像。

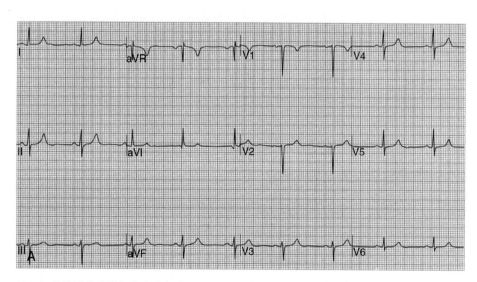

图 19-3　SPECT/CT：利用冠状动脉钙化积分提高 CAD 危险分层。（A）基线 ECG 示正常窦性心律，无 ST-T 改变。（待续）

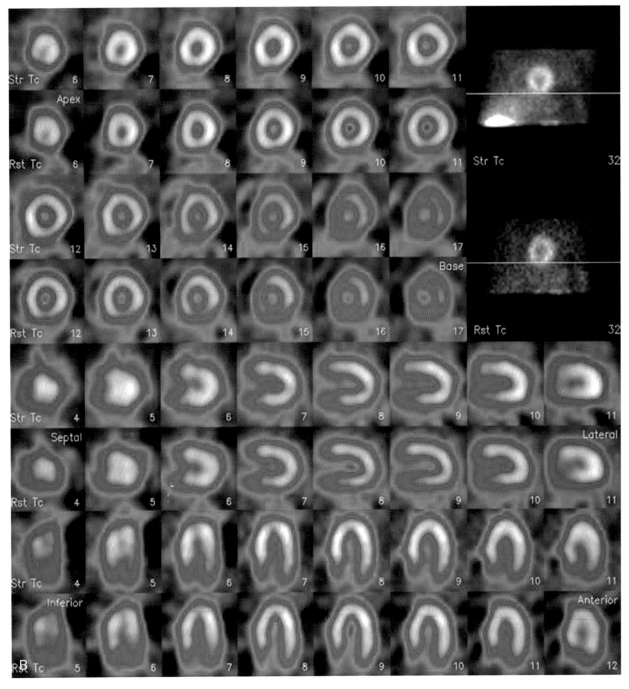

图 19-3(续)　(B)非衰减校正断层 SPECT 图像正常。由于膈肌衰减，下壁基底部存在小范围放射性计数减低。（待续）

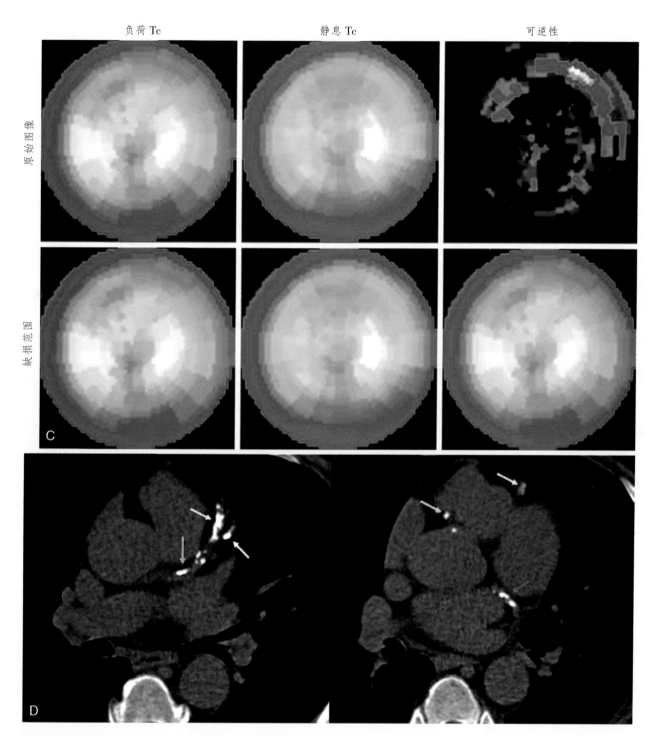

图 19-3(续) (C)靶心图正常,无灌注缺损区(黑色区域)(第二排)。门控心肌图像示 LV 节段性室壁运动、整体室壁运动以及 LVEF 均正常。CT 钙化积分显示冠状动脉区域钙化。(D)轴位 CT 图像显示 LM 远端(橘箭)、LAD 的近段和中间段(黄箭)、第二对角支(白箭)、LCX(红箭)、RCA(绿箭)存在钙化。总钙化积分为 563,分布如下:LM,24;LAD,231;LCX,130;RCA,178。

点评

心肌灌注 SPECT 显像正常意味着有血流动力学意义 CAD 的可能性低,但并不能排除非阻塞性 CAD。CT 成像可用于探测冠状动脉钙化的存在及其范围(也可用于诊断其他伴发的胸部病变)。由于冠状动脉钙化是 CAD 的特征性病理改变,对心肌灌注 SPECT 正常的无已知 CAD 患者,其可提供额外的诊断信息。此外,钙化积分可量化冠状动脉粥样硬化的负荷,并提供传统心血管危险因素以外的预后信息。因此,对于 CAD 低至中度可能和心肌灌注 SPECT 正常的患者,钙化积分可用于危险再分层,从而指导是否需要药物治疗。

本病例阐明冠状动脉钙化积分可提高无已知 CAD 且 SPECT 正常患者的危险分层。根据 Diamond 和 Forrester 标准,该患者为 CAD 中度可能;但基于 Framingham 危险评分,该患者 10 年内发生严重心血管事件风险较低(<10%)。但该患者存在冠状动脉广泛钙化,使其心血管风险分层发生改变,随后该患者开始行阿司匹林和他汀类药物治疗。

对于已知 CAD 或有诱发性心肌缺血患者,冠状动脉钙化积分无额外诊断价值,因为此类患者的治疗方案不会因钙化积分而发生改变。同样,SPECT MPI 正常但 Framingham 风险评分 10 年严重心血管事件为高风险(>20%)的患者,也不能从 CT 钙化积分中获益,临床风险评估已决定其需要药物治疗并改变生活方式。

病例 19-4 SPECT/CT:冠状动脉钙化积分增加诊断信心(图 19-4)

患者男,54 岁,因活动后气短就诊,无其他相关症状。戒烟 20 年,CAD 危险因素包括高胆固醇血症及 CAD 家族史。该患者由于基线 ECG 显示 LBBB 而不宜行运动平板试验。随后行负荷超声心动图检查,负荷状态下显示 LV 功能轻度受损(EF 值为 50%),前壁和前间壁有轻度室壁运动减低。为明确 LV 功能异常是由 LBBB 还是阻塞性 CAD 所致,随后该患者行心肌灌注 SPECT 显像。药物负荷试验静脉注射腺苷 4min 以上。应用标准双探头 SPECT 行静息/负荷(4/30mCi)双核素心肌灌注显像(静息 ^{201}Tl,负荷 ^{99m}Tc-替曲膦)。静息 SPECT 显像前,应用异机 64 排 CT 扫描仪获得非增强屏气 ECG 门控胸部 CT 图像。

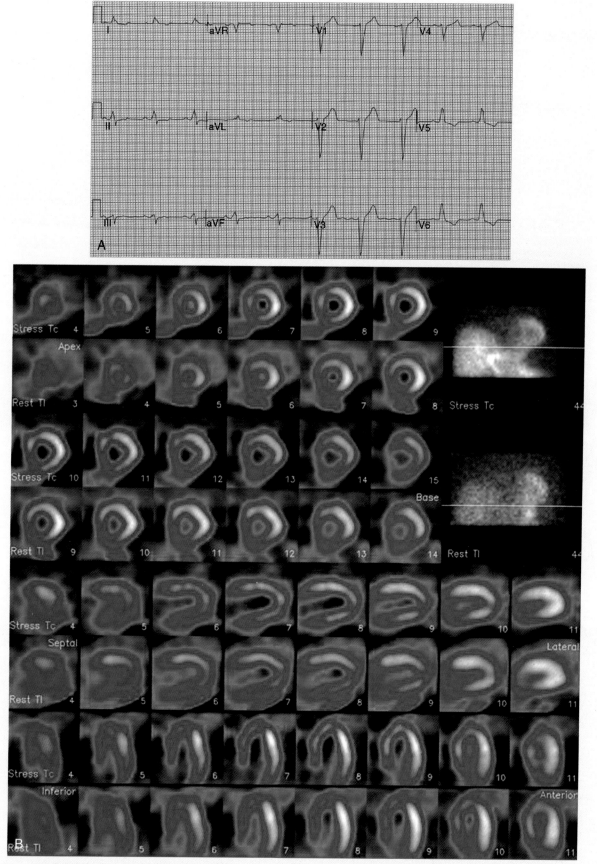

图 19-4　SPECT/CT:冠状动脉钙化积分增加诊断信心。**(A)**基线 ECG 显示正常窦性心律和 LBBB。**(B)**非衰减校正断层 SPECT 图像异常。静息和负荷图像示心尖部、间壁(前间壁和下间壁)存在大范围轻至中度放射性计数减低。(待续)

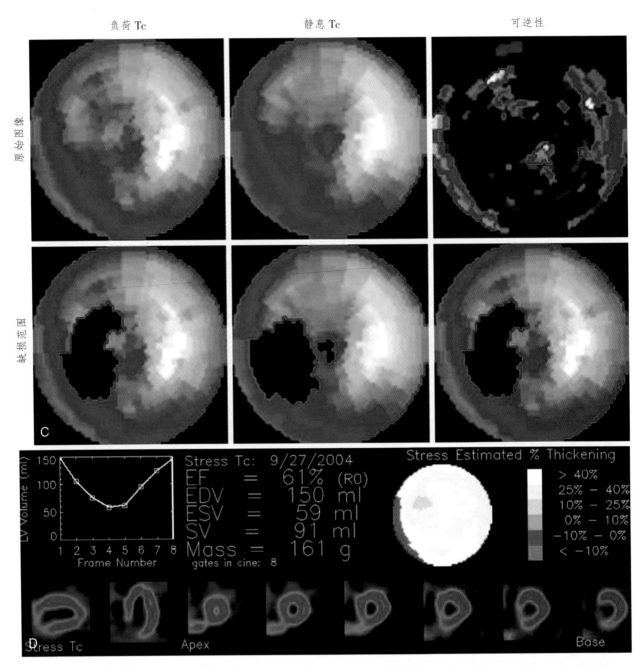

图 19-4(续) （C)靶心图显示异常。缺损范围靶心图中黑色区域(底排)表明与相应静息和负荷正常数据库相比,该区域的放射性计数减低。通过定量分析无白色区域(右下)表明无可逆性缺血存在。ECG 门控图像显示负荷后 LV 舒张末期(D)和收缩末期(E) 的 VLA、HLA 和 SA 断层图像。门控图像显示间壁存在矛盾运动,LV 容积和射血分数 (EDV,150mL；ESV,59mL；LVEF,61%)均正常,冠状动脉钙化积分为 0。(待续)

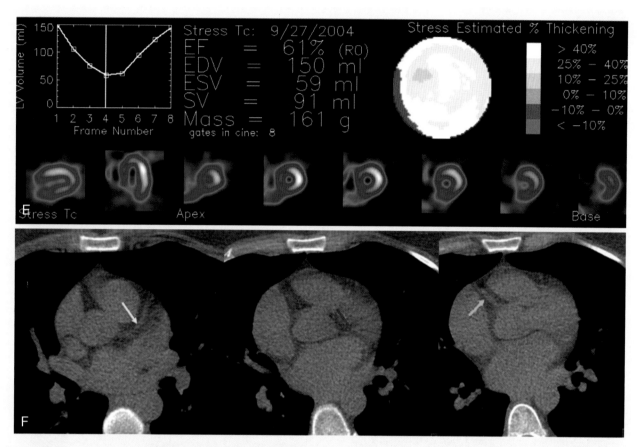

图 19-4(续)　(E)参照上一页的图例。(F)轴位 CT 图像证明在 LAD 近段(黄箭)、LCX 近段(红箭)和 RCA 近段(绿箭)均无钙化。

点评

随着 SPECT/CT 的出现,冠状动脉钙化积分越来越多地被用于辅助解读 SPECT 图像。由于钙化积分与阻塞性 CAD 关联性不大,冠状动脉钙化积分对有症状的可疑 CAD 的患者的诊断价值有限。而冠状动脉无钙化与 SPECT 显像诱发心肌缺血的低可能性(<5%)相关。无血流动力学意义的冠状动脉狭窄的患者也可出现灌注缺损,以上信息对临床医师的诊断非常有价值,无冠状动脉狭窄但有灌注缺损的患者可见于 LVH、心脏起搏器植入和 LBBB。

目前无创诊断 LBBB 患者心肌缺血仍然面临挑战。运动 ECG 诱发的 ST 段改变并不能诊断心肌缺血,心肌灌注 SPECT 显像所见间壁/前间壁缺损与冠脉造影所示 LAD 有意义的冠状动脉狭窄并不相关(见第 7 章)。

该病例阐明了冠状动脉无钙化结合 CAD 验前概率有助于排除阻塞性 CAD,冠状动脉钙化是阻塞性 CAD 很早期的表现。事实上,有关钙化积分的研究(对超过 9000 例有症状患者进行研究)表明,以冠状动脉造影为金标准,钙化积分为 0 分时可排除阻塞性 CAD,其阴性预测值接近 97%。因此,本例患者的 SPECT 灌注缺损不太可能是由 CAD 所致。此外,只有当冠状动脉钙化积分非常高时,才有可能怀疑阻塞性 CAD,因为钙化几乎与中晚期动脉粥样硬化的所有阶段有关。

病例 19-5　SPECT/CT:CT 图像上冠状动脉以外的有价值的影像表现(图 19-5)

　　患者女,79 岁,有系统性高血压、高脂血症和甲状腺功能减退症病史。因长期不典型胸部不适伴随呼吸困难就诊，就诊前几周乏力和气短症状逐渐加重。3 周前在外院行超声心动图示心腔大小和 LV 收缩功能（EF 为 65%）均正常,但顺应性降低,有二尖瓣轻度硬化和功能不全。行腺苷药物负荷试验,以 140μg/(kg·min)速率静脉注射腺苷 4min 以上。应用标准双探头 SPECT 行静息/负荷(10/30mCi)MIBI 心肌灌注显像。静息 SPECT 显像前,行异机胸部 CT 扫描。

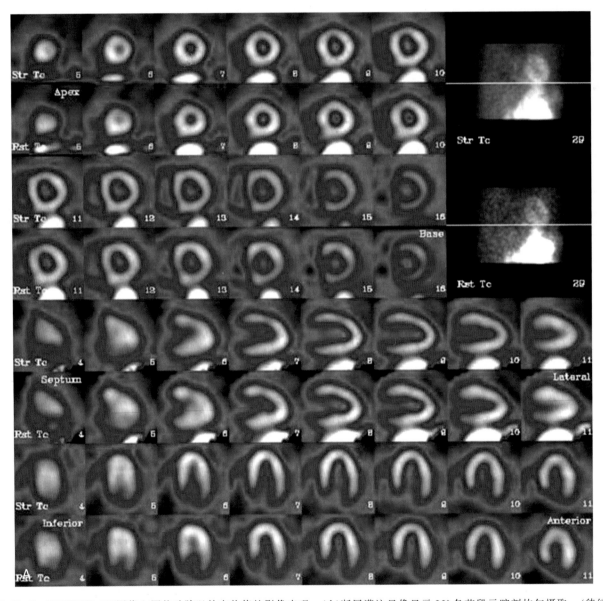

图 19-5　SPECT/CT:CT 图像上冠状动脉以外有价值的影像表现。(A)断层灌注显像显示 LV 各节段示踪剂均匀摄取。(待续)

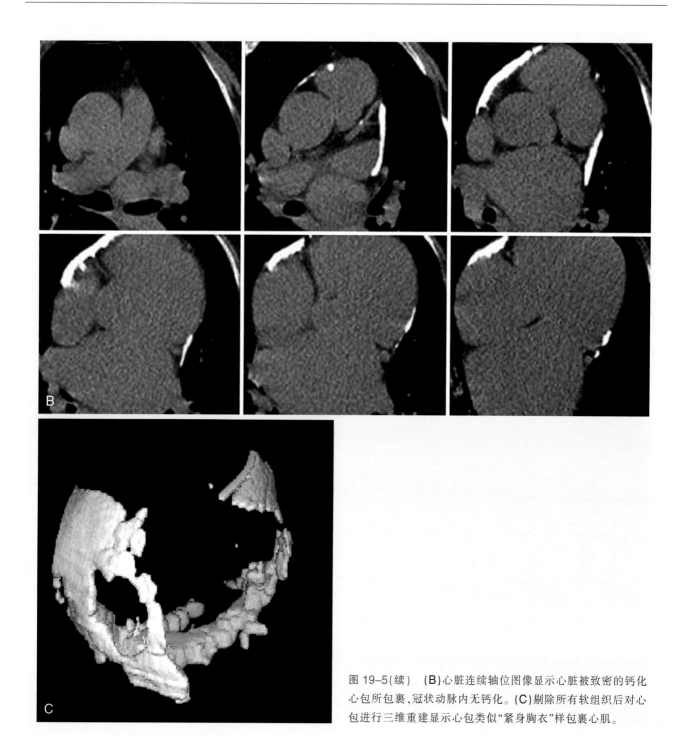

图 19-5(续)　(B)心脏连续轴位图像显示心脏被致密的钙化心包所包裹,冠状动脉内无钙化。(C)剔除所有软组织后对心包进行三维重建显示心包类似"紧身胸衣"样包裹心肌。

点评

　　进行 SPECT/CT 成像时,胸部 CT 上的一些意外表现可能有助于阐明症状的原因。利用胸部 CT 进行冠状动脉钙化定量评估时,冠状动脉以外病变的发现率约为 20%。除了应用 CT 成像进行衰减校正外,如

何解读胸部 CT 影像还需要进行充分的培训,以免忽略对患者有诊断意义的相关影像表现。

　　该患者患有缩窄性心包炎,MPI 示示踪剂摄取均匀,CT 图像示冠状动脉仅有微小钙化,因此增加了判断冠状动脉正常的可能性。另一方面,心包严重钙化,合理解释了该患者有进行性气短和乏力的临床表现。

病例 19-6 SPECT/CT:应用 CTA 提高 SPECT 缺血负荷的量化(图 19-6)

患者男,62 岁,有高血压、阵发性房颤病史,6 年前因 CAD 于 LAD 和第二对角支行 PCI 术。因近期出现运动后胸痛行心肌灌注 SPECT 和 CTA。该患者按标准 Bruce 方案行运动负荷试验。基线 ECG 示明显 LVH。运动持续了 7min 并达到目标心率,运动高峰时出现胸痛,ECG 示下侧壁相应导联出现 ST 段压低 2mm。应用标准双探头 SPECT 行静息/负荷(10/30mCi)MIBI 心肌灌注显像。行异机 CTA。

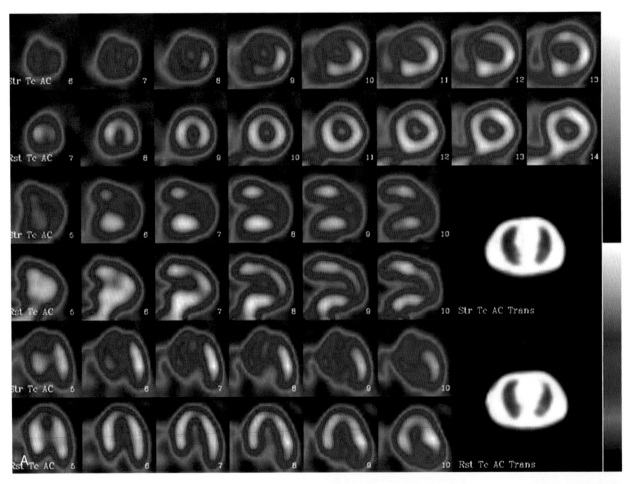

图 19-6 SPECT/CT:应用 CTA 提高 SPECT 缺血负荷的量化。(A)衰减校正断层 SPECT 图像示在心尖部、前壁近心尖部、下壁近心尖部、前壁中部和间壁大范围重度可逆性灌注缺损。下壁基底部存在小范围轻度可逆性灌注缺损。(待续)

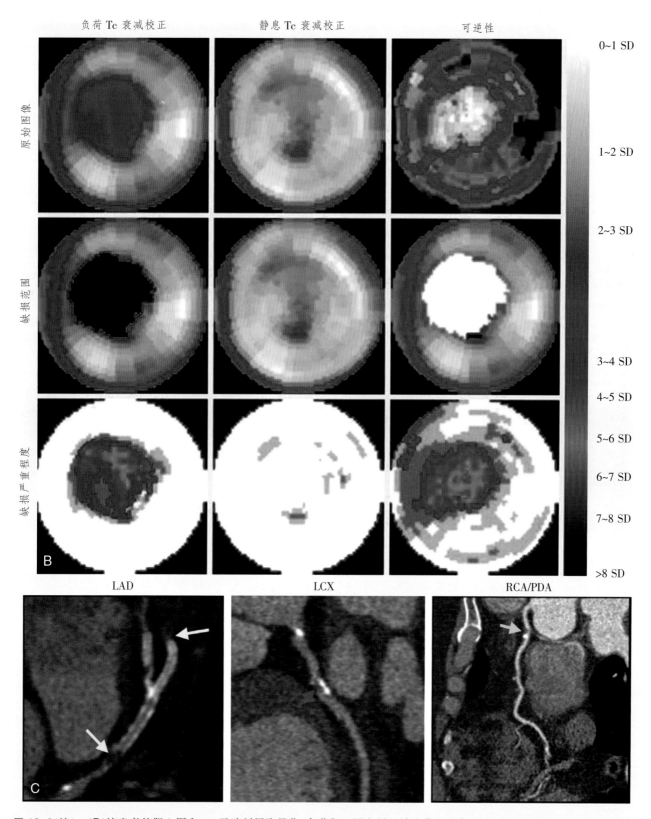

图 19-6(续) (B)该患者的靶心图和 LV 示踪剂摄取量化。负荷靶心图变黑区域为灌注异常区域。变白区域表明 LAD 供血区域完全可逆性心肌缺血。(C)CTA 冠状动脉多平面重建显示三支主要冠状动脉均存在钙化。LAD(支架远端和近端,黄箭)、LCX(红箭)和 RCA(绿箭)存在阻塞性病变。(待续)

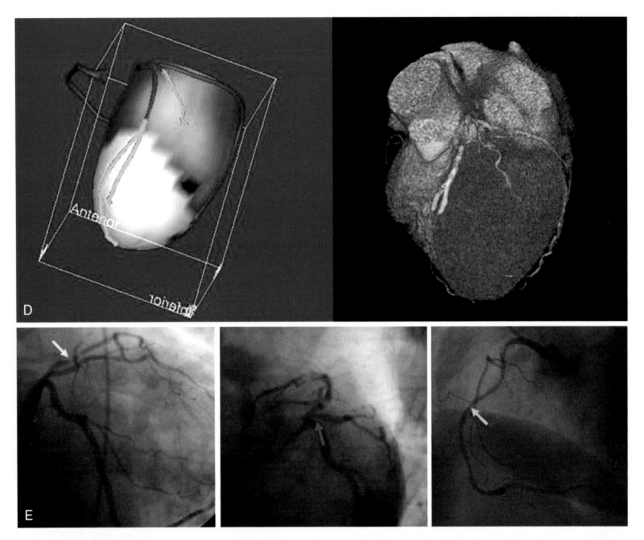

图 19-6(续)　(D)CTA(右图)冠状动脉三维容积再现图显示 LV 心外膜表面的 LAD 和 LCX 走行。SPECT 和 CTA 融合图像(左图)显示 LAD 供血区域存在大范围白色区域,提示可逆性心肌缺血。冠状动脉绿色节段是指 CTA 所见冠脉狭窄的远段部分。(E)冠状动脉造影显示在 LAD(黄箭)、LCX(红箭)和 RCA(绿箭)均存在阻塞性狭窄。

点评

SPECT MPI 受限于 LV 心肌示踪剂分布的相对性。换言之,放射性计数最高的心肌区域为 100%并定义为正常, 将 LV 其余心肌的灌注分布与之相比较。由于灌注缺损可能只在管腔狭窄程度最重的供血心肌区域发生,因此,可能会低估多支血管病变 CAD 患者的缺血负荷。此外,在三支主要冠状动脉狭窄程度相似的患者中,LV 心肌示踪剂摄取可出现一致的计数下降,因此,SPECT 显像偶尔会表现为完全正常。

本病例阐明了心肌灌注 SPECT 显像低估了多支血管病变 CAD 患者的缺血负荷。心尖部、前壁和间壁大范围可逆性缺损与 LAD 近段的阻塞性狭窄有关,而 SPECT 显像在 LCX 和 RCA 供血区域未见明显灌注异常。SPECT 显像仅提示单支冠状动脉有血流限制性狭窄,但 CTA 表现为三支冠状动脉病变。冠状动脉造影最终诊断三支血管均存在阻塞性狭窄,因此该患者进行了 CABG。

病例 19-7　SPECT/CT：SPECT 与 CTA 融合图像提高"罪犯"血管的评价（图 19-7）

　　患者男，55 岁，既往患有多支血管病变 CAD 和陈旧性 MI，近期心绞痛复发。有创冠状动脉造影显示 LM 短小，LAD 中段 70% 狭窄，LCX 近段 70% 狭窄、OM2 发出前 95% 狭窄，右冠优势型，其远段 70% 狭窄，PDA 60% 狭窄。采用标准双探头 SPECT 行静息/负荷（10/30mCi）替曲膦心肌灌注显像。行异机 CTA。

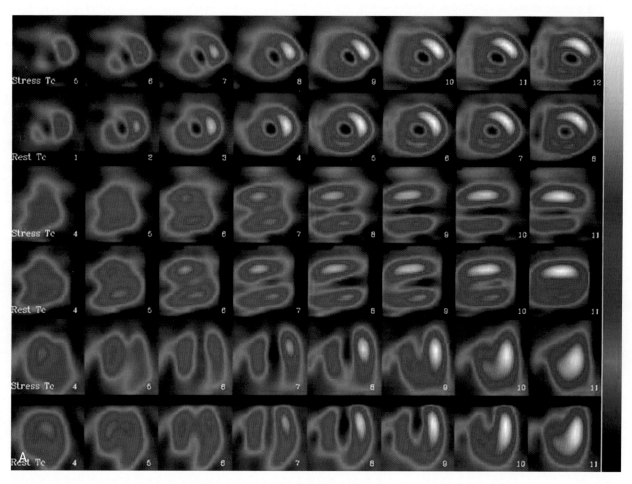

图 19-7　SPECT/CT：SPECT 与 CTA 融合图像有助于明确罪犯血管。(A)非衰减校正 SPECT 断层图像示心尖部、前壁近心尖部、下壁近心尖部和间壁存在大范围重度固定性灌注缺损，下侧壁存在中等范围部分可逆性灌注缺损。(待续)

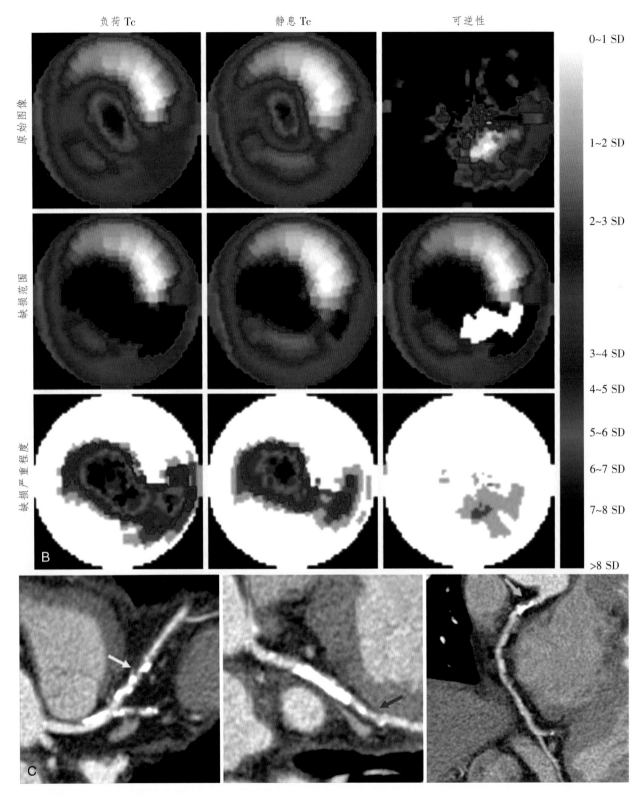

图 19-7(续) (B)该患者的靶心图和 LV 示踪剂摄取量化。负荷靶心图变黑区域为灌注异常区域。变白区域表明下侧壁可逆性心肌缺血。(C)CTA 冠状动脉多平面重建显示三支主要冠状动脉均存在广泛钙化，并存在多处临界性阻塞性狭窄，包括 LAD 70%狭窄(黄箭)、LCX 70%狭窄(红箭)和 RCA 70%狭窄(绿箭)。

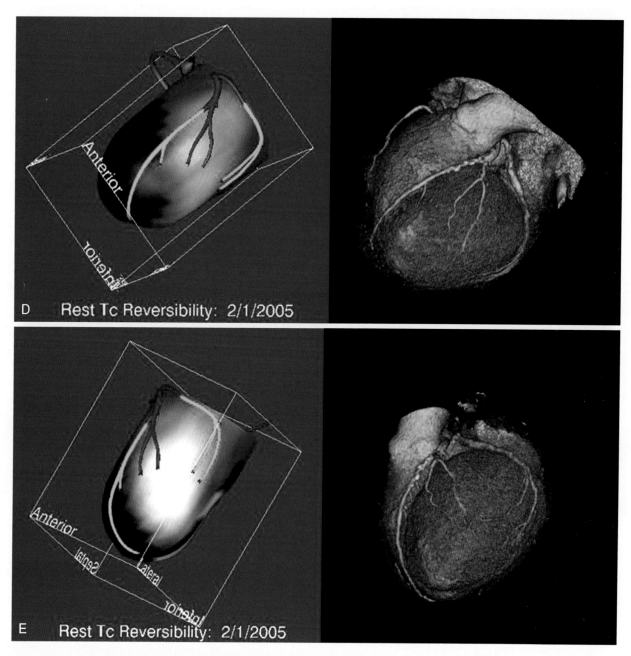

图 19-7(续) (D)CTA(右图)冠状动脉三维容积再现图显示 LV 心外膜表面的 LAD 和 LCX(及其主要分支)的走行。SPECT 和 CTA 融合图像(左图)显示 LAD 供血区域存在黑色区域,提示为瘢痕组织但无可逆性心肌缺血。冠状动脉绿色节段是指 CTA 所见冠状动脉狭窄的远段部分。(E)CTA(右图)冠状动脉三维容积再现图显示 LV 心外膜表面的 LAD 和 LCX(及其主要分支)的走行。SPECT 和 CTA 融合图像(左图)显示 LCX 供血区域无明显灌注异常,提示无血流受限的冠状动脉狭窄。冠状动脉绿色节段是指 CTA 所见冠状动脉狭窄的远段部分。

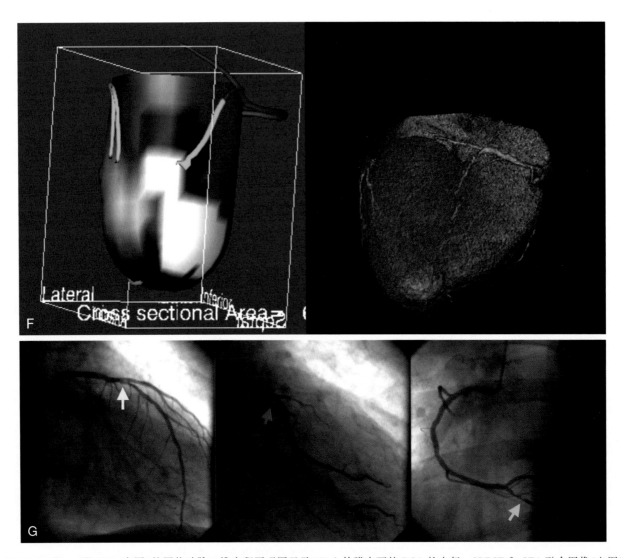

图 19-7(续)　(F)CTA(右图)的冠状动脉三维容积再现图显示 LV 心外膜表面的 RCA 的走行。SPECT 和 CTA 融合图像(左图)显示 RCA 供血区域存在白色区域,提示可逆性心肌缺血。冠状动脉绿色节段是指 CTA 所见冠状动脉狭窄的远段部分。(G)冠状动脉造影图显示了在 LAD(黄箭)、LCX(红箭)和 RCA/PDA(绿箭)均存在临界性阻塞性狭窄。

点评

在当前临床实践中,心血管病专家主观地将血管造影或 CTA 的解剖信息与 SPECT 显像的生理学信息进行结合。然而,在可逆性心肌缺血和多支血管病变的 CAD 患者中,可能难以确定罪犯动脉,尤其当狭窄程度为 50%~70%时。这种狭窄可以有心肌缺血,也可无心肌缺血。

多支血管病变 CAD 患者的融合图像有助于识别罪犯动脉。SPECT 图像在 LAD 供血区域所示的大范围固定性灌注缺损提示为瘢痕组织。然而,下侧壁的部分可逆性灌注缺损可能是 LCX 或 RCA 阻塞性病变所致。单独的 SPECT 或 CTA 均无法识别罪犯病变。然而,SPECT 和 CTA 融合图像可成功识别与可逆性心肌缺血相关的冠状动脉病变。下侧壁缺血继发于 RCA 病变,而不是 LCX 病变。随后,该患者成功对 RCA 进行了 PTCA /支架置入术,心绞痛缓解。

(信文冲 译　王跃涛 审校)

推荐读物

Faber TL, Galt JR: SPECT/CT and PET/CT hybrid imaging and image fusion. In Iskandrian AE, Garcia EV, editors: *Nuclear Cardiac Imaging*, ed 4, New York, 2008, Oxford University Press, pp 202–217.

Iskandrian AE, Garcia EV: Practical issues: ask the experts. In Iskandrian AE, Garcia EV, editors: *Nuclear Cardiac Imaging*, ed 4, New York, 2008, Oxford University Press, pp 703–718.

Kaufmann PA, Gaemperli O: Hybrid cardiac imaging. In Zaret BL, Beller GA, editors: *Clinical Nuclear Cardiology: State of the Art and Future Directions*, ed 4, Philadelphia, 2010, Mosby Elsevier, pp 121–131.

Raggi P: Cardiac computed tomography for the nuclear cardiology specialist. In Iskandrian AE, Garcia EV, editors: *Nuclear Cardiac Imaging*, ed 4, New York, 2008, Oxford University Press, pp 688–702.

Venuraju S, Yerramasu AK, Goodman DA, et al: Coronary artery calcification: pathogenesis, imaging, and risk stratification. In Zaret BL, Beller GA, editors: *Clinical Nuclear Cardiology: State of the Art and Future Directions*, ed 4, Philadelphia, 2010, Mosby Elsevier, pp 332–355.

第 20 章

心脏 PET 和 PET/CT 显像

Fabio P. Esteves, Ernest V. Garcia

要点

- PET 显像是定量评估心肌血流、代谢、活力和神经分布理想的方法。
- 无论现场有无回旋加速器,PET 显像均可完成,但所用示踪剂是不同的。
- PET 显像的辐射暴露通常低于 SPECT 显像。
- 衰减校正在 PET 显像中常规使用,而在 SPECT 显像中则是选择性使用且不普及。
- 随着 PET/CT 的出现,由于 PET 和 CT 时间分辨率不同,因配准不良所产生伪影越来越常见。在图像重建之前,如果未对图像适当的配准,则可因 CT 图像中肺组织覆盖 LV 室壁而人为地造成 PET 图像中 LV 室壁计数的丢失。
- LV 下壁过度校正是另一个由于 PET 和 CT 扫描时间不同步产生的伪影。这种伪影通常出现在 CT 扫描时肺吸气不足的患者。
- 铷衰变时会产生瞬时 -γ 光子(约占 13%),瞬时 -γ 光子则与湮灭光子时间相关。当 PET 显像运用 3D 模式采集图像时,瞬时 -γ 光子会对显像带来不利影响。如果在重建算法中对瞬时 -γ 光子不进行恰当的校正,在 PET 图像中则可产生人为的缺损(伪影)。
- 与铷相比,[13]N-氨水具有更加良好的物理特性,但由于需要现场配置回旋加速器,其并未成为核心脏学示踪剂应用的主流。
- ^{18}F-Flurpiridaz 是一种新型心肌血流灌注示踪剂,便于在运动负荷试验中使用并可行心肌血流定量。但 ^{18}F-Flurpiridaz-PET MPI 的诊断效能尚未明确。
- 在 FDG 存活心肌显像中,糖负荷方案较禁食方案能更好地改善图像质量。糖负荷方案能刺激内源性胰岛素的释放,降低血浆游离脂肪酸的水平,并优化心肌转运和利用 FDG。最终,降低血池的放射性计数,改善图像的对比度。

背景

在过去 10 年中,心脏 PET 显像大幅增长,人们对此显像技术日益关注。究其原因,主要是可用于心脏 PET 显像的设备增加、医保政策的改变和越来越多的科学证据证实其在 CAD 诊疗中有重要价值。在这一章节,我们将举例说明心脏 PET 显像中常见的伪影,简要回顾 PET MPI 示踪剂的物理特性和药代动力学特征,并探讨在 FDG 存活心肌显像中禁食和糖负荷方案的差异。

病例 20-1 PET/CT 伪影:左心室-肺不匹配(图 20-1)

患者女,53 岁,因新发不典型心绞痛于急诊科就诊。有高脂血症、高血压和 CAD 家族史等高危因素。就诊后首先通过 ECG 和连续的肌钙蛋白 I 检测排除了 MI,建议行 [82] 铷-PET MPI。体格检查结果为肥胖[体重 230 磅(约 104kg),BMI 35kg/m²]和高血压。基线 ECG 显示为窦性心律。随后行血管扩张剂热加腺苷药物负荷试验。负荷 ECG 显示为偶发室性早搏但无心肌缺血改变。PET/CT 显像采用 3D 模式采集获取图像。

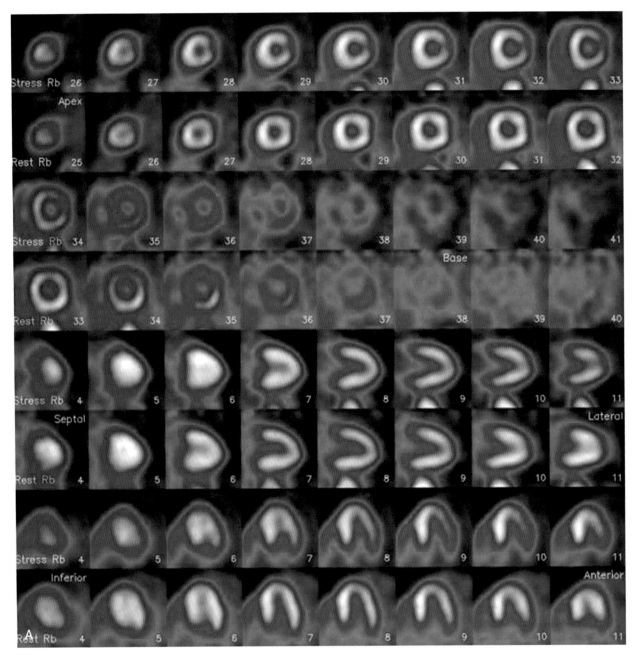

图 20-1　PET/CT 伪影：左心室-肺不匹配。**(A)**断层显像显示为负荷与静息显像结果交错排列。顶部四排显示为 LV 短轴从心尖(左上)至基底部(右下)，中间两排显示为 LV 垂直长轴，底部两排显示为 LV 水平长轴。图像可见 LV 前侧壁有一个大范围、中等程度的可逆性缺损。(待续)

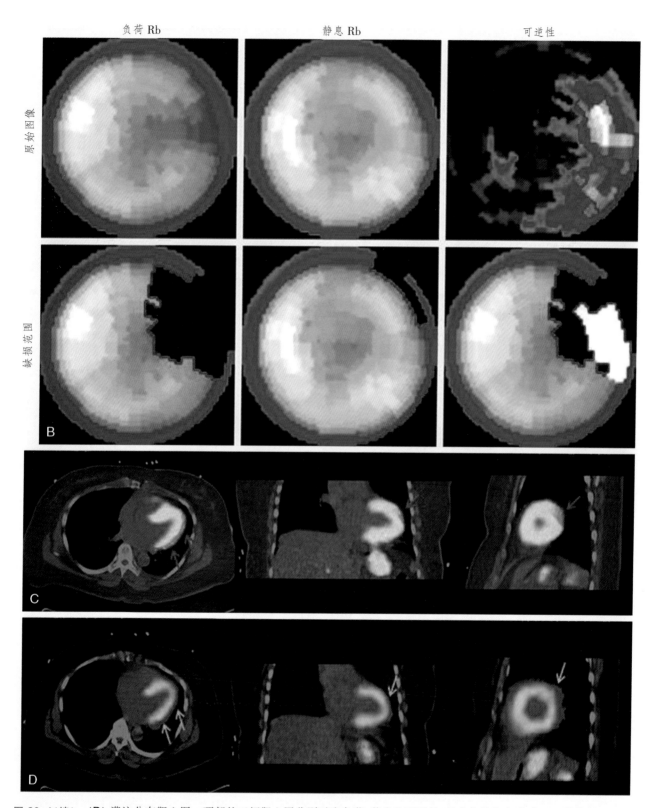

图 20-1(续)　(B)灌注分布靶心图。顶部的三幅靶心图分别对应负荷、静息和可逆性(标准化的静息/负荷)LV 放射性分布,下方显示的是缺损范围靶心图,与正常数据库比较,灌注缺损的区域用黑色表示。图像显示负荷显像时 LV 前侧壁见黑色的区域,定量分析此区域存在异常。可逆性缺损程度靶心图(右下)显示前侧壁白色的区域,提示此区域为可逆性心肌缺血。(C)轴位、冠状位和矢状位的融合图像。PET 负荷心肌图像(彩色图像)和 CT 图像(黑-白图像)存在配准不良。PET 负荷心肌图像 LV 心尖部、前壁和侧壁覆盖了 CT 图像中的部分肺组织(红箭),PET 静息心肌图像和 CT 图像配准良好(图中未展示)。(D)重新配准后的轴位、冠状位和矢状位的融合图像。在配准不良的体素中软件人为的应用软组织衰减校正替代了肺组织(蓝箭)。(待续)

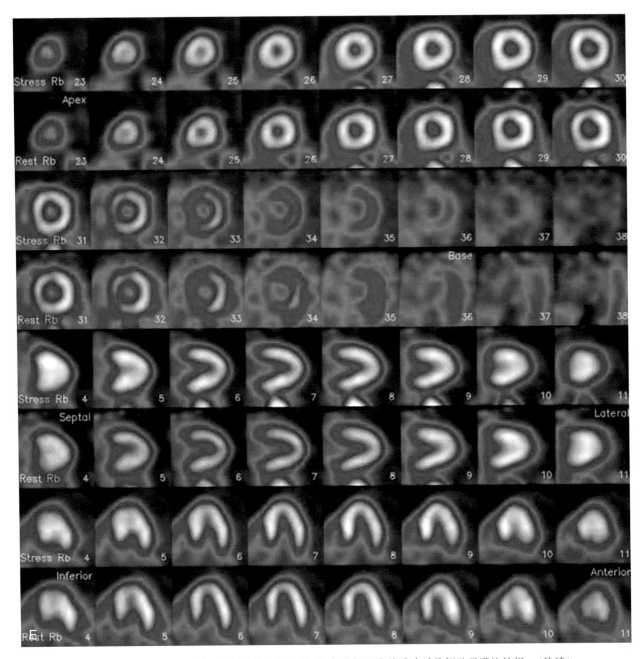

图 20-1(续) (E)PET 灌注断层图像和靶心图(F)在重新配准并重建后前侧壁无灌注缺损。(待续)

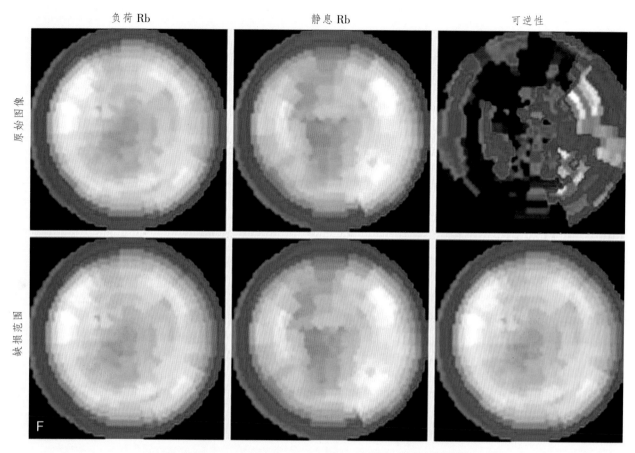

负荷 Rb　　　　静息 Rb　　　　可逆性

原始图像

缺损范围

图 20-1(续)　(F)靶心图可见前侧壁无灌注异常,图例请参看前一页。

点评

在心脏显像中,PET/CT 正快速取代单独的 PET 显像仪。单独的 PET 进行心脏显像时,通常采用旋转源(锗源或者铯源)获取衰减校正图像进行衰减校正,而 PET/CT 采用 CT 图像对 PET 图像进行衰减校正。如此使衰减校正扫描时间从数分钟(3~10min)减少到了数秒钟(5~20s)。PET 心脏显像平均约需要数分钟(铷约为 5min),而 CT 胸部扫描时间很短,这就可能导致 CT 图像与 PET 图像存在不匹配。如果在重建之前,图像未正确配准,则可能会导致灌注缺损伪影。在 CT 图像中由于肺组织替代了软组织会造成 LV 室壁人为的低衰减值,进而降低了来自该区域的预期的光子衰减和散射。当图像重建时,配准不良的 LV 室壁的计数密度会人为地减低。

最初的重建后 PET 图像显示 LV 前侧壁大范围、中等程度的可逆性缺损。负荷灌注缺损是由于左心室-肺 PET 和 CT 图像配准不良所致。CT 图像中的肺组织覆盖了 PET 图像中 LV 前侧壁。随后对 PET 负荷显像进行重新配准,依据 PET 图像指导 CT 图像中心脏轮廓的配准。衰减校正的基本原则是如果 PET 图像相应的体素中有 LV 室壁放射性,则 CT 使用软组织衰减。如果 PET 图像中 LV 室壁被 CT 的肺组织所覆盖,则 CT 的衰减校正调整为软组织衰减校正。本例图像在 PET 与 CT 重新配准与重建后,PET 心肌图像恢复正常。

为了使 PET/CT 显像中 PET 与 CT 的发射-透射配准不良减少到最低程度,已提出了不同的 CT 扫描方案。在我们机构中,解决这个问题的"方案"是在采集过程中指导患者浅呼吸,减慢机架的旋转速度和增大螺距使获得 CT 数据的平均时间延长。尽管如此,但多排 CT 扫描仪的 CT 衰减校正扫描时间仍在 20s 以下。同时,我们也测试了其他 CT 扫描方法,包括心电门控(屏气)、非门控(有、无屏气)、"慢""快"和CT电影。不匹配发生率最高的是心电门控和屏气的CT(约60%),CT电影和"慢"的非门控CT不匹配发生率最低(约20%)。无论衰减校正使用何种CT扫描方案,重要的是阅片者要评价PET与CT的配准情况。在解读图像时,应提供融合图像,以确保图像重建之前要确定图像配准良好。

病例20-2 PET/CT伪影:LV-膈肌不匹配(图20-2)

　　患者男,42岁,有2型糖尿病和高脂血症。因活动时呼吸气促加重行铷-PET MPI。1年前行钙化积分CT扫描,钙化总积分为102。负荷试验采用血管扩张剂热加腺苷药物负荷试验。ECG上ST段无变化。PET/CT显像采用3D模式采集获取图像。

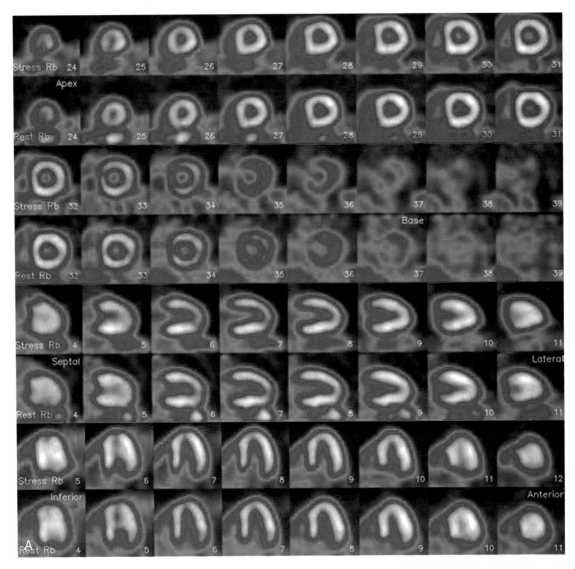

图20-2　PET/CT伪影:左心室-膈肌不匹配。(A)断层图像显示为负荷与静息显像结果交错排列。顶部四排显示为LV短轴从心尖(左上)至基底部(右下),中间两排显示为LV垂直长轴,底部两排显示为LV水平长轴。图像可见LV下壁示踪剂摄取相对增加,且在负荷图像中更为明显。(待续)

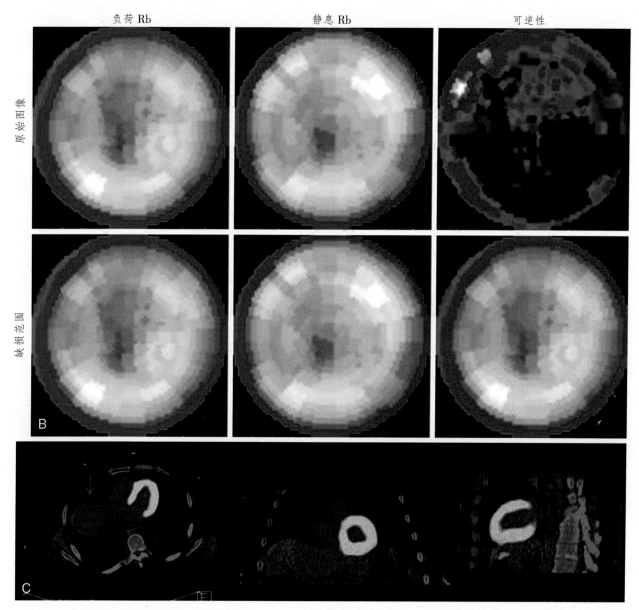

图 20-2(续)　**(B)** 灌注分布靶心图。在缺损范围靶心图中无黑色区域,提示定量分析灌注正常。**(C)** 轴位、冠状位和矢状位的融合图像。PET 负荷心肌图像(彩色图像)和 CT 图像(黑-白图像)提示不存在左心室-肺配准不良。然而,CT 图像显示肺吸气不足,膈肌上抬。

点评

　　该患者 PET 图像显示 LV 下壁示踪剂摄取相对增加,且在负荷图像中更为明显。融合的负荷 PET/CT 衰减图像显示无左心室-肺配准不良,然而,左心室-膈肌存在配准不良。相对于 PET 图像的平均肺容积而言,肺的 CT 图像存在吸气不足。CT 图像中,膈肌抬高使原本 LV 下壁来自于肺的衰减被膈下软组织器官所取代。因此,重建后的 PET 图像 LV 下壁计数密度增加产生下壁示踪剂摄取增加的伪影。

　　左心室-膈肌不匹配不像左心室-肺不匹配那么普遍,在我们机构中,发生率仅为 5%。当严重不匹配时,下壁的“热点”可使 LV 其余室壁心肌出现相对的放射性稀疏,进而导致了 LAD 和回旋支分布区域的人为灌注缺损。但这些缺损伪影通常是可逆的,特别是当患者在负荷 PET 图像采集过程中存在过度吸气。

我们能否通过负荷后 CT 扫描对负荷 PET 行衰减校正避免这些"可逆"的伪影？在我们机构中，对于静息和负荷 PET 图像，我们均使用静息 PET 后 CT 图像来行衰减校正。因此，我们还不能证明负荷后 CT 衰减扫描能否改善负荷图像的配准率。使用热加腺苷行药物负荷试验，当负荷 PET 采集完成后行 CT 衰减扫描时，过度通气和心动过速通常已经缓解(使用腺苷也是如此)。因此，负荷后 CT 衰减扫描从本质上仅仅再增加一次静息 CT 衰减扫描，其并不能改善负荷 PET 的图像质量。

病例 20-3 3D 铷-PET 显像：瞬时-γ 光子(图 20-3)

患者女，63 岁，因不明原因晕厥一次行铷-PET MPI。CAD 高危因素有高血压和高血脂等。负荷试验采用血管扩张剂腺苷药物负荷试验。基线 ECG 示窦性心律、无 Q 波、无 ST-T 异常，负荷 ECG 无显著异常。PET/CT 显像采用 3D 模式采集获取图像。

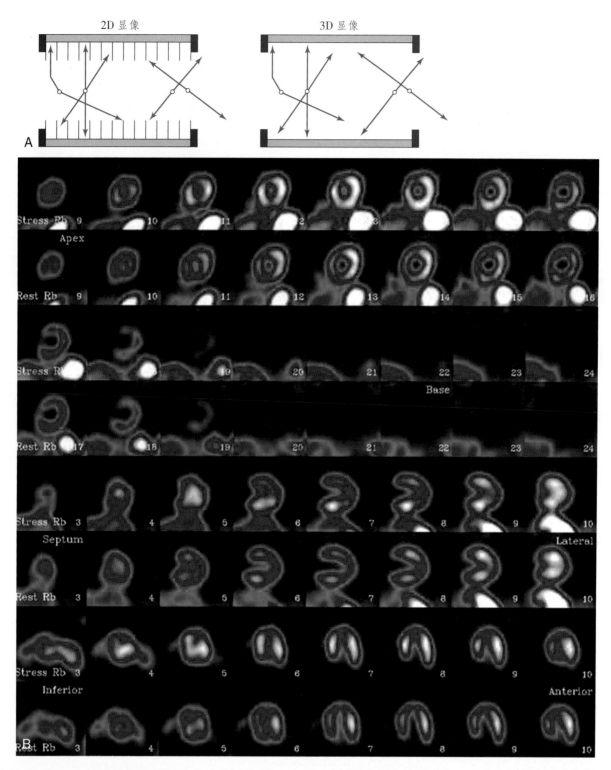

图 20-3　铷-PET 3D 显像伪影：瞬时-γ 光子。(A) 2D 和 3D PET 显像原理示意图。2D 模式存在铅隔栅，3D 模式由于无铅隔栅，从而增加了对真符合、随机和散射符合事件放射性计数的敏感性。蓝箭表示记录的符合事件，红箭表示未记录的光子。(B) PET 断层图像显示 LV 心尖、间隔和前壁存在一个大范围、中等到严重程度的固定性缺损。在心尖部，静息图像中的灌注缺损更为严重，本底活度接近于零。(待续)

负荷黑色区域　　　　　　　　　　　　　　　可逆性白色区域

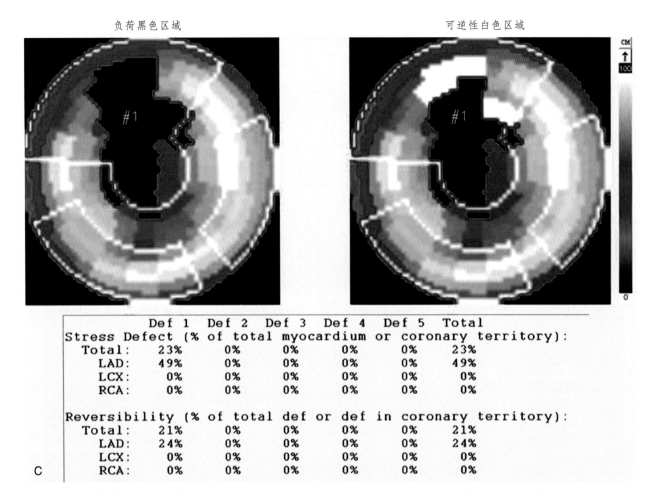

	Def 1	Def 2	Def 3	Def 4	Def 5	Total
Stress Defect (% of total myocardium or coronary territory):						
Total:	23%	0%	0%	0%	0%	23%
LAD:	49%	0%	0%	0%	0%	49%
LCX:	0%	0%	0%	0%	0%	0%
RCA:	0%	0%	0%	0%	0%	0%
Reversibility (% of total def or def in coronary territory):						
Total:	21%	0%	0%	0%	0%	21%
LAD:	24%	0%	0%	0%	0%	24%
LCX:	0%	0%	0%	0%	0%	0%
RCA:	0%	0%	0%	0%	0%	0%

C

图 20-3(续)　(C)灌注缺损定量靶心图。在 LAD 支配区域,灌注缺损范围为 LV 面积的 23%,其中 21%为可逆性心肌缺血(LV 前壁中段及前壁近基底段)。(待续)

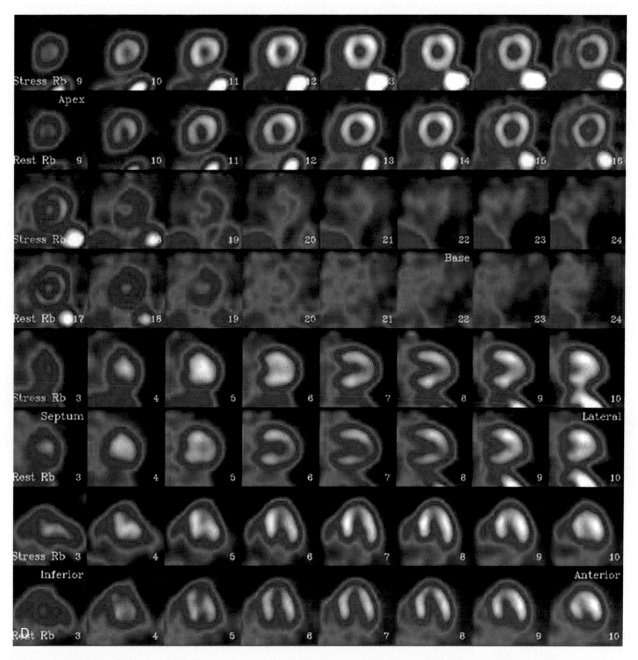

图 20-3(续)　(D)采用瞬时–γ 光子校正后重建图像,初始断层显像中所示的灌注缺损消失。(待续)

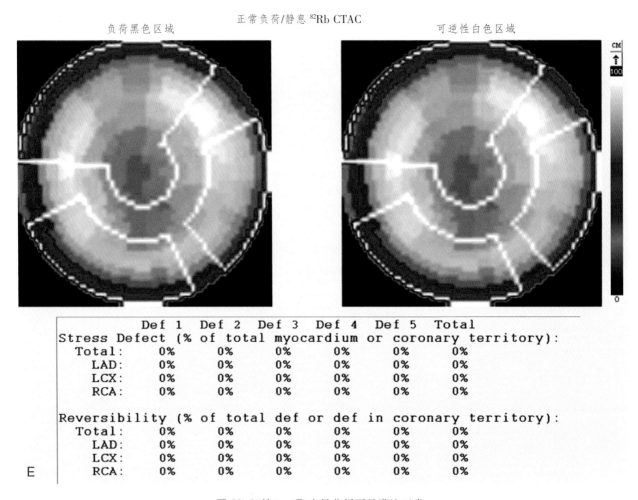

正常负荷/静息 ^{82}Rb CTAC

负荷黑色区域　　　　　　　　　　　　　　　　　　　可逆性白色区域

	Def 1	Def 2	Def 3	Def 4	Def 5	Total
Stress Defect (% of total myocardium or coronary territory):						
Total:	0%	0%	0%	0%	0%	0%
LAD:	0%	0%	0%	0%	0%	0%
LCX:	0%	0%	0%	0%	0%	0%
RCA:	0%	0%	0%	0%	0%	0%
Reversibility (% of total def or def in coronary territory):						
Total:	0%	0%	0%	0%	0%	0%
LAD:	0%	0%	0%	0%	0%	0%
LCX:	0%	0%	0%	0%	0%	0%
RCA:	0%	0%	0%	0%	0%	0%

E

图 20-3(续)　(E)定量分析可见灌注正常。

点评

PET 心脏显像时不进行瞬时-γ 光子校正可产生灌注缺损伪影。虽然缺损大多表现为固定性灌注缺损,但患者无 MI 病史,ECG 无 Q 波,门控图像无节段性室壁运动异常。此外,静息和负荷图像上的本底计数几乎为零,真实情况不该如此。

PET 通过 2D 或 3D 模式采集图像。2D 模式采集时,薄的铅或钨隔栅使每个晶体环隔开,而 3D 模式采集时无这种现象。取消隔栅增加了 PET 采集计数的灵敏度,因为它扩大了轴向接受符合入射光子的角度。增加 PET 探测真符合事件的灵敏度,有助于获得更好的图像对比度和缩短采集时间。然而,3D 模式扫描不仅增加了对真符合事件探测的灵敏度,还增加了对随机和散射符合事件的灵敏度。因此,为了优化图像质量,3D PET 图像重建过程中必须对无效事件进行校正。铷衰变时, 除发射正电子外, 还会发射 776keV 的瞬时-γ 光子(约占 13%)。因为瞬时-γ 光子与湮灭光子呈时间相关, 如果瞬时-γ 光子向下散射至 PET 能量窗时, 就可与一个或两个湮灭光子间产生符合事件。在 3D 模式扫描中,对瞬时-γ 光子产生的符合事件的探测灵敏度会显著增加,如果对这些无效的符合事件不进行适当的校正, 在 PET 图像中可能会出现人为的灌注缺损。常规的图像重建 (2D 或 3D)假设在体外探测到的符合事件均为随机或散射事件,其未考虑瞬时-γ 光子产生的符合事件。因此,在随机事件校正后,不但残留了散射事件,而且残留了瞬时-γ 光子产生的符合事件, 致使散射事件被过度放大。当应用散射校正后,从图像中扣除了过多的计数,从而产生中央放射性计数减低的区域。此类人为的缺损区通常出现在图像中散射现象最常见的位置,如 LV 间隔和前壁。

铷是唯一用于临床实践且可发射瞬时-γ 光子的 PET 放射性核素。^{13}N 和 ^{18}F 不会发射瞬时-γ 光子。瞬

时-γ 光子产生的影响是否因 3D PET 相机的不同而存在差异,需进一步研究后阐明。

病例 20-4 铷心肌灌注 PET 显像:正常患者(图 20-4)

患者女,45 岁,主诉不典型胸痛于急诊室就诊,就诊后 ECG 和连续的肌钙蛋白 I 检测除外了 MI。CAD 高危因素有高血压、吸烟等。该患者肥胖[体重 195 磅(约 88kg),身高 5 尺 8 寸(约 1.73m),BMI 30kg/m²]。行热加腺苷负荷铷-PET MPI,以排除不稳定心绞痛。基线 ECG 无显著异常,负荷 ECG 未见心肌缺血改变。PET/CT 显像采用 3D 模式采集获取图像。

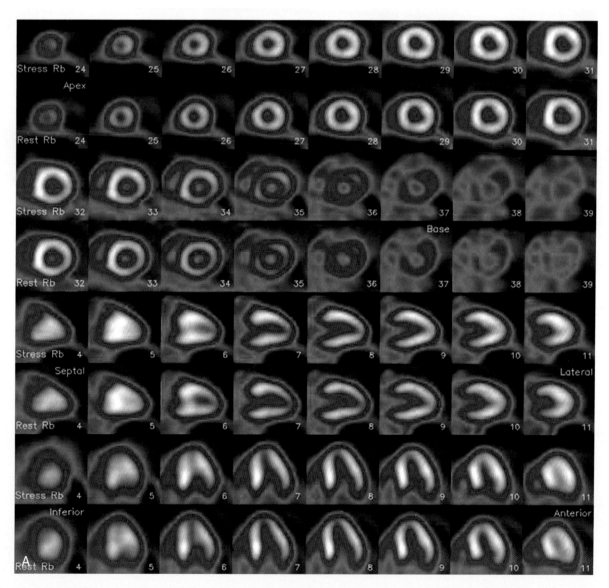

图 20-4 铷心肌灌注 PET 显像:正常患者。(A)断层图像显示为负荷与静息显像结果交错排列。顶部四排显示为 LV 短轴从心尖(左上)至基底部(右下),中间两排显示为 LV 垂直长轴,底部两排显示为 LV 水平长轴。LV 对比分辨率高,示踪剂摄取均匀一致。(待续)

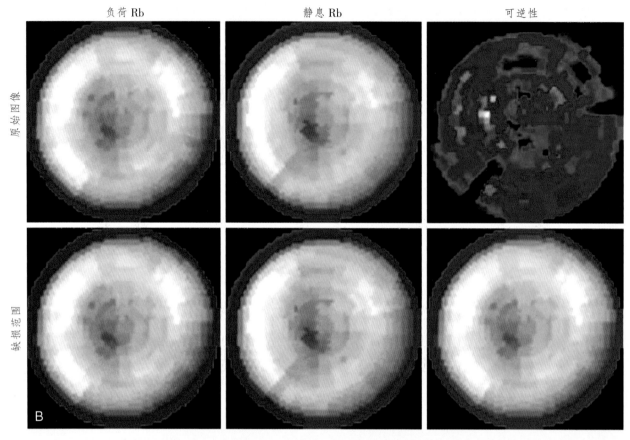

负荷 Rb   静息 Rb   可逆性

原始图像

缺损范围

B

图 20-4(续)   (B)LV 示踪剂摄取定量靶心图。顶排的三幅靶心图分别对应负荷、静息和可逆性(标准化的静息/负荷)LV 放射性分布。较亮的颜色代表较高的计数(灌注),而较暗的颜色代表较少的计数。图像显示静息和负荷靶心图示踪剂分布相对均匀。底部一排图像是缺损范围靶心图,与正常数据库比较,灌注缺损的区域用黑色表示。图像可见静息和负荷靶心图中无黑色区域,提示灌注完全正常。(待续)

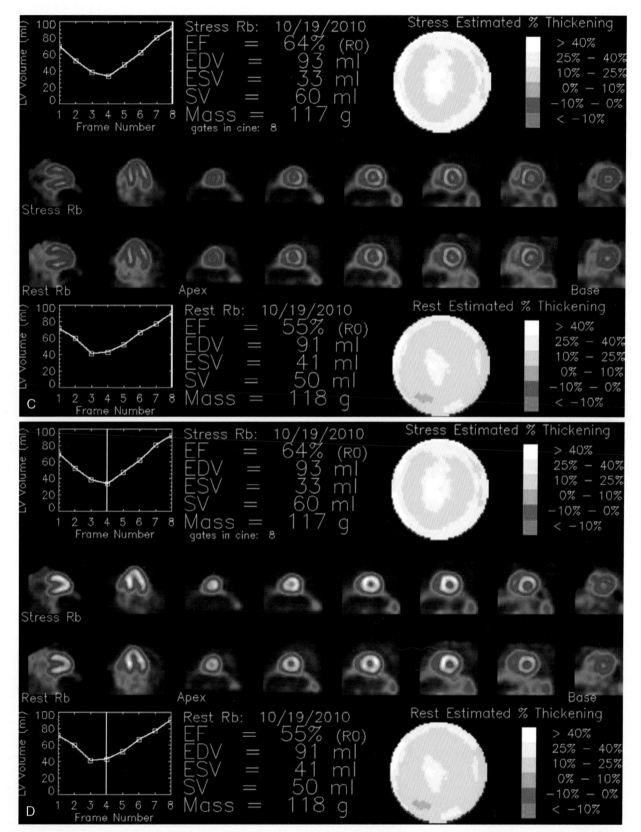

图 20-4(续) (C,D)两排彩色图像显示为舒张末期(C)和收缩末期(D)负荷(顶部)和静息(底部)垂直长轴、水平长轴和短轴的 LV 门控断层图像。图像可见 LV 心肌从舒张末期到收缩末期颜色均匀一致变化,且与正常的 LV 室壁增厚一致。彩色靶心图(C)中示负荷(顶部)和静息(底部)区域室壁增厚定量。图右侧可见室壁增厚刻度。左上(负荷)和左下(静息)显示了患者每个心动周期的平均容积-时间曲线、LVEF、EDV、ESV、SV 和 LV 质量。

点评

通过视觉和定量分析,此 PET 图像是正常的。该图像对比分辨率高。静息和负荷显像中,LV 室壁增厚在舒张末期和收缩末期均显示正常。LVEF 从静息时 55%上升到负荷时 64%,这是正常现象。铷负荷 PET 显像所得 LVEF 真实反映了负荷时血流动力学的变化,因为这些图像是在药物负荷期间实时获得的,这与门控 SPECT 显像不同,负荷 SPECT EF 反映的是负荷后所得血流动力学变化。

病例 20-5 铷心肌灌注 PET 显像:心肌缺血患者(图 20-5)

患者男,75 岁,典型心绞痛逐渐加重。有糖尿病和慢性肾功能不全病史。基线 ECG 显示窦性心律、右束支传导阻滞。行血管扩张药物热加腺苷负荷试验,负荷 ECG 显示侧壁导联 ST 段 1~2mm 水平压低。PET/CT 显像采用 3D 模式采集获取图像。

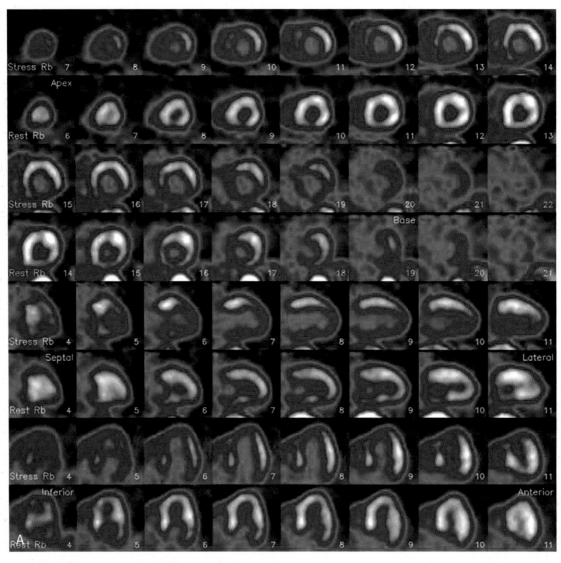

图 20-5 铷心肌灌注 PET 显像:心肌缺血患者。**(A)**断层图像显示为负荷与静息显像结果交错排列。顶部四排显示为 LV 短轴从心尖(左上)至基底部(右下),中间两排显示为 LV 垂直长轴,底部两排显示为 LV 水平长轴。在 LV 心尖部、室间隔、前壁和下壁均有可逆性心肌缺血。TID 指数为 1.58,提示 CAD 多支血管病变。(待续)

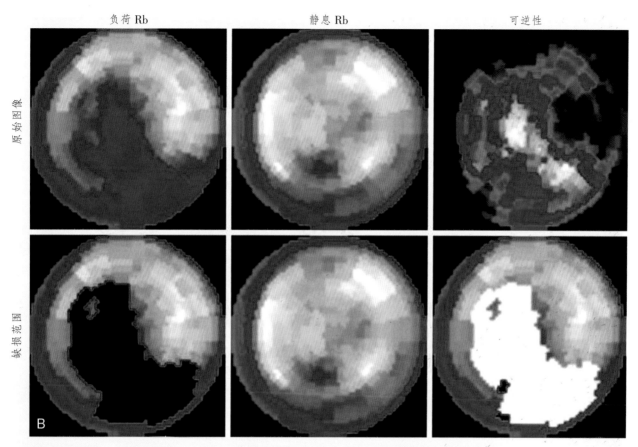

图 20-5(续) (B)LV 示踪剂摄取定量靶心图。顶部的三幅靶心图分别对应负荷、静息和可逆性(标准化的静息/负荷)LV 放射性分布。较亮的颜色代表较高的计数(灌注),而较暗的颜色代表较少的计数。负荷显像示 LV LAD 和 RCA 为罪犯血管,罪犯血管支配区域有大范围、程度严重的灌注缺损,而静息显像示 LV 下壁放射性计数轻度减低。底部一排是缺损范围靶心图,与正常数据库比较,灌注缺损的区域用黑色表示。缺损范围可逆性靶心图(右下)示大范围白色区域,表明负荷显像时此区域的灌注缺损近乎完全可逆。

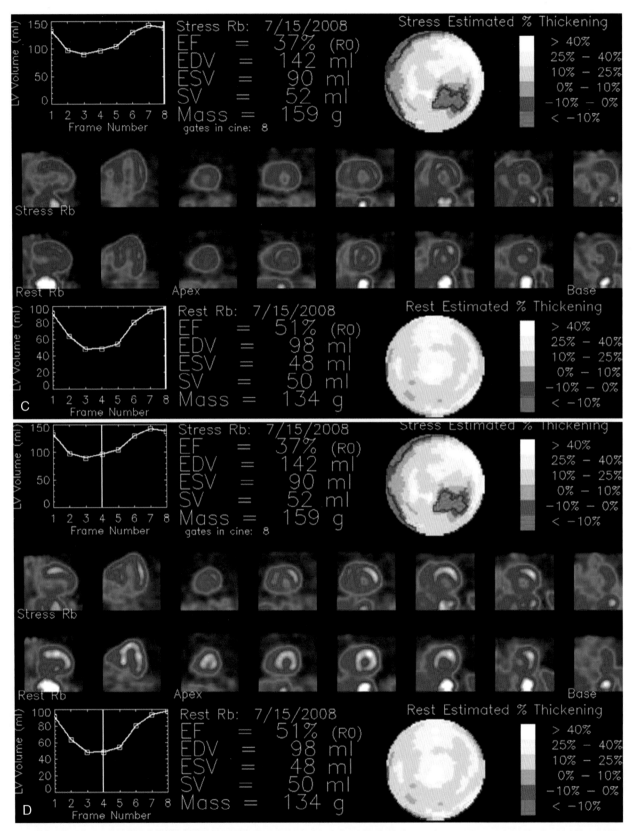

图 20-5(续)　(C,D)两排彩色图像显示为舒张末期(C)和收缩末期(D)负荷(顶部)和静息(底部)垂直长轴、水平长轴和短轴的 LV 门控断层图像。彩色靶心图(C)中示负荷(顶部)和静息(底部)区域室壁增厚定量。图右侧为室壁增厚刻度。在 LV 间隔近基底段和下侧壁中段见矛盾运动及室壁增厚异常。左上(负荷)和左下(静息)显示了患者每个心动周期的平均容积-时间曲线、LVEF、EDV、ESV、SV 和 LV 质量。

点评

　　该患者 PET 图像存在显著异常。在 LAD 和 RCA 供血区可见大范围的、严重的可逆性灌注缺损，在 LV 侧壁也存在心内膜下心肌缺血。TID 指数为 1.58（正常值上限是 1.15）。定量分析后，该患者 PET 图像依旧异常。缺损范围靶心图中，LV 面积的 42% 显示为可逆性心肌缺血。静息显像时，LV 室壁增厚在舒张末期和收缩末期均表现为正常，但负荷显像时，LV 间隔近基底段和下侧壁中段表现为矛盾运动。LVEF 从静息时 51% 下降到负荷时 37%，这是该患者预后不良的独立预测因子。

　　PET 显像后，患者接受了侵入性的冠状动脉造影，LM 远端 75% 狭窄，LAD 近段 75%、中段 90% 狭窄，第一对角支 80% 狭窄，LCX 正常，RCA 近端闭塞。血管造影结果表明：定量分析低估了心肌缺血程度，这通常发生在多支血管阻塞性 CAD 患者中（见病例 19-6）。该患者 2 周后接受了 CABG 手术。

> **病例 20-6**　¹³N-氨水心肌灌注 PET 显像：正常患者（图 20-6）

　　患者女，52 岁，因呼吸急促加重行 ¹³N-氨水心肌灌注 PET 显像。CAD 危险因素有高血压和饮食可控制的糖尿病。该患者肥胖[体重 215 磅（约 98kg），身高 5 尺 6 寸（约 1.68m），BMI 35kg/m²]。负荷试验采用血管扩张药物腺苷负荷试验。基线 ECG 示完全性 LBBB。PET 显像仪采用 2D 模式采集获取图像。

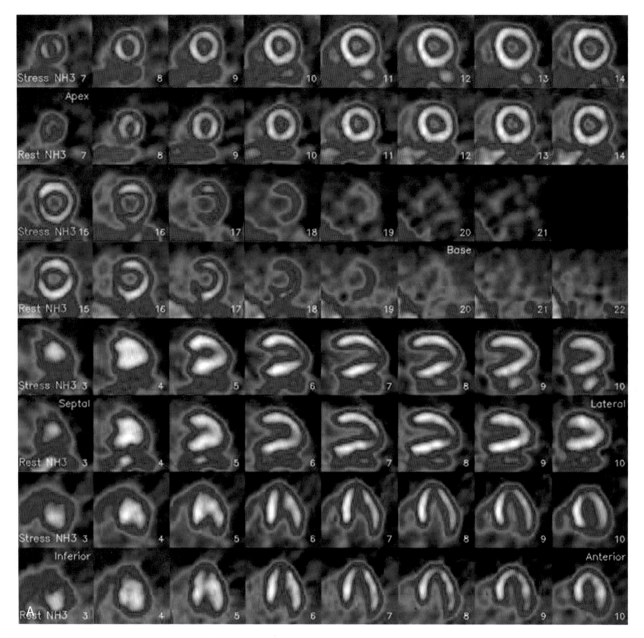

图 20-6　¹³N-氨水-PET 显像：正常患者。(A)PET 断层图像示由于心尖部心肌壁薄，心尖部表现为轻微的固定性放射性计数减低。LV 侧壁也出现轻微的固定性放射性计数减低。发射型图像和透射型图像配准良好，也就是说，无左心室-肺不匹配(图中未展示)。(待续)

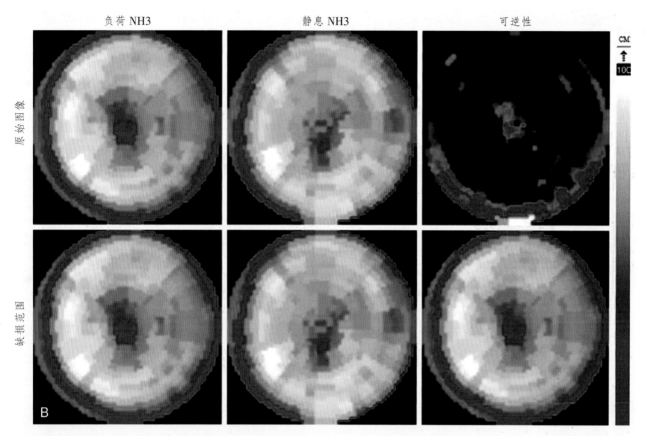

图 20-6(续) (B)灌注分布靶心图。顶部的三幅靶心图分别对应负荷、静息和可逆性(标准化的静息/负荷)LV 放射性分布。底部一排是缺损范围靶心图,与正常数据库比较,灌注缺损的区域用黑色表示。图像可见靶心图未出现黑色区域,提示定量分析后该患者心肌灌注正常。

点评

该患者 ¹³N-氨水心肌灌注 PET 显像是正常的。该患者图像空间分辨率和对比度高,心内膜和心外膜边界清晰、勾画准确。心尖部表现为轻微的固定性放射性计数减低,是由于心尖部心肌壁薄所致,图像可见 LV 侧壁也有轻微的固定性放射性计数减低。发射型图像和透射型图像配准良好,也就是说,无左心室-肺不匹配(图中未展示)。正常的数据库定量分析过程中考虑了 LV 侧壁相对的放射性计数减低,因此在缺损范围靶心图上此区域并未显示异常。

与铷比较,¹³N-氨水具有良好的物理特性。相对较长的半衰期(10min 对 1.3min)可以使显像时间更为充裕,增加 PET 图像的计数密度。同时由于其具有较低的正电子能量 (1.2MeV 对 3.3MeV),使图像质量、空间分辨率进一步提高。原理是因为正电子能量越高,在湮灭之前其穿透的平均距离越长。换句话说,高能的正电子产生湮灭事件的位置有可能距衰变发生的位置有数毫米的距离,从而使本底计数增高、图像"模糊"。

静息时,¹³N-氨水较铷有较高的滞留指数(85%对 65%)。当血液流动速度达到 2.5mL/(min·g)时,¹³N-氨水仍保持较高的滞留指数,这对心肌血流定量是一个显著的优势。应用 ¹³N-氨水-PET 显像进行心肌血流定量,可减少对多支血管病变 CAD 患者心肌缺血范围和程度的低估,是一项极具吸引力的显像技术。

病例 20-7 ^{13}N-氨水心肌灌注 PET 显像：心肌缺血患者（图 20-7）

患者男，64 岁，因不典型胸痛 3 周行 ^{13}N-氨水心肌灌注 PET 显像。CAD 危险因素有高血压、高胆固醇血症。体格检查示肥胖[体重 230 磅（约 104kg），身高 6 英尺（约 1.83m），BMI 31kg/m²]。静息 ECG 正常。负荷试验采用血管扩张药物腺苷负荷试验，在腺苷滴注过程中 ECG 未见明显异常。PET 显像采用 2D 模式采集获取图像。

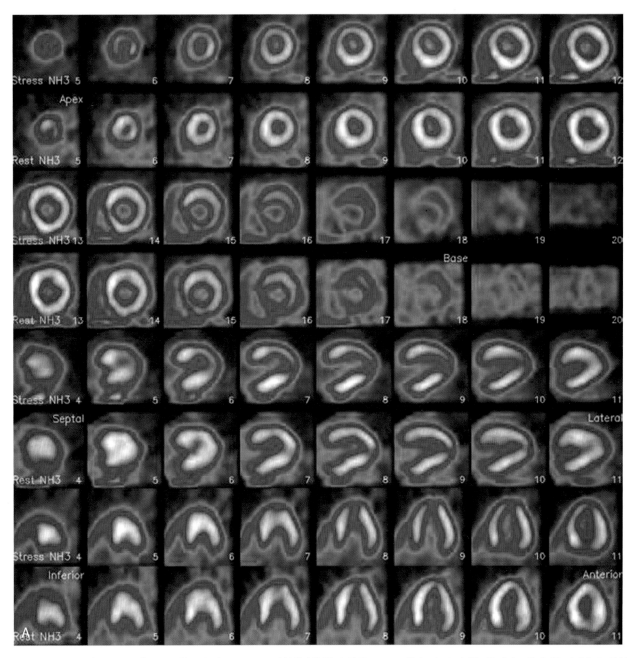

图 20-7 ^{13}N-氨水-PET 显像：心肌缺血患者。(A)PET 断层图像提示异常。LAD 供血区（心尖部、前壁中-基底段、室间隔）可见中等大小、中等程度的可逆性灌注缺损。（待续）

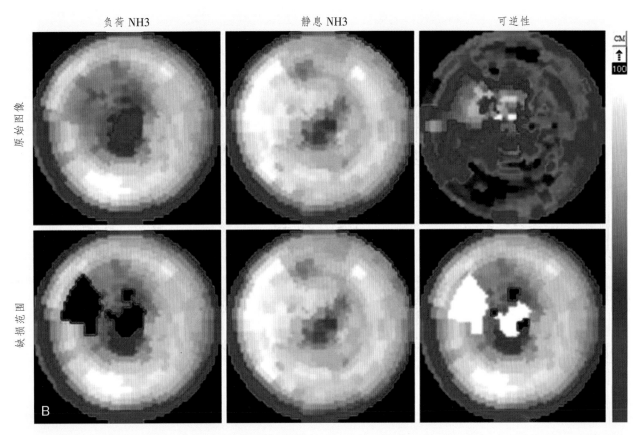

负荷 NH3　　静息 NH3　　可逆性

原始图像

缺损范围

B

图 20-7(续)　(B)灌注分布靶心图。顶排三幅靶心图分别对应负荷、静息和可逆性(标准化的静息/负荷)LV 放射性分布。底部一排是缺损范围靶心图,与正常数据库比较,灌注缺损的区域用黑色表示。图像可见靶心图中 LV 心尖部和前间壁有黑色区域,定量分析提示该区域心肌灌注异常。缺损范围可逆性靶心图(右下)示在上述相同的部位显示为白色区域,提示心肌缺血改变。

点评

该患者 ^{13}N-氨水心肌灌注 PET 显像是异常的。在 LAD 供血区(心尖部、前壁中-基底段、室间隔)可见中等大小、中等程度的可逆性灌注缺损。定量分析后,提示负荷显像也是异常的,缺损范围靶心图提示在 LAD 供血区存在可逆性心肌缺血。

由于 ^{13}N-氨水的应用需要回旋加速器现场生产,使其并没有成为核心脏病学示踪剂应用的主流。而铷 PET 显像简便、易行,发生器可确保示踪剂连续使用,单位时间内接受该项目检查的人数更多。

病例 20-8 　^{18}F-Flurpiridaz 心肌灌注 PET 显像:正常患者(图 20-8)

CAD 验前概率为低度可能性的患者行一日法静息和负荷 ^{18}F-Flurpiridaz 心肌灌注 PET 显像,静息显像药物注射剂量为 2.4mCi,负荷显像为 8.4mCi。静息和负荷显像时间均为 15min。PET/CT 显像采用 3D 模式采集获取图像。

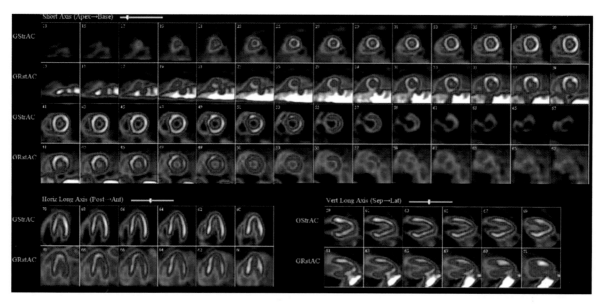

图 20-8 ^{18}F-Flurpiridaz-PET 显像：正常患者。断层图像显示为负荷与静息显像结果交错排列。顶部四排显示为 LV 短轴从心尖（左上）至基底部（右下），最后两排显示的是负荷和静息时 LV 水平长轴（左下）以及负荷和静息时 LV 垂直长轴（右下）。该患者无任何灌注缺损提示无阻塞性 CAD。

点评

该患者 PET 断层图像是正常的。静息时膈肌下脏器见示踪剂摄取，但在负荷图像中未见。^{18}F-Flurpiridaz-PET 显像心肌边缘和 LV 心腔轮廓清晰，空间分辨率高，对比度好。右心室壁隐约可见。

铷 PET 显像有两个主要缺点。第一，同位素半衰期极短（1.3min），显像必须在注入示踪剂后迅速开始。因此，负荷试验必须用药物负荷。第二，示踪剂摄取和心肌血流之间为非线性关系；也就是说，当血流增加时，示踪剂会出现摄取减少的现象。这个现象会使定量分析的数学模型复杂化，且会导致心肌血流储备被严重低估。

为了克服这些局限性，研制了一种新型心肌灌注 PET 示踪剂。^{18}F-Flurpiridaz 在静息显像时有较高的首过摄取率（约 90%），在不同血流范围也是如此。此外，该示踪剂也不像 ^{201}Tl 有延迟再分布。

病例 20-9 ^{18}F-Flurpiridaz 心肌灌注 PET 显像：心肌缺血患者（图 20-9）

患者男，76 岁，CABG 术后出现典型的劳力性心绞痛，遂行一日法静息和腺苷负荷 ^{18}F-Flurpiridaz-PET 显像，静息显像药物注射剂量为 2.0mCi，负荷显像为 6.1mCi。静息和负荷显像时间均为 10min。

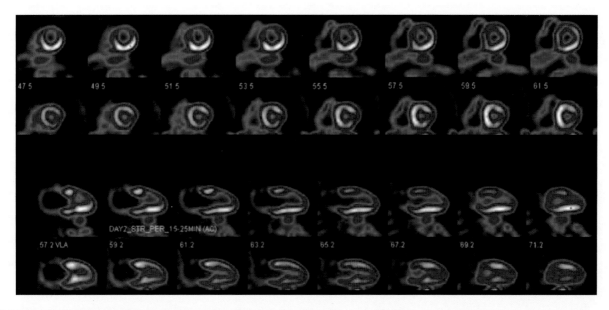

图 20-9 F-18 flurpiridaz PET: ischemic patient. Tomographic slices display with the resting results interleaved between the stress slices. Top two rows display the LV SA slices from apex (left) to base (right). The bottom two rows display the stress and rest VLA slices from the septum (left) to the lateral wall (right). There is a large and severe reversible defect in the mid-to-distal anteroseptal and apical walls suggesting inducible ischemia in the LAD territory. (*Courtesy of Dr. Jamish Maddahi, Dr. Daniel Berman, and Lantheus Medical Imaging.*)*

点评

该患者 PET 断层图像是异常的。LV 心尖部和前间隔中段-基底段存在大范围的、严重的可逆性灌注缺损。患者行侵入性冠状动脉造影术,结果显示第一对角支发出后的 LAD 病变有 99% 的狭窄、LAD 末梢严重、弥漫性病变以及 LIMA 显影。根据血管造影结果,由于 LIMA 吻合口后方 LAD 严重的、弥漫性病变,LV 心尖部和前间隔发生负荷诱发的心肌缺血。

¹⁸F-Flurpiridaz 是潜在的可替代铷的心肌灌注示踪剂。由于 ¹⁸F 的半衰期长达 110min, 使其可像 ¹⁸F-FDG 一样,由具备回旋加速器的放射性药物合成和生成单位向各核心脏病学实验室配送。对心肌灌注 PET 显像开展数量较少的单位订购 ¹⁸F-Flurpiridaz 具有更高的性价比。因为铷发生器每 28 天就需更换,即每月固定成本为 3 万美元(约 192 150 元)。

¹⁸F-Flurpiridaz 心肌灌注 PET 的诊断效能尚未确定。关于一日法静息/负荷显像方案的二期多中心临床试验已经结束。三期临床实验预计于 2011 年第一季度开始招募患者。

病例 20-10 ¹⁸F-FDG 存活心肌 PET 显像:禁食方案(图 20-10)

患者男,83 岁,有高血压、慢性贫血和慢性肾功能不全病史,因急性冠状动脉综合征伴急性心力衰竭入院。心脏导管检查显示严重的三支血管阻塞性 CAD。经胸超声心动图显示,LVEF 为 20%~25%,伴有中度二尖瓣反流。基线 ECG 示完全性右束支传导阻滞和 V₁~V₄ 导联病理性 Q 波。存活心肌 PET 显像应用铷静息心肌灌注联合禁食 ¹⁸F-FDG-PET 显像方案(未调糖和使用胰岛素)。患者血糖水平为 118mg/dL。FDG PET 显像在示踪剂注射后 60min 进行。PET/CT 显像采用 3D 模式采集获取图像。

---

* 应版权方要求,此图须为英文原文。译文如下:¹⁸F-Flurpiridaz-PET 显像:心肌缺血患者。断层图像显示为负荷与静息显像结果交错排列。顶部四排显示为 LV 短轴从心尖(左上)至基底部(右下),最后两排显示的是负荷和静息时 LV 水平长轴(左下)以及负荷和静息时 LV 垂直长轴(右下)。LV 心尖部和前间隔中段-基底段存在大范围的、严重的可逆性灌注缺损,提示在 LAD 供血区存在可逆性心肌缺血。

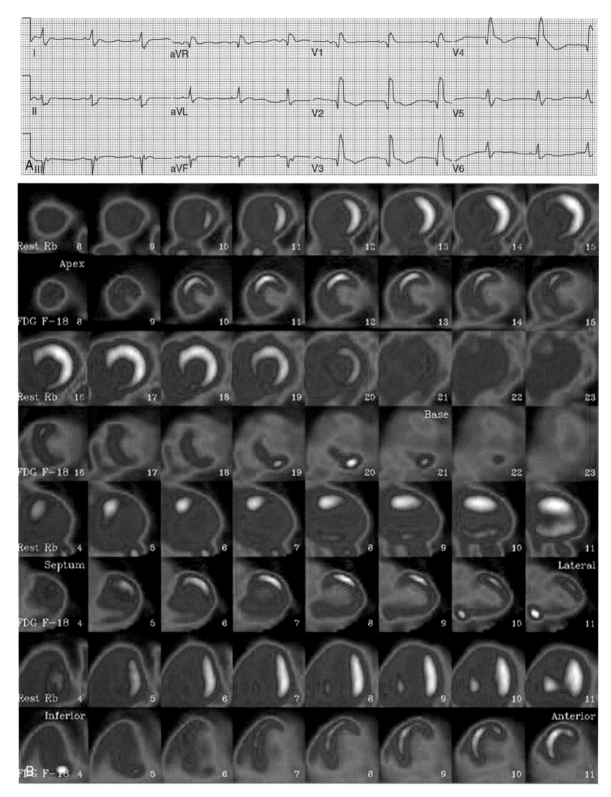

图 20-10　^{18}F-FDG PET 显像: 禁食方案。(A) 基线 ECG 示完全性右束支传导阻滞和 V_1~V_4 导联病理性 Q 波。(B) 断层图像显示为静息铷 PET 显像和 FDG PET 显像交错排列。顶部四排显示为 LV 短轴从心尖 (左上) 至基底部 (右下),中间两排显示为 LV 垂直长轴,底部两排显示为 LV 水平长轴。静息铷和 FDG PET 断层图像均为异常。LV 心尖部、室间隔、前壁、下壁和下间隔示大范围的、严重的灌注缺损,FDG PET 显像示 LV 心尖部、前壁和室间隔 FDG 摄取增加,下壁和下间隔见少量 FDG 摄取,侧壁无 FDG 摄取。(待续)

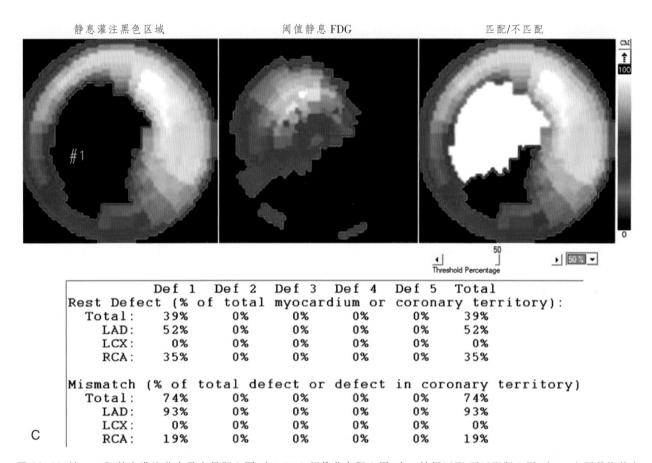

	Def 1	Def 2	Def 3	Def 4	Def 5	Total
Rest Defect (% of total myocardium or coronary territory):						
Total:	39%	0%	0%	0%	0%	39%
LAD:	52%	0%	0%	0%	0%	52%
LCX:	0%	0%	0%	0%	0%	0%
RCA:	35%	0%	0%	0%	0%	35%
Mismatch (% of total defect or defect in coronary territory)						
Total:	74%	0%	0%	0%	0%	74%
LAD:	93%	0%	0%	0%	0%	93%
LCX:	0%	0%	0%	0%	0%	0%
RCA:	19%	0%	0%	0%	0%	19%

C

图 20-10(续)　(C)静息灌注分布及定量靶心图(左),FDG 阈值分布靶心图(中),缺损匹配/不匹配靶心图(右)。左图是铷静息缺损范围靶心图,与正常数据库比较,异常区域用黑色表示。静息灌注靶心图的黑色区域表示灌注缺损范围占 LV 心肌的 39%。右图是缺损范围匹配/不匹配靶心图,匹配以黑色表示,不匹配以白色突出表示,其是以最大计数的 50%为阈值产生的。结果表明,静息灌注缺损的 76%为不匹配(LV 心尖、间隔和前壁),24%为匹配(LV 下壁、下间隔)。

点评

　　患者静息铷和 FDG PET 断层图像均是异常的。灌注显像示 LV 心尖部、前壁、间隔、下壁和下间隔(LAD 和 RCA 供血区)大范围的、严重的灌注缺损。代谢显像示 LV 心尖部、前壁和间隔 FDG 摄取增加,LV 下壁和下间隔仅有轻度 FDG 摄取,LV 侧壁无 FDG 摄取。静息灌注靶心图的黑色区域表示灌注缺损范围占 LV 心肌的 39%。缺损范围匹配/不匹配靶心图是以最大计数的 50%为阈值产生的;也就是说,心肌放射性计数密度≥最大计数的 50%则被认为是存活的。灌注缺损的 74%不匹配,换句话说,静息灌注缺损的74%显示 FDG 摄取增加,而其余 26%(LV 下壁和下间隔)未见 FDG 摄取。门控图像(未展示)示 LVEF 为 15%(EDV 65mL;ESV 55mL)时,并伴有严重的室壁运动减低。如果不匹配面积>20%且没有明显的 LV 扩张,再血管化治疗后,患者 LV 功能则可能恢复。

　　在心肌活力评估中,FDG 比心肌灌注放射性示踪剂更敏感。与灌注放射性示踪剂不同,FDG 的心肌摄取不受心肌血流量影响,相反,它反映了葡萄糖在摄取阶段能否被用作代谢底物(注射后 30~45min)。在禁食条件下,缺血心肌以葡萄糖利用为主,而正常灌注心肌和瘢痕心肌不利用葡萄糖。在葡萄糖负荷条件下,缺血心肌、正常灌注心肌均以葡萄糖利用为主。缺血心肌利用葡萄糖而不利用游离脂肪酸,体现了其对厌氧条件的代谢适应。而正常心肌对葡萄糖的利用是由血清胰岛素(内源性或外源性)水平升高所致。

病例 20-11 ^{18}F-FDG 存活心肌 PET 显像：葡萄糖负荷方案（图 20-11）

患者男，49 岁，因劳力性呼吸急促 6 周于门诊就诊，有缺血性心肌病、高血压、高脂血症和胰岛素依赖性糖尿病。5 年前该患者行三支血管 CABG 术和心脏除颤器植入术。经胸超声心动图显示，LVEF 为 30%~35%，伴有轻度二尖瓣反流。基线 ECG 示起搏心律（心房起搏）、前侧壁导联非特异性的 ST 段改变（图 20-11A）。该患者彻夜禁食，并停用上午胰岛素，血糖水平为 180mg/dL。存活心肌 PET 显像应用铷静息心肌灌注联合口服葡萄糖负荷 ^{18}F-FDG PET 显像方案（25g 葡萄糖）。在 FDG 注射前，常规静脉注射了 15U 胰岛素。FDG PET 图像是在示踪剂注射后 90min 获得的。PET/CT 显像采用 3D 模式采集获取图像。

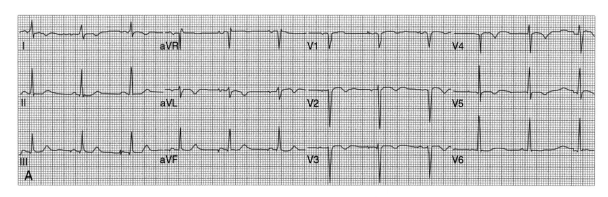

图 20-11 ^{18}F-FDG PET 显像：糖负荷方案。(A)基线 ECG 示起搏器心律（心房起搏）、前侧壁导联非特异性的 ST 段改变。(待续)

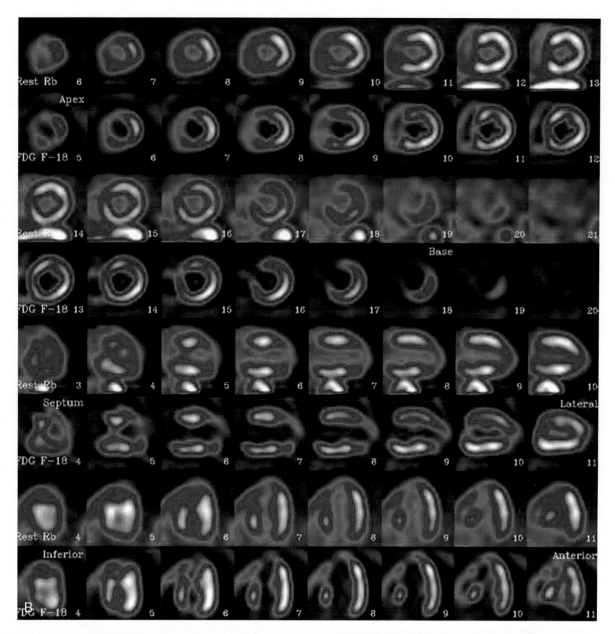

图 20-11(续) (B)断层图像显示为静息铷–PET 显像和 FDG PET 显像交错排列。顶部四排显示为 LV 短轴从心尖(左上)至基底部(右下),中间两排显示为 LV 垂直长轴,底部两排显示为 LV 水平长轴。静息铷和 FDG PET 断层图像均为异常。LV 心尖部、前壁近基底段、间隔、下壁近心尖示大范围的、严重的灌注缺损,FDG PET 显像示在上述区域未见明显 FDG 摄取。(待续)

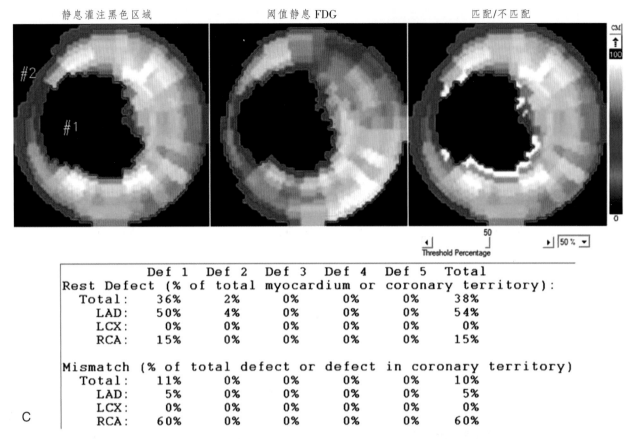

静息灌注黑色区域　　　　　　阈值静息 FDG　　　　　　匹配/不匹配

	Def 1	Def 2	Def 3	Def 4	Def 5	Total
Rest Defect (% of total myocardium or coronary territory):						
Total:	36%	2%	0%	0%	0%	38%
LAD:	50%	4%	0%	0%	0%	54%
LCX:	0%	0%	0%	0%	0%	0%
RCA:	15%	0%	0%	0%	0%	15%
Mismatch (% of total defect or defect in coronary territory)						
Total:	11%	0%	0%	0%	0%	10%
LAD:	5%	0%	0%	0%	0%	5%
LCX:	0%	0%	0%	0%	0%	0%
RCA:	60%	0%	0%	0%	0%	60%

图 20-11(续)　(C)静息灌注分布及定量靶心图(左),FDG 阈值分布靶心图(中),缺损匹配/不匹配靶心图(右)。左图是铷静息缺损范围靶心图,与正常数据库比较,异常区域用黑色表示。静息灌注靶心图的黑色区域表示灌注缺损范围占 LV 心肌的 38%。右图是缺损范围匹配/不匹配靶心图,匹配以黑色表示,不匹配以白色突出表示,其是以最大计数的 50% 为阈值产生的。结果表明,静息灌注缺损仅有 10% 为不匹配,90% 为匹配。

点评

　　患者静息铷和 FDG PET 断层图像均是异常的。灌注显像示在 LAD 供血区(LV 心尖部、前壁、间隔和下壁近心尖)大范围的、严重程度的灌注缺损。代谢图像示在 RCA 和 LCX 供血区 FDG 摄取增加，但在 LAD 供血区几乎没有 FDG 摄取。静息灌注靶心图的黑色区域表示灌注缺损范围占 LV 心肌的 38%。匹配/不匹配靶心图显示,仅有 10% 的灌注缺损区是不匹配的,而 90% 是匹配的且与瘢痕组织一致。门控图像(未显示)LV 心尖部、间隔、前壁中段至基底段和下壁近心尖室壁几乎无运动,LVEF 为 37%(EDV 151mL;ESV 95mL)。由于不匹配的范围很小(<10%),该患者即使进行再血管化治疗,LV 功能将不可能恢复。

　　葡萄糖负荷试验(口服或静脉注射)用于刺激内源性胰岛素的释放，降低血浆游离脂肪酸的水平,优化心肌转运和利用 FDG。与禁食方案比较,糖负荷试验可明显改善图像质量,究其原因,其显著减少了心血池的放射性,改善了图像对比度。此外,正常心肌 FDG 摄取有助于对存活心肌定量,因为其显示的伪彩亮度通常可作为判断心肌活性的参照标准及用于定义心肌活性的阈值。

(邵晓梁 姚勇 译　王跃涛 审校)

推荐读物

Dilsizian V, Bacharach SL, Beanlands RS, et al: PET myocardial perfusion and metabolism clinical imaging. http://wwwasncorg/imageuploads/ImagingGuidelinesPETJuly2009pdf; 2008.

Esteves FP, Nye JA, Khan A, et al: Prompt gamma compensation in adenosine stress rubidium-82 myocardial perfusion 3-dimensional PET/CT, *J Nucl Cardiol* 17:247–253, 2010.

Faber TL, Galt JR: SPECT/CT and PET/CT hybrid imaging and image fusion. In Iskandrian AE, Garcia EV, editors: *Nuclear Cardiac Imaging*, ed 4, New York, 2008, Oxford University Press, pp 202–217.

Gould KL, Pan T, Loghin C, et al: Frequent diagnostic errors in cardiac PET/CT due to misregistration of CT attenuation and emission PET images: a definitive analysis of causes, consequences, and corrections, *J Nucl Med* 48:1112–1121, 2007.

索 引